Hippokrates

Die Autoren

Philipp Richter D.O., geb. 1960.
Studium der Physiotherapie in Lüttich (Belgien) mit Abschluss 1981. Osteopathieausbildung an der A. T. Still Academy in Paris mit Abschluss 1991.

Tätigkeiten:

1981–1989	niedergelassen in eigener Physiotherapiepraxis in Thommen, Belgien.
Seit 1989	niedergelassen in eigener Osteopathiepraxis, ebenfalls in Thommen, Belgien.
Seit 1997	Dozententätigkeit am Institut für angewandte Osteopathie (IFAO).

Eric Hebgen D.O. M.R.O., geb. 1966.

1987-1990	Studium der Humanmedizin (1. Staatsexamen) in Bonn.
1990-1992	Krankengymnastikausbildung an der Eva-Hüser-Schule in Bad Rothenfelde.
1995-2000	Osteopathieausbildung am Institut für angewandte Osteopathie (IFAO) in Düsseldorf.
2000-2001	Diplomarbeit der Osteopathie mit Verleihung des Titels „D.O." im September 2001.
2002	Heilpraktikerprüfung.

Tätigkeiten:

1992-1993	St. Josef Krankenhaus in Koblenz.
1993-1997	Lehrkraft an der Physiotherapieschule des St. Josef Krankenhaus.
Seit 1993	eigene Krankengymnastikpraxis in Dierdorf (Fortbildungen in Manueller Therapie nach DGMM (Diplom); Brüggertherapeut nach Murnauer Konzept).
Seit 2000	Dozententätigkeit am Institut für angewandte Osteopathie (IFAO) in Düsseldorf, Leipzig, Wittlich, Berlin und Mutterstadt im Fach „Viszeralosteopathie".
Seit 2002	Praxis für Osteopathie in Königswinter-Vinxel.

Triggerpunkte und Muskelfunktionsketten

in der Osteopathie und Manuellen Therapie

Philipp Richter
Eric Hebgen

263 Abbildungen

Hippokrates Verlag · Stuttgart

Bibliografische Information
Der Deutschen Bibliothek
Die Deutsche Bibliothek verzeichnet diese Publikation in der Deutschen Nationalbibliografie; detaillierte bibliografische Daten sind im Internet über http://dnb.ddb.de abrufbar.

Anschrift der Autoren:
Philipp Richter
Osteopath D.O.
Thommen 57 d
B-4791 Burg Reuland

Eric Hebgen
Osteopath D.O.
Lange Hecke 25
53639 Königswinter

1. Auflage 2006

Wichtiger Hinweis: Wie jede Wissenschaft ist die Medizin ständigen Entwicklungen unterworfen. Forschung und klinische Erfahrung erweitern unsere Erkenntnisse, insbesondere was Behandlung und medikamentöse Therapie anbelangt. Soweit in diesem Werk eine Dosierung oder eine Applikation erwähnt wird, darf der Leser zwar darauf vertrauen, dass Autoren, Herausgeber und Verlag große Sorgfalt darauf verwandt haben, dass diese Angabe **dem Wissensstand bei Fertigstellung des Werkes** entspricht.

Für Angaben über Dosierungsanweisungen und Applikationsformen kann vom Verlag jedoch keine Gewähr übernommen werden. **Jeder Benutzer ist angehalten**, durch sorgfältige Prüfung der Beipackzettel der verwendeten Präparate und gegebenenfalls nach Konsultation eines Spezialisten festzustellen, ob die dort gegebene Empfehlung für Dosierungen oder die Beachtung von Kontraindikationen gegenüber der Angabe in diesem Buch abweicht. Eine solche Prüfung ist besonders wichtig bei selten verwendeten Präparaten oder solchen, die neu auf den Markt gebracht worden sind. **Jede Dosierung oder Applikation erfolgt auf eigene Gefahr des Benutzers.** Autoren und Verlag appellieren an jeden Benutzer, ihm etwa auffallende Ungenauigkeiten dem Verlag mitzuteilen.

MVS Medizinverlage Stuttgart GmbH & Co. KG
Oswald-Hesse-Straße 50, 70469 Stuttgart
Unsere Homepage: www.hippokrates.de

Printed in Germany

Umschlaggestaltung: Thieme Verlagsgruppe
Umschlaggrafik: Martina Berge, Erbach
Umschlagfoto: Ullrich + Company, Renningen
Zeichnungen: Malgorzata und Piotr Gusta,
Champigny sur Marne, Frankreich
Christiane und Michael von Solodkoff, Neckargemünd
Satz: primustype Hurler GmbH, Notzingen, gesetzt in UltraXML
Druck: aprinta, Wemding

ISBN 3-8304-5327-2
ISBN 978-3-8304-5327-7 1 2 3 4 5 6

Für Anja und Heike –
Ohne Eure Geduld, Nachsicht und Unterstützung wäre dieses Buch nicht entstanden.
Danke für Euch!

Vorwort

Die Idee zu diesem Buch ist bereits vor mehreren Jahren entstanden. Praktische Erfahrungen, die Lektüre von Fachliteratur, der Besuch von Seminaren und das Fachsimpeln mit Kollegen und Spezialisten aus anderen Disziplinen hat uns die Bedeutung des Bewegungsapparats jedes Mal aufs Neue gezeigt.

Der Praxisalltag zeigte uns im Laufe der Jahre, dass häufig die gleichen Läsionsmuster immer wieder auftreten. Nach jahrelangen intensiven Beobachtungen und Untersuchungen sowie gründlichen Literaturrecherchen konnten wir uns vergewissern, dass unsere Beobachtungen der Realität entsprechen und kein Wunschdenken sind.

Sowohl Osteopathen als auch Posturologen und Manualtherapeuten sprechen von Bewegungsmustern, wobei es verschiedene Erklärungsmodelle für die Entstehung dieser Muster gibt. In einem Lehrgang über Muskelenergietechniken sprachen sowohl *Dr. F. L. Mitchell jr.* als auch *Dr. Ph. Greenman* von einem universellen Muster (Pattern). Beide sind der Meinung, dass es ein allgemeines Muster geben muss, da bei Dysfunktionen des Bewegungsapparats andere Körperbereiche sich durch immer dieselben Muster anpassen. In der Physiologie folgt der gesamte Organismus ebenfalls bestimmten Mustern; als Beispiele seien Bewegungsabläufe wie der Gang oder die Atmung erwähnt. Der gemeinsame embryologische Ursprung aller Gewebe, die bindegeweblichen Verbindungen und der Organismus als hydropneumatisches System sprechen für diese Theorie. Das endokrine System ist ebenfalls ein gutes Beispiel für ganzheitliches Verhalten.

Das dem Osteopathen so wertvolle Ganzheitsprinzip sowie embryologische, physiologische und neurologische Grundsätze geben Erklärungen für die Entstehung bestimmter Muster.

Unserer Meinung nach spielt das Nervensystem als Organisator und die myofaszialen Strukturen als ausführendes Organ dabei eine bedeutende Rolle.

Wir haben verschiedene Muskelkettenmodelle aber auch verschiedene osteopathische Denkmodelle miteinander verglichen und nach Gemeinsamkeiten untersucht. Dabei ist uns bewusst geworden, dass all diese Modelle im Grunde das Gleiche sagen, jedoch unter verschiedenen Gesichtspunkten.

Wir präsentieren in diesem Buch ein Muskelkettenmodell, das auf den beiden Bewegungsmustern der kranialen Osteopathie basiert, der Flexion und Extension. Da der Organismus aus zwei Körperhälften besteht, gibt es dementsprechend auch zwei Flexions- und Extensionsketten.

Wir haben uns von *Littlejohns* Modell der „Mechanik der Wirbelsäule" und den „Zink-Pattern" des amerikanischen Osteopathen *Gordon Zink, DO* inspirieren lassen, um das Rumpfskelett in Bewegungseinheiten aufzuteilen. Nicht wenig überrascht waren wir, als wir dabei feststellten, dass diese Einteilung in Bewegungseinheiten sehr stark mit der Einteilung der neurologischen Versorgung von bestimmten Organen und Muskeln korreliert.

Die beiden Ketten haben wir mit Muskeln versehen, wobei wir uns der Tatsache bewusst sind, dass dies nur sehr unvollständig und theoretisch sein kann. Der Leser möge dies bitte berücksichtigen. Da der Organismus nur Bewegungsmuster und keine einzelnen Muskeln kennt, ist dies jedoch nicht von allzu großer Bedeutung.

Im zweiten Teil des Buches stellen wir einige Behandlungsmethoden der myofaszialen Strukturen dar.

Die Triggerpunktbehandlung beschreiben wir dabei sehr detailliert, weil sie für die Praxis von unschätzbarem Wert ist.

Wir haben uns bewusst auf die Darstellung des mechanischen Aspekts in der Osteopathie beschränkt, da er für die Haltung von Bedeutung ist und somit diagnostisch verwendet werden kann.

Die physiologischen kranialen Dysfunktionen haben wir durch ein mechanisches Modell versucht zu erklären. Auf eine detaillierte Darstellung der viszeralen Dysfunktionen haben wir jedoch verzichtet, obwohl es auch hier deutliche Hinweise auf ein Verhalten nach denselben Mustern gibt. Organische Störungen manifestieren sich durch Fehlhaltungen über direkte fasziale Züge und vor allen Dingen über viszerosomatische Reflexe. Im Sinne der Ganzheitlichkeit passen sich die Organe an den „Behälter", den Bewegungsapparat, an genauso wie statische Störungen die Lage und die Funktion der Organe beeinflussen (Anpassung der Funktion an die Struktur).

Unser Muskelkettenmodell ist nur ein Denkmodell wie viele andere auch; wir erheben auch keinerlei Anspruch auf Vollständigkeit. In der Praxis haben wir jedoch feststellen können, dass sowohl die Diagnostik wie auch die Behandlung der Patienten sehr viel rationaler und effektiver möglich ist, wenn wir ihnen diese Betrachtungsweise zugrunde legen. Dies trifft ganz besonders für chronische und therapieresistente Fälle zu.

Thommen und Königswinter,
im Frühjahr 2006

Philipp Richter
Eric Hebgen

Inhalt

Vorwort ... VI

A Muskelfunktionsketten ... 1

Philipp Richter

1 Einleitung ... 2

2 Modelle myofaszialer Ketten ... 10

2.1 Herman Kabat 1950: Propriozeptive neuromuskuläre Faszilitation ... 10
Bewegungsmuster ... 10
Anwendungsmodalitäten ... 11
Feststellungen ... 11

2.2 Godelieve Struyff-Denys ... 11
Gliederung der fünf Muskelketten ... 12

2.3 Thomas W. Myers ... 15
„Anatomy Trains“
Myofasziale Meridiane ... 15
Myofasziale Ketten nach T. Myers ... 15

2.4 Leopold Busquet ... 18
Die Muskelketten ... 18
Myofasziale Ketten nach Busquet ... 19
Funktionen der myofaszialen Muskelketten ... 25

2.5 Paul Chauffour: Le lien mécanique en osteopathie (Der mechanische Link in der Osteopathie) ... 25
Biomechanische Ketten von Paul Chauffour ... 25

2.6 Fazit der verschiedenen Modelle der myofaszialen Ketten ... 26

3 Physiologie ... 27

3.1 Bestandteile des Bindegewebes ... 27
Die Zellen ... 27
Die Interzellularsubstanz ... 27

3.2 Die Versorgung des Bindegewebes ... 28
Diffusion ... 28
Osmose ... 29

3.3 „Creep“-Phänomen ... 29

3.4 Der Muskel ... 29

3.5 Die Faszien ... 30
Funktion der Faszien ... 30
Manifestationen von faszialen Störungen ... 30
Bewertung der faszialen Spannungen ... 31
Ursachen muskuloskelettaler Dysfunktionen ... 31
Genese myofaszialer Störungen ... 31
Schmerzmuster ... 32

3.6 Vegetative Innervation der Organe ... 34

3.7 Irvin M. Korr ... 34
Bedeutung einer somatischen Dysfunktion der Wirbelsäule für den gesamten Organismus ... 34
Bedeutung des Rückenmarks ... 35
Bedeutung des autonomen Nervensystems ... 35
Bedeutung der Nerven für die Trophik ... 35

3.8 Sir Charles Sherrington ... 36
Antagonistenhemmung oder reziproke Innervation (oder Inhibition) ... 36
Postisometrische Entspannung ... 36
Temporäre Summation und lokale, räumliche Summation ... 36
Sukzessive Induktion ... 36

3.9 Harrison H. Fryette ... 37
Die Lovett'schen Gesetze ... 37
Die Fryette'schen Gesetze ... 38

3.10 Der Gang als globales, funktionelles Bewegungsmuster 38
Ganganalyse 39
Die Muskelaktivität beim Gang 41
Fazit 44

4 Kraniosakrales Modell 45

4.1 William G. Sutherland 45

4.2 Biomechanik des Kraniosakralsystems 46

4.3 Die Bewegungen und die Dysfunktionen des kraniosakralen Mechanismus 49
Flexion – Extension 49
Torsion 50
Seitneigung – Rotation 52
Verticalstrain und Lateralstrain 53
Kompressionsdysfunktion der SSB 53
Intraossäre Dysfunktionen 53
Sakrumdysfunktionen 56

4.4 Einfluss kranialer Dysfunktionen und Fehlstellungen auf die Peripherie 56

5 Das biomechanische Modell von John Martin Littlejohn – Die Mechanik der Wirbelsäule 58

5.1 Geschichte 58

5.2 Die „Mechanik der Wirbelsäule“ und die Kraftlinien des Körpers 58
Die zentrale Kraftlinie (central gravity line) 59
Die anteriore Körperlinie (anterior body line) 59
Die anteroposteriore Linie 60
Zwei posteroanteriore Linien 61

5.3 Das Kräftepolygon 61

5.4 Bögen, Drehpunkte und Doppelbögen 62
Bögen 62
Drehpunkte 62
Doppelbögen 63

5.5 Die Specific Adjusting Technique – SAT nach Dummer 64
Geschichte 64
Vorgehensweise 65
Die drei Einheiten 65

6 Posturale Muskeln, phasische Muskeln und gekreuzte Haltungsmuster
Vladimir Jandas Beitrag zu den myofaszialen Behandlungsmethoden 66

6.1 Statik 66

6.2 Motorik 66

6.3 Posturale Muskelfasern (rote Fasern) 67

6.4 Phasische Muskelfasern (weiße Fasern) 67

6.5 Muskeln mit Tendenz zu Verkürzungen 67

6.6 Muskeln mit Tendenz zu Abschwächung 68

6.7 Die gekreuzten Haltungsmuster 69
Das obere gekreuzte Haltungsmuster 69
Das untere gekreuzte Haltungsmuster 69

6.8 Praktische Konsequenzen 70

7 Die Zink-Pattern 71

7.1 Die Zusammensetzung der Zink-Pattern 72
Okziput-Atlas-Axis (OAA) 72
Obere Thoraxapertur 73
Untere Thoraxapertur 74
Becken 74

7.2 Praktische Anwendung der Zink-Pattern 75
Okziput-Atlas-Axis (OAA) 75
Obere Thoraxapertur 75
Untere Thoraxapertur 75
Becken 75

8 Myofasziale Ketten – ein Modell 77

8.1 Die Muskelketten 78
Flexionskette 80
Extensionskette 84

8.2 Zusammenfassung und Schlussfolgerungen der Flexions- und Extensionsketten 85
Flexionskette 85
Extensionskette 86

8.3 **Torsion** ... 86

8.4 **Besonderheiten einiger Muskeln oder Muskelgruppen** ... 87
M. sternocleidomastoideus ... 87
Mm. scaleni ... 87
Diaphragma ... 88
M. iliopsoas ... 91
Hüftrotatoren ... 92

9 Statik ... 94

9.1 **Scharnierzonen** ... 94

9.2 **Haltung** ... 95

9.3 **Beinlängendifferenzen** ... 97
Statische Veränderungen von Becken und Wirbelsäule bei Beinlängendifferenzen ... 97
Folgen für das muskuloskelettale System und Symptome der Beinlängendifferenz ... 97
Diagnose einer Beinlängendifferenz ... 98
Soll man Beinlängendifferenzen ausgleichen oder nicht? ... 99
Fazit ... 100

10 Diagnose ... 101

10.1 **Anamnese** ... 101

10.2 **Untersuchung** ... 101
Beobachtung ... 101
Palpation ... 101
Bewegungstests ... 101

11 Therapie ... 106

11.1 **Muskelenergietechniken (MET)** ... 106
Definition ... 106
Indikationen und Kontraindikationen ... 107
Voraussetzungen für optimale MET-Anwendungen ... 107
Technische Voraussetzungen und Hilfsmittel (enhancer) für die MET ... 107
Varianten von MET ... 108
Physiologische Prinzipien ... 108

11.2 **Myofascial-release-Techniken** ... 109
Ausführung der Technik ... 110

11.3 **Neuromuskuläre Techniken (NMT)** ... 110
Ausführung der Techniken ... 110

11.4 **Myofascial-release-Technik mit ischämischer Kompression** ... 111
Vorgehensweise ... 111

B Triggerpunkte und ihre Behandlung 113

Eric Hebgen

12 Definition ... 114

13 Klassifikation der Triggerpunkte ... 115

14 Pathophysiologie der Triggerpunkte ... 116

15 Diagnose ... 120

16 Therapie der Triggerpunkte ... 123

17 Triggerpunktaufrechterhaltende Faktoren ... 125

18 Das faszilitierte Segment ... 126

19 Die Triggerpunkte ... 128

19.1 Muskeln des Kopf- und Nackenschmerzes ... 128
M. trapezius ... 128
M. sternocleidomastoideus ... 130
M. masseter ... 131
M. temporalis ... 133
M. pterygoideus lateralis ... 134
M. pterygoideus medialis ... 135
M. digastricus ... 135
M. orbicularis oculi, M. zygomaticus major, Platysma ... 136
M. occipitofrontalis ... 138
M. splenius capitis et cervicis ... 139
Mm. semispinalis capitis et cervicis, Mm. multifidi (Mm. transversospinales) ... 141
Mm. recti capitis posterior major et minor, Mm. obliqui capitis inferior et superior ... 142

19.2 Muskeln des oberen Thoraxschmerzes und des Schulter-Arm-Schmerzes ... 143
M. levator scapulae ... 143
Mm. scaleni ... 145
M. supraspinatus ... 146
M. infraspinatus ... 147
M. teres minor ... 148
M. teres major ... 149
M. latissimus dorsi ... 149
M. subscapularis ... 150
M. rhomboidei ... 151
M. deltoideus ... 152
M. coracobrachialis ... 154
M. biceps brachii ... 155
M. brachialis ... 156
M. triceps brachii ... 157
M. anconaeus ... 158

19.3 Muskeln des Ellenbogen-Finger-Schmerzes ... 159
M. brachioradialis und Extensoren des Handgelenks ... 159
M. extensor digitorum et indicis ... 161
M. supinator ... 163
M. palmaris longus ... 164
Mm. flexores carpi radialis et ulnaris, digitorum superficialis et profundus, pollicis longus, M. pronator teres ... 165
M. adductor et opponens pollicis ... 167
M. abductor digiti minimi ... 170
M. interossei ... 171

19.4 Muskeln des oberen Rumpfschmerzes ... 174
M. pectoralis major ... 174
M. pectoralis minor ... 176
M. subclavius ... 176
M. sternalis ... 178
M. serratus posterior superior ... 178
M. serratus posterior inferior ... 179
M. serratus anterior ... 180
M. erector spinae ... 181
M. rectus abdominis, M. obliquus internus et externus abdominis, M. transversus abdominis, M. pyramidalis ... 183

19.5 Muskeln des unteren Rumpfschmerzes ... 186
M. quadratus lumborum ... 186
M. iliopsoas ... 187
Muskeln des Beckenbodens ... 189
M. glutaeus maximus ... 190
M. glutaeus medius ... 191
M. glutaeus minimus ... 192
M. piriformis ... 193

19.6 Muskeln des Hüft-, Oberschenkel- und Knieschmerzes ... 195
M. tensor fasciae latae ... 195
M. sartorius ... 195
M. pectineus ... 196
M. quadriceps femoris ... 197
M. gracilis, M. adductor longus, brevis et magnus ... 200
M. biceps femoris, M. semitendinosus, M. semimembranosus ... 202
M. popliteus ... 204

19.7 Muskeln des Unterschenkel-, Knöchel- und Fußschmerzes ... 206
M. tibialis anterior ... 206
M. tibialis posterior ... 207
M. peronaeus longus, brevis et tertius ... 209
M. gastrocnemius ... 210
M. soleus und M. plantaris ... 211
M. extensor digitorum longus et hallucis longus ... 213
M. flexor digitorum longus et hallucis longus ... 214
Oberflächliche intrinsische Fußmuskulatur ... 216
Tiefe intrinsische Fußmuskulatur ... 219

20 Literatur ... 224

21 Bildnachweis ... 228

22 Abkürzungen ... 229

Sachverzeichnis ... 231

A

Muskelfunktionsketten

Philipp Richter

1 Einleitung

Die Bedeutung der Muskelfunktionsketten im Organismus

Der Bewegungsapparat und insbesondere die **Muskelfunktionsketten** (kurz: Muskelketten) stehen im Mittelpunkt dieses Buches. Die myofaszialen Strukturen sind an allen Körperfunktionen beteiligt: Die emotionalen Zustände äußern sich durch Muskelanspannungen, Muskelaktivität ist erforderlich für alle körperlichen Arbeiten, aber auch der Kreislauf, die Atmung und die Verdauung sind von einem intakten Bewegungsapparat abhängig.

Der Manualtherapeut, ob Physiotherapeut, Chiropraktiker, Osteopath oder Rolfer, untersucht und behandelt den Bewegungsapparat unterschiedlich und aus verschiedenen Beweggründen. Während Physiotherapeuten und Rolfer das muskuloskelettale System behandeln, um hauptsächlich Beschwerden (Schmerzen, Fehlhaltungen usw.) in diesem Körperbereich zu beheben, betrachten die Chiropraktiker und vor allem die Osteopathen das myofasziale System als einen Teil des Organismus, der sowohl Ursache als auch Folge von Dysfunktionen oder Pathologien von anderen Körpersystemen sein kann.

Eine andere Berufsgruppe, die Podologen oder Posturologen, wie sie in den frankophonen Ländern genannt werden (Postur = Haltung), sind sich der negativen Einflüsse auf den gesamten Organismus bewusst, die geringfügige Gewichtsverlagerungen oder Fußfehlstellungen hervorrufen können.

Alle Körperfunktionen sind von gut funktionierenden myofaszialen Strukturen abhängig. Das Nervensystem spielt eine koordinierende und kontrollierende Rolle. Damit der Kortex nicht überlastet wird, werden viele Aktivitäten durch subkortikale Reflexe und Verhaltensmuster geregelt. Wissenschaftlich belegt sind heute auch die so genannten viszerosomatischen und somatoviszeralen Reflexe, wodurch die Bedeutung von muskulären Dysbalancen insbesondere der paravertebralen Muskulatur hervorgehoben wird [79, 112].

Der menschliche Organismus funktioniert nach Bewegungs- und Haltungsmustern, an denen der gesamte Organismus beteiligt ist, sowie übrigens alle körperlichen Aktivitäten immer das Resultat von Interaktionen aller Körpersysteme sind. Vor allem Osteopathen und Chiropraktiker nutzen diese Tatsache diagnostisch wie therapeutisch.

Die segmentale Innervierung aller Körperstrukturen sowie Adaptationsmechanismen nach Mustern geben Hinweise auf die beteiligten Strukturen. Viele Sportverletzungen oder Schmerzen im Bewegungsapparat sind Folgen von Fehlfunktionen in Teilen der myofaszialen Ketten. Die Kenntnis der myofaszialen Zusammenhänge erlaubt die Diagnose und ermöglicht eine entsprechende Behandlung. Die osteopathische Denkweise gibt eine interessante Erklärung für die Mechanismen, die bei der Entstehung von Krankheiten und deren Behandlung intervenieren.

Die Osteopathie des Dr. Still

Als Still in einer Phase der Ablehnung der damals praktizierten Medizin seine Philosophie einer Heilkunde präsentierte, nannte er sie **Osteopathie**, wissend, dass dieser Begriff in der Fachwelt eine andere Bedeutung hatte. In seinem Begehren, der Medizin zurück zu ihren Ursprüngen zu verhelfen, d.h. den Menschen in den Mittelpunkt zu stellen und die Naturgesetze in den Vordergrund zu rücken, war Osteopathie der treffendste Begriff um zu verdeutlichen, dass die Krankheit (der Pathos) Folge von Dysfunktionen des Organismus ist. Für ihn spielten dabei der Bewegungsapparat und die Wirbelsäule im Besonderen eine zentrale Rolle. Er hatte erkannt, dass alle Krankheiten und Funktionsstörungen mit Bewegungseinschränkungen der Wirbelsäule einhergingen. Osteopathie bedeutet der „Pathos", der aus dem „Osteo" kommt [140].

Aus Erfahrung wusste Still, dass eine Behandlung der Symptome keine Heilung brachte. Nur eine fachkundige Behandlung der Ursache konnte Erfolg haben. Für Still gab es keinen Zweifel, dass die Krankheit mit dem Beginn der Zirkulationsstörung anfing und dass die Ursache dafür im Bindegewebe zu suchen war [140]. Deshalb musste auch dort untersucht und behandelt werden.

Das myofasziale Gewebe bekommt durch seine verbindende Funktion (Bindegewebe), seine Eigenschaft als Leitungsbahn für Venen, Lymphgefäße, Arterien und Nerven sowie als Stützgewebe für Organe und Knochen und als schützende Struktur eine besondere Bedeutung [82, 140].

Das Nervensystem und die es umgebende Flüssigkeit, der Liquor cerebrospinalis, übertreffen für Still das Bindegewebe vielleicht noch in seiner Bedeutung. Das Nervensystem als Schaltzentrale und Regulationsorgan ist verantwortlich für alle Adaptationsmechanismen zwischen den einzelnen Körpersystemen. Es initiiert und koordiniert alle Funktionen des gesamten Organismus und ist verantwortlich für alle Adaptations- und Kompensationsmechanismen.

Den **Liquor cerebrospinalis** (LCS) bezeichnet Still als das vielleicht wichtigste bekannte Element („the highest known element“) des gesamten Organismus. In seinen Bestandteilen ähnelt er dem Serum des Blutes und der Lymphe. Mit beiden Flüssigkeiten steht er in Verbindung; mit dem Blut über die Plexi chorioidei und mit der Lymphe über die peripheren Nerven im Interstitium. Neben seiner schützenden und ernährenden Funktion für das Zentralnervensystem gaben Still und vor allem sein Schüler Sutherland dem LCS eine besondere Bedeutung [54, 140, 142, 143]: Zusammen mit dem Liquor gelangt der „Lebenshauch“ in alle Körperzellen.

Persönliche Erlebnisse und Erfahrungen, die Still in seinen jungen Jahren gemacht hat, haben bei der Entstehung der Osteopathie sehr wahrscheinlich Pate gestanden. Als Arzt, gläubiger Mensch und Sohn eines Methodistenpredigers hatte Still einen engen Bezug zur Religion und zu Gott. Dies spiegelt sich in all seinen Schriften wider. Gott hat dem Menschen Gesundheit gegeben; Krankheit ist anormal. Für Still ist es die Aufgabe des Osteopathen, im Organismus des Patienten die Gesundheit zu suchen.

Auf der Suche nach der wahren Medizin ließ Still sich von zwei gegensätzlichen Richtungen inspirieren: von den Geistheilern und den Knocheneinrenkern. Der Geistheiler verkörpert den gottgläubigen Therapeuten, der in das Gewebe hineinhorcht und durch seine Hände Energie auf die pathologische Region fokussiert. Der „Lebenshauch“ (Sutherland) wird dann die Heilung übernehmen. Auf der anderen Seite sind die „bonesetter“, die Knocheneinrenker, die durch Manipulationen ebenfalls große Erfolge haben.

In seinen osteopathischen Behandlungen ist es Still gelungen, diese beiden Tendenzen zu vereinigen. Eine exakte Kenntnis der Anatomie sowie ein hervorragender Tastsinn, gepaart mit dem Glauben an die Selbstheilungskräfte und *die Intention zu helfen*, machten aus ihm einen besonderen Therapeuten. Sein anatomisches und physiologisches Wissen ermöglichten ihm eine exakte Visualisierung der Strukturen. Sein Tastsinn erlaubte ihm, Spannungen in den Geweben zu spüren und so gezielt die passenden Techniken für den gegebenen Fall anzuwenden.

In dem Osteopathen Still vereinigte sich der Heiler mit dem Knocheneinrenker. Er verglich den menschlichen Organismus mit einer Maschine und den Ostopathen mit dem Mechaniker, der die Mechanik der Maschine in Stand setzt [140].

Eine Charakteristik der Osteopathie von Still war, dass er die **Biodynamik** mit der **Biomechanik** vereinigte. Heutzutage hat es den Anschein, als ob einige seiner Nachfolger diese Dualität trennen. Manche Osteopathen sind reine „Mechaniker“ und manipulieren mit sanften und weniger sanften Techniken den gesamten Organismus, indem sie Wert auf die Gesetze der Anatomie und der Physiologie legen. Sie repräsentieren die biomechanische Richtung in der Osteopathie.

Daneben gibt es die Biodynamiker, die weniger Wert auf die Biomechanik legen, dafür um so mehr auf ihren Tastsinn und die Selbstheilungskräfte des Organismus. So wie die Geistheiler versuchen sie die Selbstheilungskräfte im Gewebe zu aktivieren, mit dem Unterschied allerdings, dass sie die Rhythmen des Organismus diagnostisch wie therapeutisch verwerten [8, 9, 72].

In diesem Zusammenhang ist eine Aussage von Viola Fryman (Fortbildung 2000) interessant. Sie sagt, dass sich im gesunden Gewebe der primäre respiratorische Mechanismus (PRM) deutlich manifestiert. Bestehen jedoch Dysfunktionen, so ist die Ausdruckskraft des PRM gestört, d. h. der PRM ist sowohl therapeutisch als auch diagnostisch verwertbar. Dieses Phänomen machen sich die Biodynamiker zunutze. Mit ihren Händen geben sie dem Gewebe ein Fulcrum [8, 72, 135]. Nach einer gewissen Zeit äußert sich der PRM in seinen verschiedenen Rhythmen, was ein Hinweis darauf ist, dass das Gewebe zu seiner Funktion zurückfindet.

Die klassische Kranialosteopathie unterscheidet sich von der biodynamischen Richtung darin, dass sie das Gewebe nach Bewegungen und Bewegungseinschränkungen untersucht, um dann die zu behandelnde Struktur in die freie Bewegungsrichtung zu führen und dort das Gewebe zu halten, damit der primäre Respirationsmechanismus sich frei, ohne Spannungen entfalten kann und so den therapeutischen Effekt ausführt.

Die von Sutherland ertasteten und beschriebenen Bewegungen der SSB entsprechen den Bewegungen des Kopfes in den drei Ebenen des Raumes zuzüglich der Translationen in der Sagittalebene (**Up- und Downstrain**) und in der Horizontalebene (**Lateralstrain**). Die funktionellen Techniken am Bewegungsapparat funktionieren nach dem gleichen Prinzip. Es wird ein so genannter Balancepunkt in allen Ebenen gesucht (**Stacking**), das Gewebe in der entspannten Position gehalten bis eine automatische Entspannung auftritt. Wir sehen hier, dass die Prinzipien, die in der Kranialosteopathie angewandt werden, identisch sind mit denen, die für den Rest des Körpers gelten.

Über den Mechanismus, der letztendlich für die Entspannung des Gewebes verantwortlich zeichnet, ist man unterschiedlicher Meinung. Die Biomechaniker sind der Meinung, dass es ein reflektorischer Effekt ist, der von den Rezeptoren des Gewebes herrührt. Die Biodynamiker glauben an den Effekt des PRM.

Bei seinen Behandlungen wandte Still eine Kombination aus so genannten direkten Techniken mit indirekten Techniken an. Die direkten Techniken manipulieren das zu behandelnde Segment in die Korrektionsrichtung, wogegen die indirekten Techniken darin bestehen, das Segment in die Dysfunktionsrichtung zu bewegen.

Van Buskirk [23] hatte Nachforschungen betrieben, um herauszufinden, wie Still behandelt hat. Dafür befragte er ältere Personen, die in ihrer Kindheit oder Jugend von Osteopathen behandelt wurden, ob sie die Techniken nachvollziehen konnten, die verwendet wurden. Manche von ihnen konnten die Techniken noch beschreiben, und zu seiner Verwunderung stellt Van Buskirk fest, dass sie den wenigen von Still selbst beschriebenen Techniken ähnlich waren.

Es existiert noch eine kurze Videosequenz, auf der Still bei der Behandlung einer Rippe zu sehen ist. Dieses Video sowie die Aussagen der Patienten und das wenige Schriftmaterial von Still über seine Techniken machten Folgendes deutlich: Nach einer gründlichen Diagnose wird das zu behandelnde Segment in die Läsionsstellung positioniert, bis die kontrakte Muskulatur entspannt. Dann wird das Segment unter leichtem Druck, der während der ganzen Bewegung auf das blockierte Gelenk fokussiert ist, in die Korrektionsposition bewegt.

Wissenschaftliche Belege

Wie schon erwähnt, spielte das Nervensystem eine zentrale Rolle für Still. Es ist das Verbindungsglied zwischen dem viszeralen, parietalen und kranialen System. Die Bedeutung des Zentralnervensystems und insbesondere des Rückenmarks bei der Genese von Dysfunktionen und Pathologien ist seit den Arbeiten von Korr, Sato, Patterson und anderen wissenschaftlich belegt [79, 81, 112].

Die Bedeutung, die Still und andere Manualtherapeuten der Wirbelsäule bei der Entstehung und Aufrechterhaltung von pathologischen Zuständen beigemessen haben, konnten diese Wissenschaftler experimentell erklären und eine zentrale regulierende Rolle des Rückenmarks bestätigen. Insbesondere Korr [79] ist es gelungen, experimentell allgemein akzeptierte Phänomene wissenschaftlich zu erklären. Er bezeichnete den Bewegungsapparat als die wichtigste Maschine des Lebens („the primary machinery of life"). Korr zufolge stehen die anderen Systeme (Verdauungssystem, Endokrinium, Herz-Kreislauf-System) im Dienste des Bewegungsapparates.

Dabei spielt das vegetative Nervensystem eine besondere Rolle. Beide Teile des autonomen Nervensystems sind nicht antagonistisch, sondern komplementär. Grob gesagt, dient der Parasympathikus der Regenerierung des Organismus. Außerdem spielt er eine regulierende Rolle bei länger anhaltenden Prozessen. Der Sympathikus hingegen passt die Funktion der Körpersysteme den momentanen Bedürfnissen an. Er interveniert bei der Regulierung der Blutzufuhr für die aktiven Muskeln, indem er z. B. bei körperlichen Aktivitäten die Durchblutung des Verdauungstraktes zu Gunsten der Muskulatur reduziert. Gleichzeitig erhöht er Atem- und Pulsfrequenz usw. Der Sympathikus erlaubt dem Organismus spontane Adjustierungen an plötzliche Erfordernisse.

Korr lieferte die neurophysiologischen Erklärungen für viele Phänomene, die Kliniker festgestellt hatten. Er prägte die Begriffe „**fasziliertes Segment**" und neurologische Linse (neurologic lens). Das faszilitierte Segment ist ein Rückenmarksegment, in dem die Reizschwelle aller Kerne gesenkt ist als Folge von wiederholten Stimulationen oder Fehlverhalten des Segmentes durch chronische Reizung. Die Konsequenz ist, dass subliminale Reize ausreichen, um die Kerne anzuregen, und dass eine Stimulierung der faszilitierten Segmente oft eine überproportionale Reaktion auslöst. Als Beispiel sei ein akutes Tortikollis als Folge von Zugluft gegeben.

Mit dem Begriff „**Neurologische Linse**" ist folgendes Phänomen gemeint: Ist ein Rückenmarksegment chronisch gereizt, dann wird es empfänglich für Stimuli, die eigentlich nur davon entfernte Segmente reizen dürften. Dieses Segment „zieht Stimuli an".

Experimentell konnte das Forschungsteam um Korr weitere interessante Fakten liefern:

- Eine Erhöhung des Sympathikotonus (lokal oder generell) senkt die Reizschwelle der betroffenen Segmente und erhöht den Muskeltonus der Muskeln, die aus diesen Segmenten versorgt werden.
- Eine Blockierung von Wirbeln erhöht den Sympathikotonus der Segmente und senkt die Reizschwelle.
- Stress aller Art erhöht den Muskeltonus und dies ganz besonders in „faszilitierten Segmenten".
- Posturale Dysbalancen beeinflussen den Muskeltonus der Paravertebralmuskulatur und der Muskeln, die aus den faszilitierten Segmenten versorgt werden.
- Eine Reduzierung des Muskeltonus der Paravertebralmuskulatur senkt den Sympathikotonus in diesen Segmenten.

Aus all den Forschungsergebnissen sind zwei Dinge deutlich geworden:

- Das muskuloskelettale System ist eines der Hauptagenzien bei der Entstehung und insbesondere der Aufrechterhaltung von somatischen Dysfunktionen.
- Das Rückenmark hat als Schaltorgan und Organisator eine wichtige Funktion bei der Genese von pathologischen Zuständen.

Korrs Bezeichnung des Bewegungsapparates als wichtigste Lebensmaschine („primary machinery of life") ist deshalb keineswegs übertrieben.

Die myofaszialen Strukturen spielen bei allen wichtigen Körperfunktionen eine Hauptrolle, sei es die Atmung (thorakale Atmung wie auch Zellatmung), der Kreislauf (Diaphragma und Muskeln als venolymphatische Pumpe), die Verdauung (als Mobilisation für die Organe) oder das Ausdrucksmittel für Emotionen. Der Bewegungsapparat ermöglicht die Fortbewegung, Kommunikation mit anderen, die Nahrungsaufnahme usw.

Die Bedeutung des muskuloskelettalen Apparates wird durch die Tatsache unterstrichen, das mehr als 80 % der Afferenzen aus dem Bewegungsapparat kommen [79, 112, 158]. Die extreme Sensibilität der Muskelspindel (ein Gramm Zug und eine Dehnung von einem Mikrometer lösen eine Reaktion der Muskelspindel aus [79]) macht aus dem Bewegungsapparat ein hoch empfindliches Organ. Dadurch werden schnelle Reaktionen möglich, aber gleichzeitig wird dadurch die Anfälligkeit für Dysfunktionen erhöht. Kontrakturen, Fehlhaltungen und Koordinationsstörungen sind die Folgen.

Irvin [in 155] und Kuchera [82] schreiben, dass eine Schrägstellung der Kreuzbeinbasis von 1–1,5 mm ausreicht, um den Muskeltonus der Paravertebralmuskulatur zu verändern. Die daraus resultierenden Folgen für den Sympathikus und damit für den ganzen Organismus hat Korr beschrieben. Das Rückenmark als Schalt- und Organisationszentrale wird aber nicht nur von peripheren Reizen beeinflusst.

Der emotionale Zustand der Person ist von Bedeutung bei der Genese von Dysfunktionen und Pathologien. Dabei spielt das limbische System eine entscheidende Rolle [158]. Als Gedächtnis des Organismus bewertet es alle Reize und Eindrücke als positiv oder negativ für die Person je nach vorherigen Erfahrungen. Wird ein Reiz als angenehm empfunden, gibt er ein positives Feedback; wird der Reiz als schädlich aufgenommen, erfolgt ein negatives Feedback.

Über die Achse Hypothalamus – Hypophyse – Nebenniere wird das Neuroendokrinium gesteuert, d. h. der Hormonhaushalt ebenso wie das Neurovegetativum. Die faszilitierten Segmente werden ganz besonders von positiven wie negativen emotionalen Stimuli betroffen sein (siehe Wochenendmigräne, Stressulzera). Die Segmente mit niedrigen Reizschwellen bleiben, wenn sie unter anhaltenden Stimulationen stehen, nach einer gewissen Zeit „chronisch gereizt" [112]. **Um diesen Zustand therapeutisch beeinflussen zu können, muss das gesamte Läsionsmuster behandelt werden, um die Imprägnierung des pathologischen Musters auf Ebene des Zentralnervensystems zu löschen**. Korr sprach in diesem Zusammenhang von dem Rückenmark als „Organisator von Krankheitsprozessen" („the spinal cord as organisor of disease processes") [79].

Die embryologisch bedingte Metamerisierung des Rückenmarks führt zu einer segmentalen Zusammengehörigkeit bestimmter Muskeln, Organe, Gefäße, Hautareale, Knochen und Gelenke. Der Reiz einer dieser Strukturen beeinflusst die Funktion aller anderen zu diesem Segment gehörenden Strukturen.

Da Nachbarsegmente über Interneurone miteinander verbunden sind, gilt diese Faszilitation in der Regel für mehrere Segmente. Die plurisegmentale Versorgung der Organe und Muskeln spricht ebenfalls dafür. Unserer Meinung nach ist es falsch, ein Organ oder eine Funktion mit einem einzigen Rückenmarksegment zu assoziieren. Dies gilt um so mehr, da das Gehirn keine einzelnen Muskeln kennt, sondern nur Bewegungsmuster. Dabei haben angeborene wie erworbene Muster eine gleich große Bedeutung.

Was das Verdauungssystem angeht, so muss man feststellen, dass es durch das enterische Nervensystem zwar eine bedeutende Autonomie hat, es sich aber trotzdem der Gesamtfunktion des Organismus unterordnen muss. Auch hier übernehmen das Endokrinium und das Neurovegetativum regulierende Funktionen.

Es ist anzunehmen, dass hier wie im Bewegungsapparat angeborene wie erworbene Verhaltensmuster vorzufinden sind. Diese Muster dürften mit denen des Halte- und Bewegungsapparates korrelieren und einen bestimmten Typus ergeben [151].

Mobilität und Stabilität

Der Bewegungsapparat setzt sich aus Muskeln und Knochen zusammen. Er soll zwei in sich widersprüchliche Funktionen gleichzeitig erfüllen: Einerseits soll er für Stabilität sorgen und andererseits Bewegungen zulassen.

Das Kleinhirn und die Gleichgewichtsorgane ermöglichen diese beiden Funktionen. Beide bekommen ihre Informationen aus Rezeptoren, die hauptsächlich in myofaszialen Strukturen zu finden sind.

Die Muskeln sind ausführende Organe für beide Funktionen: Ein adäquater Basistonus der Muskeln, ein schnelles Reaktionsvermögen sowie eine gute Koordination der Muskelanspannungen erlauben sowohl grazile, harmonische Bewegungen als auch passende, subtile Adjustierungen, um das Gleichgewicht möglichst ökonomisch zu gewährleisten.

Intelligent wie die Natur (oder der Schöpfer) ist, hat sie auch dieses Problem auf einfache Weise gelöst. Eine zentrifugale Kraft (die expandierende Kraft der Organe) wird kontrolliert von einer implodierenden Kraft (die inherente Spannung der Muskeln) der Muskulatur. Die außergewöhnliche Empfindlichkeit der Muskeln erlaubt mithilfe der präzisen Koordination durch das Nervensystem eine optimale und daher sparsame Stabilisierung des Bewegungsapparates.

Um harmonische Bewegungen ausführen zu können, brauchen die Muskeln einen stabilen Halt, ein zentrales Organ, das die Aktivität koordiniert (das Nervensystem), und Strukturen, die die Versorgung garantieren (Stoffwechsel). Die Steuerung dieser Aktivitäten obliegt dem Nervensystem. Es aktiviert Agonisten und Synergisten, inhibiert Antagonisten genau in dem Maße, wie es erforderlich ist, um gezielte harmonische Bewegungen auszuführen.

Der Großteil der Bewegungen läuft unbewusst ab. Daran sind eine Reihe von spinalen Reflexen beteiligt. Dies ist vonnöten, damit der Mensch vorausschauend handeln kann. Das Großhirn braucht Entscheidungsfreiheit.

Das Rückenmark nimmt bei allen körperlichen Aktivitäten die Aufgabe einer Schaltzentrale ein. Fehlfunktionen können desaströse Folgen haben. Alle Afferenzen aus dem Bewegungsapparat erreichen das Rückenmark, alle Efferenzen zu den Muskeln gehen von hier aus. Bewegungs- und Haltemuster werden hier abgewickelt.

Sherrington hat in den 50er-Jahren des letzten Jahrhunderts eine Reihe von Reflexaktivitäten beschrieben, die diese Muster erklären [in 21 und in 160]. Die Muskeln selbst bestehen aus verschiedenen Muskelfasern mit unterschiedlichen Eigenschaften. Während die weißen (fast-twitch) Fasern für schnelle Kontraktionen geeignet sind, ermöglichen die roten (slow-twitch) Fasern länger anhaltende Anspannungen. Beide haben unterschiedliche pathologische Neigungen. Die weißen Fasern neigen zu Schwächungen und Atrophien, die roten zu Kontrakturen und Verkürzungen.

Diese Eigenschaften müssen für die Behandlungen berücksichtigt werden [40, 41, 86, 87].

Der Organismus als Einheit

Zu Beginn der Einleitung haben wir schon darauf aufmerksam gemacht, dass der Organismus immer als Ganzes reagiert. Wir möchten an dieser Stelle nicht die gesamten Grundlagen des osteopathischen Denkens wiedergeben, sondern nur die Gedanken, die für das Verständnis der folgenden Kapitel notwendig sind.

Unser Organismus verhält sich *immer* als Einheit, in physiologischen wie pathologischen Zuständen. An jedem physiologischen Prozess ist der *gesamte* Körper beteiligt. Die Atmung z. B. beteiligt alle Muskeln, nicht nur die Atemmuskeln, die Verdauungsorgane werden nach einem bestimmten Muster mobilisiert, der Kreislauf wird von Muskeln unterstützt.

Dieser Vorgang läuft immer nach einem bestimmten Prozess ab: Bei der Einatmung macht der gesamte Bewegungsapparat inklusive Kopf ein Bewegungsmuster, das Sutherland „Flexion – Außenrotation – Abduktion" nannte [101, 102, 142, 143]. Die Ausatmung hat das umgekehrte Muster zur Folge: „Extension – Innenrotation – Adduktion".

Ähnlich verhält es sich beim Gehen: Der Gang ist gleichfalls ein harmonischer Bewegungsablauf von der Spitze der Großzehe bis zur Nasenwurzel in gleichbleibender Form und immer wiederkehrenden gleichen Mustern. Das ganzheitliche Verhalten nach Mustern finden wir auch in pathologischen Zuständen wieder.

Die embryologische Entwicklung des Menschen ist der beste Hinweis auf ganzheitliches Verhalten: Die Befruchtung einer Eizelle durch eine Spermazelle führt zu der Teilung der Eizelle in zwei Zellen mit dem gleichen genetischen Kode. Dieser Teilungsprozess setzt sich solange fort, bis die Zellen sich schließlich zu Zellverbänden zusammenschließen, um Organe, Muskeln, Knochen, Nervensystem usw. zu bilden.

Dieser gemeinsame Ursprung aller Körperzellen lässt darauf schließen, dass alle Zellen auch gemeinsam auf eine gegebene Situation reagieren. Dabei scheint dem Nervensystem wieder eine besondere Funktion als Kontroll- und Koordinationszentrale zuzukommen.

Sutherland erklärt die Ganzheit des Menschen durch das Membransystem und die Fluktuation des Liquors [101, 102, 142, 143]. Wenn er von **reziproken Spannungsmembranen** spricht, dann ist damit gemeint, dass ein Zug an einem Ansatzpunkt des Membransystems alle anderen Ansätze beeinflusst. Die reziproken Spannungsmembranen werden von der Dura mater cranialis und spinalis gebildet.

Sutherland beschreibt für das Duralsystem folgende Anhaftungsstellen:

- Crista galli vorne
- Processi clinoidei
- Pars petrosa links und rechts
- Inion hinten
- Foramen magnum
- C 2
- Sakrum

Die praktische Konsequenz daraus ist, dass eine Veränderung der Kreuzbeinstellung z. B. automatisch die Position des OAA-Komplexes ebenso wie die der Schädelknochen ändert.

Das Duralsystem ist mit Nervenmasse und Flüssigkeit (LCS) gefüllt und setzt sich über die Nervenscheiden bis ins Interstitium fort, welches seinerseits auch ein mit Flüssigkeit gefüllter Raum ist. Mit anderen Worten: Veränderungen des Duralsystems üben einen Druck auf die Flüssigkeit im Duralschlauch aus. Diese Druckveränderung verteilt sich auf die gesamte interstitielle Flüssigkeit und damit auf den ganzen Körper.

Der **primäre Respirationsmechanismus (PRM)** nach Sutherland bestehend aus einer Flexions- und Extensionsphase führt zu Druckveränderungen im gesamten Duralsystem und Zwischenzellgewebe nach einem bestimmten Rhythmus in einer dem Gewebe eigenen Richtung und Amplitude. Die Bewegungsrichtungen entsprechen denen der thorakalen Atmung, wobei die kraniale Flexion der Einatmung und die kraniale Extension der Ausatmung entspricht.

Ein weiterer Beweis der Ganzheitlichkeit liefert uns die Anatomie der Faszien. Embryologisch stammt das gesamte Bindegewebe aus dem Mesoderm. Die verschiedenen Ebenen sind im Grunde eine einzige Hülle, die den gesamten Organismus einteilt, Organe und Muskeln umhüllt und die Haut des Körpers bildet. Die drei Faszienschichten des Körpers sind miteinander verbunden. Diese Kontinuität hat zur Folge, dass eine Veränderung an einer Stelle, eine Spannung oder ein Druck, sich durch das gesamte Gewebe manifestiert. Diese reziproke Eigenschaft der Faszien macht sie so außergewöhnlich bedeutend für die Statik, die Fortbewegung und die körperliche Antwort auf mechanischen Stress [111].

Die Kontinuität der Faszien, die Kontinuität der Fluida und der gemeinsame Ursprung sind Zeichen von Einheit, dies umso mehr, da alle Zellen die gleiche DNA besitzen.

Der gesamte Körper wird immer als Einheit reagieren, in der Physiologie wie in der Pathologie. Eine Organdysfunktion wird die segmental damit zusammenhängenden Muskeln und Gelenke beeinflussen. Durch die Kontinuität des myofaszialen Gewebes verändern sich die Zug- und Druckverhältnisse im *gesamten* Organismus und über das Duralsystem im Kranium. Die Statik wird nach einem bestimmten Muster adaptiert genauso wie der Schädel und die Organe. Der Körper trachtet danach, die Funktionen des gesamten Organismus möglichst lange ungestört zu lassen.

Interrelation von Struktur und Funktion

Allen Osteopathen ist die Interrelation von Struktur und Funktion ein Begriff. So wie die Struktur die Funktion bedingt, hängt die Struktur von der Funktion ab.

Dies ist am anschaulichsten anhand eines Gelenks zu erklären: Damit das Gelenk nicht versteift, muss es beweglich bleiben. Wird das Gelenk seiner Beweglichkeit beraubt, produziert die Gelenkhaut weniger Flüssigkeit, der Mangel an Be- und Entlastung des Knorpels reduziert seine Versorgung und die Gelenkkapsel und der Knorpel werden spröder. Das Resultat ist eine Reduzierung der Beweglichkeit des Gelenks bis hin zu Arthrose oder einer Ankylose. Arthrose ist das Resultat einer fehlerhaften Funktion des Gelenks, aus welchen Gründen auch immer.

Diese Anpassung der Struktur an die Funktion wird am Bewegungsapparat ganz besonders deutlich. Funktionsstörungen der Muskulatur führen zu strukturellen Veränderungen. Dieser Prozess tritt erstaunlich früh ein [2, 46], ist jedoch glücklicherweise teilweise reversibel. Nach etwa 30 Tagen haben funktionelle Störungen strukturelle Veränderungen zur Folge [41, 82].

Gleichzeitig bedingt die Struktur die Funktion. Beispielsweise verändern gewisse Gelenkveränderungen das Gangbild und stören die normale Funktion von anderen Strukturen. Wie bedeutend die Struktur für die Funktion ist, ist allen Osteopathen bewusst, die in der Pädiatrie beschäftigt sind. Schon Still schreibt von der Bedeutung osteopathischer Behandlungen bei Neugeborenen [140]. Sutherland [142, 143], Magoun [101, 102], Fryman [57] und Arbuckle [4] beschreiben Details zu dem Thema.

Strukturelle Veränderungen der Schädelbasis bei Neugeborenen durch prä- oder perinatale Komplikationen sind Ausgangspunkt für Funktionsstörungen von Kranialnerven (X, XI, XII) und statische Störungen der Wirbelsäule (Skoliosen, Kypholordosen). Magoun erklärt dies über die kraniosakrale Verbindung und die Beeinträchtigung des Wachstums durch membranöse Spannungen [101], eine Theorie, die Korr [79] bestätigt.

Bemerkung: Genau das Gleiche hatte Still 50 Jahre früher gesagt, als er behauptete, dass eine gestörte Zirkulation der Beginn der Krankheit ist [140]. Mit Zirkulation meinte er dabei sowohl die venolymphatische als auch die arterielle Zirkulation und die Zirkulation des Nervenimpulses. Strukturelle Veränderungen haben mit mechanischen Gesetzen zu tun.

Von Bedeutung dabei sind:

- die Schwerkraft
- andere äußere Kräfte
- die Form und der Zustand der Gelenkflächen
- die einwirkenden Muskelzüge [107]

Biomechanik der Wirbelsäule und des Bewegungsapparates

Keiner hat die Biomechanik der Wirbelsäule so detailliert analysiert wie Littlejohn [53, 96, 95, 97, 98, 126] und Fryette [56, unter anderen Aspekten]. Während Littlejohn die Wirbelsäule als Ganzes betrachtet und versucht, eine mechanische Erklärung für regelmäßig gefundene Dysfunktionen zu geben, beschreibt Fryette das Verhalten der einzelnen Wirbel bei Bewegungen und im Falle von bestimmten Dysfunktionen. Littejohn gibt mechanische Erklärungen für das Verhalten der Wirbelsäule (Globalität).

Das Verhalten der Wirbelsäule und des Bewegungsapparates im Allgemeinen wird von mechanischen Gesetzen dirigiert. Die Wirbelsäule, bestehend aus anteroposterioren Bögen, und die Gelenke, deren Bewegungen durch Ligamente, Muskeln und die Gelenkflächen diktiert werden, verhalten sich unter Belastung (Zug oder Druck) nach einem ihnen eigenen Muster, das eine entsprechende Anpassung des Restes des Bewegungsapparates zur Folge hat.

Die Wirbelsäule besteht aus zwei nach vorn konkaven Bögen (BWS und Sakrum) und zwei nach hinten konkaven Bögen (HWS und LWS). Die Kypholordosen haben sich im Laufe des Wachstums unter dem Einfluss der auf den Körper einwirkenden Kräfte entwickelt. Angeborene wie erworbene emotionale Faktoren sind dabei nicht zu unterschätzen [25, 86, 141]. Perinatale Mikrotraumata [4, 57, 102, 142, 143] und Traumata während der Kindheit (Sturz auf das Gesäß) können diesen Prozess beeinflussen und Skoliosen sowie gesteigerte Kypholordosen verursachen.

Skoliosen entwickeln sich normalerweise zu S-förmigen Krümmungen [4, 82, 145]. Es ist so, als ob die gesamte Wirbelsäule dabei eine Rotation um eine senkrechte Achse in der Horizontalebene macht. Eine entscheidende Rolle dabei spielt die Horizontalität der Kreuzbeinbasis. Eine Neigung von 1–1,5 mm in der Frontalebene hat einen skoliosierenden Einfluss auf die Wirbelsäule. Die extreme Sensibilität der Muskelspindel ist dafür verantwortlich [82, 155].

Es hat den Anschein, als ob die Wirbelsäule bei einer plötzlichen Schrägstellung der Kreuzbeinbasis in einer ersten Phase durch eine globale C-förmige Skoliose adaptiert. Aus statischen Gründen wird die Muskulatur jedoch so aktiviert werden, dass sie möglichst schnell daraus eine S-Form macht. Littejohns Modell der Mechanik der Wirbelsäule gibt dafür eine mechanische Erklärung [36, 96, 97]. Neben den anatomischen Gegebenheiten der Gelenke sind die Muskeln als ausführendes Organ der Anpassungsprozesse das wichtigste Element.

Skoliosen und Kypholordosen betreffen nicht nur die Wirbelsäule. Kopf, Thorax und Extremitäten sind davon genauso betroffen. Der Körper ist als Ganzes an diesem Prozess beteiligt [101].

Die myofasziale Kontinuität sowie das hydraulische System bestehend aus dem LCS und der interstitiellen

Flüssigkeit sind Garant für ein ganzheitliches Verhalten. Die Struktur passt sich der Funktion auf eine ganzheitliche Weise an, um die Homöostase zu gewährleisten.

Die Bedeutung der Homöostase

Homöostase ist die Aufrechterhaltung eines relativ konstanten inneren Milieus oder Gleichgewichts im Organismus mithilfe von Regelkreisen zwischen Hypothalamus, Hormon- und Nervensystem [115].

Sie dient der Optimierung aller Körperfunktionen um der Gesundheit willen. Es ist kein statischer Zustand, sondern ein permanent wechselnder Prozess zwischen Anpassungsvorgängen an wechselnde innere und äußere Bedingungen. Mechanische, elektrophysiologische und chemische Prozesse steuern die Körperfunktionen. Druckgradienten, Polaritäten, Temperaturunterschiede und Konzentrationsgefälle garantieren den Stoffwechsel.

Die Extrazellularflüssigkeit ist das Milieu, in dem sich diese Vorgänge abspielen, und das Bindegewebe gibt den Rahmen dafür. Das Bindegewebe spielt eine Hauptrolle in der Homöostase. Jede Zelle beteiligt sich an der Homöostase und profitiert gleichzeitig davon [111]. Diese Reziprozität erlaubt automatische Regulationen aller Körperfunktionen.

Wenn eine Dysfunktion entsteht, wird die Extrazellularflüssigkeit darauf reagieren, um das Problem zu korrigieren. Gelingt dies nicht, werden immer mehr Systeme betroffen sein. Sie sind dann nicht mehr in der Lage, ihren Beitrag zur Homöostase zu leisten. Dies ist der Beginn der Krankheit.

Veränderungen im myofaszialen Gewebe sind die ersten Anzeichen von Fehlfunktionen, weil der Krankheitsprozess sich dort abspielt. Viszerosomatische Reflexe führen zu Veränderungen der myofaszialen Strukturen, insbesondere der Paravertebralmuskulatur selbst bei geringen organischen Störungen [111]. Dies konnte wissenschaftlich bestätigt werden [112]. Diese neuromuskuloskelettalen Reflexe basieren auf embryologischen Zusammenhängen. Für die Therapie ist es von Bedeutung, dass die Selbstheilungskräfte des Körpers in der Lage sind, die Homöostase wiederherzustellen.

Somatoviszerale Reflexe, die von Sato dokumentiert wurden [in 112, 82], können therapeutisch genutzt werden, um Organdysfunktionen zu beeinflussen. Andererseits unterstreichen diese Reflexe die Tragweite von muskulären Dysbalancen und statischen Störungen.

Paravertebrale Hypertonien sind nicht nur Zeichen von segmentaler Faszilitation, sie können auch Grund dafür sein und so viszerale Störungen verursachen. Neben Verletzungen durch Unfälle (Sport- und Arbeitsunfälle...) und asymmetrischer Körpertätigkeit sind Beinlängendifferenzen der häufigste Grund für paravertebrale Hypertonien.

Das Nervensystem als Schaltzentrale

Die „wichtigste Maschine des Lebens" [79] wird von Muskeln angetrieben. **Die Muskulatur ist das Organ des Bewegungsapparates und das Nervensystem die Schaltzentrale.** Um harmonische Bewegungen ausführen zu können, müssen Muskeln zusammenarbeiten. Dies tun sie, indem sie in Ketten arbeiten, wobei eine Bewegungseinheit (siehe S. 80) der anderen Halt gibt.

Beispiel: Damit der Biceps brachii den Ellbogen beugen kann, muss verhindert werden, dass die Schulter nach vorne gezogen wird. Dies wird von den Extensoren der Schulter und den Schulterblattstabilisatoren gewährleistet.

Dadurch entstehen schlingenförmige Ketten, so genannte Lemniskaten. Da die meisten Muskeln einen diagonalen Verlauf haben oder fächerförmig angelegt sind, gibt es diese Lemnisci sowohl in der Sagittalebene als auch in der Frontalebene.

Die Rekrutierung der Muskeln für Bewegungsabläufe ist Aufgabe des Nervensystems. Angeborene Reflexe erleichtern dem Organismus die Arbeit. Rezeptoren in Muskeln, Sehnen, Faszien und Gelenkapparat informieren über die Bewegungen und erlauben zusammen mit den Zentren der Stütz- und der Zielmotorik feine koordinierte Bewegungen und adäquate Anpassungen an Veränderungen des Gleichgewichts.

Verschiedene Modelle von Muskelfunktionsketten

Es gibt mehrere unterschiedliche Modelle von myofaszialen Ketten (siehe Kapitel 8). Sowohl Rolfer, Physiotherapeuten als auch Osteopathen haben Muskelketten beschrieben. Dass diese Ketten nicht die Gleichen sind, kommt daher, dass es neben unterschiedlichen Meinungen auch verschiedene therapeutische Gesichtspunkte gibt. Der Rolfer hat nicht unbedingt die gleichen Schwerpunkte für die Behandlung wie der Osteopath oder der Physiotherapeut.

Das Modell, das wir in Kapitel 8 präsentieren, basiert auf der Theorie von Sutherland, dass es zwei Bewegungsmuster gibt:

- Flexion – Abduktion – Außenrotation,
- Extension – Adduktion – Innenrotation.

Sutherland hat zwar keine Muskelketten beschrieben, wohl aber das Verhalten der Segmente bei den beiden Mustern. Das Interessante an seinem Modell ist, dass es den Bewegungen der Atmung und des Ganges entspricht.

Da wir von dem Ganzheitsprinzip in Physiologie und Pathologie ausgehen, sind wir der Überzeugung, dass kraniale Muster ihre Fortsetzung im Bewegungsapparat genauso wie im viszeralen Bereich haben und umgekehrt.

Die vorher beschriebenen Faktoren (Flüssigkeiten, Membranen, Kontinuität des Bindegewebes) sind die

Garanten dafür. Physikalische und mechanische Gesetze sind des Weiteren dafür verantwortlich, dass die Gelenke des gesamten Bewegungsapparates (inklusive der Schädelnähte) dafür Sorge tragen, dass diese Muster das gesamte muskuloskelettale System umfassen. Dies gilt unabhängig davon, ob der Auslöser des Patterns ein Wirbel, das Ilium, ein Organ oder ein Schädelknochen ist.

Damit der Körper möglichst optimal und möglichst schmerzfrei funktionieren kann, passt der gesamte Organismus sich dysfunktionalen oder pathogenen Elementen an. Dadurch werden Spannungen verringert, die Druckverhältnisse harmonisiert und die Zirkulation aufrechterhalten.

Dies ist notwendig, damit die Selbstheilungskräfte des Körpers ihre Arbeit verrichten können. Nach der Theorie der Kranialosteopathie bleibt dadurch der primäre Respirationsmechanismus erhalten, wodurch der „breath of life" - der Lebenshauch - die Zellen erreicht.

In diesem Buch

Im ersten Teil des Buches werden wir zuerst einige Modelle von myofaszialen Ketten kurz vorstellen (Kapitel 2) bevor wir die physiologischen Grundlagen für das Verhalten des Bewegungsapparates darstellen (Kapitel 3).

Im nächsten Abschnitt (Kapitel 4) präsentieren wir das kraniale Konzept von Sutherland, wobei wir uns auf den biomechanischen Aspekt beschränken. Wir beschreiben die physiologischen Bewegungen der Synchondrosis sphenobasilaris und die Folgen für die Wirbelsäule und den Bewegungsapparat.

Von der Stellung des Okziputs über dem Atlas hängt die Position des Sakrums ab. Die Stellung der Wirbelsäule und der Extremitäten sowie des Thorax werden davon bestimmt.

Kapitel 5 befasst sich mit der Mechanik der Wirbelsäule, wie sie Littlejohn gesehen hat. Das Denkmodell von Littlejohn ist ein funktionelles Modell und aus der Praxis entstanden. Es erklärt das Verhalten der einzelnen Wirbelsäulenabschnitte zueinander. Das von Bradbury entwickelte und von Dummer weiter ausgearbeitete Modell der SAT (Specific Adjusting Technique) [51, 52, 53] ist eine logische und sehr wertvolle praktische Umsetzung des Littlejohn-Modells.

Im nächsten Teil (Kapitel 6) stellen wir einige interessante Entdeckungen und Ideen von Janda vor, die vor allen Dingen praktische Relevanz haben.

Das folgende Kapitel 7 befasst sich schließlich mit einer sehr einfachen rationalen Diagnoseform, den Zink-Pattern. Dabei handelt es sich um die Untersuchung der myofaszialen Torsionsmuster an den Übergängen der Wirbelsäule. Wir benutzen dieses Modell, um die dominante Region ausfindig zu machen (siehe praktischer Teil). Im gleichen Abschnitt stellen wir Vergleiche an zwischen den Modellen von Littlejohn, Zink und den neurophysiologischen und anatomischen Fakten. Hierbei wird sichtbar, dass die Modelle von Zink und Littlejohn aufeinander projizierbar sind und dass es neurophysiologische Zusammenhänge gibt, die diese Feststellungen erklären helfen. Dies unterstreicht die funktionellen und strukturellen Interrelationen.

Im Kapitel 8 schließlich stellen wir ein Muskelkettenmodell vor, das auf die beiden Muster von Sutherland aufbaut. Wir beschreiben das Verhalten der verschiedenen Bewegungseinheiten des Körpers und die Entstehung von Kypholordosen und Skoliosen und die daran beteiligten Muskeln. Dieses Modell unterscheidet sich von den anderen Modellen in einigen wesentlichen Punkten.

Wir sind der Meinung, dass die gesamten Bewegungseinheiten sich nach dem Zahnradprinzip verhalten, ähnlich wie die Schädelknochen im kraniosakralen Modell von Sutherland. Dabei kommt es zu gegensinnigen Bewegungen zwischen zwei aufeinander folgenden Bewegungseinheiten. Dies erklärt die Kypholordosen und Skoliosen ebenso wie die gegensinnigen Rotationen zwischen den Einheiten (siehe Fuß-, Knie- und Hüftstellung bei X- oder O-Beinen).

Für uns sind **Flexoren** die Muskeln in den Konkavitäten und **Extensoren** die Muskeln in den Konvexitäten des Bewegungsapparates. Die Dominanz der Flexorenkette führt dann automatisch zu einer Steigerung der Krümmungen und die Dominanz der Extensorenkette zu einer Streckung des Skeletts. Da der Organismus embryologisch aus zwei gleichen Hälften besteht, gibt es für jede Körperhälfte jeweils eine Flexorenkette und eine Extensorenkette. Die Koordination zwischen den beiden Seiten wird durch das Nervensystem gesteuert. In diesem Teil des Buches beschreiben wir die Muskelketten und erklären die Entstehung von statischen Störungen. Wir möchten an dieser Stelle betonen, dass unser Modell keinen Anspruch auf Vollständigkeit stellt und genauso nur der Versuch ist, in der täglichen Praxis festgestellte Phänomene zu erklären. Intensive Recherchen in Fachliteratur und das Besuchen von Seminaren haben uns Antworten auf viele Fragen gegeben und uns schließlich veranlasst, eine Arbeit über dieses interessante Thema zu schreiben.

Der zweite Teil des Buches befasst sich mit der Praxis, wobei wir ein Modell der Diagnose präsentieren und einige Behandlungsmethoden beschreiben. Für die Untersuchung stützen wir uns auf die „Zink-Pattern" (siehe Kapitel 7) und auf einfache Traktionstests, mit denen wir äußerst schnell die dominante Struktur finden können. Wir beschränken uns hier auf die Darstellung von Behandlungen der myofaszialen Strukturen. Es versteht sich von selbst, dass organische Störungen und kraniale Dysfunktionen durch adäquate Behandlungsmethoden therapiert werden. In diesem Teil stellen wir die Diagnose und Behandlung der Triggerpunkte detailliert dar. Es handelt sich um eine Therapieform, die bei akuten wie chronischen Beschwerden binnen sehr kurzer Zeit eine Schmerzsedierung bringt und die strukturellen Veränderungen in der myofaszialen Einheit wieder normalisiert.

2 Modelle myofaszialer Ketten

2.1 Herman Kabat 1950: Propriozeptive neuromuskuläre Faszilitation

Begründer des PNF-Konzeptes war Dr. Herman Kabat in den 40er-Jahren des 20. Jahrhunderts. Er entwickelte die Behandlungsmethode eigentlich für die Behandlung von Poliomyelitispatienten. Unterstützt wurde Herman Kabat von Margaret Knott und Dorothy Voss, die 1956 ein erstes Buch über PNF veröffentlichten. Seitdem wurde die Methode weiterentwickelt und auch bei Patienten mit anderen Krankheitsbildern erfolgreich angewandt.

Das PNF-Konzept basiert auf den neurophysiologischen Erkenntnissen von Sir Charles Sherrington [21, 160].

- Reziproke Innervation oder Inhibition (reciprocal innervation or inhibition)
- Räumliche, lokale Summation (spatial summation)
- Ausbreitung der Reizantwort (temporal summation)
- Sukzessive temporäre Summation (successive induction)
- Irradiation (Erregbarkeit)
- Postisometrische Relaxation (after discharge)

Kabat entwickelte eine Behandlungstechnik, bei der schwache Muskeln in eine Muskelkette integriert werden. Durch gezielte Stimuli wird die Muskelkette angeregt (durch visuelle, auditive und taktile Reize). Dabei werden die von Sherrington beschriebenen Eigenschaften der Nerven und Muskeln optimal eingesetzt, um den schwachen Muskel (oder die Muskelgruppe) optimal in das Bewegungsmuster zu integrieren.

Die propriozeptiven Fähigkeiten des Bewegungsapparates werden angeregt, um schwache Muskeln zu kräftigen und um Bewegungsabläufe zu koordinieren. Ziel ist es, dem Zentralnervensystem positive Inputs zu geben, damit normale Bewegungsmuster über zentrale Regelkreise faszilitiert werden. Deshalb werden kontinuierlich die gleichen Bewegungsmuster angewandt.

Bewegungsmuster

Folgende Motor Patterns werden stimuliert:

Für Schulterblatt und Becken

- anteriore Elevation
- anteriore Depression
- posteriore Elevation
- posteriore Depression

Für die obere Extremität

- Flexion – Abduktion – Außenrotation
- Extension – Adduktion – Innenrotation
- Flexion – Adduktion – Außenrotation
- Extension – Abduktion – Innenrotation

Für die untere Extremität

- Flexion – Abduktion – Innenrotation
- Extension – Adduktion – Außenrotation
- Flexion – Adduktion – Außenrotation
- Extension – Abduktion – Innenrotation

Nacken

- Flexion nach links – Extension nach rechts und umgekehrt
- Flexion – Lateralflexion nach links – Rotation nach links und umgekehrt
- Extension – Lateralflexion nach rechts – Rotation nach rechts und umgekehrt

Rumpf

- Rumpfflexion – Lateralflexion – Rotation nach links (oder rechts)
- Rumpfextension – Lateralflexion – Rotation nach rechts (oder links)

Für die Extremitätenmuster beziehen sich die genannten Bewegungsrichtungen auf die großen rumpfnahen Gelenke Schulter und Hüfte. Zwei antagonistische Bewegungsmuster ergeben eine Diagonale.

Anwendungsmodalitäten

- Die Ausgangsstellung des Patienten kann variieren (Rücken, Bauch, Seitenlage, Sitz, Stand).
- Das Segment, das behandelt werden soll, wird so in Vordehnung gebracht, dass alle bei dem Muster beteiligten Muskel (Agonisten und Synergisten) gestretcht werden.
- Die Vordehnung wie auch die Ausführung der Bewegung muss absolut schmerzfrei sein.
- Ausweichbewegungen werden korrigiert.
- Der Therapeut fordert den Patienten auf, sich in die gewünschte Richtung zu bewegen und stimuliert die Bewegungsrichtung durch taktilen Kontakt bzw. Widerstand.
- In der Endstellung der Bewegung sind die Agonisten und Synergisten des Bewegungsmusters optimal verkürzt und ihre Antagonisten gedehnt.
- Die Bewegung beginnt in der Regel an den distalen Gelenken des Segments und setzt sich dann kontinuierlich nach proximal fort.
- Es wird besonders auf die Rotationskomponente geachtet, da sie für das Pattern wichtig ist.
- Die Zwischengelenke (Ellbogen oder Knie) können je nach Bedarf während der Bewegung gestreckt oder gebeugt bleiben oder werden. Die proximalen Gelenke (Schulter oder Hüfte) und die distalen Gelenke machen dagegen die gleichen Bewegungen.
- Die Muster können miteinander kombiniert werden.
- Die unterschiedlichen Sherrington-Prinzipien werden berücksichtigt.

Feststellungen

1. Kabat legt Wert auf Muskelkettenbewegungen und nicht auf Bewegungskomponenten einzelner Muskeln.
2. So wie Sherrington das Nervensystem als eine Einheit betrachtet, so sieht Kabat die Muskulatur als eine Einheit.
3. Kabat beschreibt unterschiedliche Muster für die obere Extremität und die untere Extremität.
4. In den Mustern der oberen Extremitäten sind Flexion und Außenrotation bzw. Extension und Innenrotation assoziiert.
5. Bei den Mustern für die unteren Extremitäten gehen Abduktion und Innenrotation, Adduktion und Außenrotation zusammen.

2.2 Godelieve Struyff-Denys

Godelieve Struyff-Denys, eine belgische Physiotherapeutin mit osteopathischer Ausbildung (ESO – London), war wohl die Erste, die überhaupt von Muskelketten im eigentlichen Sinne gesprochen hat [141].

Sie kannte das PNF-Prinzip von Kabat sowie die Wirbelsäulentherapie nach Mezières. Ihre Arbeit war auch deutlich von Piret und Béziers beeinflusst, denen zufolge eine Bewegung von der Form der Gelenkflächen und der Disposition der Muskulatur abhängt, insbesondere der pluriartikularen Muskeln.

Diese beiden Faktoren – so Piret und Béziers – führen zu spiralförmigen Bewegungen. Daraus entstehen Spannungen, die dem Segment seine Form und Struktur geben (S. Piret und M.M. Béziers: La coordination motrice, Masson 1971). In anderen Worten: Die Form des Körpers ist durch die Bewegungsmuster bedingt, die ihrerseits den Gemütszustand der Person reflektieren. Hier tritt die psychische Komponente zu Tage, die Frau Struyff-Denys so wichtig ist.

Die Mézière-Methode ist eine Restrukturierung des Bewegungsapparates. Als Ursache für Fehlhaltungen werden Koordinationsstörungen des myoskelettalen Systems verantwortlich gemacht. Die Psyche spielt für Mezière keine Rolle. Das Originelle an dieser Methode war zu der damaligen Zeit (60er-Jahre des 20. Jahrhunderts) der Bruch mit der traditionellen Behandlung der Wirbelsäule, nach der man diese aufrichtete, indem man die Rückenmuskulatur kräftigte.

Für Mezière sind die Kyphosen, Lordosen und Skoliosen nicht Folgen von Muskelinsuffizienzen, sondern von Spannungen der dorsalen Muskelkette. Die hypertone dorsale Muskelkette ist außerdem Ursache für eine Schwäche der Bauchmuskeln und für Koordinationsstörungen. Die Behandlung kann also nur in einer Detonisierung der hinteren Muskelkette von Kopf bis Fuß liegen.

Von Kabat hat Struyff-Denys das Prinzip der Muskelketten übernommen, von Mezières das Prinzip der Dehnung als Behandlung. Piret und Beziérs gaben dem Ganzen die psychische Note. Daraus entstand das erste ganzheitliche Muskelkettenmodell.

Struyff-Denys beschreibt zehn Muskelketten, fünf an jeder Körperhälfte. Normalerweise funktionieren diese Ketten in einer koordinierten Art und Weise, um spiralförmige Bewegungen auszuführen. Dabei dominiert in den meisten Fällen eine der myofaszialen Ketten.

Die dominante Kette gibt dem Organismus seine Form und der Person ihre spezielle Gestik. Für Struyff-Denys steht es außer Zweifel, dass es unmöglich ist, die vorherrschende Kette ganz zu neutralisieren. Dies käme einer kompletten Änderung des Typus einer Person gleich. Allenfalls können wir bei einer allzu dominanten

Kette, die eine Dysbalance hervorruft, ein Gleichgewicht herstellen, das koordinierte Bewegungen zulässt und Deformationen verhindert.

Es gibt drei Ursachen für die Entstehung von muskulären Ungleichgewichten. Für Struyff-Denys sind das Folgende:

- Die Hauptursache ist die Psyche:
  Haltung, Gestik und Morphologie eines Menschen sind größtenteils Spiegelbild des psychischen Zustandes der Person.
- Die zweite Ursache ist die Lebensweise:
  Arbeitsgewohnheiten, Sport, aber auch Bewegungsmangel führen zu muskulären Fehlbelastungen und unausgewogenen Muskelspannungen.
- Der dritte Faktor beeinflusst die myofaszialen Strukturen ebenfalls über zentrale Regelkreise.
  Stress, Ärger, Sorge, Leid und andere emotionale Faktoren sind in der Lage, vorübergehend oder anhaltend den Tonus bestimmter Muskelketten zu verändern.

Gliederung der fünf Muskelketten

Die fünf Muskelketten an jeder Körperhälfte setzen sich wie folgt zusammen:

- drei fundamentale oder vertikale Muskelketten, die den Kopf und den Rumpf umfassen,
- zwei komplementäre oder horizontale Ketten, die die oberen und unteren Extremitäten betreffen.
  Es handelt sich um relationelle Ketten, die den Menschen mit dem Umfeld in Relation bringen.

Diesen fünf Muskelketten entsprechen fünf psychische Konstitutionen. Sie werden ebenfalls in drei fundamentale und zwei komplementäre Konstitutionen eingeteilt.

Interessanterweise ordnet Struyff-Denys den vertikalen fundamentalen Ketten jeweils einen Bereich des Schädels zu. Die Gestaltung (Vorwölbung, Abflachung ...) dieses Schädelbereiches ist Hinweis auf die Dominanz einer bestimmten psychischen Veranlagung. Die vertikalen Ketten haben muskuläre Verlängerungen in die Extremitäten, genauso wie die horizontalen Muskelketten durch Rumpfmuskeln mit dem Achsenskelett und damit mit den vertikalen Ketten verbunden sind.

Im Folgenden werden nun die muskulären Komponenten der fünf Muskelketten aufgelistet. Für weitere Informationen möge der Leser bitte das Originalwerk [40] lesen.

Die vertikalen oder fundamentalen Muskelketten

Die anteromediane Kette

Primärer Anteil:
Ventrale Rumpfmuskulatur

- Beckenbodenmuskulatur
- M. rectus abdominis
- unterer und mittlerer Anteil des M. pectoralis major
- M. transversus thoracis
- Interkostalmuskulatur (medialer Anteil)
- M. subclavius
- M. scalenus anterior
- sternaler Teil des M. sternocleidomastoideus
- Zungenbeinmuskulatur

Sekundärer Anteil:
Untere Extremität

- M. pyramidalis abdominis
- Adduktoren
- M. gracilis
- medialer Anteil des M. gastrocnemius
- M. adduktor hallucis longus

Obere Extremität

- anteriorer Anteil des M. deltoideus
- M. brachialis
- M. supinator
- Daumenabduktoren

Die posteromediane Kette

Primärer Anteil:

- die Mm. erector trunci
- lange Nackenstrecker

Sekundärer Anteil:
Untere Extremität

- M. semimembranosus
- M. semitendinosus
- M. soleus
- Zehenflexoren

Obere Extremität

- M. latissimus dorsi
- Pars ascendens des M. trapezius
- M. infraspinatus
- M. teres minor
- hinterer Anteil des M. deltoideus
- langer Anteil des M. triceps brachii
- Fingerbeuger
- Pronatoren

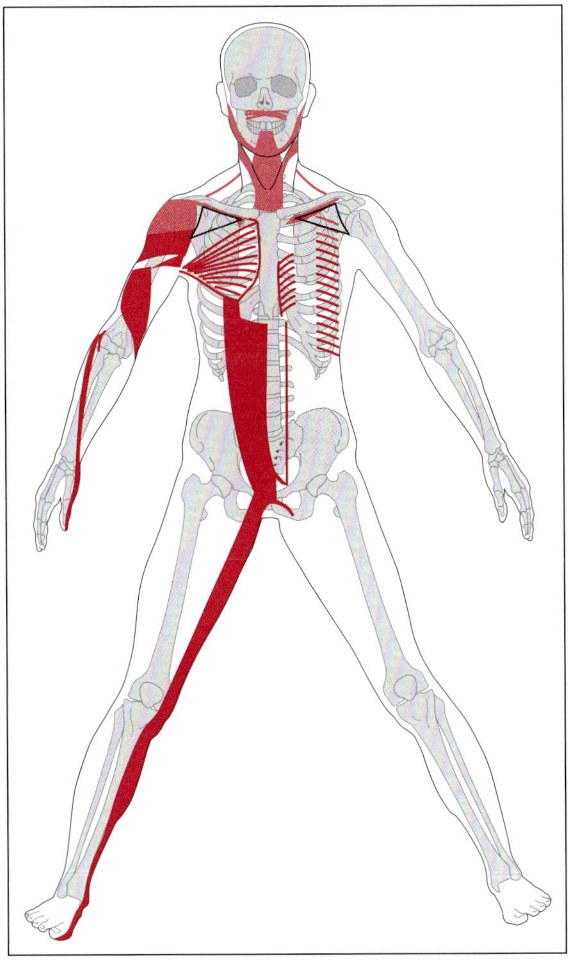

Abb. 2.**1** Anteromediane Kette nach Struyff-Denys

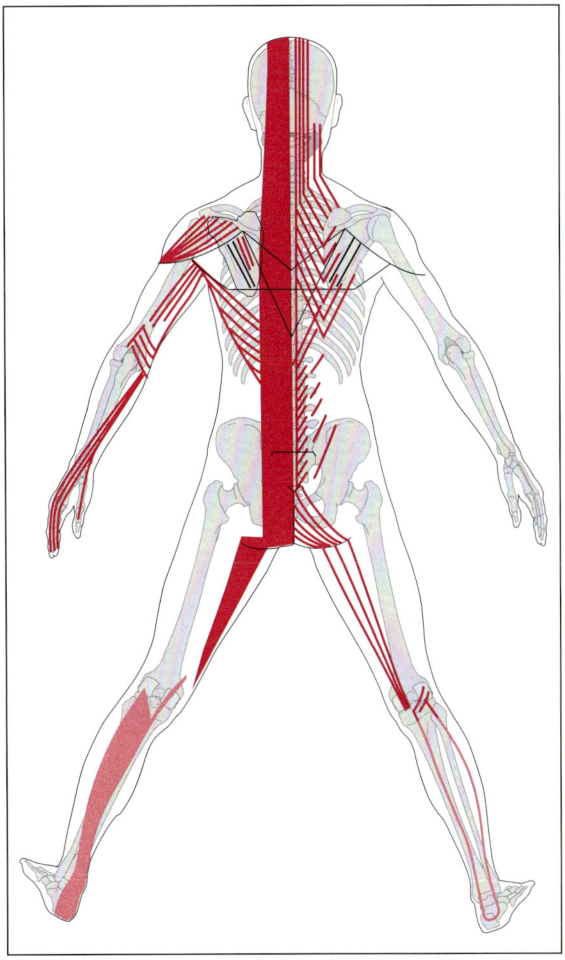

Abb. 2.**2** Posteromediane Kette nach Struyff-Denys

Die posteroanteriore – anteroposteriore Kette (PA – AP)

Primärer Anteil:
- die autochthone oder tiefe paravertebrale Muskulatur
- die Atemmuskulatur
- Mm. splenius capitis und colli
- Mm. scaleni
- M. iliopsoas

Sekundärer Anteil:
Untere Extremität
- M. vastus medialis
- M. rectus femoris
- Zehenextensoren

Obere Extremität
- M. pectoralis minor
- M. coracobrachialis
- kurzer Anteil des M. biceps brachii
- medialer Anteil des M. triceps brachii
- Fingerextensoren

Die horizontalen oder komplementären Muskelketten

Die posterolaterale Kette (PL)

Untere Extremität
- M. glutaeus medius
- M. biceps femoris
- M. vastus externus
- Mm. peronei
- M. gastrocnemius lateralis
- M. plantaris
- lateraler Anteil des M. abductor

Obere Extremität
- Pars horizontalis und descendens des M. trapezius
- M. supraspinatus
- mittlerer Anteil des M. deltoideus
- lateraler Teil des M. triceps brachii
- M. anconeus
- M. extensor carpi ulnaris
- M. flexor carpi ulnaris
- M. abductor digiti minimi

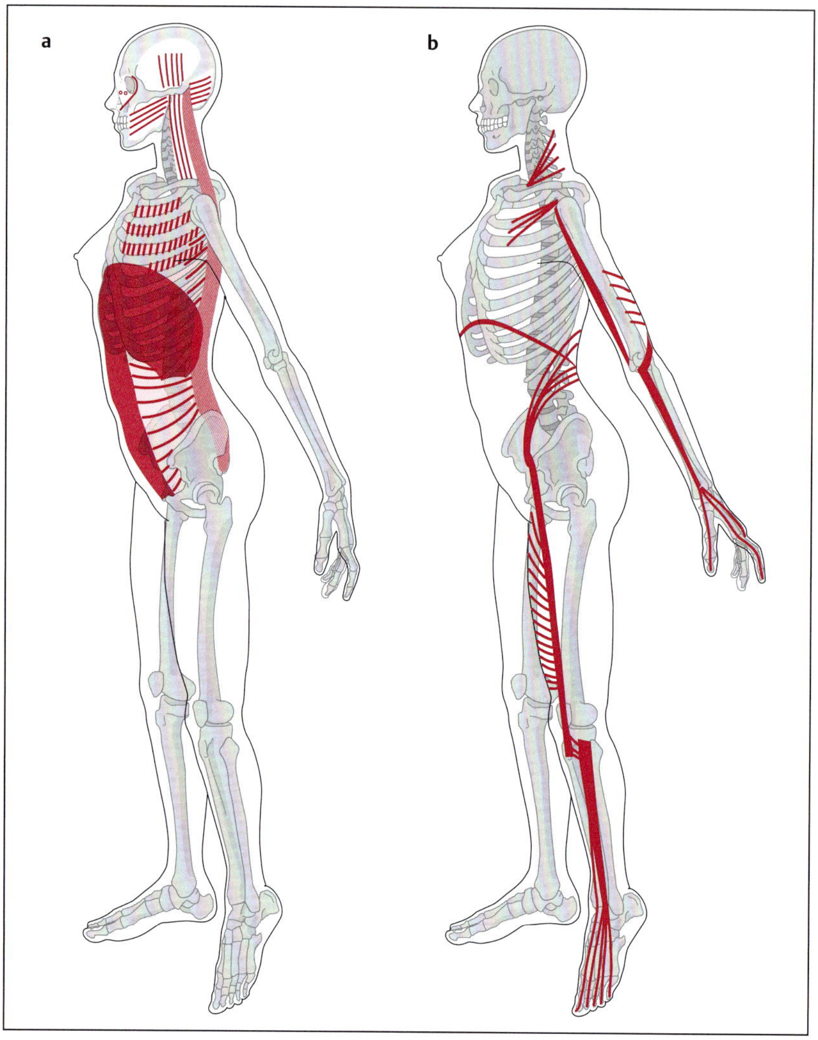

Abb. 2.3 **a** Posterolaterale Kette nach Struyff-Denys
b Posteroanteriore – anteroposteriore Kette nach Struyff-Denys

Die anterolaterale Kette (AL)

Untere Extremität

- M. glutaeus medius
- M. tensor fascia lata
- M. tibialis anterior
- M. tibialis posterior
- Mm. interossei plantaris
- Mm. lumbricales

Obere Extremität

Pars clavicularis der Mm. sternocleidomastoideus, pectoralis minor und deltoideus

- M. teres major
- M. latissimus dorsi
- M. subscapularis
- langer Teil des M. biceps brachii
- oberflächlicher Teil des M. supinator
- M. brachioradialis
- M. extensor carpi radialis longus et brevis
- M. palmaris longus
- Thenarmuskulatur
- Mm. lumbricales und interossei palmaris
- Flexor carpi radialis

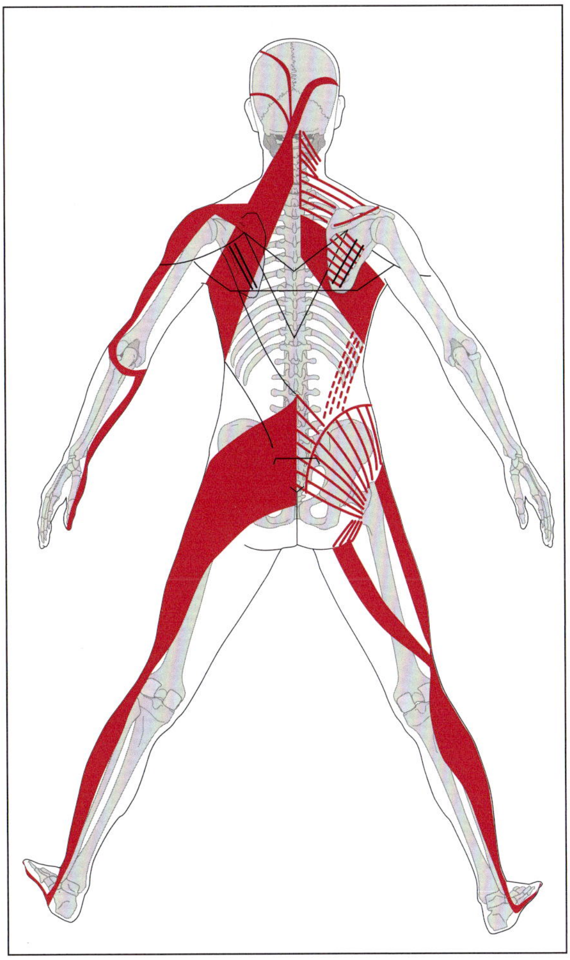

Abb. 2.**4** Posterolaterale Kette nach Struyff-Denys

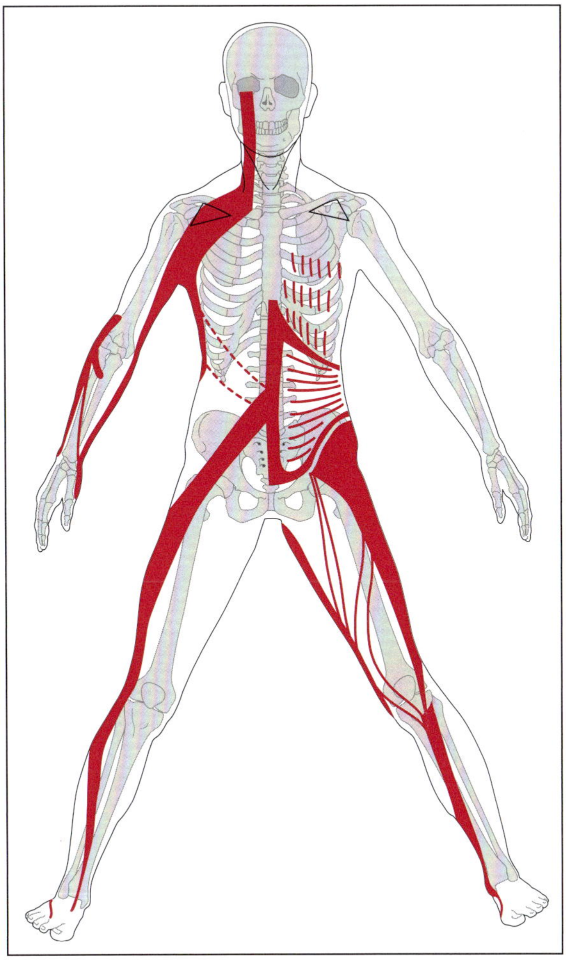

Abb. 2.**5** Anterolaterale Kette nach Struyff-Denys

2.3 Thomas W. Myers

„Anatomy Trains" Myofasziale Meridiane

Tom Myers, zertifizierter Rolfer und Dozent im Rolf-Institut, beschreibt in seinem Buch „Anatomy Trains" [108] eine Reihe von myofaszialen Ketten in einer den Rolfern eigenen Sprache. Er benützt für die Darstellung der Ketten Metaphern wie Schienen, Gleise, Expresszüge usw. Dadurch erlangen die doch recht komplexen Ketten eine greifbare, plastische Form.

Die myofaszialen Verknüpfungen werden einfach und nachvollziehbar dargestellt; hier dominieren die Ganzheitlichkeit und die myofasziale Kontinuität. Fasziale Züge setzen sich durch den ganzen Körper fort, wobei die Zuglinien (oder myofaszialen Meridiane) in die gleiche Richtung ziehen. Knöcherne Anhaftungen von Muskeln oder Faszien stellen so genannte Relaisstationen dar (Bahnhöfe) und bekommen dadurch eine besondere Bedeutung.

Die myofaszialen Meridiane erlauben eine Ganzkörperstatik-Analyse und erlauben dem avisierten Therapeuten, gezielt die verkürzten Meridiane zu behandeln.

Myers beschreibt sieben myofasziale Meridiane, die wir hier nur sehr begrenzt darstellen wollen.

Myofasziale Ketten nach T. Myers

■ Die oberflächliche Rückenlinie

- Fascia plantaris
- M. triceps surae
- ischiokrurale Muskulatur
- Lig. sacrotuberale

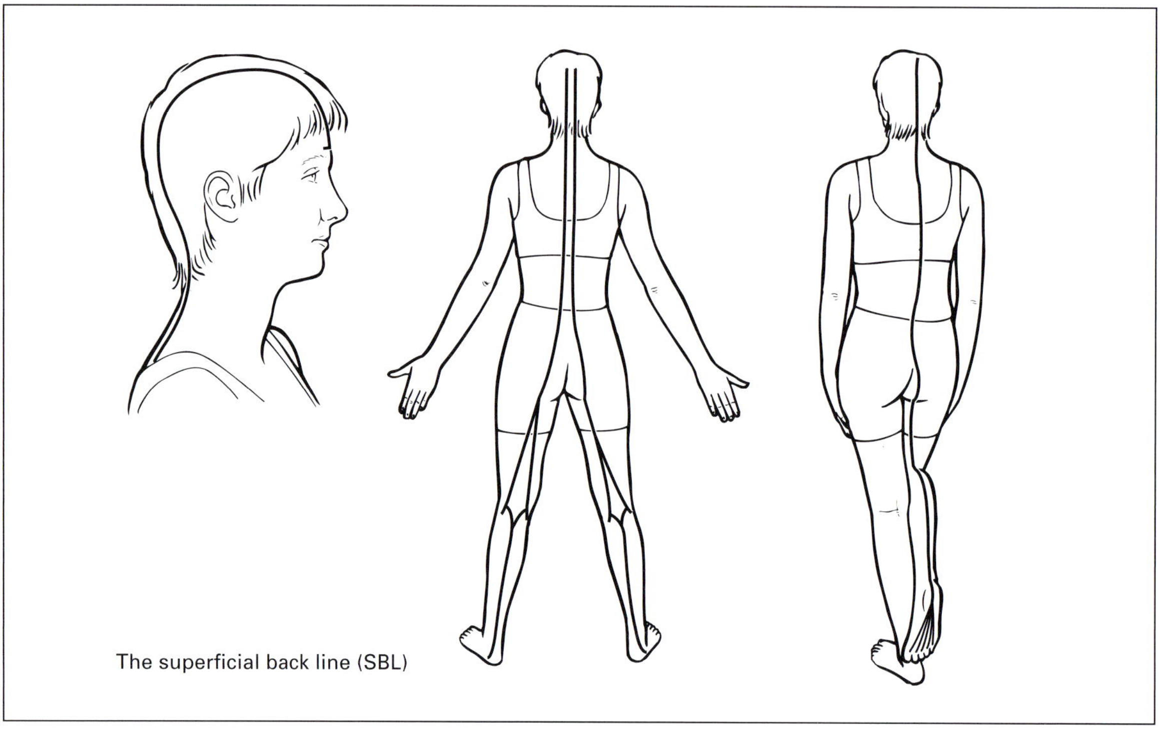

Abb. 2.6 Myofasziale Ketten nach Myers. Oberflächliche Dorsallinie

- Mm. erector spinae
- Mm. suboccipitales
- Galea aponeurotica

Die oberflächliche Frontallinie

- die anteriore Kompartmentmuskulatur
- Lig. infrapatellaris und Quadrizeps
- M. rectus abdominis
- M. sternalis und M. pectoralis major
- M. sternocleidomastoideus

Die Laterallinien

- Fußsohle und Peronealmuskel
- Tractus iliotibialis, M. tensor fascia lata und M. glutaeus maximus
- Mm. obliquii und M. quadratus lumborum
- Interkostalmuskel
- M. splenius und M. sternocleidomastoideus

Die Spirallinie

- M. splenius capitis
- M. rhomboideus und M. serratus anterior der anderen Seite
- Mm. obliquii
- M. tensor fascia lata und Tractus iliotibialis
- M. tibialis anterior
- M. peroneus longus
- M. biceps femoris
- Lig. sacrotuberale
- Mm. erector spinae bis zurück zum Ausgangspunkt

Diese Linie umschlingt den Thorax und induziert eine Torsion des Brustkastens.

Die Armlinien

Es gibt vier Armlinien, an jeder Armseite eine, von Thorax bzw. Okziput bis zu den Fingern:

- tiefe frontale Armlinie
- oberflächliche frontale Armlinie
- tiefe rückwärtige Armlinie
- oberflächliche rückwärtige Armlinie

Die funktionellen Linien

Die funktionellen Linien sind diagonale Verlängerungen der Armlinien zum gegenüberliegenden Becken. Sie verbinden die beiden Körperseiten miteinander.

- funktionelle Rückenlinie
- funktionelle Frontallinie

Die tiefe Frontallinie

- Fußsohle
- dorsale Kompartmentmuskulatur
- Adduktoren der Hüfte
- M. iliopsoas

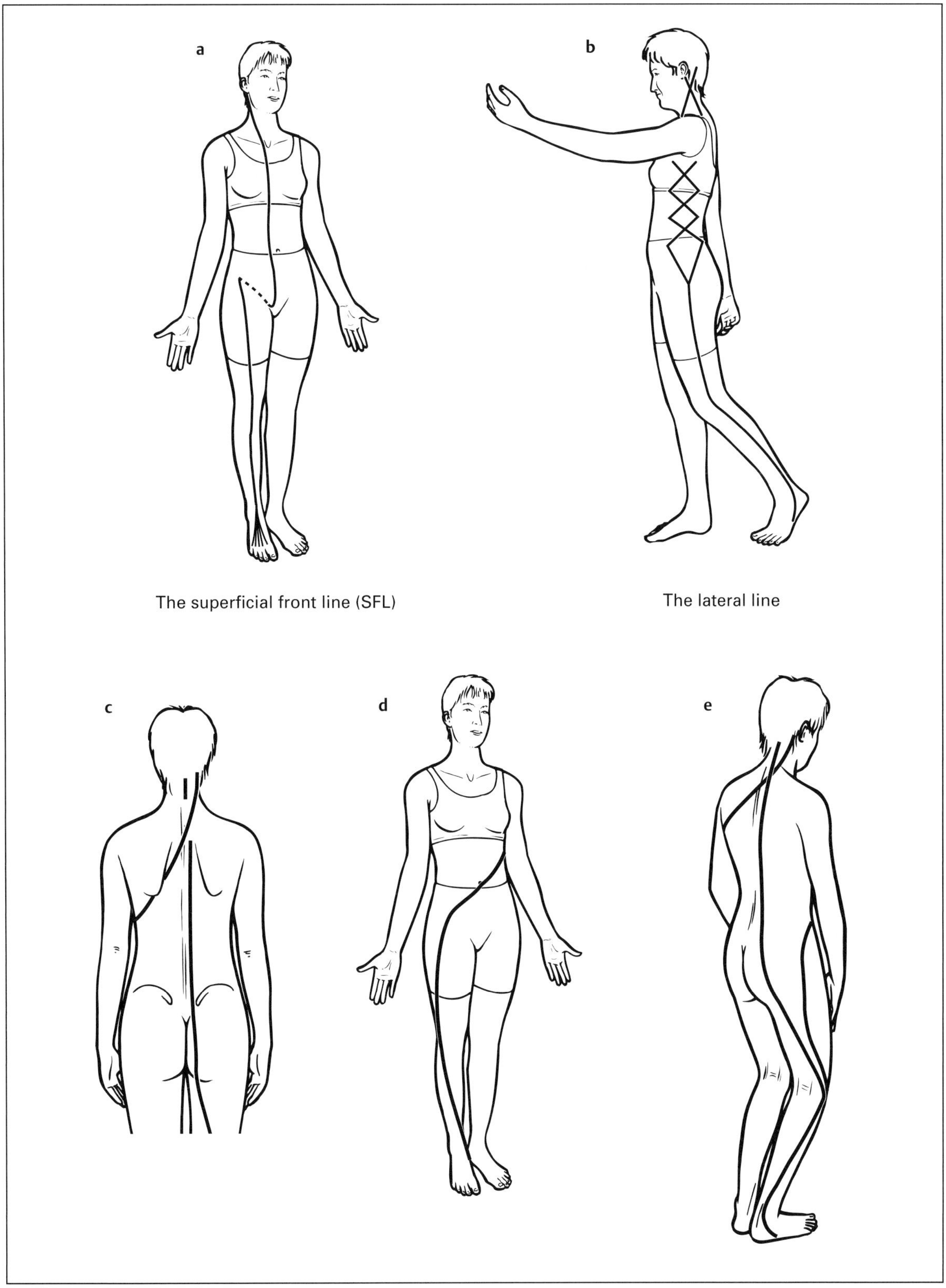

Abb. 2.7**a–e** Myofasziale Ketten nach Myers. (**a**) Oberflächliche frontale Linie. (**b**) Laterale Linie. (**c, d, e**) Spirallinien.

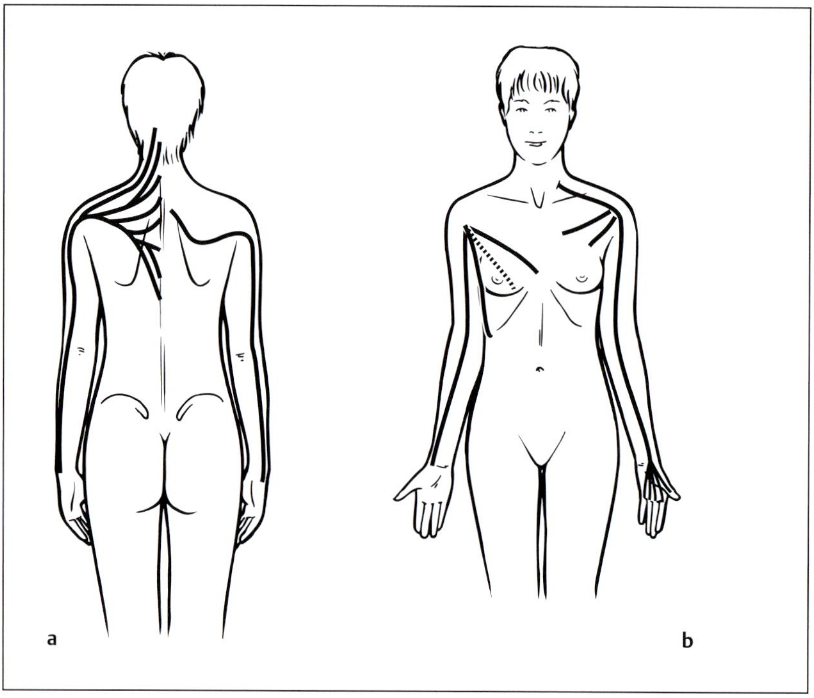

Abb. 2.**8a, b** Myofasziale Ketten nach Myers. (**a**) Dorsale Armlinien. (**b**) Frontale Armlinien.

- Ligamentum longitudinale anterius
- Diaphragma
- Mediastinum mit Perikard
- Pleura
- Mm. scaleni
- Zungenbeinmuskulatur
- Kaumuskulatur

Wenngleich diese Ketten sehr theoretisch und nicht immer leicht nachvollziehbar sind, so geben sie doch oft eine Erklärung für die Manifestation von Symptomen.

2.4 Leopold Busquet

Die Muskelketten

Der französische Osteopath Leopold Busquet hat eine ganze Buchreihe über das Thema der Muskelketten herausgegeben [25–30]. In den vier ersten Büchern beschreibt er die Muskelketten des Rumpfes und der Extremitäten. Der fünfte Band befasst sich mit den kraniellen Verbindungen der Muskelketten des Rumpfes. Das letzte Buch der Serie beschreibt die viszeralen Beziehungen der Bauchorgane über den Aufhängeapparat (Mesos, Ligamente, Omenti) und das Peritoneum mit dem Rumpf.

Außerdem hat Leopold Busquet zwei weitere Bücher geschrieben, die sich mit Kranialosteopathie befassen. Zu erwähnen ist hierbei, dass er in mancherlei Hinsicht gegensätzliche Aussagen macht zu dem, was Sutherland und die anderen angloamerikanischen Kranialexperten sagen. So beschreibt er die palpatorischen Zeichen der kranialen Torsion und Seitneigung – Rotation – gegensätzlich zu dem, was Sutherland [in 102] sagt.

Interessant sind die Verbindungen, die Busquet zwischen organischen Dysfunktionen (und Pathologien) und der Statik herstellt. Der Autor beschreibt zwei Gruppen von Organdysfunktionen und die jeweils daraus resultierenden Folgen für den Bewegungsapparat.

- Raum- oder platzfordernde organische Störungen (z. B. Leberstase), die von den Muskeln verlangen, dass sie dem Organ den benötigten Raum besorgen.
- Retraktive oder schmerzhafte Prozesse, wobei die Muskulatur rekrutiert wird, um dem Organ einen besseren Halt zu geben oder um das schmerzende Gewebe zu entspannen und so schmerzlindernd zu wirken (antalgische Haltung bei einem entzündlichen Prozess im Bauch).

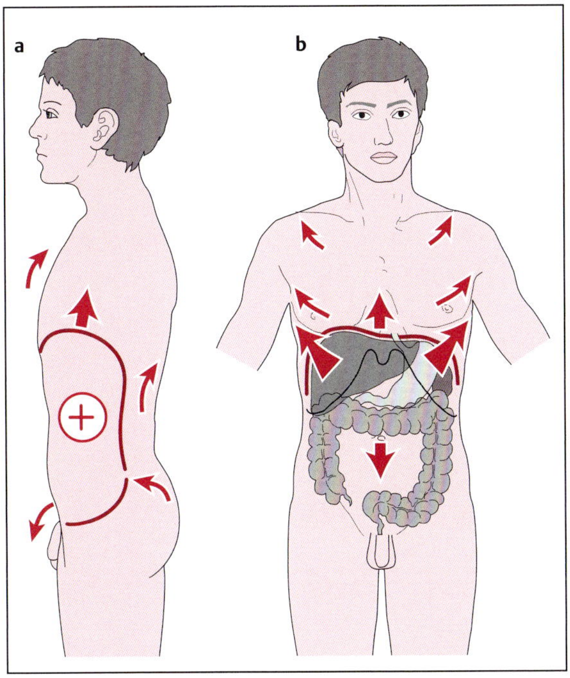

2.**9a, b** „Öffnungstendenz“ bei raumfordernden Vorgängen im Abdomen

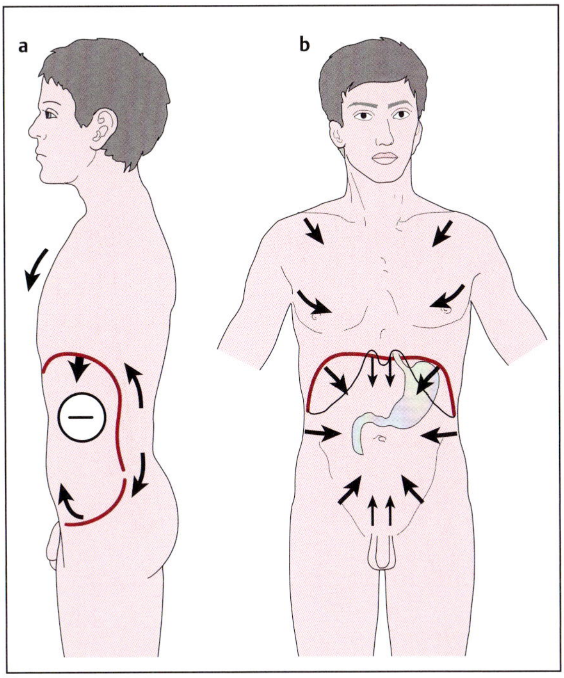

2.**10a, b** „Schließtendenz“ (Einrollen) bei haltsuchenden Prozessen und Spasmen im Abdomen

Viszerale Störungen können Ursache für statische Fehlhaltungen wie Skoliosen, Kypholordosen, Senk- und Hohlfuß und ebenso Ausgangspunkt für Muskel-, Sehnen- und Gelenkverletzungen sein.

Myofasziale Ketten nach Busquet

Busquet beschreibt fünf Ketten am Rumpf, die in die Extremitäten übergehen:

1. Statische posteriore Kette
2. Flexionskette oder gerade anteriore Kette
3. Extensionskette oder gerade posteriore Kette
4. Diagonale posteriore Kette oder „Öffnungskette“
5. Diagonale anteriore Kette oder „Schließkette“

■ Die statische posteriore Kette

Im Stand hat die Schwerkraft die Tendenz, den Oberkörper nach vorne zu kippen. Dem wirken zwei passive (also wenig Energie verbrauchende) Mechanismen entgegen. Dies sind zum einen die eine expandierende Kraft ausübenden Pleural- und Peritonealräume sowie zum anderen eine ligamentäre und fasziale Kette vom Stirnbein bis zum Sakrum.

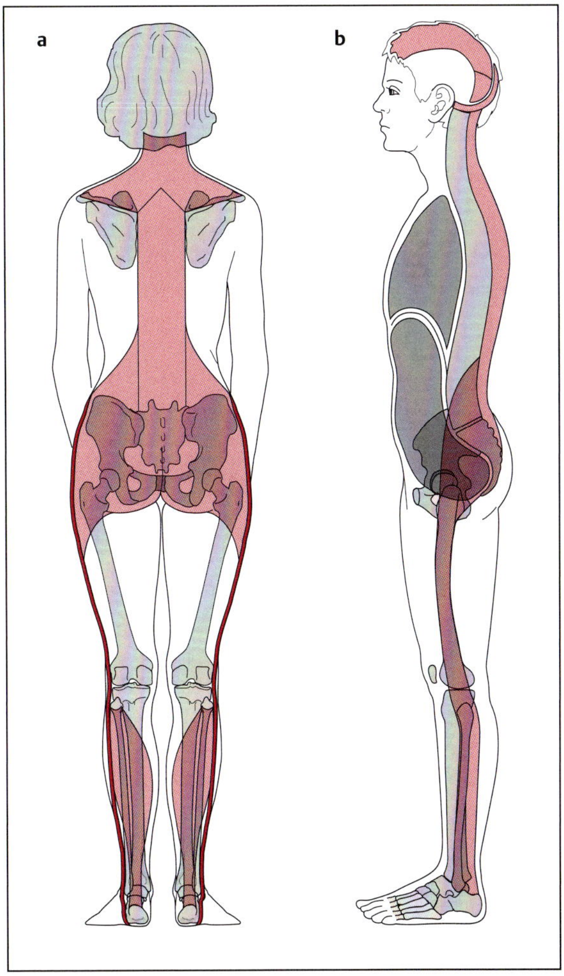

Abb. 2.**11a, b** Statische posteriore Kette nach Busquet

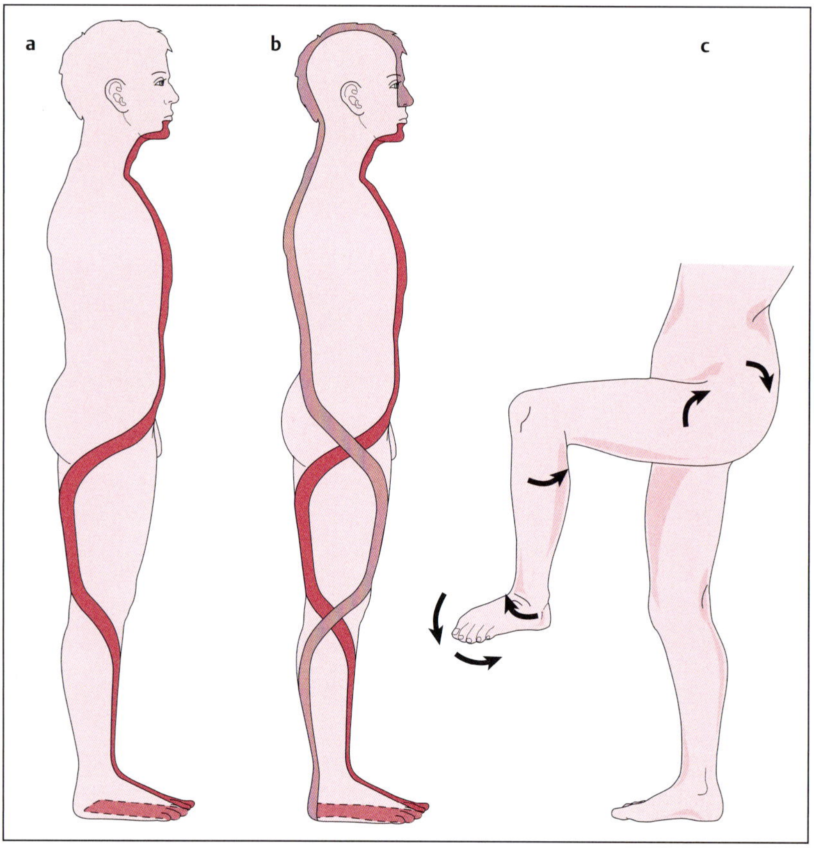

Abb. 2.**11 a–c** Flexionskette oder gerade anteriore Kette nach Busquet

An den anderen Extremitäten setzt sie sich an der Außenseite der Beine bis zu den Füßen fort. Das hat seinen guten Grund: Beim Gehen neigt die Schwerkraft dazu, das Körpergewicht zum Schwungbein hin zu kippen.

Bemerkung: Eine andere Erklärung für diese Tatsachen liefert die Philogenese. Im Laufe der Entwicklung ist eine Innenrotation der unteren (hinteren) Extremitäten erfolgt, die dazu führte, dass die dorsalen Muskeln der Beine lateral zu liegen kommen. Dabei haben Knie und Füße sich so verlagert, dass ihre Bewegungsebene sich in die Fortbewegungsebene orientiert hat. Dabei wurden die dorsalen Strukturen des Beins nach außen verlagert. Hier wird in der Entwicklungsgeschichte die Anpassung der Struktur an die Funktion deutlich.

Die statische posteriore Kette setzt sich von kranial nach kaudal aus folgenden Strukturen zusammen:
- Falx cerebri und cerebelli
- Bandapparat des Wirbelbogens
- Fascia thoracolumbalis
- Lig. sacrotuberale und spinale
- Faszie der Mm. piriformis und obturatorii
- Tensor fascia lata
- Fibula und membrana interossea
- Fascia plantaris

Flexionskette oder gerade anteriore Kette

Busquet teilt dieser Kette folgende Aufgaben zu:
- die Flexion
- globable Kyphose des Rumpfes
- physisches und psychisches „Einrollen"
- Introversion

Sie wird von folgenden Muskeln zusammengesetzt:

Am Rumpf:

- die vorderen Mm. intercostali
- M. rectus abdominis
- Beckenbodenmuskulatur

Verbindung zum Schulterblatt
- M. transversus thoracis
- M. pectoralis minor
- Pars descendens des M. trapezius (stellt die Verbindung zur Wirbelsäule her)

Verbindung zum Oberarm
- M. pectoralis major
- M. teres major
- M. rhomboidei

Verbindung zur Halswirbelsäule
- M. scaleni
- M. splenius colli

Verbindung zum Kopf
- M. subclavius
- SCM
- M. splenius capitis

Verbindung zur unteren Extremität
- M. iliopsoas

An der oberen Extremität:

Busquet zufolge kommt es an der oberen Extremität nicht zu der regelmäßigen Umkehrung von Flexion und Extension. Die Flexorenkette der oberen Extremität besteht demnach aus den anterioren Muskeln.
- anteriorer Teil des M. deltoideus
- M. coracobrachialis
- M. biceps brachialis
- M. brachialis
- Flexoren von Hand und Finger

An der unteren Extremität:

Folgende Bewegungen resultieren aus einer Aktivierung der Flexorenkette des Beines.
- Rotation des Iliums nach dorsal
- Hüftflexion
- Knieflexion
- Dorsalextension im Sprunggelenk
- Steigerung der Fußwölbung

Die Flexionskette am Bein setzt sich aus folgenden Muskeln zusammen:

Iliumrotation nach hinten
- M. rectus abdominis
- M. psoas minor
- M. semimembranosus

Hüftflexion
- M. iliopsoas
- M. obturatorius internus und externus

Knieflexion
- M. semimembranosus
- M. popliteus

Dorsalextension des Fußes
- M. extensor digitorum longus

Plantarflexion der Zehen und Steigerung der Fußwölbung
- M. quadratus plantae
- M. flexor hallucis brevis
- M. flexor digiti minimi brevis
- M. lumbricales

Extensionskette oder gerade posteriore Kette

Die Extensionskette hat folgende Funktionen:
- Extension
- globale Lordosierung des Rumpfes
- das Öffnen nach außen
- die Kommunikation mit dem Umfeld

Sie setzt sich aus folgenden Elementen zusammen:

Am Rumpf:

Tiefe Ebene
- autochthone Muskulatur
- M. erector trunci
- iliokostaler Teil des M. quadratus lumborum

Mittlere Ebene
- Mm. serratus posterior superior und inferior

Verbindung zum Schulterblatt
- Pars horizontalis und descendens des M. trapezius
- M. pectoralis minor
- M. transversus thoracis

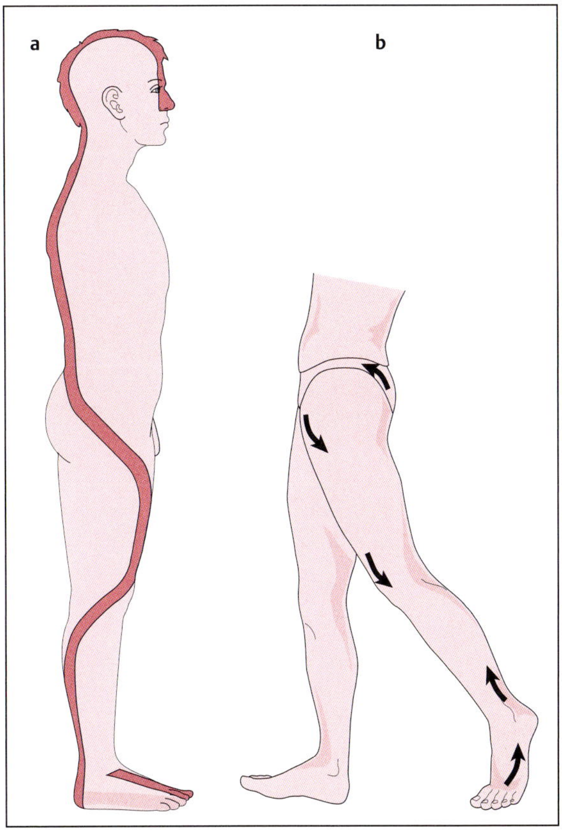

Abb. 2.**13a, b** Extensionskette oder gerade posteriore Kette nach Busquet

Verbindung zum Arm
- M. latissimus dorsi
- M. teres major
- M. pectoralis major

Verbindung zur Halswirbelsäule
- M. splenius colli
- M. scaleni
- spinotransversale Paravertebralmuskeln

Verbindung zum Kopf
- M. splenius capitis
- Pars ascendens des M. trapezius
- SCM

Verbindung zur unteren Extremität
- M glutaeus maximus

An der oberen Extremität:

Die Extensoren der oberen Extremität sind die posterioren Muskeln:
- posteriorer Teil des M. deltoideus
- M. triceps brachii
- Hand- und Fingerstrecker

An der unteren Extremität:

Die Extensorenkette dreht das Darmbein nach vorne, streckt Hüfte und Knie, macht eine Plantarflexion im Sprunggelenk und senkt die Fußwölbung.

Iliumrotation nach vorne
- M. quadratus lumborum
- M. rectus femoris

Hüftextension
- M. glutaeus maximus
- M. quadratus femoris

Knieextension
- Vastus intermedius des Quadrizeps
- Plantarflexion des Fußes
- M. plantaris

Extension des Vorderfußes
- M. flexor digitorum brevis

Extension der Zehen
- Mm. interossei
- M extensor digitorum brevis
- M. extensor hallucis brevis

Diagonale posteriore Kette oder „Öffnungskette“

Die diagonalen Ketten verursachen eine Rumpftorsion. Die anterioren diagonalen Ketten machen eine Torsion nach vorne und die posterioren eine Torsion nach hinten. Wenn beide ventralen diagonalen Ketten dominieren, werden die Schultern und beide Darmbeine nach vorne medial gezogen. Beide dorsalen diagonalen Ketten ziehen Schultern und Ilii nach hinten. An den unteren Extremitäten bewirken sie ein ähnliches Verhalten.

Die dorsalen diagonalen Ketten verursachen am Bein eine Abduktion und Außenrotation, während die anterioren schrägen Ketten eine Adduktion und Innenrotation der Beine bewirken.

Zusammensetzung der posterioren diagonalen Kette:

> Beachte: Busquet benennt die diagonalen Ketten nach ihrem Ursprung am Ilium.
> Die rechte diagonale Kette verbindet das rechte Ilium mit der linken Schulter!

Rechte diagonale Öffnungskette

Am Rumpf
- die iliolumbalen Fasern der rechten Paravertebralmuskulatur
- die iliolumbalen Fasern des rechten M. quadratus lumborum
- die iliokostalen Fasern des linken M. quadratus lumborum
- die linken Intercostali interni
- M. serratus posterior inferior links

Verbindung zur linken Schulter
- Pars ascendens des linken M. trapezius
- linker M. pectoralis minor
- linker M. transversus thoracis

Verbindung zum linken Arm
- linker M. latissimus dorsi
- linkes M. teres major
- linker M. pectoralis major

Verbindung zur Halswirbelsäule
- linker M. splenius colli
- linke Mm. scaleni

Verbindung zum Kopf
- linker M. splenius capitis
- linker SCM
- linker M. trapezius

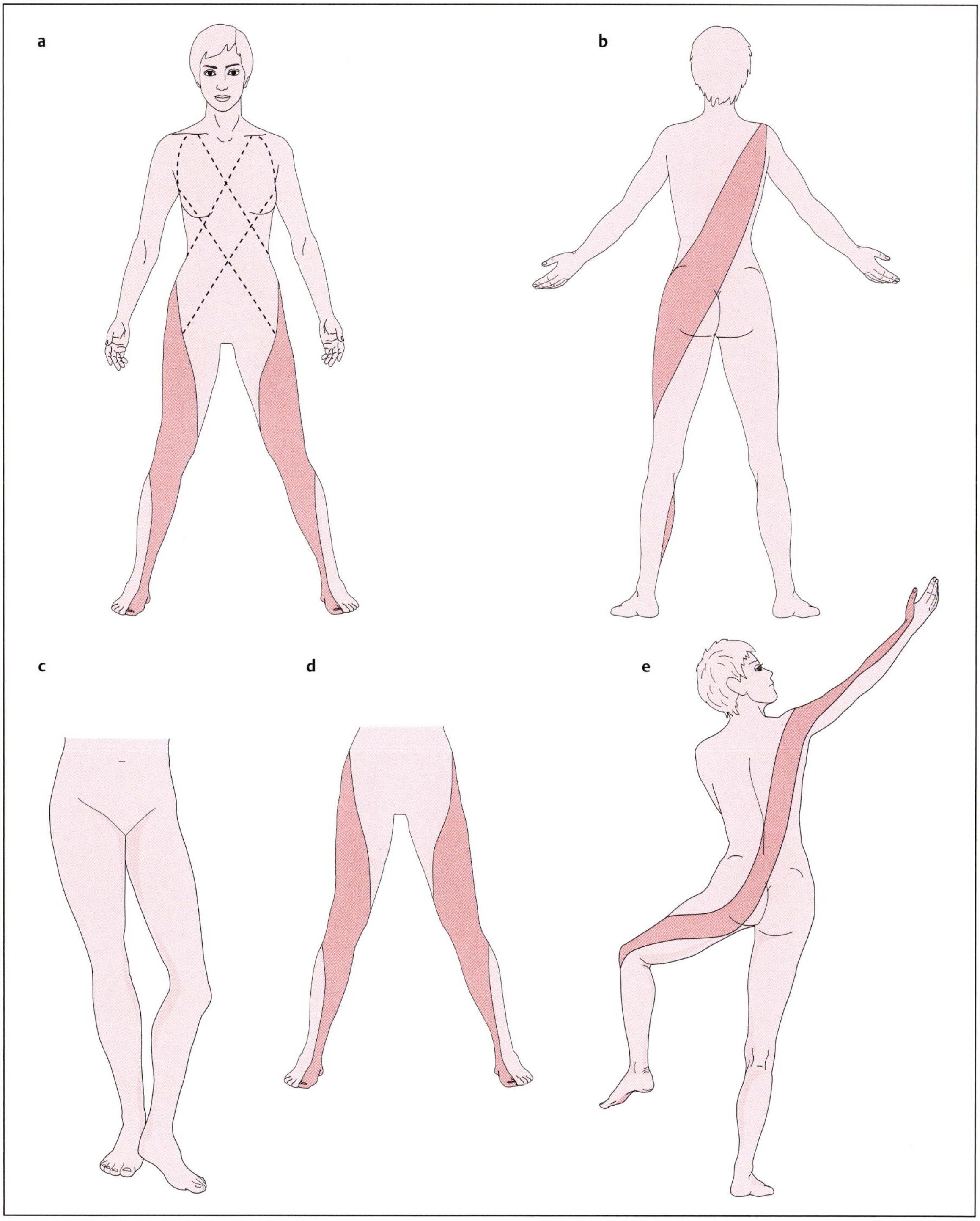

Abb. 2.**14a–e** Diagonale posteriore Kette oder „Öffnungskette“ nach Busquet

Verbindung zum rechten Bein

- oberflächlicher Teil des M. glutaeus maximus

Bei dieser Kette macht das Ilium ein Outflare, die Hüfte eine ABD und Außenrotation, das Knie eine Varusstellung, der Fuß eine Supination.

Folgende Muskeln der unteren Extremität sind dabei aktiv:

Outflare des Iliums

- M. levator ani
- M. ischiococcygeus
- M. sartorius
- TFL
- Glutaen

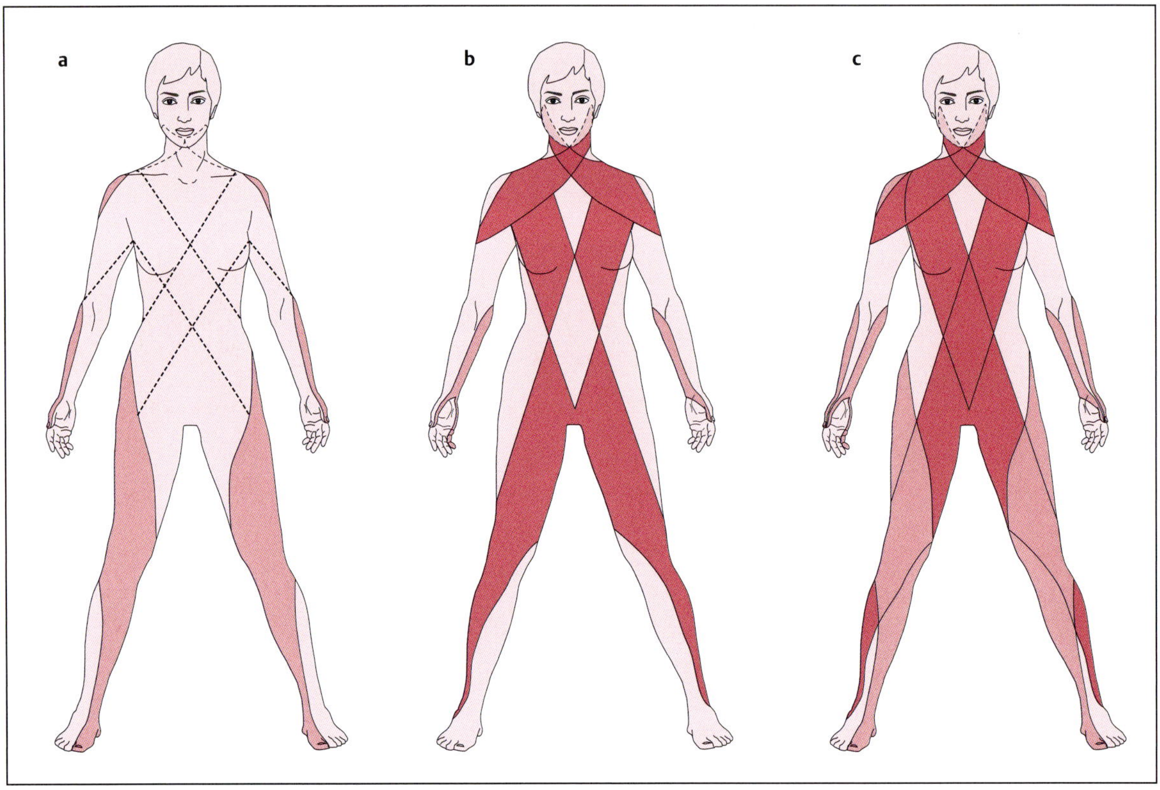

Abb. 2.**15a–c** Diagonale anteriore Kette oder „Schließkette" nach Busquet

Abduktion und Außenrotation der Hüfte
- M. piriformis
- M. glutaeus maximus und medius

Außenrotation und Varus des Knies
- M. biceps femoris
- M. vastus lateralis

Varus des Hinterfußes und Supination
- M. tibialis anterior
- M. tibialis posterior
- M. extensor hallucis longus

Diagonale anteriore Kette oder „Schließkette"

Als Beispiel dient die linke diagonale anteriore Kette (linkes Ilium bis rechte Schulter).

Am Rumpf
tiefe Ebene: linker M. obliquus internus
- oberflächliche Ebene: rechter M. obliquus externus
  rechte Mm. intercostali externi
  rechter M. serratus posterior superior

Verbindung zur rechten Schulter
- rechter M. transversus thoracis
- rechter M. pectoralis minor
- Pars ascendens des rechten M. trapezius
- rechter M. serratus anterior
- rechte Rhomboidei

Verbindung zum rechten Arm
- rechter M. pectoralis major
- rechter M. teres major
- rechte Rhomboidei

Verbindung zur Halswirbelsäule
- rechte Mm. scaleni
- linker M. splenius colli

Verbindung zum Kopf
- rechter M. subclavius
- rechter SCM
- linker M. splenius capitis
- Pars descendens des linken M. trapezius

Verbindung zur unteren Extremität
- M. pyramidalis abdominis

Bei einer Dominanz dieser Muskelkette am Bein kommt es zu einem Inflare des Iliums, einer Innenrotation und Abduktion der Hüfte, einem Valgus des Knies und des Hinterfußes, einer Pronation des Fußes und einem Hallux valgus.

Die beteiligten Muskeln sind:
- Inflare des Iliums: M. obliquus internus
- Adduktion und Innenrotation des Femurs: die Adduktoren, M. pectineus
- Innenrotation der Tibia: M. gracilis, M. semitendinosus, M. vastus medialis
- Valgus des Knies: M. gastrocnemius lateralis
- Valgus des Kalkaneus und Pronation des Fußes: Mm. peronei, M. abductor digiti minimi, M. abductor hallucis longus

Funktionen der myofaszialen Muskelketten

- Die fünf Muskelketten sind verantwortlich für alle Bewegungen des Rumpfes.
- Die beiden anterioren geraden Ketten bewirken die Flexion.
- Die beiden posterioren geraden Ketten bewirken die Extension.
- Die rechte anteriore und posteriore gerade Kette macht eine Rechtsseitneigung.
- Die linke anteriore und posteriore gerade Kette macht eine Linksseitneigung.
- Die linke anteriore diagonale Kette macht eine linke anteriore Rumpftorsion.
- Die rechte anteriore diagonale Kette macht eine rechte anteriore Rumpftorsion.
- Die linke posteriore diagonale Kette macht eine linke posteriore Rumpftorsion.
- Die rechte posteriore diagonale Kette macht eine rechte posteriore Rumpftorsion.
- Die rechte anteriore diagonale Kette und die linke posteriore diagonale Kette machen eine Rechtsrotation des Rumpfes.
- Die linke anteriore diagonale Kette und die rechte posteriore diagonale Kette machen eine Linksrotation des Rumpfes.
- Die linke anteriore und die linke posteriore diagonale Kette machen eine Linkstranslation.
- Die beiden anterioren diagonalen Ketten „verschließen den Körper".
- Die beiden posterioren diagonalen Ketten „öffnen den Körper".

2.5 Paul Chauffour: Le lien mécanique en osteopathie (Der mechanische Link in der Osteopathie)

Biomechanische Ketten von Paul Chauffour

Paul Chauffour, ein französischer Osteopath, beschreibt in seinem Buch „Le lien mécanique en osteopathie" [45] sehr übersichtlich die Topographie der Faszien und ihre Anheftungsstellen am Skelett sowie die Funktionen der Faszien. Des Weiteren stellt er in einem Kapitel „Osteofasziale Biomechanik" (Biomécanique ostéo-faciale) die myofaszialen Ketten bei den vier Hauptbewegungen des Körpers dar:
- Flexion = Einrollen
- Extension = Strecken
- Torsion nach anterior
- Torsion nach posterior

Er veranschaulicht hier sehr detailliert die biomechanischen Vorgänge in den einzelnen Bereichen der Wirbelsäule, des Thorax, der Extremitäten und des Kraniums.

Chauffour stellt eine interessante Verbindung her zwischen der kranialen Biomechanik und der parietalen Biomechanik.

In einem weiteren Teil des Buches beschreibt Chauffour seine Vorgehensweise bei der Diagnostik und Behandlung. Dabei handelt es sich um sehr sanfte fasziale Kompressions- oder Traktionstests.

Behandelt wird durch eine Art reflektorischen Impuls, nachdem der Osteopath eine komplette Untersuchung vorgenommen hat. Für den Impuls sucht der Therapeut dabei in allen Ebenen des Raumes den größten Widerstand an dem zu behandelnden Segment, baut eine leichte Vorspannung auf, um dann den Impuls auszuführen.

Interessant an diesem Modell sind die myofaszialen Erklärungen für die Entstehung von Dysfunktionen.

Im nun folgenden Abschnitt werden wir die einzelnen Ketten nicht darstellen, sondern wir beschränken uns auf die Erklärungen, die Chauffour für die Entstehung von Dysfunktionen der einzelnen Segmente gibt. Die myofaszialen Ketten von Chauffour sind im Großen und Ganzen identisch mit denen von Leopold Busquet.

Flexionsmuster

- C 1: Der Dens axis verhindert die Flexion von C 1.
- C 2: Steht unter besonderem Stress, weil C 1 und die untere HWS weniger flektieren.
- C 7: Wird nicht mehr durch Rippen stabilisiert und steht unter faszialem Zug durch die Zentralsehne.
- Th 4: Ist der unterste Wirbel, der unter faszialem Zug durch die Zentralsehne steht.
  Die Pars horizontalis des M. trapezius endet bei Th 4 und die Pars ascendens beginnt bei Th 5.

- Th 6: Die Fascia thoracolumbalis hat über den M. latissimus dorsi einen festen Ansatz an Th 7. Dadurch wird Th 6 bei Flexion belastet.
- Th 12: Wird durch den Psoas nach kaudal gezogen.
- L 1 und L 2: Die Crus des Zwerchfells üben Zug auf L 1 und L 2 aus.

Extensionsmuster

- Die Region Th 1–Th 12 wird durch den Zug des M. trapezius nach oben und den des M. latissimus dorsi nach unten komprimiert.
- Th 7 wird dadurch besonders anfällig.
- Th 11 steht ebenfalls unter besonderem Druck aus oben genanntem Grund.
- L 2 steht unter Zug durch das Diaphragma.

Torsion nach anterior

- C 6: Für Chauffour verhält sich C 7 wie ein Brustwirbel, C 6 wie ein Halswirbel. Die entgegengesetzte Rotation bei der Torsion bringt Stress zwischen C 6–C 7.
- C 7: C 7 hat keine gelenkige Verbindung mit der I. Rippe und ist daher weniger stabilisiert.
- Th 4: Die Zentralsehne reicht bis Th 4 und bremst die Rotation der oberen BWS bei der Rumpftorsion.
- Th 6: Die Aponeurose des M. latissimus dorsi hat einen Ansatz an Th 7. Th 6 ist dadurch anfälliger.
- Th 10: Die X. Rippe stabilisiert Th 10, was nicht mehr der Fall ist für Th 11 und Th 12.
  Die Torsion macht sich deutlich bemerkbar zwischen Th 10–Th 11.
- Th 11: Th 12 ist das Zentrum der Torsion und bewegt daher kaum bei der Torsion. Dadurch kommt Stress auf Th 11.
- L 2: Die Zwerchfellcrus ziehen L 2 mit in die Torsion.

Torsion nach posterior

- C 1: Kommt unter Stress, weil die Seitneigung zwischen C 1 und C 2 entgegengesetzt ist.
- C 6: Das Gleiche gilt für C 6 und C 7.
- Th 6: Die Fascia thoracolumbalis übt mehr Zug auf die untere Wirbelsäule bis einschließlich Th 7 aus. Daraus kann ein Konflikt zwischen Th 6 und Th 7 auftreten.
- Th 10: Th 11 dreht weiter als Th 10, wodurch ein Stress zwischen Th 10 und Th 11 entsteht.
- Th 12: Der M. trapezius hat einen Ansatz bis Th 12 und wird daher mehr in die Torsion gezogen als L 1.

2.6 Fazit der verschiedenen Modelle der myofaszialen Ketten

Unseres Wissens nach war Kabath der erste, der die Bedeutung von Ketten bei der Behandlung schwacher Muskeln hervorhob. Er begründet das mit der Tatsache, dass das Gehirn nur Bewegungsabläufe, aber keine einzelnen Muskeln kennt.

Demzufolge definierte Kabath eine Reihe von Bewegungsmustern, ohne durchgehende Ketten von Hand bis Fuß zu beschreiben. Seine Behandlungsmethoden basieren auf neurophysiologischen Erkenntnissen, die in der Folgezeit ebenfalls Grundlage für andere Muskelenergietechniken wurden.

Als erste sprach Godelieve Struyff-Denys von den den ganzen Körper umfassenden Muskelketten. Psychische Faktoren sind für sie der Hauptgrund für die Entstehung und die Entwicklung von dominierenden Muskelketten. Die äußere Form des Körpers wird von inneren Einflüssen geprägt. Die Funktion bestimmt die Struktur. Die von Struyff-Denys beschriebenen Muskelketten finden eine Kontinuität im Schädel. Die Schädelform wird von den Muskelketten beeinflusst. Weil es genetische Ursachen für die Dominanz von Muskelketten gibt, ist es unmöglich, eine dominante Kette auszulöschen. Der Therapeut kann nur „ein Gleichgewicht im Ungleichgewicht" erreichen.

Das wohl komplexeste Muskelkettensystem präsentiert Thomas Myers. Hier ist es schwer, Bewegungsmuster zu erkennen. Dabei muss berücksichtigt werden, dass die Rolfer andere Schwerpunkte setzen als die Osteopathen.

Die beiden französischen Osteopathen Paul Chauffour und Leopold Busquet haben interessante Modelle dargestellt. Paul Chauffour beschreibt dabei sehr detailliert die Biomechanik des Bewegungsapparates und des Schädels bei verschiedenen Bewegungsmustern. Interessant sind seine ganzheitlichen Bewegungsmuster, die die kraniellen Bewegungen einschießen. Leopold Busquet geht bei den Muskelketten gezielter auf die Muskulatur ein. Auch er macht Verbindungen zum kranialen System, ohne die von Sutherland beschriebenen Dysfunktionen explizit durch Muskelketten zu erklären. Viszerale Ursachen für parietale Fehlhaltungen erklärt er über fasziale Verbindungen, nämlich den Aufhängeapparat der Organe. Je nach Art der Organ-Dysfunktion wird die Muskulatur so programmiert, dass sie dem betroffenen Organ ein möglichst optimales Umfeld für seine Funktion schafft. Fehlhaltungen der Wirbelsäule sowie Dysfunktionen und Pathologien der Gelenke und der periartikulären Strukturen erklärt er anschaulich durch myofasziale Dysbalancen.

3 Physiologie

Für die Praxis ist es wichtig, dass der Therapeut eine möglich exakte Diagnose über den Zustand des zu behandelnden Gewebes machen kann. Er muss also die Eigenschaften der Gewebebestandteile kennen, um gezielt therapieren zu können.

3.1 Bestandteile des Bindegewebes

Das Bindegewebe entwickelt sich embryologisch aus dem Mesoderm und bildet weitmaschige Zellverbände mit Interzellularsubstanz.

Die Zellen

Diese bestehen aus ortsständigen Zellen, den Bindegewebszellen und mobilen Zellen.

Ortsständige Zellen

- Fibroblasten und Fibrozyten
- Retikulumzellen
- Fettzellen
- Chondroblasten und Chondrozyten
- Osteoblasten und Osteozyten

Mobile Zellen

Im Gegensatz zu den ortsständigen Zellen, die aus dem Mesenchym stammen, kommen die mobilen Zellen aus Knochenmarkzellen (hämatopoetische Stammzellen).

Zu ihnen zählen:

- Makrophagen
- Monozyten
- Histiozyten
- Mastzellen
- Granulozyten
- Lymphozyten

Die mobilen Zellen spielen eine große Rolle bei den zellulären Abwehrmechanismen.

Die Interzellularsubstanz

Die Interzellularsubstanz, auch Matrix genannt, besteht aus allen extrazellulären Bestandteilen des Bindegewebes. Sie enthält neben Wasser Komponenten, die von den Bindegewebszellen produziert werden.

Die Grundsubstanz

Mukopolysaccharide: Die Grundsubstanz besteht aus Proteoglykanen und Glykosaminoglykanen, die die kollagenen mit den elastischen Fasern verbinden und sich an Wasser binden. Sie stabilisieren das Bindegewebe und verleihen dem Gewebe Elastizität. Sie absorbieren Teile der auf das Gewebe einwirkenden Kräfte und sorgen dafür, dass das Gewebe nach einer Belastung die Ursprungsform wiederbekommt. Durch die Verbindung der Proteoglykanen mit den Glykosaminoglykanen entsteht im Gewebe ein Spannungsfeld.

Veränderungen der Druckverhältnisse im Gewebe führen dazu, dass die Zellen Wasser aufnehmen bzw. abgeben. Dadurch entstehen im Gewebe Spannungsschwankungen, die man als **piezoelektrische Aktivität** bezeichnet. Die piezoelektrische Aktivität reizt die Zellen zur Synthese und zur Ausrichtung der kollagenen Moleküle. Dies ist eine Eigenschaft, die man sich bei den faszialen Behandlungstechniken zunutze macht [111].

Die Fasern

Die Fasern unterscheiden sich in:

- Kollagene Fasern
- Elastische oder retikuläre Fasern
- Nicht kollagene Proteine

Kollagene Fasern oder Fibrillen

Kollagen bedeutet übersetzt leimbindend. Die kollagenen Fasern geben dem Gewebe die weiße Farbe. Sie sind neben Wasser der zweitgrößte Bestandteil des Bindegewebes. Sie bestehen aus miteinander verwrungenen und spiralig angelegten Einzelfasern, die je nach Belastung (Druck oder Zug) bestimmte Formen annehmen können. Kollagene Fasern findet man in Bändern, Kapseln, Sehnen, Aponeurosen, Muskelsepten, Knorpel und Bandscheiben.

Funktionen:
- Kollagen verleiht dem Gewebe Stabilität.
- Es absorbiert Zugkräfte.
- Es wirkt Kompressionskräften entgegen.

Eigenschaften:
- Kollagen hat eine hohe Zugfestigkeit.
- Die Moleküle ordnen sich in Richtung der Zug- oder Druckkräfte, um diesen Kräften entgegenzuwirken. Bei gleich bleibender Zugrichtung orientieren die Fasern sich parallel zueinander (Sehnen, Ligamente). Bei sich verändernden Zugrichtungen bilden sich die Fasern kreuz und quer (Aponeurosen).
- Die Dicke und Stabilität einer kollagenen Faser hängt von ihrer Belastung ab. Gezieltes Training oder Belastung erhöhen die Dicke und Resistenz der kollagenen Fasern.
- Der Turnover der kollagenen Fasern dauert etwa 300–500 Tage.

Elastische Fasern

Man findet sie hauptsächlich im lockeren Bindegewebe: in der Haut, in Gefäßen, in elastischen Knorpeln, aber auch in Sehnen und Bändern. Elastische Fasern enthalten den Stoff Elastin, der eine gelbliche Färbung hat. In Gefäßen beträgt der Anteil an elastischen Fasern 50 %, in Haut und Sehnen rund 5 %.
Das Ligamentum flavum besteht überwiegend aus elastischen Fasern und hat daher seine gelbliche Färbung.

Funktionen:
- Elastische Fasern verleihen dem Gewebe Elastizität und Mobilität.
- In Sehnen und Bändern sorgen sie dafür, dass die Kollagenfasern ihre wellenförmige Anordnung behalten.
- Druck und Zugkräfte werden zuerst von elastischen Fasern aufgefangen, um dann gleichmäßig auf die kollagenen Fasern übertragen zu werden.

Eigenschaften:
- Die elastischen Fasern bestehen aus einer formlosen Masse Elastin, die von Mikrofibrillen umgeben ist. Die elastischen Mikrofibrillen sind stark verzweigt und besitzen häufige Verbindungen untereinander. Dadurch entsteht ein sehr dehnbares Netzwerk. Elastische Fasern können um mehr als 150 % gedehnt werden.
- Die Reißfestigkeit der elastischen Fasern beträgt ca. 300 N/cm².
- Die Zugfestigkeit der elastischen Fasern steigt mit der Dehnung. Der Widerstand wird immer größer.

Nichtkollagene Proteine

Es handelt sich um Vernetzungs- und Verbindungsproteine, die im gesamten Bindegewebe vorkommen.

Sie können von allen Bindegewebszellen produziert werden.

Funktionen:
- Sie haben die Aufgabe, die extrazellulären Bestandteile des Bindegewebes miteinander zu verbinden. Daraus entsteht ein Netzwerk, das dem Bindegewebe seine Funktionen ermöglicht.
- Sie sind an Stoffwechselprozessen beteiligt, indem sie den Transport von Substanzen durch das Bindegewebe ermöglichen und die Polarität der Zellen beeinflussen.
- Sie bilden Links zwischen Proteoglykanen und Hyaluronsäureketten, wodurch Wasser im Gewebe gebunden werden kann. Das Gewebe kann dadurch seine druckabsorbierende Funktion erfüllen.

Wasser

Etwa 60 % unseres Körpergewichtes besteht aus Wasser. Davon befinden sich 70 % intrazellulär und 30 % extrazellulär.

Im extrazellulären Raum verteilt sich das Wasser in folgende Bereiche:
- als interstitielle Flüssigkeit im Zwischenzellgewebe,
- als Bestandteil des Blutes in den Gefäßen,
- als Bestandteil des Liquors,
- als axoplasmatische Flüssigkeit in den Nerven.

Funktionen:
- Transport und Lösungsmittel
- Wasser gibt dem Gewebe Volumen und Form
- Stoßdämpferfunktion
- Es spielt eine Rolle bei der Thermoregulation
- Wasser ermöglicht Stoffwechselvorgänge

3.2 Die Versorgung des Bindegewebes

Die Kapillargefäße bringen die Nährstoffe und den Sauerstoff zum Gewebe. Schlackstoffe werden aus dem Interstitium durch Venen und Lymphgefäße abtransportiert. Im Gewebe selbst werden die Zellen durch Diffusion und Osmose versorgt.

Diffusion

Es handelt sich um die Bewegung eines Stoffes zum Ort seiner niedrigeren Konzentration. Die Menge des diffundierten Stoffes hängt ab von dem Konzentrationsgefälle, von der Größe der Partikel, von der Diffusionsoberfläche, von der Viskosität des Gewebes und der Distanz, die die Teilchen zurücklegen müssen.

Osmose

Es ist eine Form der Diffusion, bei der eine Substanz durch eine semipermeable Membran zum Ort der höheren Konzentration befördert wird. Die Partikel, die die Substanz mit höheren Konzentration bildet, sind zu groß, um durch die Poren der Membran durchzukommen. Die kleineren Partikel diffundieren zu den größeren Partikeln bis ein Konzentrationsausgleich besteht.

Das vegetative Nervensystem spielt eine wichtige Rolle für die Permeabilität. Die vegetativen Nervenzellen setzen Neurotransmitter frei, die die Permeabilität der Zellwand erhöhen. Außerdem regen Neuropeptide die Synthese von Adrenalin, Noradrenalin und Azetylcholin an sowie die Freisetzung von Schmerzsubstanzen, Immunglobulinen und Histamin.

Für den Aufbau und Erhalt des Bindegewebes ist eine physiologische Beanspruchung notwendig [12]. Muskel, Sehnen und Bänder müssen angespannt und optimal gedehnt werden. Knorpel und Disken müssen durch Kompression und Dekompression angeregt werden.

Bewegung verbessert die allgemeine Durchblutung des Gewebes und fördert die piezoelektrische Aktivität. Beides trägt zur Synthese der Zellen bei. Für Bänder und Sehnen ist es wichtig, dass sie in ihrer Längsrichtung gedehnt werden, um die Orientierung der Kollagenfasern zu stimulieren.

3.3 „Creep“-Phänomen

Creep wird durch die Verformung des kollagenen Netzwerkes und der kollagenen Fibrillen verursacht. Dabei wird Flüssigkeit aus dem Gewebe herausgepresst. Da dies ein langsamer Prozess ist, ist die Dauer der Belastung ein entscheidender Faktor. Die Geschmeidigkeit des Gewebes geht dabei verloren, weil der Flüssigkeitsgehalt im Gewebe mitverantwortlich ist für die Verformbarkeit.

3.4 Der Muskel

Der kleinste Bestandteil des Muskels ist die Myofibrille, von der man zwei Teile beschreibt: Die Aktin- und Myosinfilamente, die dem gestreiften Muskel seine charakteristische Streifenform geben. Die Myofibrillen sind zu 100–200 gebündelt und bilden die Skelettmuskelzellen oder die Muskelfasern. Diese haben einen Durchschnitt von 10–100 µm.

Die Zellmembran der Muskelfaser heißt Sarkolemm und umschließt außer den Myofibrillen das Sarkoplasma, mehrere Zellkerne, Mitochondrien, Lysosomen, Glykogenkörnchen und Fetttröpfchen. Die Muskelfasern sind wiederum in Faserbündel zusammengeschlossen (100–1000 µm). Sie sind von einer Membran umgeben, die zusammen mit der Membran der anderen Faserbündel in die Sehnen der Muskel übergehen.

Man unterscheidet zwei Arten von Muskeln:
- die glatte Muskulatur
- die gestreifte Muskulatur

Die glatte Muskulatur unterscheidet sich von der gestreiften Muskulatur durch folgende Merkmale:
1. Sie enthält keine Querstreifen. Sie besteht zwar aus Aktin und Myosin, doch fehlen die dicken Filamente und es gibt auch keine Sarkomere.
2. Die Erregung der glatten Muskulatur ist autonom:
   - Entweder durch Ionenbrücken (gap junctions), wie dies der Fall für die meisten Organe ist. Die Kontraktion dieser Muskeln ist weit gehend unabhängig von externen Nervenimpulsen. Eine Dehnung des Muskels bewirkt eine Depolarisation und erhöht damit den Muskeltonus = myogener Tonus.
   - Oder der Reiz kommt von vegetativen Nerven. Beispiel: Iris, Samenleiter, Blutgefäße (wobei diese auch einen myogenen Tonus haben).

3.5 Die Faszien

Die Faszien sind Teil des Bindegewebes. Neben den Faszien gehören noch eine Reihe anderer Gewebe zum Bindegewebe: Unterhautgewebe, Haut, Muskeln, Sehnen, Ligamente usw.

Bindegewebe enthält kollagene, elastische und retikuläre Fasern, Mukuszellen, Knochengewebe sowie Knorpelzellen. Es wird von Fibroblasten, Fibroglia, Kollagenfasern und elastischen Fasern gebildet.

Alle Körperzellen sind von Faszien umgeben. Faszien verbinden alle Zellen miteinander; sie geben dem Körper Halt und Form.

Funktion der Faszien

Die im Folgenden beschriebenen Funktionen der Faszien werden in der englischen Sprache „die 4 P“ [82] genannt: Packaging, Protection, Posture und Passageway.

Packaging (Verpacken)

Die Faszien bilden Hüllen für alle Körperstrukturen. Sie trennen die einzelnen Strukturen voneinander und verbinden sie aber gleichzeitig. Ihre Widerstandskraft hält sie im Raum und charakterisiert ihre Beweglichkeit.

Protection (Schutzfunktion)

Indem sie alle Organe einhüllen, geben die Faszien den Strukturen Halt und Schutz. Die verschiedenen Dichten der Gewebe geben den Strukturen gleichzeitig ihre Widerstandskraft, halten sie am Platz und charakterisieren ihre Beweglichkeit.

Posture (Haltefunktion)

Die Haltung, die Statik wird vom Bewegungsapparat bestimmt. Die Propriozeptoren befinden sich in den faszialen Strukturen des Körpers. Muskelspindel und Golgi-Sehnenrezeptoren in den Muskeln; Pacini- und Golgi-Körperchen in den Bändern und Kapseln sorgen für den posturalen Tonus und für die notwendigen Anpassungen an die von außen induzierten Haltungsänderungen. Die Muskeln spielen dabei eine aktive Rolle, während die Faszien ein bindendes Element darstellen.

Freie Nervenendigungen sowie Schmerzrezeptoren befinden sich in hoher Anzahl in den Faszien. Manche Autoren (Becker [8]), Upledger [148]) sprechen den Geweben eine Gedächtnisfunktion zu. Sie vermuten, dass bestimmte Bewegungsmuster, Traumata und Verletzungen auf faszialer Ebene gespeichert werden.

Wie das zustande kommt, ist bisher noch ungeklärt. Man vermutet biochemische, physische und energetische Vorgänge als auslösende Faktoren.

Das Bindegewebe speichert die Energie der Verletzung in Form von „Energiezysten“. **Diese Gewebeveränderungen kann der Therapeut fühlen und behandeln.**

Passageway (Leitungsbahnen)

Die Faszien bilden Gefäßstraßen für Nerven, Arterien, Venen und Lymphgefäße. Sekretorische und exkretorische Kanäle werden vom Bindegewebe gebildet. Von daher spielen die Faszien bei allen Stoffwechselvorgängen eine wichtige Rolle. Indem das Bindegewebe den Organen ihre Form gibt (Leber, Hypophyse, Nebenniere), Vesikel bildet, die Enzyme und Hormone enthalten (Gallenblase, Lymphknoten), können Spannungen der Faszien die Funktion der Organe beeinflussen und den Stoffwechsel beeinflussen.

Die Homöostase des Organismus hängt entscheidend vom Zustand des Bindegewebes ab.

Manifestationen von faszialen Störungen [40, 41, 82, 111, 113]

Somatische Dysfunktionen

Durch ihren Einfluss auf Rezeptoren, Gefäße und Nerven sind fasziale Spannungen Initiator von osteopathischen Läsionen.

Stoffwechselstörungen

Spannungen stören die Zirkulation im Interstitium und damit den Stoffwechsel der Gewebe. Dies führt zu fühlbaren Gewebsveränderungen im Gewebe (Triggerpunkte, Schwellungen, Fibrosen).

Fasziale Dysfunktionen

Sie machen sich durch Schwellungen bemerkbar. Bestimmte Zonen sind besonders betroffen: Supraklavikulardreieck, Achselhöhle, Leiste, Kniekehle, Epigastrium.

Veränderte Atmung

Myofasziale Spannungen verändern sowohl die Statik als auch Druckverhältnisse in Abdomen und Thorax. Dadurch ist die Funktion der thorakalen Pumpe direkt beeinflusst.

Statische Störungen

Die Statik ist ein Kompromiss zwischen Stabilität und Mobilität, wobei die myofaszialen Ketten die Rolle eines Generators spielen. Fehl- und Überbelastungen führen zu Fehlhaltungen und Fehlfunktionen.

Entstehung von faszialen Mustern

Bei Gesunden wie bei Kranken findet man bestimmte fasziale Muster. Die Ursachen sind unbekannt (angeboren oder erworben).

Bei asymptomatischen Personen findet man alternierende Faszienzüge.

OAA	rechts → links
CTÜ	links → rechts
TLÜ	rechts → links
LSÜ	links → rechts

Dieses Muster fand Zink in 80 % der Fälle. Bei den 20 % verbleibenden waren die Faszienzüge in umgekehrter Richtung vorhanden.

Bei Personen mit Dysfunktionen findet man diese Abwechslung der Faszienzüge nicht. Hier findet man an zwei aufeinander folgenden Übergängen den gleichen myofaszialen Zug.

Systemische Veränderungen

Gewebespannungen verändern die Durchblutung der Gewebe und damit die Funktion der Strukturen, woraus funktionelle und dann strukturelle Schäden resultieren.

Bewertung der faszialen Spannungen

Die Anamnese gibt Hinweise betreffend faszialer Spannungen.

Die Observation der Haltung: Fasziale Spannungen manifestieren sich durch Fehlhaltungen (in den drei Bewegungsebenen).

Testen der faszialen Präferenzen an den Übergängen: Dort, wo die deutlichste Rotation fühlbar ist, ist auch die dominierende Dysfunktion.

Palpation des Gewebes nach Kontrakturen, Fibrosen und Schwellungen.

Mobilisation der Extremitäten, um muskuläre Dysbalancen im Vergleich herauszustellen.

> Beachte: Das Diaphragma spielt eine besondere Rolle für die myofaszialen Ketten, da es ein aktiver Faktor sowohl für die Muskulatur als auch für die Zirkulation ist. Außerdem ist es der Hauptregulator für die Druckverhältnisse in allen Kavitäten des Körpers.

Ursachen muskuloskelettaler Dysfunktionen

Folgende Faktoren können myofasziale Veränderungen verursachen (die Reihenfolge der Auflistung steht nicht im Verhältnis zu ihrer Bedeutung):
- Posturale Dysbalancen
- Lebensgewohnheiten, Stress: Arbeit – Erholung
- Angeborene Fehlstellungen: Beinlängendifferenzen, Skoliose
- Perinatale Traumata
- Emotionale Stressfaktoren: Intro-, extravertiert
- Wiederholte Dehnungen, Zerrungen bei der Arbeit oder beim Hobby
- Hypo-, hypermobile Gelenke, rheumatische Veränderungen
- Traumata, entzündliche Prozesse
- Infektionen
- Krankheiten
- Immobilisierung
- Stoffwechselstörungen, falsche Ernährung (Vitamin-C-Mangel verändert den Aufbau von Kollagenfasern des Gewebes)
- Nervenläsionen durch Veränderungen der trophischen Funktion der Nerven

Genese myofaszialer Störungen

Biochemische, biomechanische und psychische Dysfunktionen können zu Stresssituationen für die myofaszialen Strukturen führen.

Für Leon Chaitow [40] könnten die Veränderungen folgendermaßen vonstatten gehen:
1. Eine Funktionsstörung im Organismus hat eine lokale Muskeltonuserhöhung zur Folge.
2. Diese Muskeltonuserhöhung führt zu einer verminderten Elimination von Schlackstoffen und einer lokalen Unterversorgung mit Sauerstoff, was zu einer Ischämie führt (diese ist abhängig von den Anstrengungen, die der Muskel macht).
3. Eine Tonuserhöhung kann zu lokalen Ödemen führen.
4. Diese Faktoren (Schlackstoffe, Ischämie, Schwellungen) verursachen Spannungen, Schmerzen.
5. Schmerzen, Spannungen verursachen bzw. steigern den Hypertonus.
6. Eine Entzündung oder zumindest eine chronische Irritation kann daraus resultieren.
7. Es kommt zu einer segmentalen Faszilitation auf Rückenmarkebene.
8. Makrophagen und Fibroblasten werden aktiviert.
9. Es kommt zu einer erhöhten Produktion von Bindegewebe mit der Entstehung von so genannten „Links“, was zu Verhärtungen und Verkürzungen führt.

10. Durch die Kontinuität der Fazien kommt es zu Spannungen an anderen Stellen des Organismus mit Beeinflussung der Lymphzirkulation und des Blutkreislaufs.
11. Muskelgewebe fibrosiert wegen der vaskulären Störungen.
12. Durch eine Kettenreaktion kommt es zu Verkürzungen posturaler Muskeln und zur Schwächung der phasischen Muskeln.
13. Die Muskelverkürzungen führen zu Spannungen der Sehnen mit Periostschmerzen.
14. Die muskulären Dysbalancen haben Koordinationsstörungen der Bewegungen zur Folge.
15. Hieraus resultieren artikuläre Dysfunktionen sowie weitere fasziale Veränderungen.
16. Nach und nach schreitet die segmentale Faszilitation auf Rückenmarkebene fort und in den Muskeln kommt es zur Bildung von Triggerpunkten.
17. Die Muskelkontrakturen führen zu Energieverlust.
18. Andere Körpersysteme werden durch die Hypertonien belastet, z. B. die Atemfunktion und die Verdauung.
19. Auf Dauer führt der Hypertonus, die Muskelverkürzungen sowie die nervale Faszilitation zu einem erhöhten Sympathikotonus und einem negativen Feedback im ZNS. Daraus resultieren eine innere Unruhe und eine Reizbarkeit, wodurch die Spannungen noch erhöht werden.
20. In diesem Stadium können andere Funktionsstörungen auftreten.
21. Nun sind Tür und Tor für akute Pathologien geöffnet. Die Person ist nicht mehr in der Lage, sich selbst aus der Misere herauszuhelfen.

Die Schmerzen in diesem Prozess werden durch die Feisetzung von Gewebshormonen erklärt. Bradykinin, Histamin, Serotonin und Prostaglandine reizen Alpha-, Delta- und C-Fasern. Außerdem spielen hier das limbische System und die Frontallappen des Großhirns eine Rolle.

Die Schmerzwahrnehmung ist von einer Person zur anderen unterschiedlich und variiert auch in den verschiedenen Situationen. Studien [2, 40, 41, 79, 113] konnten zeigen, dass emotionale Stresssituationen die Schmerzgrenze ebenso senken wie Infektionen.

Wenn Reize wie Mikrotraumata den Organismus progressiv befallen, wird die Schmerzschwelle eher angehoben. Akute Traumata hingegen senken sie. Dies kommt daher, dass der Körper versucht, nozizeptive Reize wegen ihrer schädigenden Wirkung solange wie möglich ineffizient zu halten (Freisetzung von Gewebshormonen, Entzündung, Freisetzung von Makrophagen, Fibrose usw.). In dem Zusammenhang soll auch erwähnt werden, dass die Schmerzbahnen schnell leitende Bahnen, diejenigen jedoch, die Impulse von den Gelenken führen, langsame Bahnen sind.

Schmerzmuster

Schmerzen, die eine Person in einer bestimmten Körperregion angibt, können Manifestationen einer Reihe von Phänomenen sein: radikulärer Schmerz, Referred-Pain-Syndrom, pseudoradikuläre Schmerzen, myofasziale Triggerpunkte, Tenderpoints oder viszerosomatische Reflexe.

Radikulärer Schmerz

- Schmerzzone entspricht den von dem Segment versorgten Arealen.
- Sensibilitätsstörungen in den versorgten Gebieten.
- Manchmal verringerte Kraft der vom Segment versorgten Muskel bis hin zu einer Atrophie.
- Abschwächung der Sehnenreflexe.

Referred-Pain-Syndrom

Ausdruck für nicht radikulär bedingten, projizierten Schmerz, z. B. Head-Zonen.

Pseudoradikuläre Schmerzen

In bestimmte Hautareale ausstrahlende Schmerzen durch Irritation eines peripheren Nervs, z. B. Femoralisneuralgie durch Psoaskontraktur.

Tenderpoints

Es handelt sich um druckdolente Punkte (Verhärtungen) an bestimmten Stellen des Bewegunsapparates. Ausgangspunkt für die Entstehung der Punkte wären Zerrungen, Dehnungen, Stresssituationen des Bewegungsapparates [40, 43, 82, 145, 156]. Die Punkte befinden sich nicht immer in den Zonen, die der Patient als schmerzhaft angibt. Die Punkte dienen als Diagnostikum und als Indikator für den Effekt einer Behandlung.

Viszerosomatische Reflexe [82, 35, 46, 79, 156]

Somatische Dysfunktionen von Organen senden afferente Impulse zum Hinterhorn des Rückenmarks, wo sie mit Interneuronen in Verbindung treten. Diese Reize werden dann von motorischen und sympathischen Fasern zu den Muskeln, der Haut und den Gefäßen weitergeleitet.

Diese anormalen Stimulationen können eine Hyperästhesie der Haut, eine Vasokonstriktion sowie eine gesteigerte Sudomotorik zur Folge haben. Gleichzeitig kann ein muskulärer Hypertonus der vom Segment motorisch versorgten Muskeln entstehen.

Diese viszerosomatische Reflexaktivität ist in der Regel schon vorhanden, bevor das Organ bewusst Symptome manifestiert. Die Hautveränderungen, die veränderte Schweißproduktion sowie der Hypertonus der

Paravertebralmuskulatur ist diagnostisch von großem Wert. Wenn diese Pathologie in den chronischen Zustand übertritt, kommt es zu geweblichen Umstrukturierungen: Die Haut wird „pelzig", die Muskeln tendieren zur Fibrosierung.

Die Deutlichkeit dieser Symptome steht in direkter Verbindung zur Intensität der Organpathologie.

In der Regel sind mehrere Segmente in ihrer Beweglichkeit eingeschränkt, wenn die Ursache ein viszerosomatischer Reflex ist.

Triggerpunkte [38, 40, 43, 82, 145, 156]

Ein Triggerpunkt ist eine fühlbare Masse im Muskelgewebe, die bei Druck schmerzhaft ist. Der Schmerz ist lokal und strahlt in ein vorhersehbares Areal aus, und dies bei jeder Person. Triggerpunkte sind ähnlich wie Wirbelsäulensegmente „faszilitierte" Zonen in der Muskulatur, d. h. sie sind oft durch subliminale Reize erregbar.

In der Regel befinden sich Triggerpunkte in verspannten Fasern des betroffenen Muskels, meistens in der Nähe der Muskelansätze. Die betroffenen Muskelfasern kann man wie die Saiten einer Gitarre mit dem Finger schnappen lassen.

> Beachte: Manche Hysterien mit Sehfeldstörungen, Atemstörungen oder motorischen Ausfällen sowie Dysästhesien könnten von Impulsen, die von Triggerpunkten ausgehen, herrühren; Tatsache ist, dass hysterische Personen häufig Triggerpunkte haben.

Ein weiteres Phänomen besteht darin, dass aktive Triggerpunkte zur Entstehung von stummen oder latenten Triggerpunkten in den Muskeln der Region führen, wohin der aktive Triggerpunkt ausstrahlt. Dies könnte den Schneeballeffekt bei gewissen Schmerzsyndromen erklären.

Anmerkung:

- Nach Melzack und Wall sind ± 80 % aller Akupunkturpunkte aktive und inaktive Triggerpunkte [38, 40].
- Die Tenderpoints von Lawrence Jones sind für viele Autoren nichts anderes als inaktive Triggerpunkte [40, 145].
- Emotionale Faktoren sind die stärksten Reize für die Entstehung und Aktivierung von Triggerpunkten.
- Bestimmte Muskeln (z. B. M. trapezius, M. pectoralis, M. piriformis) sind häufiger von Triggerpunkten befallen.
- Die Behandlung ist sehr vielfältig:
  - Injektionen
  - Akupunkturnadeln
  - Kühlspray
  - Friktionen, Akupressur
  - Myofacial Release
  - MET
  - Strain-Counterstrain-Methode
  - Positional-release-Technik (Entspannung durch Positionierung)

Auf einige dieser Behandlungstechniken werden wir später ausführlich eingehen.

3.6 Vegetative Innervation der Organe

In diesem Kapitel geben wir eine kurze Übersicht über die segmentale Versorgung der Organe. Über viszerosomatische Reflexe können Organstörungen Ausgangspunkt für statische Dysbalancen und Bewegungseinschränkungen sein.

Augen:	T 1–T 4
Tränen- und Speicheldrüsen:	T 1–T 4
Nasennebenhöhlen:	T 1–T 4
Sinus- und Glomus caroticus:	T 1–T 4
Schilddrüse:	T 1–T4
Luftröhre:	T 1–T 6
Bronchien:	T 1–T 6
Speiseröhre:	T 1–T 6
Kardia:	T 5–T 6
Brustdrüsen:	T 1–T 6
Aorta:	T 1–T 6
Herz:	T 1–T 6
Lungen:	T 1–T 6
Magen:	T 6–T 9
Pylorus:	T 9
Leber:	T 5–T 9
Gallenblase und -wege:	T 6–T 9
Milz:	T 6–T 9
Bauchspeicheldrüse:	T 6–T 10

Duodenum: oberer Teil:	T 6–T 9
– unterer Teil:	T 10–T 11
Dünndarm:	T 9–T 11
Dickdarm gesamt:	T 10–L 2
Zökum:	T 11–T 12
Colon ascendens:	T 11–L 1
Colon descendens:	L 1–L 2
Nebennieren:	T 10–T 11
Nieren:	T 10–T 11
Ureter:	T 11–L 1
Harnblase:	T 12–L 2
Prostata:	T 12–L 2
Colon sigmoideus:	L 1–L 2
Rektum:	L 1–L 2
Uterus:	T 12–L 2
Ovarien:	T 10–T 11
Hoden:	T 10–T 11
Obere Extremität:	T 2–T 8
Untere Extremität:	T 9–L 2

3.7 Irvin M. Korr

Wenn die Osteopathie einem Nichtosteopathen zu Dank und Anerkennung verpflichtet ist, dann sicher Irvin M. Korr. Neben Louisa Burns und John Stedman Denslow hat Korr in über 50-jähriger Forschungsarbeit mit dazu beigetragen, Ursachen und Folgen von osteopathischen Läsionen wissenschaftlich zu begründen. Es ist zum großen Teil sein Verdienst, wenn heute eine Wirbelblockade nicht nur als Blockierung eines Gelenks gesehen wird, sondern als neuromuskuloartikuläre Dysfunktion.

Im Rahmen dieses Buches ist es unmöglich, auch nur einen Überblick über die Arbeit von Korr zu geben. Wir beschränken uns deshalb auf die Forschungsergebnisse, die uns für die Thematik dieses Buches wichtig erscheinen. Dem interessierten Leser können wir nur „The collected papers of Irvin M. Korr“, Vol. I–II, empfehlen [79].

Bedeutung einer somatischen Dysfunktion der Wirbelsäule für den gesamten Organismus

Eine somatische Dysfunktion der Wirbelsäule

- führt zu einer Hypertonie der Paravertebralmuskulatur um das betroffene Segment herum,
- hat eine Sympathikotonie des Segmentes zur Folge,
- beeinflusst die Leitfähigkeit der Nerven,
- senkt die Reizschwelle aller Rezeptoren, die von diesem Segment abhängen.

Korr prägte die Begriffe „Faszilitiertes Segment“ und „Neurologischer Fokus“ (neurologic lens).

Faszilitiertes Segment

Eine somatische Dysfunktion der Wirbelsäule führt zu einer Senkung der Reizschwelle aller Kerne des betroffenen Segmentes.

Neurologischer Fokus (neurologic lens)

Das faszilitierte Segment wird durch die niedrige Reizschwelle der Rezeptoren anfällig für schwächere Reize. Das hat zweierlei Folgen:

- Zerebrale Impulse (Emotionen, Stress, Angst, Zorn) erreichen die Reizschwelle dieser Segmente leichter und lösen dadurch hier schneller eine Symptomatik aus (siehe Magenschmerzen bei Stress).
- Reize, die normalerweise nur Nachbarsegmente erreichen, können das faszilitierte Segment mit beeinflussen.

Bedeutung des Rückenmarks

Rückenmark als Informations- und Schaltzentrale

In den Rückenmarksegmenten kommen Informationen vom Gehirn ebenso wie aus der Peripherie an. Genauso gehen Bahnen vom Rückenmark zum Gehirn und zu den peripheren Strukturen. Auf der Ebene des Rückenmarks sind alle Kerne durch Interneurone miteinander verbunden. Alle Inputs stimulieren oder inhibieren sich gegenseitig, um ein den momentanen Bedürfnissen angepasstes Output zu geben.

Das Rückenmark ist der Teil des Zentralnervensystems, in dem die meisten Afferenzen ankommen. Die Afferenzen, die in einem Segment des Rückenmarks anlangen, sind über Zwischenneurone auch mit den Nachbarsegmenten in Verbindung. Dies ist z. B. wichtig für die Ausübung von harmonischen Bewegungen. So können gleichzeitig Agonisten, Synergisten und Stabilisatoren aktiviert und deren Antagonisten inhibiert werden.

Rückenmark als Reflexzentrum

Eine Menge von lebenswichtigen Reflexen sind spinale Reflexe (Flexionsreflex, gekreuzter Extensorenreflex, Sehnenreflex usw.). Sie sind Teil von plastischen Bewegungsmustern des täglichen Lebens (Laufen, Tanzen, Schwimmen etc.). Dadurch wird eine Belastung des Gehirns vermieden.

Das Rückenmarksegment als Ausgangspunkt für Funktionen

Damit eine Bewegung ausgeführt werden kann, müssen die Muskeln entsprechend aktiviert und auch ausreichend vaskularisiert werden usw. Dies wird auf multisegmentaler Ebene koordiniert.

Bedeutung des autonomen Nervensystems

Anhand einer Reihe von Experimenten konnte Korr den negativen Einfluss einer anhaltenden Sympathikotonie auf die menschliche Gesundheit zeigen.

- Der Sympathikus steigert die Muskelkraft und senkt die Müdigkeit der Muskulatur.
- Die Sensibilität der Rezeptoren wird gesteigert, die Reizschwelle gesenkt.
- Der Sympathikus beeinflusst die neuronale Reizbarkeit und Aktivität des Gehirns.
- Der Sympathikus moduliert den Stoffwechsel: Knochenwachstum, Lipolyse und Erythropoese *werden angeregt*.
- Das gesamte Endokrinum steht unter Sympathikuseinfluss.

Es handelt sich hier um lebenswichtige Prozesse, die im Falle einer anhaltenden Sympathikotonie aber schädliche Folgen haben.

Bedeutung der Nerven für die Trophik

Neben dem Nervenimpuls sind die Nerven auch Leitbahnen für Peptide, die für das Gewebewachstum notwendig sind. Korr konnte experimentell zeigen, wie eine Denervierung zu einer Atrophie führt.

Bei anderen Experimenten konnte das Team von Korr darlegen, wie schnell statische Dysbalancen den Sympathikus in bestimmten Bereichen der Wirbelsäule anregen. Schon eine Stunde nach Auftreten des Ungleichgewichts waren die ersten vegetativen Manifestationen feststellbar.

Wichtig festzuhalten ist auch die Erkenntnis der extremen Empfindlichkeit der Muskelspindel. Eine Muskelspindel reagiert auf einen Zug von einem Gramm und einer Dehnung von 1/1000 Millimeter. Damit ist die Muskelspindel eines der sensibelsten Organe des menschlichen Körpers.

Andere Forscher haben ebenfalls zum Thema „Somatische Dysfunktion“ recherchiert:

J.S. Denslow [2] konnte zeigen, dass die Paravertebralmuskulatur in den blockierten Segmenten reizbarer ist und dadurch auf niedrigere Reize reagiert. Diese Muskeln reagieren mit einer stärkeren Kontraktion auf einen Reiz.

Louisa Burns [2] studierte die Folgen von somatischen Dysfunktionen auf Muskeln und Organe. Dabei stellte sie mikroskopische Gewebsveränderungen schon nach 96 Stunden fest.

Michael Patterson [112] erklärte, dass anhaltende Faszilitation zu chronischen Läsionen führt.

Akio Sato [82, 112] konnte experimentell somatoviszerale Reflexbahnen zeigen. Somatische Dysfunktionen führen zu organischen Funktionsstörungen.

Zusammenfassend kann gesagt werden, dass diese Forscher belegen konnten, dass somatische Dysfunktionen der Wirbelsäule zu einer Senkung der Reizschwelle in den Segmenten führen und dass dadurch der Sympathikus angeregt wird, wodurch unter anderem viszerale Funktionsstörungen hervorgerufen werden. Wenn dieser faszilitierte Zustand längere Zeit bestehen bleibt, kann das zu einer Chronifizierung der Problematik führen. Die Muskeln spielen wegen der Sensibilität der Muskelspindeln dabei eine entscheidende Rolle.

Die Bedeutung des Nervensystems als Schalt- und Koordinationsorgan wird deutlich gemacht. Das Zentralnervensystem koordiniert alle Funktionen des gesamten Organismus genauso wie alle Adaptationen bei Dysfunktionen. Deshalb spielt die Wirbelsäule eine zentrale Rolle sowohl für die Diagnostik als auch für die Behandlung.

3.8 Sir Charles Sherrington

Sir Charles Sherrington war ein Neurophysiologe, der Mitte des 20. Jahrhunderts (1947) eine Reihe interessanter Forschungsergebnisse publizierte (The integrative action of the nervous system, Yale University Press, New Haven). Seine Erkenntnisse haben nicht nur dazu beigetragen, das Entstehen von Bewegungsmustern zu verstehen. Ihm haben wir die **neurophysiologischen Erklärungen** für die Wirksamkeit bestimmter Muskeltechniken zu verdanken.

Antagonistenhemmung oder reziproke Innervation (oder Inhibition)

Der Reiz des Agonisten führt zur gleichzeitigen Inhibition des Antagonisten und einer Aktivierung der Synergisten.

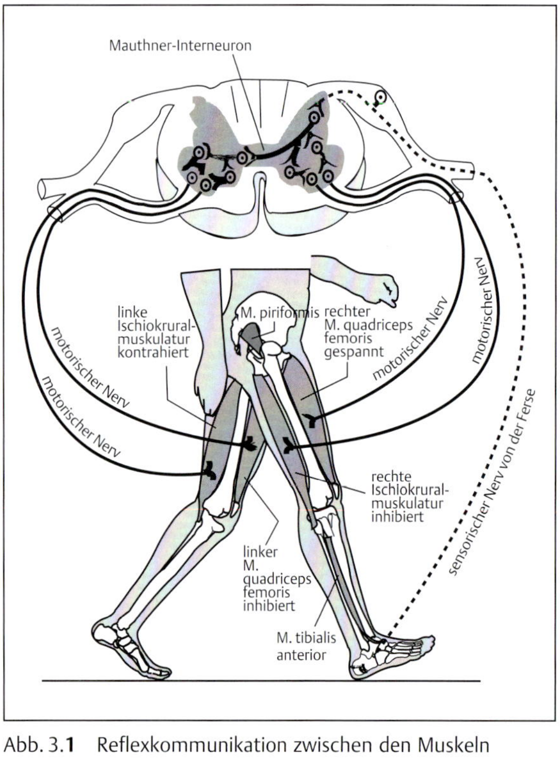

Abb. 3.1 Reflexkommunikation zwischen den Muskeln

Postisometrische Entspannung

Nach der Anspannung können Muskelfasern besser entspannen und gedehnt werden. Diese Entspannungsphase kann bis zu 15 Sekunden dauern.

Temporäre Summation und lokale, räumliche Summation

Temporäre oder lokale Summation mehrerer unter- oder überschwelliger Einzelerregungen, die einen Impuls oder Effekt herbeiführen, der durch einen Einzelreiz nicht hervorgerufen werden kann.

Sukzessive Induktion

Die Reizbarkeit des Antagonisten ist sofort nach der Kontraktion des Agonisten erhöht. Dies sind nur einige der von Sherrington beschriebenen physiologische Tatsachen, die bei der Anwendung von Muskeltechniken berücksichtigt werden.

Ein weiteres physiologisches Prinzip spielt bei Haltungs- und Bewegungsmustern eine bedeutende Rolle: **der gekreuzte Streckreflex**.

Es handelt sich hierbei um einen Schutzreflex oder Fluchtreflex. Wird z. B. die rechte Fußsohle durch einen Schmerzimpuls gereizt, kommt es zu einer Flexion in Hüfte, Knie und Fuß. Gleichzeitig werden durch Interneurone die Extensoren des linken Beins angeregt.

Das gleiche Phänomen findet man bei bestimmten Bewegungsmustern wie z. B. beim Gangbild. Mitchell junior beschreibt ein ähnliches Phänomen im Fall von somatischen Dysfunktionen [107].

Beispiel: Im Falle eines Ilium anterior rechts dominieren rechts die Muskeln, die das Darmbein nach vorne drehen. Der gekreuzte Streckreflex führt dazu, dass links die Muskeln aktiviert werden, die das Ilium nach dorsal drehen. Dadurch wird die Fehlstellung noch offensichtlicher.

3.9 Harrison H. Fryette [56, 121, 125]

Harrison H. Fryette, einer der brillantesten Schüler von Still, ist der gesamten Osteopathenwelt durch seine Analyse der Biomechanik der Wirbelsäule bekannt. Seit ihrer Veröffentlichung in den 20er-Jahren des 20. Jahrhunderts sind die „Fryette'schen Gesetze" das Erklärungsmodell für die Physiologie der Wirbelsäule schlechthin. Auch wenn die Richtigkeit der „Fryette'schen Gesetze" von vielen Kapazitäten unter den Manualtherapeuten infrage gestellt wird, so muss man Fryette doch zugute halten, dass er ein Erklärungsmodell für die Entstehung von osteopathischen Läsionen erstellt hat, das in der Praxis funktioniert. Sein Verdienst ist umso größer, da er damals keine bildgebenden Verfahren für seine Studien zur Verfügung hatte.

Bei osteopathischen Dysfunktionen handelt es sich um sehr komplexe Geschehen, bei denen neben mechanischen Faktoren andere Ursachen wichtig sind. So handelt es sich um lebendes Gewebe mit spezifischen Eigenschaften (Plastizität, hydrolytische Eigenschaften, Piezoelektrizität). Dies und die Tatsache, dass alle Bewegungen dreidimensional sind, wobei die Bewegungsamplituden in den einzelnen Ebenen verschieden sein können, macht gesetzmäßige Aussagen gewagt. Nichtsdestotrotz ist das Fryette'sche Modell ein hilfreiches Denkmodell für die Praxis, zumindest aus rein mechanischer Sicht.

Bei der Untersuchung unserer Patienten finden wir segmentale Dysfunktionen und Gruppenläsionen wie sie Dr. Fryette beschrieben hat. Bei Bewegungstests können wir das Verhalten der Wirbel ertasten und die „Fryette'schen Gesetze" wiederfinden. Dass dies oft nicht möglich ist, erscheint uns normal, da angeborene oder erworbene Anomalien sowie Traumata häufig vorkommen.

Die Lovett'schen Gesetze

Im Jahr 1907 hatte ein anderer Arzt, Robert A. Lovett, eine Arbeit publiziert, in der er die Physiologie der Wirbelsäule beschrieb. Für seine Studien hatte Lovett die Wirbelbögen von den Wirbelkörpern getrennt, das Verhalten der beiden Kolonnen unter Belastung analysiert und daraus folgende Regeln abgeleitet:

- **LWS**: Wenn man der Lendenwirbelsäule eine Seitneigung aufzwingt, machen die Wirbel eine Rotation in die Konkavität.
- **BWS**: Macht die BWS eine Seitneigung, dann drehen die Brustwirbel immer in die Konvexität.
- **HWS**: Der Seitneigung folgt eine Rotation in die Konkavität.

Da dies sich in der Praxis nicht bestätigte, untersuchte Fryette die Mechanik der Wirbelsäule auf andere Weise. Er stellte dabei fest, dass das Verhalten der Wirbel unterschiedlich war, je nachdem, ob die Facetten der Bogengelenke in Kontakt waren oder nicht. Er fand heraus, dass die gesamten Wirbel unterhalb von C 2 eine gleichsinnige Seitneigung und Rotation machen, wenn die Gelenkfacetten in Kontakt sind. Wenn kein Facettenkontakt besteht, machen die Wirbel entgegengesetzte Rotation und Seitneigung.

Die Ausgangsstellung für die Bewegung ist entscheidend dafür, ob die Gelenkflächen der Bogengelenke sich berühren oder nicht. Mit entscheidend dabei sind die Wirbelsäulenkrümmungen und die Orientierung der Gelenkflächen.

Lendenwirbelsäule

- Die LWS ist nach hinten konkav.
- Die Facetten stehen fast senkrecht in der Sagittalebene.
  Rotation und Seitneigung sind isoliert dadurch nur begrenzt möglich, und es kommt dabei sehr früh zum Facettenkontakt.
  Die Flexion der LWS führt früh zu Berührungen der Gelenkflächen. Bei der Extension kommt es dagegen erst relativ spät zum Kontakt.

Brustwirbelsäule

- Die BWS ist nach hinten konvex.
- Die Facetten sind nach hinten außen orientiert und liegen fast in einer frontalen Ebene.
  Durch die Facettenstellung und die BWS-Kyphose ist die Extension der Parameter, der zuerst zu Facettenkontakt führt.

Halswirbelsäule

- Die HWS ist lordotisch.
- Die Facetten sind nach hinten außen orientiert und durch die Lordose in ihrer Stellung beeinflusst.
  In der unteren HWS (C 5–C 7) stehen sie sehr, in der mittleren und oberen HWS deutlich weniger senkrecht.
- Die Processi uncinati und die Sattelform der Wirbelplateaus erlauben den Halswirbeln jedoch nur eine gleichsinnige Rotation und Seitneigung.
- Der OAA-Komplex hat eine eigene Physiologie (atypische Wirbel).

Die Fryette'schen Gesetze

1. Gesetz: Neutralstellung – Seitneigung – Rotation (NSR)

Fryette nannte die Neutralstellung „Easy-flexion". Gemeint ist damit der Bewegungsbereich in der Sagittalebene zwischen den Punkten, wo es in Flexion und Extension zum Facettenkontakt kommt.

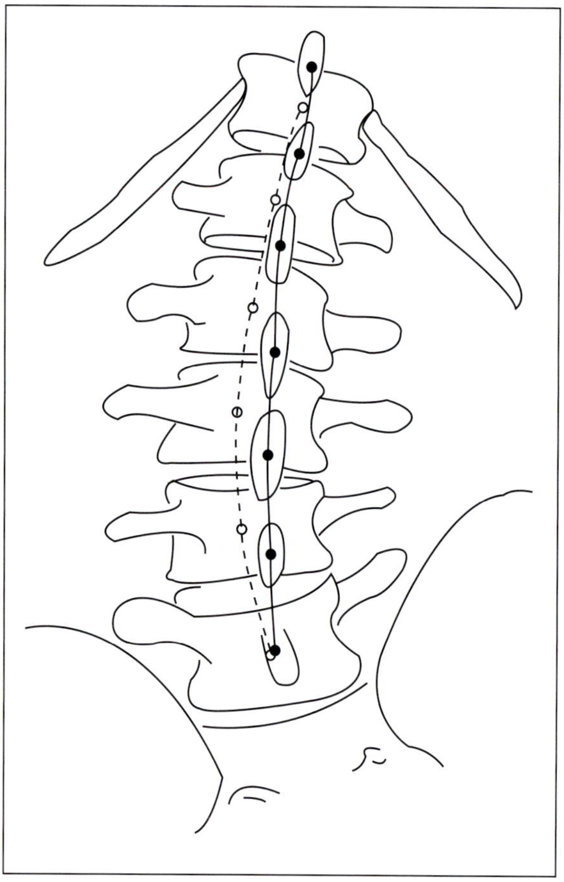

Abb. 3.**2** Verhalten der Lendenwirbel bei einer Seitneigung aus der Neutralstellung (NSR). Adaptive Lumbalkrümmung

Wenn die Wirbelsäule eine Seitneigung aus der Neutralstellung heraus macht, drehen die Wirbel in die neuformierte Konvexität. Es handelt sich dabei um mehrere Wirbel.

2. Gesetz: Flexion oder Extension – Rotation – Seitneigung (F(E)RS)

Wenn die Wirbelsäule aus einer Flexions- oder Extensionsstellung, bei der die Facetten in Kontakt sind, eine Seitneigung macht, müssen die Wirbel eine Rotation zur gleichen Seite machen. Die Orientierung der Gelenkebene ist dafür verantwortlich. Diese Bewegung kann von einer Wirbelgruppe, aber auch isoliert ausgeführt werden.

Dies sind physiologische Bewegungen der Wirbelsäule, die wir tagtäglich machen:

- Bei jedem Schritt machen die LWS und die BWS NSR-Bewegungen und die HWS ERS-Bewegungen.
- Jedes Mal, wenn wir aus gebückter Stellung eine Seitwärtsbewegung machen, macht mindestens ein Wirbel eine FRS.
  Ähnlich macht mindestens ein Wirbel bei einer Rumpfextension mit Seitneigung oder Rotation eine ERS.

Der Gang als globales, funktionelles Bewegungsmuster-Der Gang ist vielleicht das eindrucksvollste Beispiel einer ganzkörperlichen Tätigkeit. Dabei wird deutlich, wie der gesamte Bewegungsapparat sich nach einem bestimmten Muster (Motor Pattern) verhält [10, 19, 63, 107].

Die gesamten myofaszialen Strukturen und alle Gelenke verhalten sich sowohl als propulsierendes Organ als auch als Schockabsorber.

Die physiologische Verwringung und Entwringung der Beine und des Rumpfes geht nach einem speziellen Muster vonstatten. Dies führt bei dem Vorwärtsimpuls beim Gehen zu der Konversion von chemischer Energie, die durch Muskelaktivität entsteht, in kinetische Energie, die den Körper vorwärts propulsiert [155]. Man kann dieses Bewegungsmuster mit einer Feder verglei-

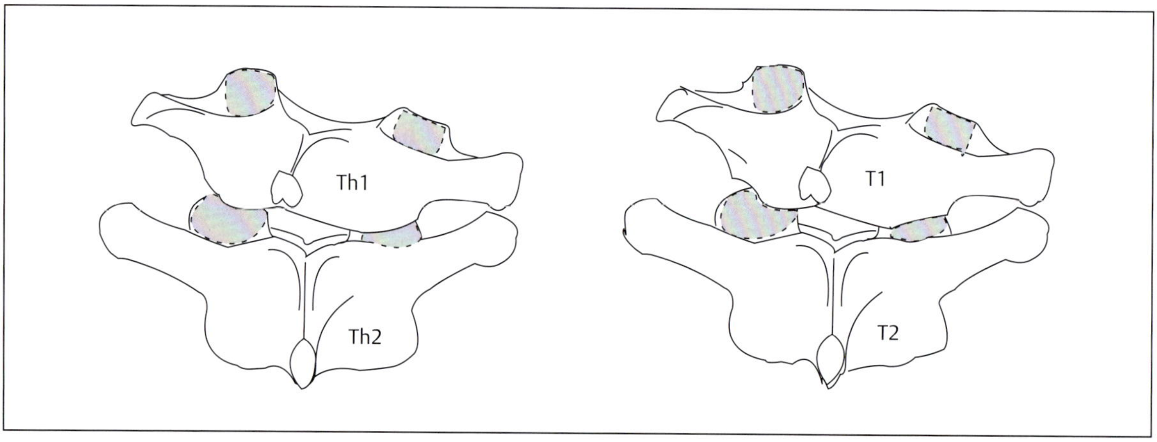

Abb. 3.**3** Facettenstellung in Flexion bzw. Extension

chen, die bei jeder Schwungphase entwrungen wird, und die sich wieder zusammendreht, wenn das Gewicht erneut auf der Ferse landet. Der Impuls beim Gehen beginnt, wenn die Ferse den Boden berührt, das Gewicht nach vorne verlagert wird, und die Beinmuskulatur die Bewegung über das Becken in Richtung Wirbelsäule weiterleitet.

Die Tatsache, dass fast alle Gelenke dreidimensionale Bewegungen erlauben, sowie das Aufeinanderfolgen von Lordosen und Kyphosen von der Fußsohle bis zur Nasenwurzel und die Anordnung der Muskeln in *Lemnisci*, erlaubt eine harmonische und ökonomische Fortbewegung. **Hier wird deutlich, wie die Funktion von der Struktur abhängt.**

Anmerkung: In einem interessanten Artikel äußert Gracevetsky [in 155] die Hypothese, dass die anteroposterioren Kurven der Wirbelsäule nicht nur eine Anpassung an die Schwerkraft sind, sondern auch dazu dienen die Vorwärtsbewegung ökonomischer zu gestalten. Die Kypholordosen wirken wie eine anteroposteriore Blattfeder, die beim Auftreten zusammengedrückt wird, um sich dann in der Schwungphase auszudehnen.

Howard J. Dananberg, Posturologe und Direktor der Walking Clinic in New Hampshire, USA, beschreibt in einem Artikel „Lower back pain as a gaitrelated repetitive motioninjury“ [in 155] in eindrucksvoller Weise, wie ein Extensionsdefizit im MTP-Gelenk der Großzehe Ausgangspunkt von Lumbalgien sein kann.

Ein Streckdefizit der Großzehe verhindert das komplette Abrollen des Fußes beim Gehen. Dies wird vom Organismus durch eine gesteigerte Dorsalextension des Fußes, eine Knieflexion und eine Hüftflexion kompensiert. Daraus resultiert eine Dysbalance zwischen Hüftbeugern und Hüftstreckern, was zu einer Verkürzung der Schrittlänge führt. Die Mm. iliopsoas und quadratus lumborum gleichen das wieder durch eine gesteigerte Beckenrotation aus.

Dieses Beispiel zeigt, wie eine Fußläsion durch eine bestimmte Muskelkette kompensiert wird, was zu einer vorhersehbaren Dysfunktion führen kann.

Ganganalyse

Wir geben hier eine Beschreibung des Gangbildes wieder, so wie es von den meisten Fachleuten gesehen wird.

Das Gangbild kann in mehrere Phasen eingeteilt werden. Wir beschränken uns auf die Beschreibung in zwei Phasen:

- Schwungphase
- Standphase

Beide Phasen finden gleichzeitig statt, wobei das eine Bein Standbein und das andere Bein Schwungbein ist. Das Körpergewicht wird dabei auf das Standbein balanciert, damit das andere Bein nach vorne propulsiert werden kann.

Durch das Vorwärtsschwingen eines Beines wird das Becken zum Standbein hin rotiert. Am thorakolumbalen Übergang kommt es zu einer Gegenrotation zur Seite des Schwungbeins. Dies erkennt man an den Armbewegungen, die den Beinbewegungen entgegengesetzt sind.

Während der Schwungphase wird die Hüfte gebeugt und der Fuß dorsal extendiert, das Knie dagegen in der ersten Hälfte gebeugt und in der zweiten Hälfte gestreckt, bevor die Ferse den Boden berührt.

In der Standphase wird die Hüfte gestreckt. Das Knie ist zuerst leicht gebeugt, bevor es komplett gestreckt wird. Die Standphase beginnt in dem Moment, in dem die Ferse den Boden berührt. Danach kommt es zu einem Abrollen des Fußes von der Ferse bis zur Großzehe.

Eine besondere Stellung nimmt an dieser Stelle das untere Sprunggelenk ein. Eine Dysfunktion hier wird das gesamte Gangbild verändern. Die gegenläufigen Bewegungen zwischen Becken- und Schultergürtel führen dazu, dass der Kopf kaum bewegt und der Blick geradeaus gehalten werden kann.

Die Wirbelsäule macht beim Gehen eine schlängelnde oder „skoliotische“ Bewegung, wobei die Lendenwirbelsäule konvex zur Schwungseite und die Brustwirbelsäule konvex zur Standseite wird.

Das Becken macht global eine Rotation zur Standseite hin und eine leichte Neigung zur Schwungseite. Im Becken selbst kommt es zwischen Kreuz- und Darmbeinen ebenfalls zu Veränderungen während des Gangzyklus. Dabei spielt die Symphysis pubica die Rolle einer halbmobilen Rotationsachse. In der Symphyse selbst kommt es zu Rotationen entsprechend den Iliumrotationen.

Nehmen wir als Beispiel die Schwungphase des rechten Beins: Dieser Zyklus beginnt in dem Moment, wo die linke Ferse den Boden berührt und die rechte Großzehe den Kontakt mit dem Boden verliert. Dabei ist das linke Ilium nach dorsal und das rechte nach ventral rotiert. Das Sakrum steht in einer Neutralstellung zwischen den beiden Ilii. Sobald der rechte Fuß den Boden verlässt, wird das linke Bein belastet, wodurch eine ligamentäre (und muskuläre) Verriegelung des linken ISG entsteht, die zur Stabilisierung beiträgt.

Um das Gewicht auf das linke Bein zu verlagern, macht die LWS eine Linksseitneigung, wodurch der Druck auf den kurzen Schenkel des linken ISG verlagert wird. Dabei kommt es gleichzeitig zu einer Beckenkippung (um 5° nach Schiowitz [49]) nach rechts. Der untere Pol des rechten ISG wird durch das Gewicht des rechten Beins und die daraus resultierende Muskelanspannung komprimiert. Dadurch entsteht eine linke diagonale Achse. Die LWS befindet sich in einer Neutralstellung mit Seitneigung nach links und Rotation nach rechts (NSR nach Fryette). Das Kreuzbein darunter macht eine Rotation nach links um eine linke diagonale Achse (nach Mitchell [107]). Die Darmbeine drehen gemeinsam mit der Wirbelsäule, wodurch eine konstante Bänderspannung gewährleistet ist.

Während der Schwungphase des rechten und der Propulsionsphase des linken Beines drehen die Darmbeine

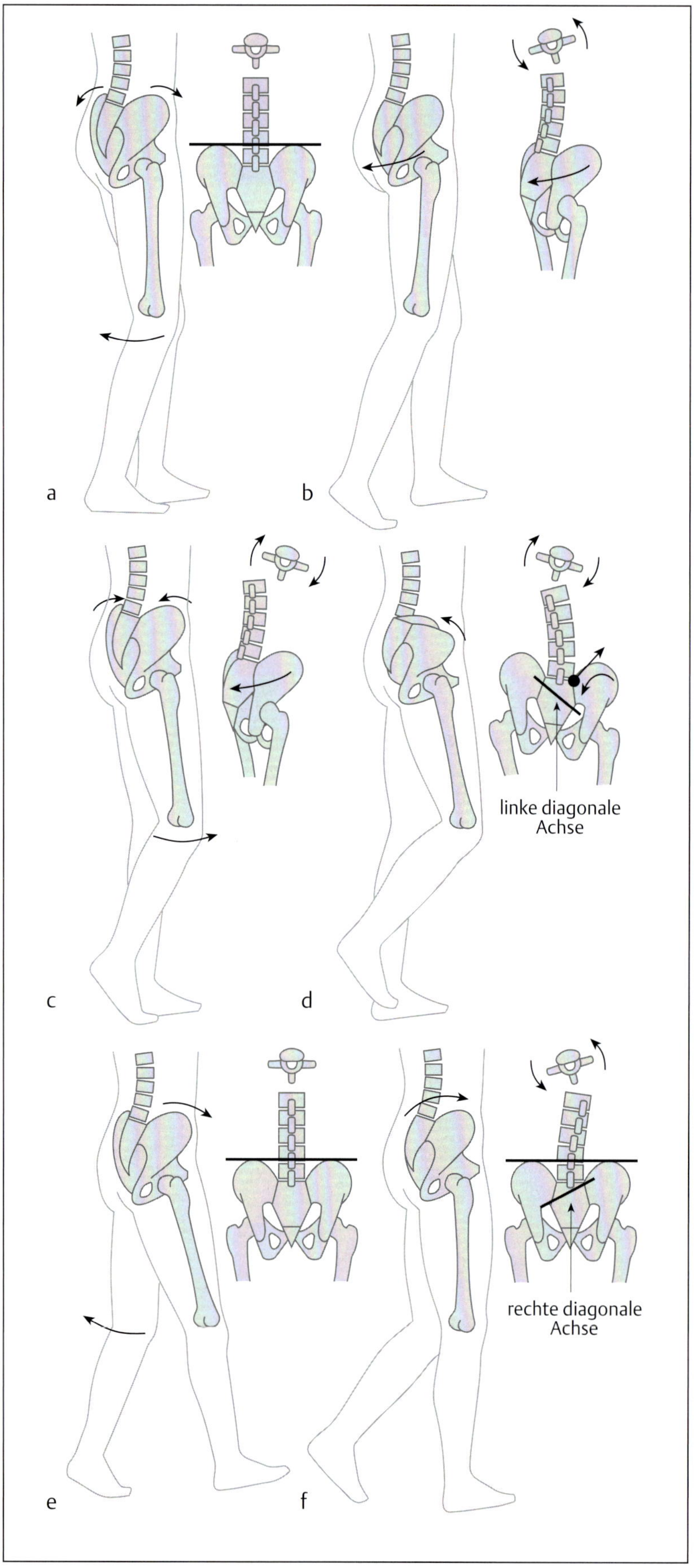

Abb. 3.**4a–f** Biomechanik und Beckenbewegungen während der einzelnen Gangphasen

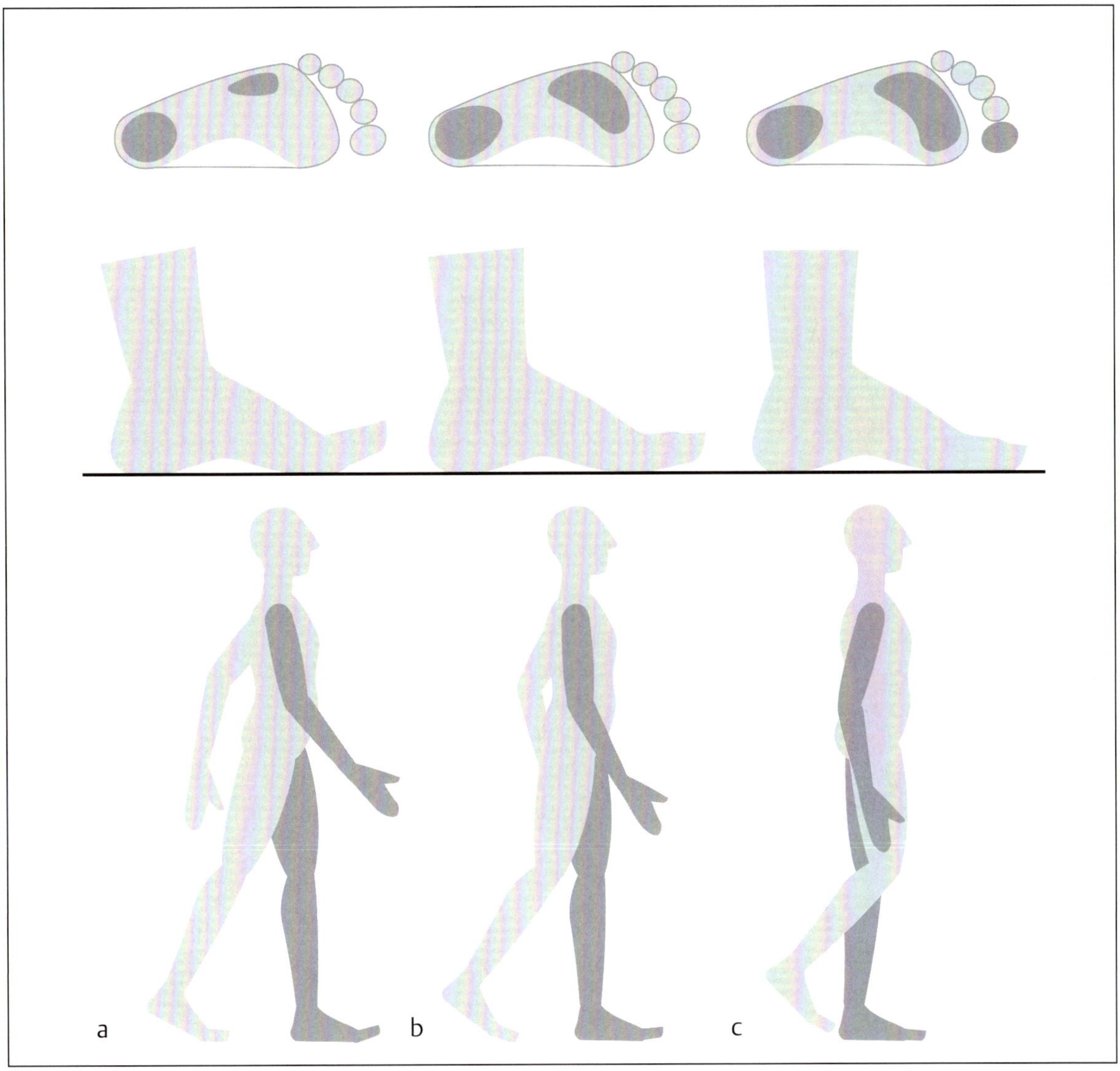

Abb. 3.**5a–c** Gewichtsverteilung während der Gangphasen

in umgekehrter Richtung. Das rechte Ilium dreht nach hinten, das linke nach vorne. Diese Bewegung wird durch Muskeln initiiert und durch den Schwung der Bewegung vollendet (das Gesetz der Ökonomie wird gewahrt).

Anmerkung: Das Kreuzbein bewegt mit den Darmbeinen, macht die gleiche Rotation und Seitneigung, aber langsamer. Dadurch bekommt es die Funktion eines Kugellagers, das die Kraftlinien zwischen Wirbelsäule und den beiden Darmbeinen aufrechterhalten soll.

Die Muskelaktivität beim Gang

Aus verständlichen Gründen können wir hier die Muskelarbeit nicht detailliert darstellen. Zum einen sind die Angaben aus der Literatur sehr unterschiedlich, was die Aktivität einzelner Muskel angeht. Zum anderen sind unserer Meinung nach Muskelketten wichtiger als isolierte Muskel. Des Weiteren wird die Analyse dadurch erschwert, dass manche Gelenke in mehreren Ebenen stabilisiert werden müssen und die Bewegungen dreidimensional ablaufen. Im 2. Teil dieses Buches über die Triggerpunkte werden die Funktionen der einzelnen Muskel jedoch beschrieben.

Ein klassisches Beispiel für die Muskelaktivität ist das Kniegelenk zu Beginn der Standphase. Die Mm. ischii und der M. quadriceps stabilisieren das Knie in der Sagittalebene. Die Muskeln des Pes anserinus verhindern ein Valgus des Knies. Der Tractus iliotibialis ist gespannt, weil der M. tensor fascia lata hilft, die Adduktion der Hüfte zu verhindern.

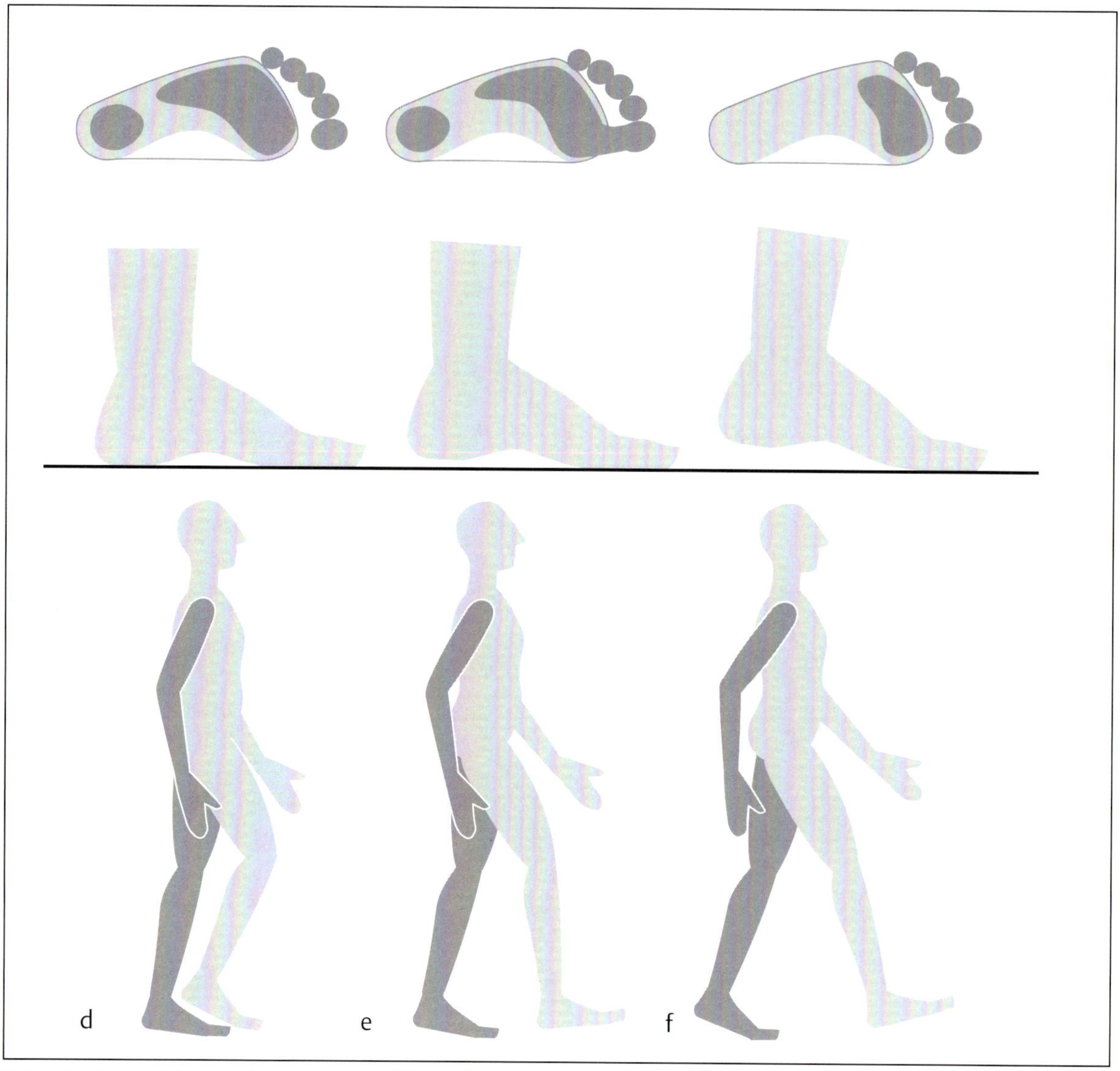

Abb. 3.**5d–f** Gewichtsverteilung während der Gangphasen

Schwungphase

Zu Beginn der Schwungphase, wenn die Großzehe den Boden verlässt, beugen die Mm. iliopsoas und rectus femoris die Hüfte, die ischiokrurale Muskelgruppe das Knie. Der M. tibialis anterior hebt den Fuß zusammen mit den Zehenstreckern. Am Ende der Schwungphase streckt der M. quadriceps das Knie. Kurz bevor und in dem Moment, wo die Ferse den Boden berührt, werden die Kniestabilisatoren aktiviert (siehe oben). Die Schwungbeinphase besteht also aus einer Aktivierung der Flexoren des Beines.

Standbeinphase

Diese Phase beginnt mit der Berührung des Bodens durch die Ferse. Die Hüfte befindet sich in Flexion, das Knie ist gestreckt und der Fuß und die Zehen sind in Dorsalextension.

- Das Standbein hat zwei Aufgaben zu erfüllen:
- Die Stabilität von Bein und Becken aufrechtzuerhalten (Abduktoren),
- den Oberkörper nach vorne zu propulsieren (Extensoren).

Die Stabilität des Beckens wird durch die Mm. glutaei, den M. tensor fascia lata und den Tractus iliotibialis gewährleistet. Der Valgus des Knies wird durch die Muskeln des Pes anserinus und durch die Kette M. glutaeus maximus – M. vastus lateralis – Retinaculum patellae garantiert. Der Varus des Fußes wird durch die Peronealmuskulatur eingeschränkt. Nach kranial wird die Kette über die Mm. glutaei in den M. latissimus dorsi der gegenüberliegenden Seite weitergeleitet.

Der Oberkörper wird durch eine Streckung von Hüfte, Knie und Fuß vorwärts bewegt. Dafür verantwortlich sind hauptsächlich der M. glutaeus maximus, der

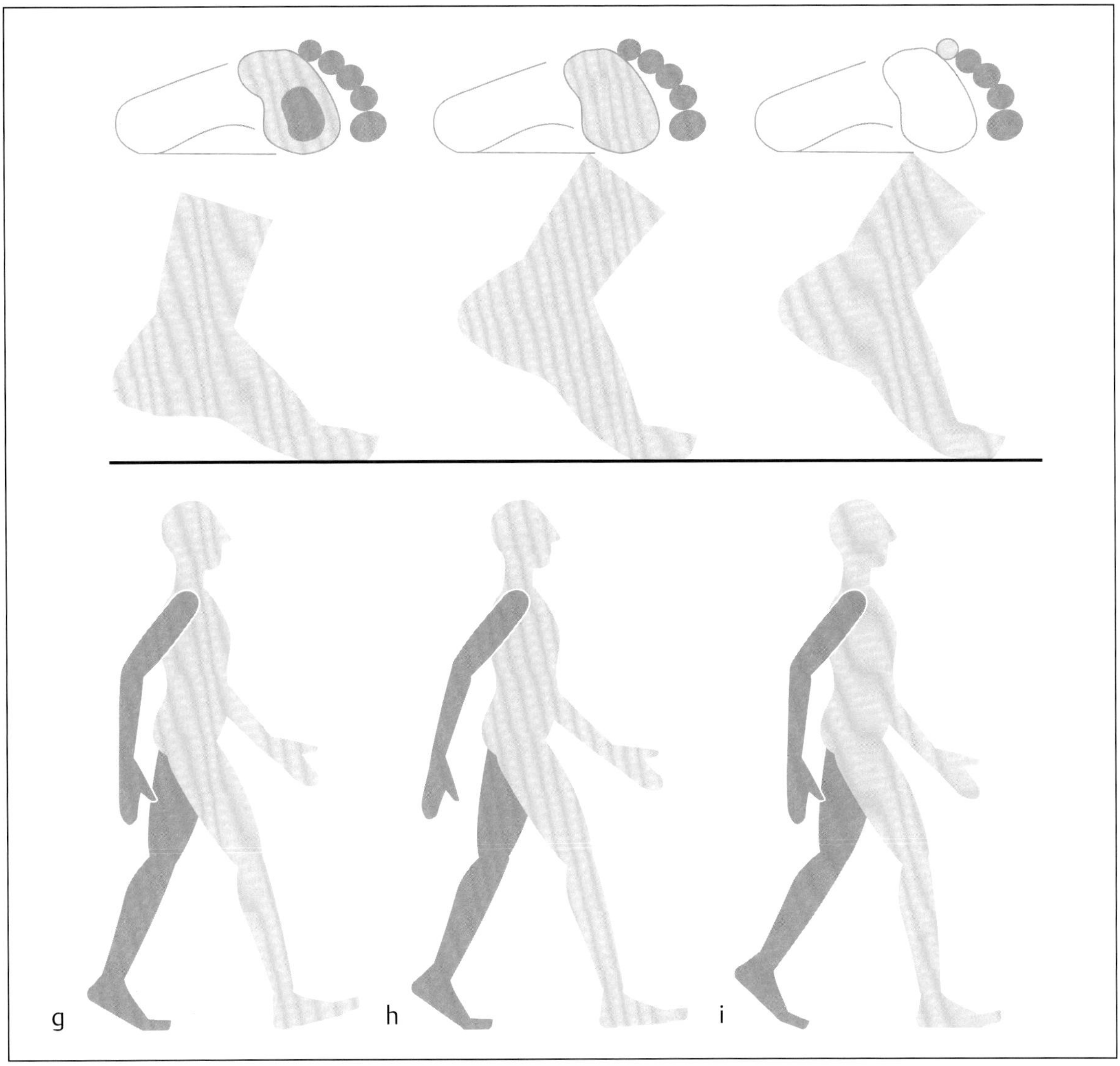

Abb. 3.**5g–i** Gewichtsverteilung während der Gangphasen

M. quadriceps, der M. triceps surae sowie der M. tibialis posterior, die Mm. peronei und die Zehenflexoren.

Es ist interessant festzustellen, dass die Muskeln, die in einer Bewegungsphase aktiviert werden, durch die vorherige Phase optimal positioniert, d. h. in eine gedehnte Lage gebracht werden. Die gegensinnige Rotation von Becken- und Schultergürtel sowie die gegensinnige Arm- und Beinbewegung verdeutlichen dies eindrucksvoll.

Wenn der rechte M. iliopsoas die rechte Hüfte nach vorne ziehen soll, zieht der linke M. latissimus dorsi den linken Arm nach hinten und stabilisiert dadurch die Wirbelsäule, wodurch der M. psoas einen stabilen Ansatz bekommt.

In ihrem Buch „Les pivots ostéopathiques" stellen Ceccaldi und Favre [36] den Gang als ein harmonisches Zusammenspiel der Muskelketten dar. Der gesamte Bewegungsapparat verhält sich dabei nach einem gleichen, sich bei jedem Schritt wiederholenden Muster. Das Becken und die Wirbelsäule machen dabei bestimmte Bewegungen um die von J.M. Littlejohn beschriebenen Drehpunkte (Pivots). Die beiden Autoren dehnen das Modell von Littlejohn auf die Extremitäten aus und beschreiben weitere Drehpunkte im Sternokostoklavikulargelenk, im Kniegelenk sowie im unteren Sprunggelenk.

Wie schon oben erwähnt, macht die Wirbelsäule eine skoliotische Bewegung, wenn das Becken während der Schwungphase eine Seitneigung macht. Dabei drehen die Lendenwirbel zur Seite des Schwungbeins und die Brustwirbel zur Seite des Standbeins, mit den jeweiligen Scheitelpunkten der Krümmungen L 3 und Th 6. Die Halswirbelsäule macht eine Translation zur Schwungbeinseite mit Rotation zur anderen Seite (Fryette II).

Dieses Verhalten kann durch den Hipdrop-Test veranschaulicht werden. Der Gangzyklus wird durch diesen

Test imitiert. Das Verhalten der Extremitäten wird im Abschnitt über die Muskelketten (s. S. 78ff.) beschrieben.

Wenn wir uns das kraniosakrale Modell von W.G. Sutherland vor Augen halten, können wir daraus rückschließen, welche Bewegungen die SSB und damit der gesamte Schädel bei jedem Schritt machen.

Fazit

Der Gang ist eine physiologische Funktion des gesamten Bewegungsapparates. Dabei verhält der Organismus sich wie eine Sprungfeder. Die entgegengesetzte Anordnung von Lordosen und Kyphosen von der Fußsohle bis zum Kopf und die Elastizität der Bänder, Sehnen und Faszien ermöglichen es, die bei der Standbeinphase gewonnene Energie für die Schwungphase freizusetzen. Dadurch wird das Gesetz der Ökonomie gewahrt.

Beim Gehen werden die zwei Bewegungsmuster sichtbar. Flexion und Extension alternieren rhythmisch.

Während an einer Seite die Extensorenkette aktiv ist, dominiert an der anderen Seite die Flexorenkette (Sherrington II). Dies führt zu einem Torsionsmuster der Wirbelsäule (entgegen gesetzte Drehung von Becken- und Schultergürtel). Aus kraniosakraler Sicht resultieren daraus Torsionen der SSB.

Voraussetzung für einen harmonischen Bewegungsablauf sind normal funktionierende Strukturen. Hypo- ebenso wie Hypermobilitäten verändern das Bewegungsmuster. Es kommt zu statischem wie motorischem Fehlverhalten. (*Beispiel:* Eine Dysfunktion des ersten Metatarsale nach kranial oder des Talus nach anterior verhindern das Abrollen des Fußes, was auf Dauer eine Beugestellung der unteren Extremität zur Folge hat Die daraus resultierende Psoasverkürzung bleibt nicht ohne Folgen für die gesamte Wirbelsäule.)

Das Motor Pattern, das der Therapeut bei seinem Patienten findet, entspricht dem Anpassungsmuster des gesamten Organismus an seine Dysfunktion.

Dieses Phänomen entspricht dem Gesetz der Ökonomie und Schmerzfreiheit sowie dem Gesetz der Globalität.

Anmerkungen:

- Vleeming et al. [155] vermuten den Grund für das frühzeitige Ermüden beim langsamen Gehen, wie z. B. beim Schaufensterbummeln, in der Tatsache, dass beim Bummeln das Sprungfederprinzip nicht zur Geltung kommt.
  Dadurch kommt es zu einer Mehrarbeit der Muskulatur und im Besonderen der Muskel, die durch Fehlhaltungen und Dysbalancen schon überlastet sind.
- H.J. Dananberg macht in einem Artikel [in 155] interessante Angaben zum Gehen. Das Gehen ist eine tägliche Aktivität. Wenn man davon ausgeht, dass ein Mensch im Durchschnitt 80 Minuten täglich geht, macht er dabei rund 2500 Schritte. Das macht ungefähr 1000000 Schritte pro Jahr.
  Bestimmte Berufe oder sportliche Aktivitäten können diese Zahl verdoppeln oder verdreifachen. Auch nur geringfügige Dysbalancen können eine Schmerzsymptomatik verursachen.
- In einem anderen Artikel [in 155] stellt Gracovetsky die Hypothese auf, dass der Grund für die besondere Biomechanik der Halswirbelsäule (Fryette II) darin bestehen könnte, dass die Halswirbelsäule die Rotation des Schultergürtels neutralisiert, damit der Blick nach vorne gerichtet bleibt.

4 Kraniosakrales Modell

4.1 William G. Sutherland [54, 89, 101, 102, 136, 142, 143, 144]

William G. Sutherland braucht man den Osteopathen nicht mehr vorzustellen. Auch alle anderen Therapeuten, die Kranialosteopathie in ihren Behandlungen verwenden, dürften von ihm gehört haben.Wir wollen hier weder das Leben noch das Werk Sutherlands präsentieren, sondern nur das, was in den Rahmen dieses Buches passt.

William G. Sutherland war wahrscheinlich der Schüler von Still, der in seinem Wirken dem Meister am nächsten kam. Einerseits wusste er um die Bedeutung der Anatomie und der Biomechanik bei der Entstehung und Behandlung von Dysfunktionen. Andererseits aber war ihm auch bewusst, dass es darüber hinaus noch etwas anderes gibt, das Einfluss auf die Gesundheit hat. Genau wie Still war Sutherland ein gottgläubiger Mensch, der diesen Aspekt auch in seine Behandlungen einfließen ließ. Der „Breath of life", wie er es nannte, durchströmt den gesamten Körper mittels des Liquors und der interstitiellen Flüssigkeit. Dies war ein wichtiger Aspekt in der Behandlungsweise von Sutherland.

Sutherland hat im Laufe seiner osteopathischen Tätigkeit eine erstaunliche Entwicklung gemacht. Ursprünglich dominierte in seinen Behandlungen eindeutig der mechanische Aspekt. Dies ist darin ersichtlich, dass er in seiner Anfängerzeit die kraniellen Läsionen als mechanische Fehlstellungen betrachtete und entsprechend behandelte. Nicht umsonst hat er eine Art Turban oder Helm entwickelt, um gezielt bestimmte Schädelstellen zu beeinflussen. Auch verglich er die Schädelbasisknochen mit Wirbeln. Das Schädeldach verglich er dabei mit den Quer- und Dornfortsätzen der Wirbel.

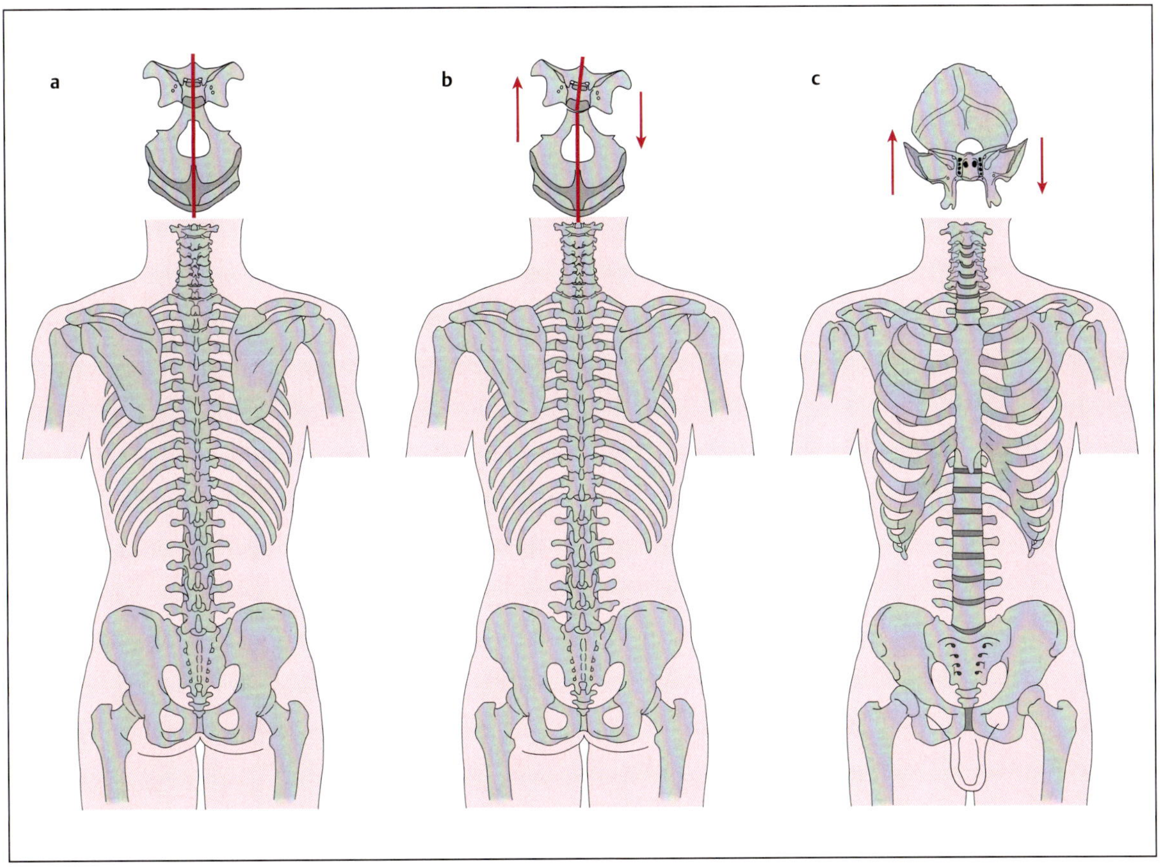

Abb. 4.1 **a** Kraniale „Wirbel", **b** Rechtsneigung des Os sphenoidale, **c** Rechtsrotation des Os sphenoidale

Ebenso wie man anhand der Stellung der Spinosi (Dornfortsätze) und Transversi (Querfortsätze) eine Aussage über die Stellung des Wirbelkörpers machen kann, so kann das Schädeldach Hinweise auf die Stellung von Sphenoid und Okziput geben.

Embryologisch kann man den Schädel aus drei modifizierten Wirbeln bestehend betrachten, wobei das Okziput, das Sphenoid sowie das Präsphenoid (Ethmoid) die Wirbelsäule nach kranial verlängern. Okziput und Sphenoid bilden dabei eine Krümmung mit Konkavität nach vorne, vergleichbar mit der BWS-Kyphose.

Für die Terminologie der Bewegungen benutzte Sutherland für die Wirbelsäule und den Schädel die gleichen Begriffe (Flexion, Extension, Torsion, Sidebending-Rotation (Seitneigung-Rotation) wobei Sidebending-Rotation einer ERS oder FRS entspricht.

Die embryonale Entwicklung von Gehirn und Kopf ist verantwortlich dafür, dass die Bewegungsebenen von Rotation und Seitneigung für die SSB anders sind. Im Laufe der Philogenese hat der Kopf eine Neigung nach vorne gemacht, um in aufrechter Position den Blick nach vorne zu richten.

Während die Rotation des Os sphenoidale und des Os occipitale in einer frontalen Ebene stattfinden, neigen sie sich bei der Sidebending-Rotation um eine senkrechte Achse in der Transversalebene. Flexion und Extension finden in der Sagittalebene statt.

Langjährige praktische Erfahrung und Experimente führten dazu, dass Dr. Sutherland im Laufe der Zeit seine Behandlungsmethoden veränderte und immer sanfter therapierte. So stellte er fest, dass man Dysfunktionen auch indirekt behandeln kann, indem man das zu behandelnde Gelenk oder den zu behandelnden Knochen in eine möglichst entspannte Lage bringt und dem Körper die Arbeit der Korrektur überlässt.

Am Ende seiner Laufbahn benutzte Sutherland den Liquor – oder die Tide – zu therapeutischen Zwecken, indem er den Liquorfluss dirigierte und zusätzlich die Atmung sowie Bewegungen der Extremitäten zuhilfe nahm.

4.2 Biomechanik des Kraniosakralsystems

Die Theorie des kraniosakralen Mechanismus baut auf fünf Elementen auf:

1. die Motilität des Nervensystems
2. die Fluktuation der LCS
3. die reziproken Spannungsmembranen Falx, Tentorium und Dura mater spinalis (Abb. 4.**2**)
4. die Beweglichkeit der Schädelknochen
5. die unwillkürliche Beweglichkeit des Sakrums zwischen den Darmbeinen

Wir wollen diese fünf Bestandteile der Kranialosteopathie hier nicht detailliert darstellen, sondern möchten dafür auf entsprechende Fachliteratur verweisen [37, 54, 57, 67, 89, 90, 91, 101, 102, 117, 142, 143, 144, 148, 150]. Einige Aspekte müssen jedoch aus Gründen besseren Verständnisses dieser Theorie etwas genauer beschrieben werden.

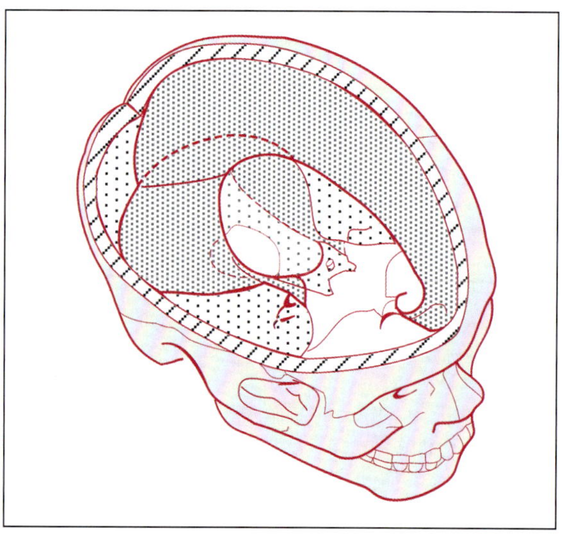

Abb. 4.**2** Intrakraniale Membranen: Falx und Tentorium

Während die Mobilität des Nervensystems und die Fluktuation des Liquors aller Wahrscheinlichkeit nach mitverantwortlich sind für die Bewegung des kraniosakralen Systems, d. h. quasi als Motor dienen, sind die Membranen und die Knochen, die miteinander verbunden sind, für die Harmonie der Bewegungsmuster ausschlaggebend.

Die Dura mater cranialis haftet mit ihrem parietalen Blatt an der Innenseite der Schädelknochen und ist über die Suturen mit dem Periost verbunden, während das viszerale Blatt stellenweise gelöst vom parietalen Blatt die Hirnmembranen bildet. Diese sind wiederum so angeordnet, dass die Schädelknochen gezwungen werden, ganz bestimmte Bewegungen während des kranialen Impulses zu machen.

Die Falx cerebri und Falx cerebelli bilden eine senkrechte Sichel in der Sagittalebene, die von der Crista galli des Os ethmoidale entlang der Sutura metopica, der Sutura sagittalis bis zur Protuberantia occipitalis interna und von da aus weiter bis zum Foramen magnum zieht. Sie bilden eine Scheidewand zwischen den Großhirnhemisphären sowie zwischen den Kleinhirnhemisphären. Die Falx verbindet also das Os ethmoidale, das Os frontale, die beiden Parietalknochen und das Os occipitale miteinander.

Das Tentorium cerebelli zieht von den Processi clinoidei, entlang der Oberkante der Felsenbeine, an

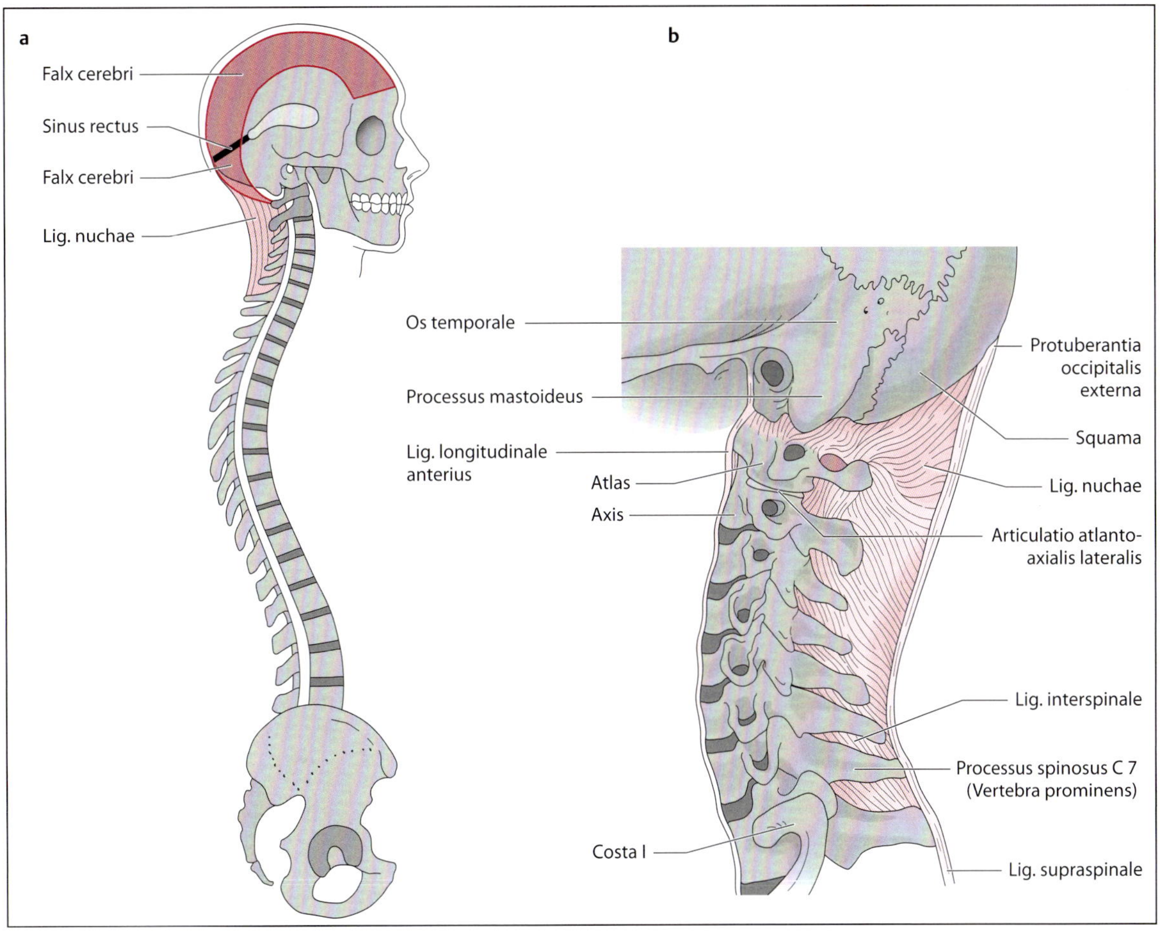

Abb. 4.**3a, b** Ligamentum nuchae als Verlängerung der Falx

der Innenseite des Asterion entlang, um dann am Okziput entlang bis zur Protuberantia occipitalis interna zu ziehen. Das Tentorium cerebelli trennt sozusagen das Großhirn vom Kleinhirn. Der freie Rand der beiden Sicheln ist in Kontakt mit dem Corpus callosum für die Falx und dem Mittelhirn für das Tentorium. Das Tentorium verbindet Sphenoid, Temporale, Parietale und das Okziput miteinander.

Von Bedeutung ist die Tatsache, dass die intrakraniellen Membranen die Sinus venosi, die venösen Blutleiter des Gehirns bilden. Spannungen dieser Membranen können den venösen Abfluss aus dem Kopf beeinflussen. Die beiden Sicheln, Falx und Tentorium, treffen sich im Sinus rectus, der auch das Fulcrum von Sutherland genannt wird.

Bemerkenswert ist, dass an der Außenseite des Okziput die Protuberantia occipitalis externa, die im Schädelinneren der Protuberantia occipitalis interna entspricht, dem Ligamentum nuchae Ansatz gibt.

Genauso befindet sich der Sinus transversus, der vom Tentorium cerebelli an der Innenseite des Okziput gebildet wird, auf einer Linie mit der Linea nuchae superior, die den Mm. trapezii Ansatz gibt.

Das Ligamentum nuchae ist also außerhalb des Schädels die Verlängerung der Falx und die Faszie der Mm. trapezii die Verlängerung des Tentoriums.

Die Falx cerebelli hat am Foramen magnum eine feste Verankerung, von wo sie dann in die Dura mater spinalis übergeht. Die Dura mater spinalis wird ähnlich wie die Falx und das Tentorium nur vom viszeralen Blatt gebildet, während das parietale Blatt in den Periost übergeht (oder vielmehr diesen bildet). Sie hängt relativ lose im gesamten Rückenmarkkanal und hat nur an bestimmten Stellen feste Verankerungen mit den Wirbeln.

Im kranialen Abschnitt ist sie am Foramen magnum und am zweiten Halswirbel befestigt, um dann im Sakralbereich auf Höhe von S 1/S 2 einen festen Ansatz zu haben.

Die Dura mater spinalis umhüllt das Rückenmark und folgt den peripheren Nerven bis in das Foramen intervertebrale, wo sie in die äußere Hülle der Nerven übergeht. Im Foramen intervertebrale ist sie ebenfalls am Knochen befestigt.

Des Weiteren gibt es relativ lose Befestigungen an den Wirbelkörpern über die Ligamenti denticulati.

Die Dura mater ist die äußere Hülle der drei Meningen, die das Zentralnervensystem umhüllen. Während die Pia mater der Nervenmasse aufliegt, füllt die Arach-

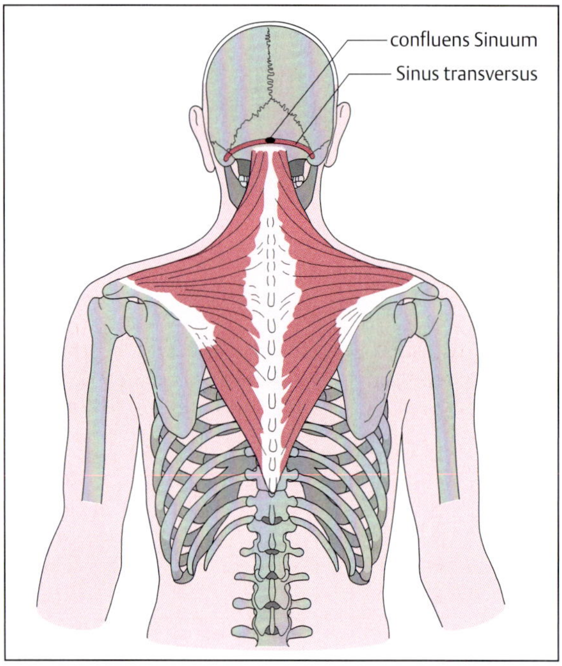

Abb. 4.**4** Faszie der Mm. trapezii als Verlängerung des Tentoriums

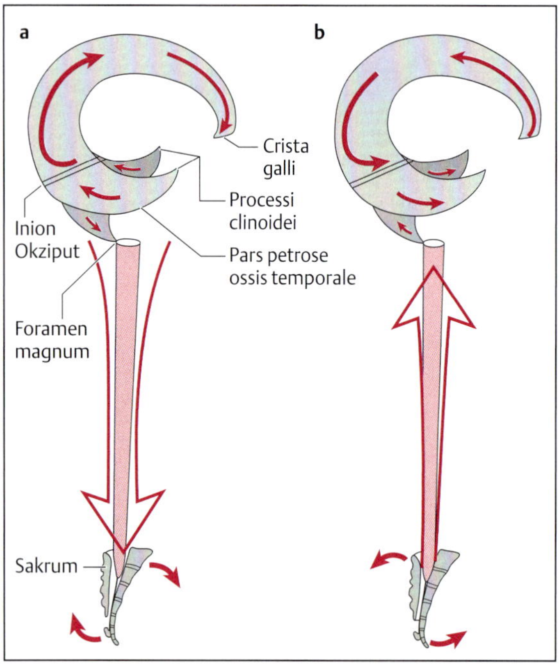

Abb. 4.**5a, b** „Reziproke Spannungsmembranen" mit Anhaftungen

noidea den Raum zwischen Pia und Dura mater, den so genannten Subarachnoidalraum. Dieser ist mit Liquor gefüllt und bildet quasi ein Wasserbett für Gehirn und Rückenmark.

Der Subarachnoidalraum steht in Verbindung mit den Hirnkammern, in denen der Liquor produziert wird (Plexus choroidei). Die Reabsorption des Liquors findet zu 95 % in den Arachnoidalzotten der Sinus venosi statt. Die restlichen 5 % werden über das Lymphsystem wieder aufgenommen.

Die Tatsache, dass das Duralsystem eine sehr resistente Membran ist, die an bestimmten Stellen haftet und ein mit Flüssigkeit (LCS) und Nervenmasse gefüllter Schlauch darstellt, macht verständlich, dass ein Druck oder eine Spannung an einer Stelle sich auf das gesamte System ausbreitet. Dies kann man mit einem Luftballon vergleichen, den man an einer Stelle komprimiert. Dieser Druck ist überall am Ballon zu spüren. Das gesamte Duralsystem hat fünf Anhaltspunkte, deren gemeinsamer Anker das Fulcrum von Sutherland ist.

- vorne die Crista galli und Processi clinoidei
- lateral die beiden Temporalknochen
- hinten das Os occipitale
- unten das Sakrum

Von praktischer Bedeutung ist die Tatsache, dass ein Zug an einem dieser Punkte über das Fulcrum von Sutherland alle anderen mit beeinflusst. Mit anderen Worten: Eine Sakrumfehlstellung wird den OAA-Komplex genauso beeinflussen wie die Temporale und das Os sphenoidale. Dies wird umso größere Konsequenzen für die Wirbelsäule haben, weil hier die sensiblen Muskelspindeln einen potenzierenden Effekt haben.

Obwohl die Schädelnähte keine Bewegungen im eigentlichen Sinne zulassen, so wie wir sie von den Extremitäten oder der Wirbelsäule her kennen, so erlauben sie doch eine Verformbarkeit. Bei den Bewegungen des kraniosakralen Impulses kommt es nicht zu einer Volumenveränderung des Schädels, sondern nur zu einer Verformung des ganzen hydraulischen Systems inklusive der Wirbelsäule und des Beckens. Da diese Bewegungen harmonisch ablaufen, werden Restriktionen an einem Punkt des Systems sich überall manifestieren.

Wenn die Störung bedeutend genug ist, wird das ganze System adaptiert, um funktionieren zu können. Dies wird zu Anpassungen der Strukturen führen, was schlussendlich zu strukturellen Veränderungen bzw. Positionsveränderungen führt. Dies ist die Bedeutung des Begriffes **„Reziproke Spannungsmembranen"**.

Anmerkung: Über den Auslöser der kraniosakralen Bewegung ist man sich nicht einig. Allgemein wird angenommen, dass die Fluktuationen des Liquors das Duralsystem in Spannungen bringen, die sich dann auf die Knochen auswirken. Die besondere Anatomie der Schädelnähte und die Anhaftungen der Dura sind verantwortlich für die speziellen Bewegungsmuster.

4.3 Die Bewegungen und die Dysfunktionen des kraniosakralen Mechanismus

Für die detaillierte Beschreibung verweisen wir noch einmal auf die entsprechende Fachliteratur. Hier soll nur das dargestellt werden, was für das weitere Verständnis von Bedeutung ist.

Flexion – Extension

Als Sutherland die beiden Phasen des kraniosakralen Rhythmus definierte, nannte er sie Flexion und Extension, weil für ihn das Zentrum der Bewegung die Synchondrosis sphenobasilaris war. Der Nomenklatur konform entspricht die Flexion der SSB einer Verkleinerung des Winkels zwischen Pars basilaris des Okziputs und des Corpus sphenoidale. Die Extension entspricht einer Vergrößerung dieses Winkels.

Flexion

Das Os occipitale macht eine Rotation nach posterior und das Os sphenoidale eine Rotation nach anterior, wobei die SSB ansteigt. Global machen beide Knochen eine Bewegung nach anterior. Dies ist wichtig für die Relation zwischen Okziput und Atlas. **Bei der kranialen Flexion gleitet das Os occipitale über dem Atlas nach vorne.** Dies entspricht einer mechanischen Extension des Okziputs. Das Os ethmoidale, vor dem Os sphenoidale liegend, macht die gleiche Rotation wie das Os occipitale. Die paarigen oder peripheren Knochen machen bei der Flexion eine Außenrotation.

Die Vorwärtsbewegung des Os occipitale und die Aufwärtsbewegung der Pars basilaris verlagern das Foramen magnum nach vorne. Daraus resultiert ein Zug auf

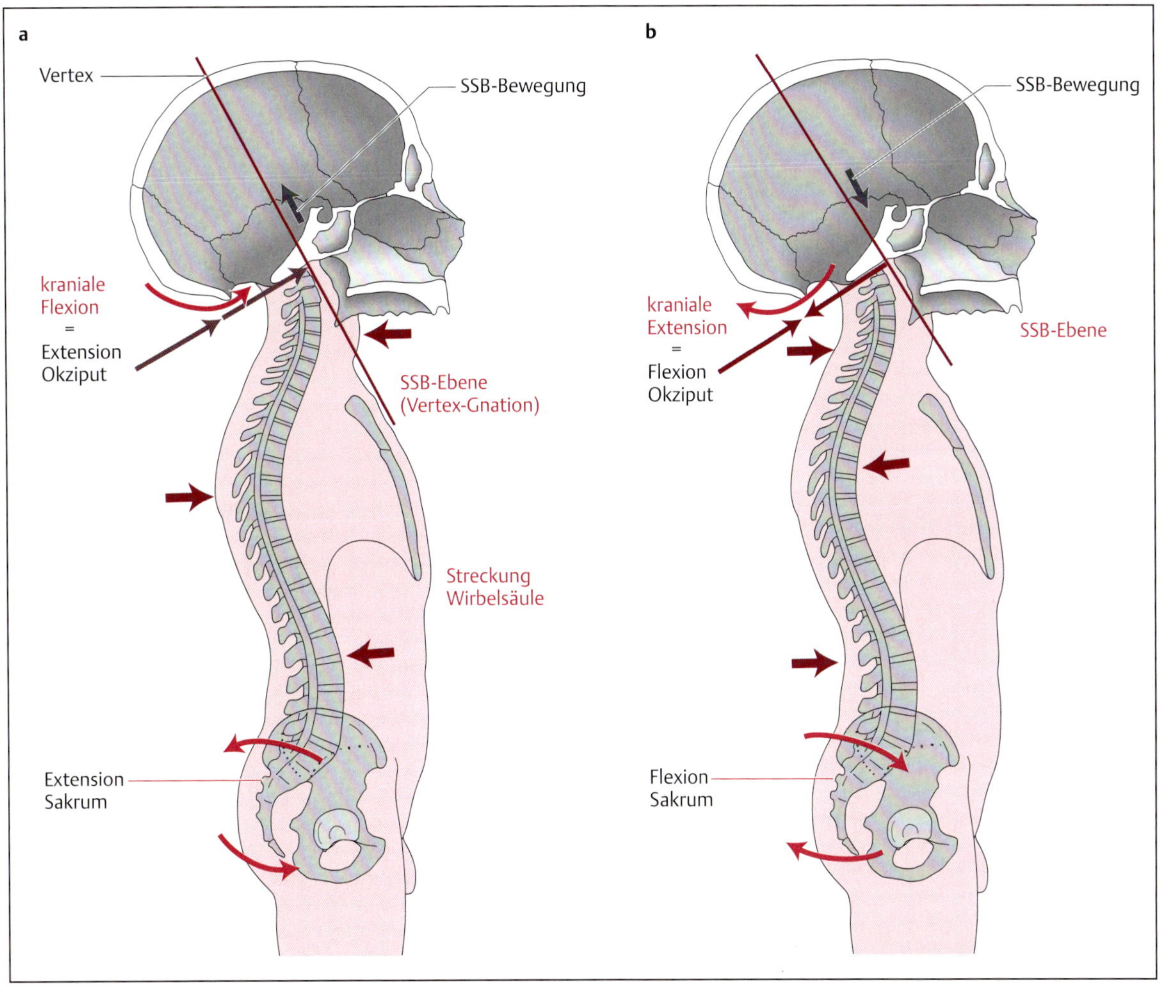

Abb. 4.**6** **a** Biomechanik der kranialen Flexion: Bewegung des Okziputs über dem Atlas, **b** Biomechanik der kranialen Extension: Bewegung des Okziputs über dem Atlas

die Dura mater spinalis nach kranial. Die Folge ist ein Zug an der Kreuzbeinbasis nach oben, wobei das Sakrum dann eine Extensionsbewegung macht und die Wirbelsäule gestreckt wird.

Extension

Bei der Extension des kraniosakralen Mechanismus kommt es zu einer Bewegung in die umgekehrte Richtung. Die SSB senkt sich, das Okziput dreht nach vorne und das Os sphenoidale nach hinten. **Die Pars basilaris und das Foramen magnum bewegen sich nach hinten.** Das entspricht einer Flexion des Okziputs aus mechanischer Sicht.

Der Duralschlauch senkt sich und das Kreuzbein bewegt sich nach vorne in die Nutation. Das Ethmoid dreht sich wie das Okziput nach vorne. Die peripheren Knochen machen eine Innenrotation.

Neben den physiologischen Bewegungen Flexion – Extension, welche von den inhärenten Kräften des Organismus, dem PRM induziert werden, hat Sutherland noch weitere Bewegungen (Torsion, Seitneigung – Rotation, Verticalstrain, Lateralstrain) beschrieben, die nachfolgend erläutert werden.

Torsion

Bei der Torsion handelt es sich wie bei Flexion und Extension um eine physiologische Bewegung. Hierbei drehen Okziput und Sphenoid in umgekehrte Richtung um eine anteroposteriore Achse. Die Bewegung wird nach der Rotation des Os sphenoidale benannt (ähnlich wie in der Wirbelsäule die Bewegung nach der Rotation des kranialen Wirbels benannt wird).

Nehmen wir als Beispiel eine Rechtstorsion. Dabei dreht das Os sphenoidale nach rechts, die rechte Ala major bewegt nach oben. Da die Gelenkfläche der SSB nicht in der Vertikalen ist, sondern in einer schrägen Ebene, die in etwa durch den Vertex und Gnathion zieht, machen die beiden Gelenkpartner eine Bewegung in dieser schräge Ebene. Die Folge davon ist, dass bei einer Rechtstorsion die Pars basilaris des Okziputs rechts nach vorne und unten bewegt, das Corpus sphenoidale nach oben und hinten und in umgekehrter Richtung an der linken Seite.

Dies hat Folgen für das O-A-Gelenk: **An der rechten Seite bewegt das Okziput nach vorne und an der linken Seite nach hinten. Das Okziput steht also in einer Linksrotation und Rechtsseitneigung über dem Atlas.**

Da die peripheren Knochen den zentralen Knochen in ihrer Bewegung folgen, finden wir im Falle der Rechtstorsion:

- Pars basilaris rechts anterior und tief: rechtes Temporale in Außenrotation (= rechter hinterer Quadrant in Außenrotation)
- Pars basilaris links posterior und hoch: linkes Temporale in Innenrotation (= linker hinterer Quadrant in Innenrotation)
- Corpus sphenoidale und rechte Ala major hoch: rechter vorderer Quadrant in Außenrotation
- Corpus sphenoidale und Ala major links tief: linker vorderer Quadrant in Innenrotation

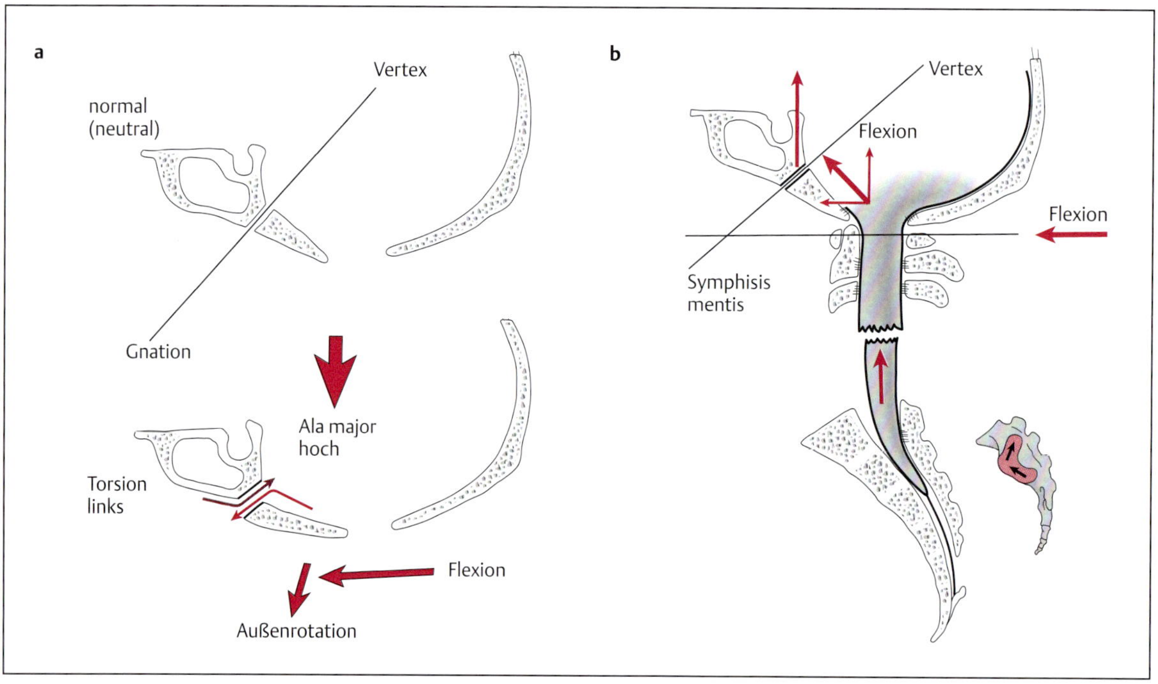

Abb. 4.7 **a** Kraniale Torsion, **b** Kraniale Flexion

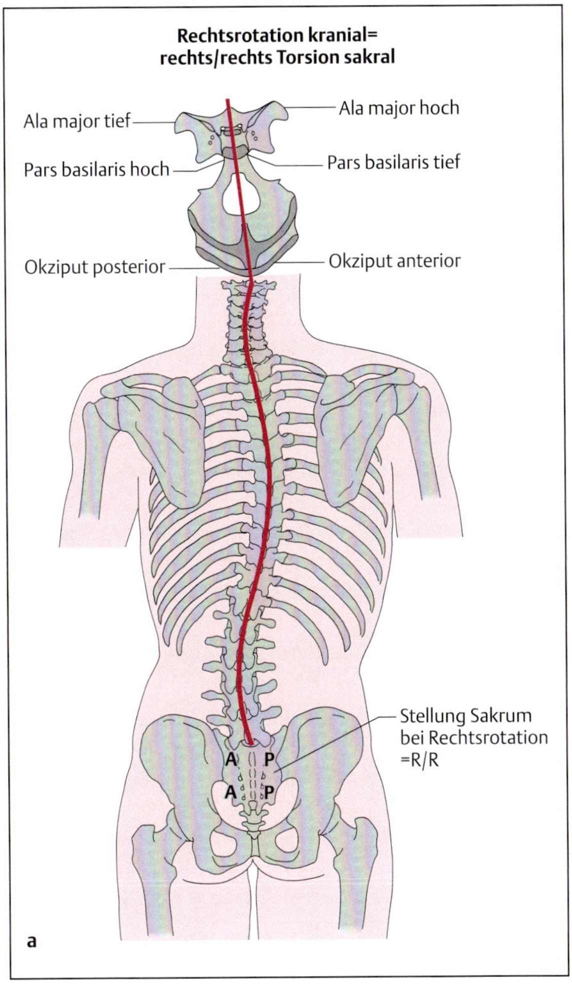

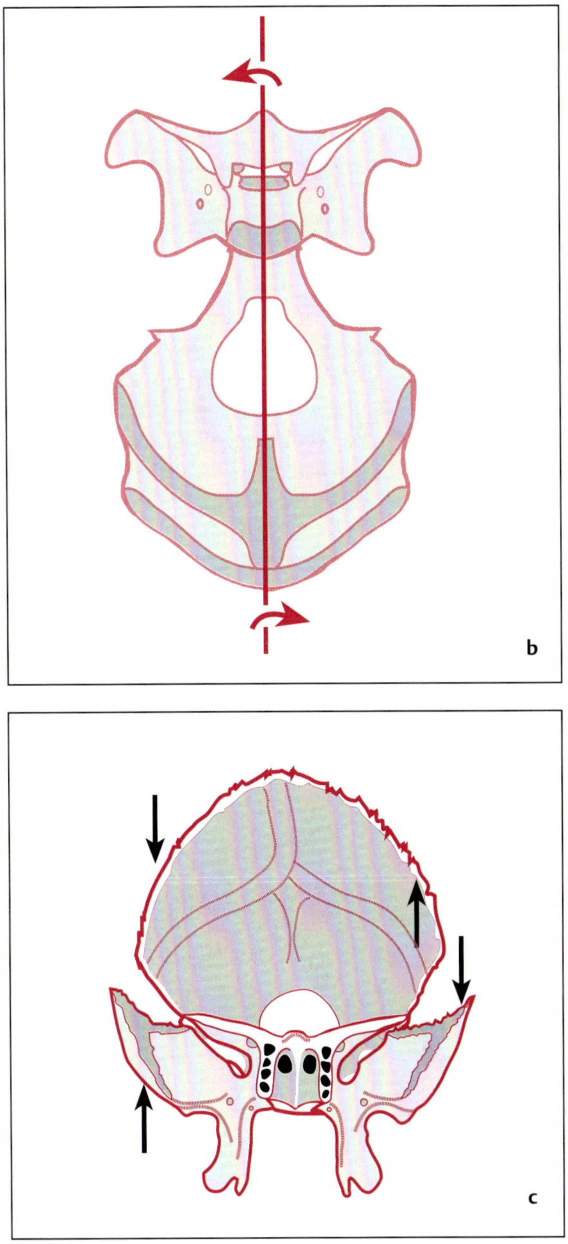

Abb. 4.**8a, b** Rechtstorsion und Einfluss auf Wirbelsäule und Sakrum. **c** Torsion rechts

Folgen für das Becken

Bei einer Rechtstorsion des Schädels steht die Pars basilaris des Okziput rechts in Flexion, d. h. anterior und links posterior, also in Extension (aus kraniosakraler Sicht). Dadurch kommt die Dura mater rechts auf Zug und wird links relativ entspannt. Dies führt zu einer Senkung der Kreuzbeinbasis links und einer Anhebung rechts. Diese Stellung entspricht einer Rechtstorsion um eine rechte Achse nach dem Mitchell-Modell.

Anmerkung: Zu Sutherlands Zeiten wurden die Sakrumdysfunktionen nicht nach dem Mitchell-Modell [107] benannt [156]. Folgende Terminologie wurde benutzt:

1. Sakrum in Flexion.
   Basis anterior – AIL posterior
2. Sakrum in Extension
   Basis posterior – AIL anterior
3. Torsion
   Basis und AIL an der gleichen Seite anterior bzw. posterior
4. Sidebending – Rotation
   Basis anterior und AIL posterior an einer Seite und umgedreht an der anderen Seite. Dies entspricht dem Sacrum anterior oder -posterior unilateral.

Die posteriore Kreuzbeinbasis gibt die Rotation, der tiefere AIL gibt die Seitneigung.

Seitneigung – Rotation

Sutherland zufolge ist die Seitneigung – Rotation ebenfalls eine physiologische Bewegung der Synchondrosis sphenobasilaris. Hierbei macht das Os sphenoidale eine Seitneigung auf das Okziput zu – an einer Seite – und beide Knochen drehen dabei gemeinsam zu der *gleichen* Seite. Die Bewegung wird nach der Seite benannt, in der die Ala major tief steht.

Beispiel: Seitneigung – Rotation rechts.

Durch die Seitneigung nähern sich Sphenoid und Okziput an der linken Seite an. Durch die Linksrotation neigt sich das Corpus sphenoidale ebenso wie die Pars basilaris rechts. Das Schädeldach bekommt dadurch eine charakteristische Form.

Während die linke Seite des Kopfumfanges kürzer und gerader ist, wird die rechte Seite länger und runder.

Durch die Linksseitneigung der SSB „öffnet sich das Gelenk rechts", was Folgen hat für die Stellung des Okziputs über dem Atlas.

An der rechten Seite gleitet das Hinterhauptbein nach hinten.

An der linken Seite wird es durch die Seitneigung nach vorne gezogen.

Das Okziput steht also hier in einer Rechtsrotation und einer Linksseitneigung über dem Atlas (wodurch die Horizontalität wiederhergestellt ist).

Das Absinken der SSB rechts wird durch die Linksseitneigung des Okziputs ausgeglichen.

Die peripheren Schädelknochen werden hier folgendermaßen adaptieren:

Pars basilaris rechts tief: rechtes Temporale in Außenrotation = rechter hinterer Schädelquadrant in Außenrotation

Pars basilaris links hoch: linkes Temporale in Innenrotation = linker hinterer Quadrant in Innenrotation

Ala major rechts tief = rechter vorderer Quadrant in Innenrotation

Ala major links hoch = linker vorderer Quadrant in Außenrotation

So wie die Schädelknochen gezwungen sind, sich der Harmonie wegen anzupassen, so muss die Wirbelsäule und der Rest des Organismus das Gleiche tun. Die Rechtsrotation – Linksseitneigung des Okziputs über dem Atlas beeinflusst den OAA-Komplex und die Dura mater spinalis genauso wie den lumbosakralen Übergang.

Das Occiput posterior rechts entspricht einem Okziput in Extensionsstellung auf kraniosakraler Ebene.

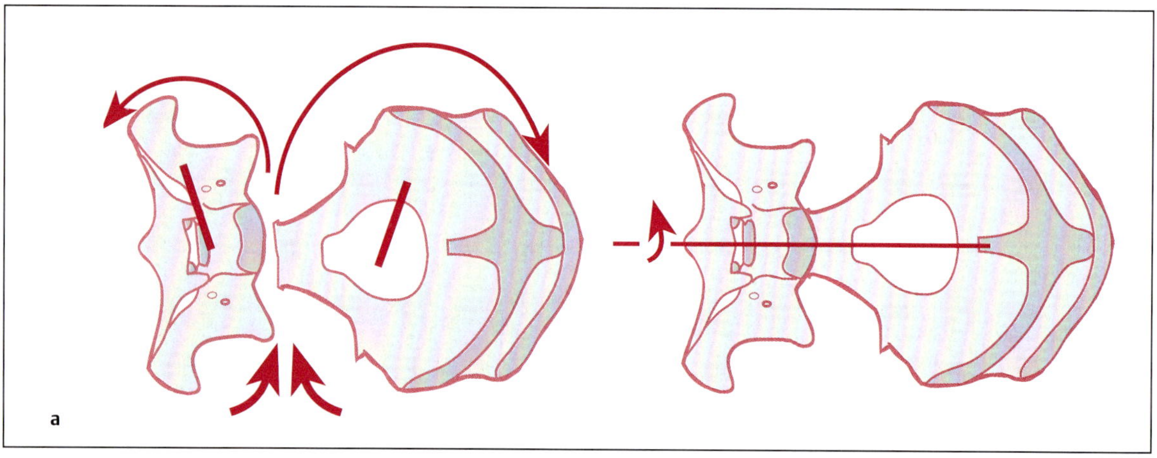

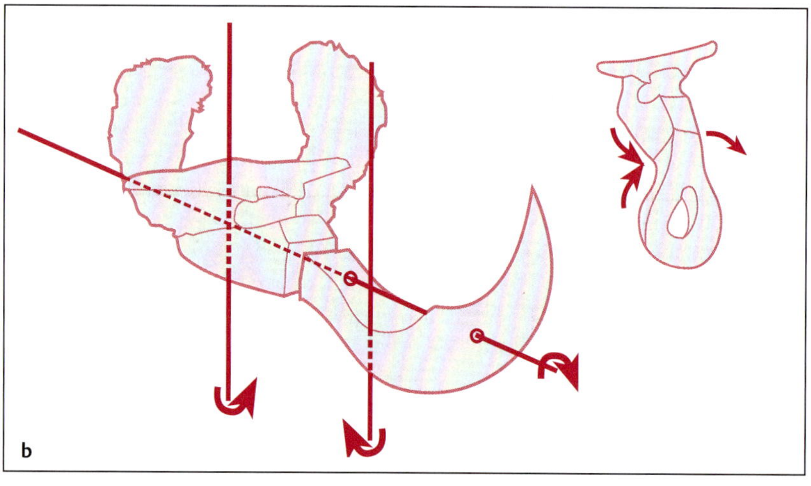

Abb. 4.**9a, b** Seitneigung – Rotation rechts

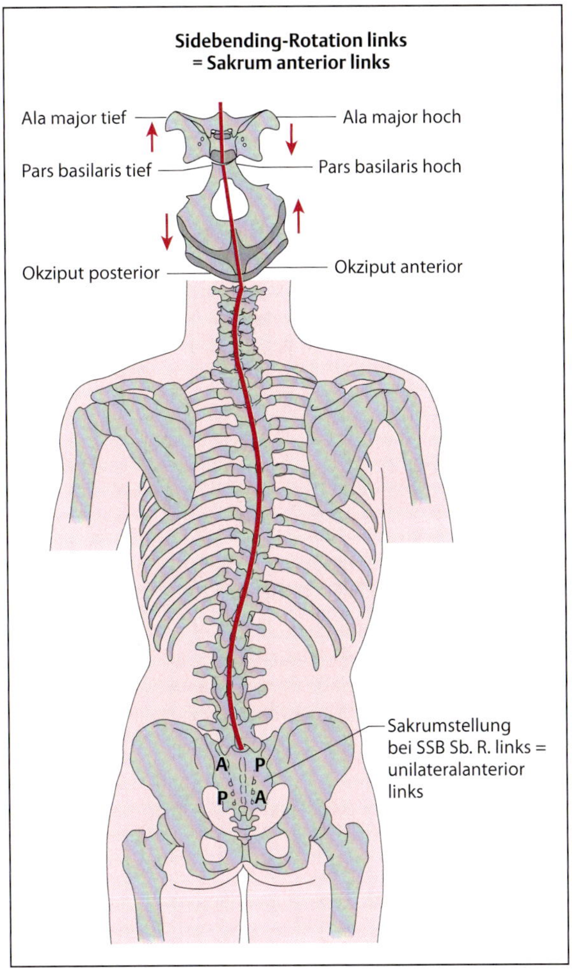

Abb. 4.**10** Seitneigung – Rotation links und Folgen für Wirbelsäule und Becken

Der Duralschlauch wird rechts entspannt, wodurch die Kreuzbeinbasis rechts nach unten vorne absacken kann. Links steht das Occiput anterior, d. h. in Flexionsstellung aus kraniosakraler Sicht. Der Duralschlauch wird gespannt und die Kreuzbeinbasis kranial-posterior gehalten. Das Sakrum macht eine Linksrotation. Dies entspricht der Linksrotation von Okziput und Sphenoid bei der Seitneigung – Rotation rechts.

Anmerkung: Um die Funktionalität der Gleichgewichtsorgane zu gewährleisten, müssen sie (die mit einer Wasserwaage zu vergleichen sind) und die Augen in der Horizontalen sein. Die Augen müssen sich außerdem noch in der gleichen Frontalebene befinden, damit die Augenmuskeln nicht überlastet werden. Die Anpassungszone par excellence dafür sind die Kopfgelenke.

Verticalstrain und Lateralstrain

Neben den vier vorher beschriebenen physiologischen Bewegungen gibt es noch die so genannten aphysiologischen Bewegungen der SSB.

Beim Verticalstrain kommt es zu einer kranial kaudalen Verschiebung in der SSB. Dabei verschiebt sich das Corpus sphenoidale nach oben oder nach unten im Verhältnis zur Pars basilaris des Okziputs. Entsprechend sind dann die Folgen für den Gesichtsschädel bzw. für die Wirbelsäule und das Becken (Flexion – Außenrotation oder Extension – Innenrotation-Stellung).

Beim Lateralstrain verschieben sich Okziput und Sphenoid in der Horizontalebene. Hierbei kommt es nicht zu offensichtlichen Folgen für die Wirbelsäule.

Den Strain findet man meistens zusammen mit anderen Schädeldysfunktionen wie Flexion, Extension, Torsion oder Sidebending-Rotation. Häufig sind sie traumatischer Natur oder Folgen von anhaltenden Spannungen in den Einflusssphären von Sphenoid oder Okziput.

- Stürze auf das Gesäß, Schläge auf den Hinterkopf oder Spannungen auf die Dura mater spinalis belasten das Okziput.
- Gesichtstraumata oder anhaltende ventrale fasziale Züge beeinflussen dagegen das Os sphenoidale und sorgen für einen Strain des Os sphenoidale.

Kompressionsdysfunktion der SSB

Die Kompressionsdysfunktion hat keine bedeutenden Folgen für die Wirbelsäule oder die anderen Schädelknochen in dem Sinne, dass sie keine Fehlstellung provoziert. Sie hat nur äußerst negative Auswirkungen auf die Dynamik des PRM und muss, wenn sie vorhanden ist, primär behandelt werden. Es handelt sich um eine traumatische Läsion, bei der die Bewegungen von Okziput und Sphenoid deutlich eingeschränkt sind.

Ursachen können Stürze auf das Gesäß oder Schläge auf das Okziput wie auf Glabella oder Nasion sein.

Kompressionen entstehen häufig beim Geburtsvorgang, wenn der Kopf im Geburtskanal stecken bleibt und durch die Wehen Druck auf das Baby ausgeübt wird.

Intraossäre Dysfunktionen

Intraossäre Läsionen der Schädelwölbung

Da die Knochen von den Verknöcherungspunkten aus in die Peripherie wachsen, sind Kompressionen der Suturen die wahrscheinlichsten Ursachen für die intraossären Läsionen der Knochen des Schädeldaches. Spannungen der Hirnmembranen können ebenfalls als Ursachen geltend gemacht werden.

Intrauterine und perinatale Faktoren sind hauptsächlich für die Kompressionen der Nähte verantwortlich. Es ist selbstverständlich, dass diese Läsionen, wie wir sie im osteopathischen Sinne verstehen, nur im Wachstumsalter auftreten.

Intraossäre Läsionen der Schädelbasis

Ähnlich wie für die Extremitätenknochen können auch die Wachstumsfugen durch Traumata, Kompressionen oder anhaltende Spannungen zu Missbildungen von Schädelknochen führen. Dies kann besonders dramatisch sein, wenn das Os sphenoidale, das Temporale, das Os occipitale oder das Sakrum betroffen sind.

Alle diese Knochen bestehen bei der Geburt aus mehreren Teilen, die erst im Alter von 8–12 Jahren endgültig fusionieren. Missbildungen dieser Knochen können Fehlstellungen der SSB und des kraniozervikalen Übergangs mit sich bringen und von daher den Bewegungsapparat beeinflussen.

Intraossäre Läsionen dieser Knochen können spezifische Schäden in bestimmten Bereichen des Körpers verursachen.

- Läsionen zwischen Präsphenoid und Postsphenoid haben Konsequenzen für den Gesichtsschädel (insbesondere für die Augen).
- Läsionen des Os temporale können das Gehör, die Gleichgewichtsorgane und das Temporomandibulargelenk negativ beeinflussen.
- Intraossäre Läsionen des Sakrums können einen negativen Einfluss auf die Statik sowie die Motorik der Wirbelsäule und der unteren Extremitäten haben.
- Die weit reichendsten Folgen, nicht nur für die Statik, dürften wohl Läsionen im Bereich Okziput-Atlas haben.
- Sutherland macht Missbildungen im Bereich der Pars basilaris und Pars condylaris für eine Reihe von Beschwerden mitverantwortlich [101, 102]:
  - Störungen der Kranialnerven VI–XII durch Kompressionen im Bereich der Foraminae oder Spannungen der Membranen.
    Wir dürfen nicht vergessen, dass die Dura mater die Kranialnerven bis in die Foraminae begleitet, wo sie eine feste Verankerung hat.
  - Durchblutungsstörungen; 95 % des venösen Blutes verlässt den Kopf durch die Foraminae jugularae. Verschiebungen der Pars condylaris oder basilaris können diese Öffnungen verändern.
    Andererseits werden Fehlstellungen der Schädelbasis SSB-Läsionen verursachen, welche Spannungen der Membranen nach sich ziehen. Dadurch können die Sinus venosi betroffen sein, was wiederum Einfluss auf die Durchblutung des Gehirns haben kann.
  - Eine Veränderung des Lumens des Foramen magnum kann Druck auf den Hirnstamm ausüben und dadurch weit reichende Folgen haben.
    Die Medulla und die Pons liegen auf der Pars basilaris des Okziputs und auf der SSB. Schädigungen der Pyramidenbahnen sind häufige Ursache für spastische Zustände bei Zerebralparesen.
    Fehlstellungen im Bereich der Pars basilaris könnten dabei eine Rolle spielen.

Anmerkung: Damit es zu Nervenfunktionsstörungen kommt, muss die Nervenmasse nicht notwendigerweise komprimiert sein. Es reicht, wenn die vaskuläre Versorgung gestört ist. Druck oder membranöse Spannungen sind in der Lage, die Gefäße, die den Nerven versorgen, zu irritieren.

Wie schon vorher erwähnt, übertragen sich Spannungen an einer Stelle der Hirnmembranen auf das gesamte Duralsystem. Weil die Dura mater feste Verankerungen am Foramen magnum und an S 2 hat, werden Missbildungen in diesen Bereichen nicht ohne Konsequenzen für den gesamten Halteapparat sein. Aus diesem Grund werden wir die intraossären Läsionen des Okziputs etwas genauer in Augenschein nehmen.

Intraossäre Läsionen des Okziputs

Es soll noch einmal darauf hingewiesen werden, dass die Schädelbasis knorpeligen Ursprungs und die Schädelwölbung membranösen Ursprungs ist. Das Schädeldach ist daher anpassungsfähiger als die Basis.

Bei der Geburt und im frühen Kindesalter sind die Membranen widerstandsfähiger als die Knochen. Die Membranen halten die aus mehreren Teilen bestehenden Knochen zusammen.

Perinatale Traumata oder Spannungen, genauso wie Unfälle im Frühkindstadium, können sich aus diesem Grund auf die Wachstumsfugen der Knochen auswirken und sich sofort oder auch häufig später während den Wachstumsschüben manifestieren (Skoliosen, Kypholordosen, Kreuzbiss etc.).

Bei der Geburt besteht das Okziput aus vier Teilen, die von der Dura mater und dem Perikranium zusammengehalten werden.

1. Squama occipitalis
2. Die beiden lateralen Massen oder Partes condylares
3. idem 2
4. Pars basilaris
5. Diese vier Teile bilden den Rand des Foramen magnum.

Die beiden Okziputkondylen sind bei der Geburt noch nicht ganz entwickelt und werden zu zwei Dritteln von der Pars condylaris und zu einem Drittel von der Pars basilaris gebildet. Der Atlas besteht ebenfalls aus mehreren Teilen.

Im Gegensatz zum Okziput sind die Facetten hier früher ausgebildet. Außerdem werden die Atlasbögen von dem starken Ligamentum transversum atlantis stabilisiert. Aus diesem Grund kommt es häufiger zu Deformierungen der Okziputkondylen und des Foramen magnum als zu Veränderungen des Atlas. Von Bedeutung ist die Tatsache, dass die Okziputkondylen und die Atlasfacetten nach vorne medial gerichtet sind.

Die Längsachsen der beiden Gelenke konvergieren vorne in einem Punkt unterhalb der SSB. Sie bilden einen Winkel von ± 30° miteinander. Forcierte Flexions- und Extensionsbewegungen können Kompressionen der Wachstumsfugen zur Folge haben, weil die Kondylen „zu entgleisen drohen“.

Am häufigsten kommt es aller Wahrscheinlichkeit nach zu Deformierungen der Schädelbasis beim Geburtsvorgang.

Bei einer normalen natürlichen Geburt wird der Kopf des Neugeborenen beim Durchtritt durch den Geburtskanal nach einem bestimmten Muster komprimiert. Außerdem kommt es zu einer Rotation und Flexions-Extensionsbewegung der Halswirbelsäule. Wenn der Geburtskanal aus irgendeinem Grunde zu eng für das Köpfchen des Kindes ist, können die Wehen der Mutter einen derartigen Druck auf den zervikookzipitalen Übergang ausüben, dass die schwächsten Strukturen nachgeben müssen. Je nachdem, in welcher Position sich das Köpfchen gerade befindet, fokussieren sich die Kräfte auf einen bestimmten Punkt, was dann zu charakteristischen Läsionen führt.

Kompressionen in der Sagittalebene (symmetrischer Druck auf das Supraokziput) können die Kondylen zu stark nach vorne drücken. Dadurch kann die Stellung der Partes condylares verändert werden.

Das Lumen des Foramen magnum, ebenso wie das der Foraminae jugularae, können reduziert werden. Daraus kann eine Kompression der Suturen zwischen Okziput und Temporale resultieren. Der Druck kann aber auch die Pars basilaris verschieben. Hieraus können Verticalstrains (eine Verschiebung der Pars basilaris nach kaudal) entstehen.

Der Therapeut kann diese Stellung unter anderem an der Form des Supraokziputs und an der Stellung von Inion ertasten. Bei diagonalem Druck auf das Okziput, wenn das Köpfchen in einer Rotationsposition über dem Atlas steht, kann es passieren, dass ein Kondylus nach vorne gedrückt wird. Dieser Kondylus wird dann nach vorne medial verlagert werden und der Kondylus an der anderen Seite nach lateral. Torsionen, Seitneigung – Rotation oder Lateralstrains (eine Verschiebung der Pars basilaris nach lateral) können die Folgen für die SSB sein.

Das Foramen magnum sowie die Foraminae jugulare können sich verändern. Die Suturen zwischen Okziput und Temporale können komprimiert werden. Diese Fehlstellung kann der Therapeut an der Relation zwischen Okziput und Massa lateralis des Altas sowie dem Vergleich der Linea nuchae (bzw. des Supraokziputs) links und rechts erkennen. In beiden Fällen werden die Statik der Wirbelsäule sowie der Muskeltonus beeinflusst.

- Die Stellung der Kondylen beeinflusst die Spannung des Duralschlauches bis hin zum Sakrum genauso wie nach vorne bis zur Crista galli.
- Symmetrische Fehlstellungen machen sich durch gesteigerte Flexionshaltung oder Extensionshaltung bemerkbar.

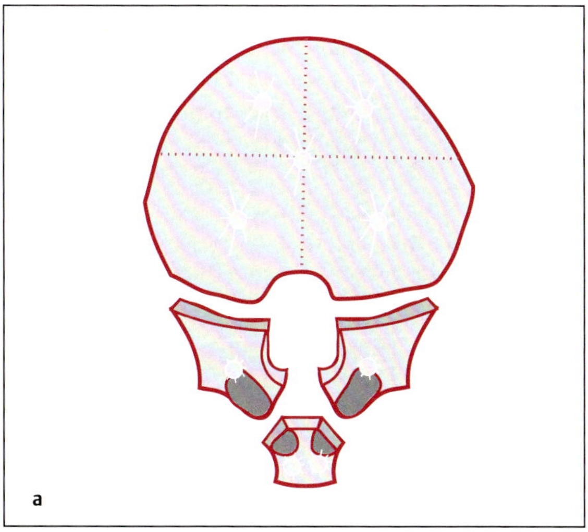

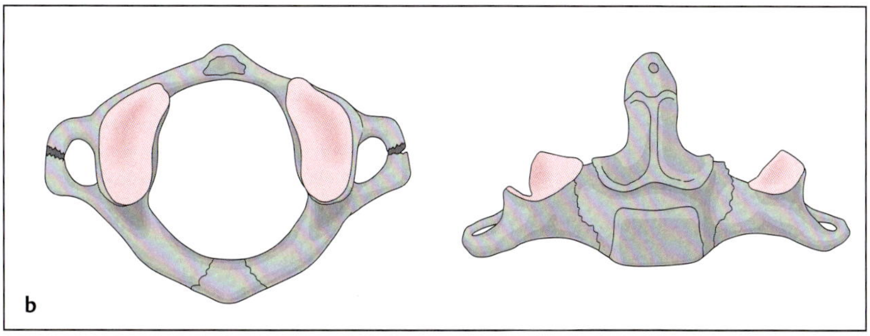

Abb. 4.**11** **a** Os occipitale, **b** Atlas und Axis beim Neugeborenen

- Asymmetrische Stellungen der Okziputkondylen führen zu einer Verwringung des Duralschlauches mit einer Beckenverwringung als Folge.
- Die Subokzipitalmuskulatur spielt eine besondere Rolle für den Muskeltonus.
- Die große Sensibilität der Muskelspindel sowie die extrem reiche Versorgung der kurzen Nackenmuskeln mit Muskelspindeln im Subokzipitalbereich macht diese Region so bedeutungsvoll für die Regulierung der Muskelspannung im Allgemeinen wie auch für die Statik im Besonderen.

Anmerkungen:
- Posturologen konnten anhand von Experimenten, – wobei die Gewichtsverteilung auf beide Füße gemessen wurde –, zeigen, dass eine Manipulation von C 2 eine Entspannung der Falx, oder eine Behandlung der Kiefergelenke deutliche Verbesserungen der Gewichtsverteilung nach sich ziehen [153, 154].
  Allen Osteopathen dürften die Zusammenhänge dieser drei Strukturen mit den kurzen Nackenmuskeln bekannt sein.
- Bei mikroskopischen Untersuchungen der kurzen Nackenmuskeln konnte belegt werden, dass diese ± 6-mal soviel Muskelspindel enthalten wie die Glutealmuskulatur (pro cm^3 Muskelmasse).
- Anhand einer stattlichen Sammlung von Schädeln konnte Viola Fryman zeigen, dass Verformungen der Schädelbasis häufig sind und dass Fehlstellungen und Missbildungen der Kondylen sowie Veränderungen des Foramen magnum, der Foraminae jugulare und der Canalis hypoglossi häufig zusammen auftreten [57].
  In den meisten Fällen sind dann auch Asymmetrien der Schädelwölbung anzutreffen.
  Wenn die kraniale Skoliose sichtbar ist, dann ist die parietale auch vorhanden. Wie stark sie ausgeprägt ist, hängt von den Adaptationsmöglichkeiten des Organismus ab.
- Die Forschungsergebnisse von I. Korr und M. Patterson geben ausreichend Anlass zu der Vermutung, dass länger anhaltende myofasziale Spannungen und Dysbalancen strukturelle Veränderungen nach sich ziehen [79, 112].
- Interessant zu beobachten ist die Tatsache, dass der Clivus und die SSB-Ebene die gleiche Neigung zur Vertikalen haben wie die Längsachse und das Promontorium des Kreuzbeins.

Sakrumdysfunktionen

Kreuzbeindysfunktionen werden über die Dura mater spinalis, den „Corelink", durch den Kraniosakralmechanismus beeinflusst.

1. Sakrumnutation kraniale Extension
2. Sakrumkontranutation kraniale Flexion.
3. Sakrumtorsion SSB-Torsion
4. Unilaterale Sakrumflexion Seitneigung – Rotation

Auslöser für die Sakrumdysfunktionen können Traumata sein, anhaltende Fehlhaltungen, genauso wie LWS-Dysfunktionen oder viszerale Störungen. Hierbei sollte man nicht vergessen, dass Kleinkinder häufig auf das Gesäß fallen.

Wenn wir diesen Gedanken der Asymmetrie der membranösen Spannungen und der entsprechenden muskulären Dysbalancen etwas weiter spinnen, kann man daraus schließen, dass diese Problematik, wenn sie unbehandelt bleibt, ohne weiteres eine Erklärung für Skoliosen und andere Asymmetrien sein kann.

Manche Autoren, unter ihnen Harold Magoun, vermuten, dass asymmetrische durale Spannungen sich negativ auf das Wachstum auswirken könnten. Es scheint so, dass Beinlängendifferenzen, die beim Kind und Jugendlichen vorhanden sind, auch bei Erwachsenen nicht ganz verschwinden (Travell und Simons [145]). Wenn man berücksichtigt, dass die Nerven neben dem Nervenimpuls noch Moleküle transportieren, die für die Trophik der versorgten Strukturen lebenswichtig sind, können fasziale oder membranöse Spannungen ohne weiteres während den Wachstumsschüben die Trophik der Gewebe so beeinflussen, dass daraus Asymmetrien entstehen.

> Das Fazit aus dem vorher Gesagten kann nur sein, dass man Neugeborene unbedingt osteopathisch untersuchen und bei Bedarf behandeln sollte, um eine optimale harmonische Entwicklung zu ermöglichen.

4.4 Einfluss kranialer Dysfunktionen und Fehlstellungen auf die Peripherie

Die kraniosakralen Dysfunktionen werden nicht nur das axiale Skelett in Mitleidenschaft ziehen, sondern auch die Extremitäten. Sogar der Organbereich wird davon betroffen.

Sutherland war in allen Belangen ein hervorragender Osteopath. Er hatte wie kein zweiter die Still'sche Denkweise integriert und war außerdem ein ausgezeichneter Beobachter. Durch seinen Beobachtungssinn, seinen

Tastsinn und seine Experimentierfreudigkeit ist es ihm nicht nur gelungen, den kraniosakralen Mechanismus zu „entschlüsseln", sondern er erkannte auch die Einflüsse, die dieser Kraniosakralmechanismus für den ganzen Körper hat. Er hat festgestellt, dass sich der ganze Organismus analog zu dem Kraniosakralmechanismus verhält.

Bei der thorakalen Einatmung weitet sich der Schädel wie in der kranialen Flexionsphase, die Ausatmung hat eine Bewegung wie bei der Extensionsphase zur Folge. Ebenso stellte Sutherland fest, dass bei der thorakalen Einatmung wie auch während der kranialen Flexionsphase der ganze Körper eine Außenrotation und bei der umgekehrten Phase eine Innenrotation macht. Er schlussfolgerte daraus, dass es zwei Bewegungsmuster gibt:

- ein Flexionsmuster, dem die Außenrotation und die Abduktion assoziiert sind,
- ein Extensionsmuster, zu dem die Innenrotation und die Adduktion gehören.

Dies kann man anhand eines einfachen Experimentes gut nachvollziehen, indem man die Einatmung bei vollends innenrotierten Armen und Beinen und bei vollends außenrotierten Armen und Beinen vergleicht. Die Einatmung ist sehr viel tiefer bei außenrotierten Extremitäten.

Wir haben uns für die Beschreibung der Muskelketten (siehe Kapitel 8, Seite 77) an das Modell von Sutherland gehalten. Wir sind der Überzeugung, dass es an jeder Körperhälfte zwei myofasziale Ketten gibt:

- eine Flexionskette
- eine Extensionskette

Bei einer bilateralen Dominanz der Extensionskette ist die Wirbelsäule gestreckt und Kopf und Extremitäten in Flexion, AR (und Abduktion für die Extremitäten).

Wenn die Flexionskette dominiert, sind die Wirbelsäulenkrümmungen gesteigert, die Extremitäten und das Kranium in Extension, IR (und Adduktion für die Extremitäten).

Bei asymmetrischen Dominanzen verhält sich eine Körperhälfte wie bei einem Flexionsmuster und die andere wie bei einem Extensionsmuster.

In dem Kapitel über die Muskelketten beschreiben wir detailliert, wie die Knochen und Gelenke sich bei der Dominanz einer Kette verhalten. Die möglichen Dysfunktionen, die daraus entstehen können, werden dabei verständlich.

Auslöser für eine vorherrschende Muskelkette können sowohl die Extremitäten als auch Organe oder die Schädelbasis sein. In jedem Falle werden wir aber eine SSB-Stellung, eine dieser Stellung entsprechende Position des OAA-Komplexes und eine bestimmte Stellung des lumbosakralen Übergangs vorfinden.

5 Das biomechanische Modell von John Martin Littlejohn – Die Mechanik der Wirbelsäule

[36, 51, 52, 53, 88, 94, 97, 126]

5.1 Geschichte

John Martin Littlejohn war 1892 aus gesundheitlichen Gründen aus Großbritannien nach Amerika ausgewandert. Er litt an einem vermeintlich unheilbaren Halsleiden. In den USA angekommen, hörte er von den unglaublichen Heilungserfolgen eines Doktor Still und beschloss diesen aufzusuchen.

Still konnte ihn nicht nur von seinem Leiden befreien, sondern es gelang ihm, Littlejohn so von der Osteopathie zu begeistern, dass dieser eine Ausbildung in Kirksville machte. Littlejohn blieb einige Jahre bei Still und fungierte auch als Dozent und Dekan an der „American School of Osteopathy“. Anfang des 20. Jahrhunderts gründete er mit zwei Brüdern in Chicago das „American College of Osteopathy and Surgery“.

Nachdem er in Chicago ein Medizinstudium absolviert hatte und den Doktortitel verliehen bekam, kehrte er nach England zurück. Im Jahr 1917 gründete er in London die „British School of Osteopathy“. John Martin Littlejohn war nicht der erste Osteopath, der aus Amerika nach Europa gekommen war. Vor ihm waren einige andere nach Großbritannien gekommen und hatten schon 1911 die „British Osteopathy Association“ gegründet. Dies waren die Herren Dunham, Willard-Walker und Horn. Trotzdem kann man behaupten, dass mit Littlejohn die Osteopathie nach Europa kam. Schließlich waren es seine Theorien über die Biomechanik der Wirbelsäule, die jahrzehntelang die englische (und europäische) Osteopathie geprägt haben.

Littlejohn gilt als *der Mechaniker* in der Osteopathie schlechthin. Sicherlich ist seine Betrachtungsweise der Funktion der Wirbelsäule sehr mechanisch, doch dominieren auch hier die Funktionalität und die Globalität. Für ihn ist die Wirbelsäule (und mit ihr der Bewegungsapparat) eine Einheit, die bestimmten mechanischen Gesetzen unterworfen ist. So befindet sich die Wirbelsäule zum Beispiel dauernd unter dem Einfluss der Schwerkraft. Auch verhalten sich die einzelnen Wirbelsäulenabschnitte nicht isoliert, sondern der ganze Rumpf reagiert als Einheit auf äußere und innere Einflüsse.

Ihm war wie allen Osteopathen aufgefallen, dass man bei Patienten immer wieder die gleichen Muster wiederfindet, die gleichen Regionen in Dysfunktion und häufig auch dieselben Symptome. Dies hat ihn dazu bewogen, nach einer mechanischen Erklärung für diese Muster zu suchen. Hier muss erwähnt werden, dass in den Anfangsjahren weder die Kranialosteopathie noch die Viszeralosteopathie; so wie wir sie heute in Europa kennen, bekannt waren.

Sowohl Still als auch Littlejohn waren der Überzeugung, dass der Wirbelsäule eine entscheidende Bedeutung bei der Entstehung und Behandlung der Krankheiten beizumessen ist. Der begeisterte Physiologe Littlejohn nahm physikalische Gesetze zuhilfe, um die Biomechanik der Wirbelsäule zu erklären.

Was er in seinem Werk „The mechanics of the spine“ vorstellt, ist ein interessantes Denkmodell, in dem Kraftlinien, Drehpunkte, Wirbelsäulenkrümmungen, Kurven und Bögen Erklärungen für Dysfunktionen und Haltungsmuster geben.

5.2 Die „Mechanik der Wirbelsäule“ und die Kraftlinien des Körpers

In der Physik spielen Druck- und Zugkräfte eine wichtige Rolle. Dies ist nicht anders in der Humanphysiologie. Der Zellstoffwechsel hängt ab von Spannungsverhältnissen (siehe Entstehung von Arthrose, Versorgung von Bandscheiben und Knorpel usw.).

Kapandji [74] schreibt über die Bedeutung der Wirbelsäulenkrümmungen für ihre Stabilität ($R = N^2 + 1$; R = Widerstand; N = Anzahl Krümmungen).

Es gibt ein weiteres physikalisches Gesetz, das besagt, dass ein Bogen, den man zu einer Seite biegt, die Tendenz hat, mit der konvexen Seite in die neu formierte Konvexität zu drehen (siehe NSR).

Anmerkung: Es ist interessant festzustellen, dass unser Rumpf aus zwei Kavitäten besteht, die beide eine expandierende Kraft haben. Sowohl die Lungen als auch der Darm enthalten Luft und haben die Neigung sich auszuweiten. Brustkorb wie Bauchhöhle sind von Muskeln umgeben, die eine nach innen gerichtete Kraft ausüben.

Muskeln haben die Eigenschaft, in jeder Position die gleiche Basisspannung aufrechtzuerhalten. Im Normalfall neutralisieren sich beide Kräfte.

Dieses Phänomen ist vergleichbar mit dem Duralschlauch, der durch den Liquor zu einer Wassersäule wird und als Einheit funktioniert. Der gesamte Rumpf verhält sich als Ganzes.

Littlejohn beschrieb 6 Kraftlinien, anhand derer er versuchte, das Verhalten der Wirbelsäule unter der Last der Schwerkraft, sowie die Entstehung von Dysfunktionen in immer wiederkehrenden Mustern zu erklären.

Die zentrale Kraftlinie (central gravity line)

Es handelt sich in Wirklichkeit um zwei Linien: eine linke und eine rechte. Ihr Verlauf ist wie folgt:

- ± 1 cm hinter der Sella turcica
- ± 1 cm vor den Atlasfacetten
- durch die Mitte der Transversi C 3–C 6
- vor den Wirbelkörper Th 4
- durch die Kostovertebralgelenke K 2–K 10
- durch den Wirbelkörper von L 3
- auf Höhe von L 3 gehen die beiden Linien auseinander, um durch die Beine bis zum Mittelfluss zu ziehen

Es handelt sich um mobile Linien, die ihren Verlauf ändern können, um sich der Haltung anzupassen.

Die anteriore Körperlinie (anterior body line)

Sie ist parallel zu der zentralen Kraftlinie und verläuft von der Symphysis mentis bis zur Symphysis pubis. Ihr Verlauf hängt von den Druckverhältnissen im Thorax und im Abdomen ab. Sie ist ein Hinweis auf die Wechselbeziehungen, die zwischen der Statik und den Druckverhältnissen in den Kavitäten bestehen. Wenn die Sta-

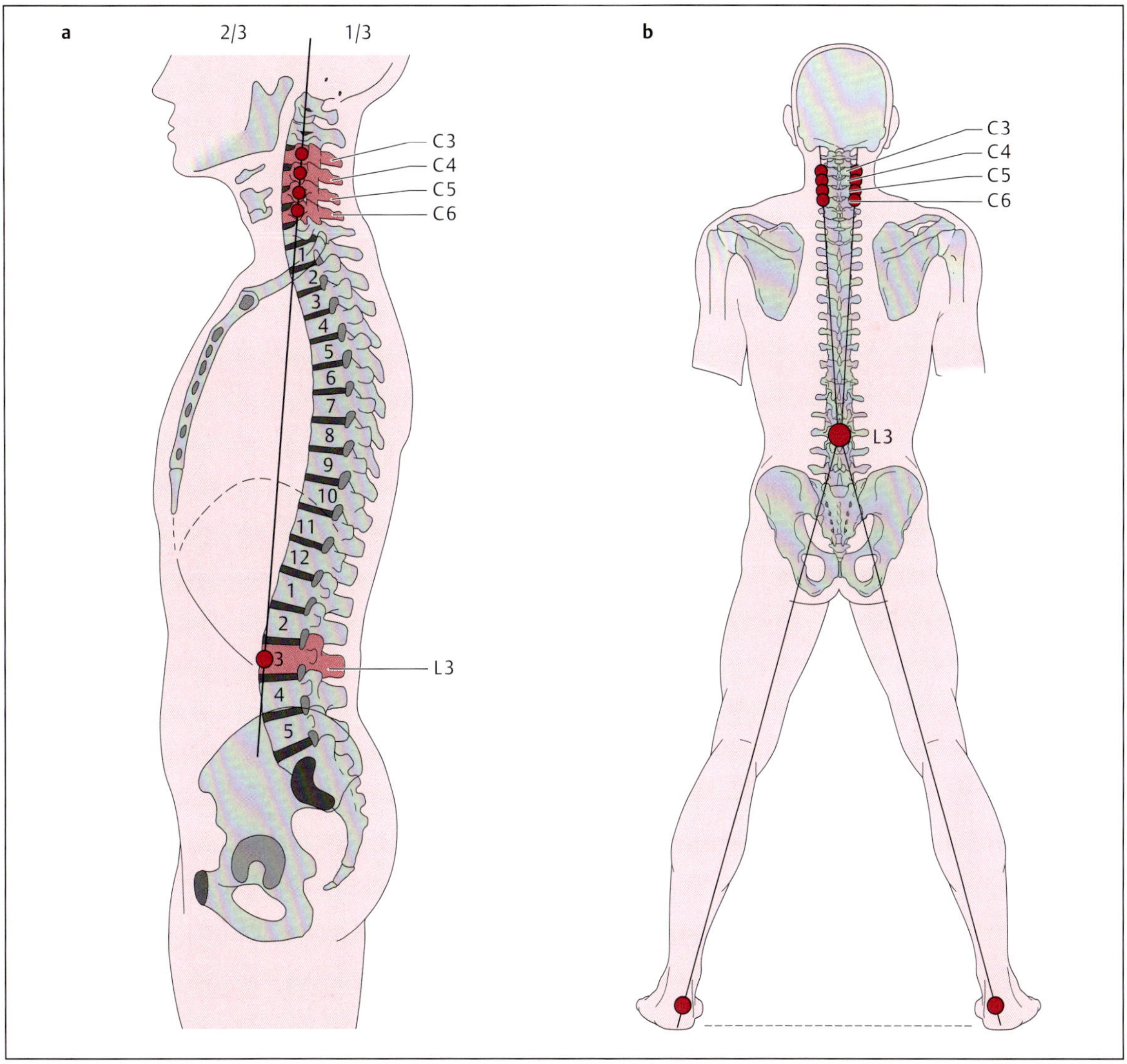

Abb. 5.**1a, b** Verlauf der zentralen Kraftlinie

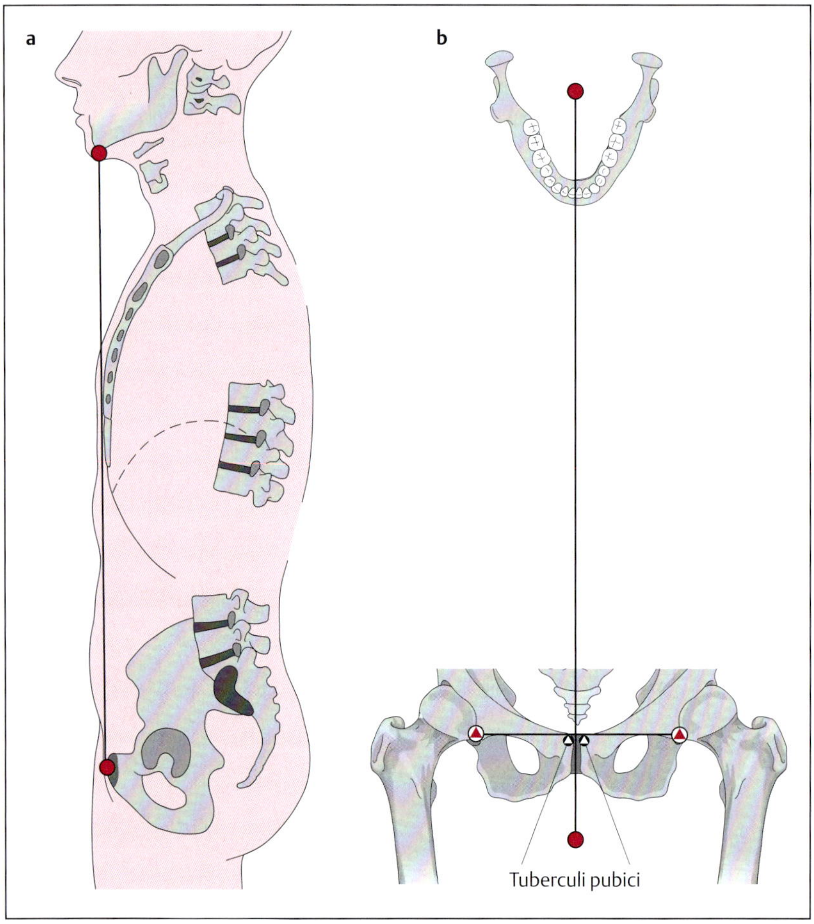

Abb. 5.2a, b Verlauf der anterioren Körperlinie

tik sich verändert, werden die Druckverhältnisse in Bauch- und Brusthöhle sich anpassen.

Ein erhöhter Druck im Bauch beispielsweise ändert den Verlauf der anterioren Körperlinie und dadurch auch den der zentralen Kraftlinie.

Da die Diaphragmen wichtig sind für das Gleichgewicht des Drucks in den Kavitäten, steht die anteriore Körperlinie in engem Bezug zu diesen. Die Spannung der Bauchdecke steht im Verhältnis zu der Spannung des Zwerchfells. Folgende zwei Szenarien kann man finden:

Die anteriore Körperlinie fällt vor die Symphysis pubica

- der Druck auf die Bauchwand erhöht sich
- die Spannung auf das Leistenband wird größer, was zu Leistenhernien führen kann
- die HWS-Lordose wird gesteigert
- das Kinn wird nach vorne oben gestreckt
- Spannungen im zervikothorakalen, im thorakolumbalen und im lumbosakralen Übergang
- Recurvatum der Knie
- Anfälligkeit für HNO-Probleme

Die anteriore Körperlinie fällt hinter die Symphysis pubis

- der abdominale Druck verlagert sich nach hinten auf die Unterbauchorgane und auf die Aorta und iliakalen Gefäße
- Streckung der HWS und eingezogenes Kinn
- BWS-Kyphose und Spannungen zwischen den Schulterblättern
- hängende Schultern
- Neigung zur lumbalen Hyperlordose
- flacher Thorax
- Neigung zu Organsenkungen
- Spannungen im ISG-Bereich
- Flexum der Knie
- Zug auf die Ischiokruralmuskulatur
- Gewichtsverlagerung auf die Fersen

Die anteroposteriore Linie

Sie beginnt im Opisthion, zieht durch das Tuberculum anterior des Atlas, verläuft durch die Wirbelkörper Th 11 und Th 12, durch die Bogengelenke von L 4–L 5, durchquert S 1, um an der Spitze des Os coccygis zu enden.

Diese Linie macht aus der gesamten Wirbelsäule eine Einheit und aus Th 11 und Th 12 Schlüsselwirbel für das anteroposteriore Gleichgewicht und Rumpftorsionen. Asymmetrische Belastungen von Armen oder Beinen, Rumpftorsionen oder Aufrichtung der Wirbelsäulen belasten Th 11 und Th 12. Diese Wirbel spielen ebenfalls eine Rolle bei der Durchblutung des Bauches.

Zwei posteroanteriore Linien

Beide Linien verlaufen vom Hinterrand des Foramen magnum durch die 2. Rippen, ziehen durch die Wirbelkörper L 2 und L 3, um in den Hüftgelenken zu enden. Sie verlaufen wie die anteroposteriore Linie vor Th 4.

Beide Linien verbinden die O-A-Gelenke mit den 2. Rippen und Th 2 und garantieren dadurch eine gleichmäßige Spannung der HWS. Sie dirigieren die Druckverhältnisse zu den Hüftgelenken im Stand und zu den Tubern im Sitzen. Die Hauptfunktion dieser Linien ist das Aufrechterhalten eines optimalen Spannungsverhältnisses zwischen Nacken, Rumpf und Beinen einerseits und Bauch und Thorax andererseits.

Die anteroposteriore Linie und die beiden posteroanterioren Linien bilden das so genannte Kräftepolygon.

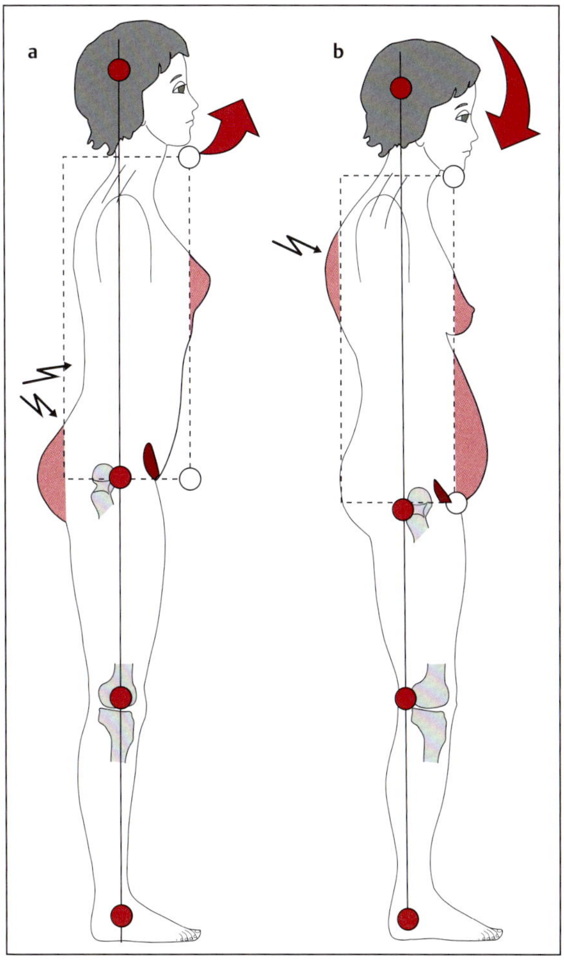

Abb. 5.**3a, b** Anteroposteriore Verlagerung der anterioren Körperlinie

5.3 Das Kräftepolygon

Es besteht aus zwei dreieckigen Pyramiden, die sich mit ihren Spitzen vor den Wirbelkörper von Th 4 heften. Die beiden posteroanterioren Linien sowie die anteroposteriore Linie gleichen sich gegenseitig aus und kreuzen sich vor Th 4. Die Resultante der drei eben genannten Linien ergibt die zentrale Kraftlinie, die durch L 3 zieht.

Die untere Pyramide hat eine solide Basis, bestehend aus den Hüftgelenken und dem Steißbein. Die Basis der oberen Pyramide ist das Foramen magnum. Sie wird durch myofasziale Strukturen stabilisiert. Beckendysfunktionen genauso wie OAA-Läsionen beeinflussen Th 3–Th 4.

Beim Gehen drehen die beiden Pyramiden in entgegengesetzter Richtung. Dies sieht man an den umgekehrten Arm- und Beinbewegungen.

Beim Standbein links und Schwungbein rechts macht die untere Pyramide eine Konvexität mit Rotation rechts und die obere eine Konvexität mit Rotation links. Die zentrale Kraftlinie verbindet L 3 mit den Hüftgelenken.

Die anteroposteriore Linie verbindet den Atlas mit dem Coccyx und zieht dabei durch L 3. Daraus entsteht eine dritte Pyramide. Sie hat ebenfalls als solide Basis das Becken und als Spitze L 3.

Alle drei Pyramiden sind abhängig von den Druckverhältnissen in den Kavitäten, die beiden unteren direkt und die obere Pyramide indirekt über myofasziale Spannungen.

Die Ein- und Ausatmung verändert nicht nur den Druck in Thorax und Bauch, sondern führt auch noch zu einer Streckung der Wirbelsäule bei der Einatmung.

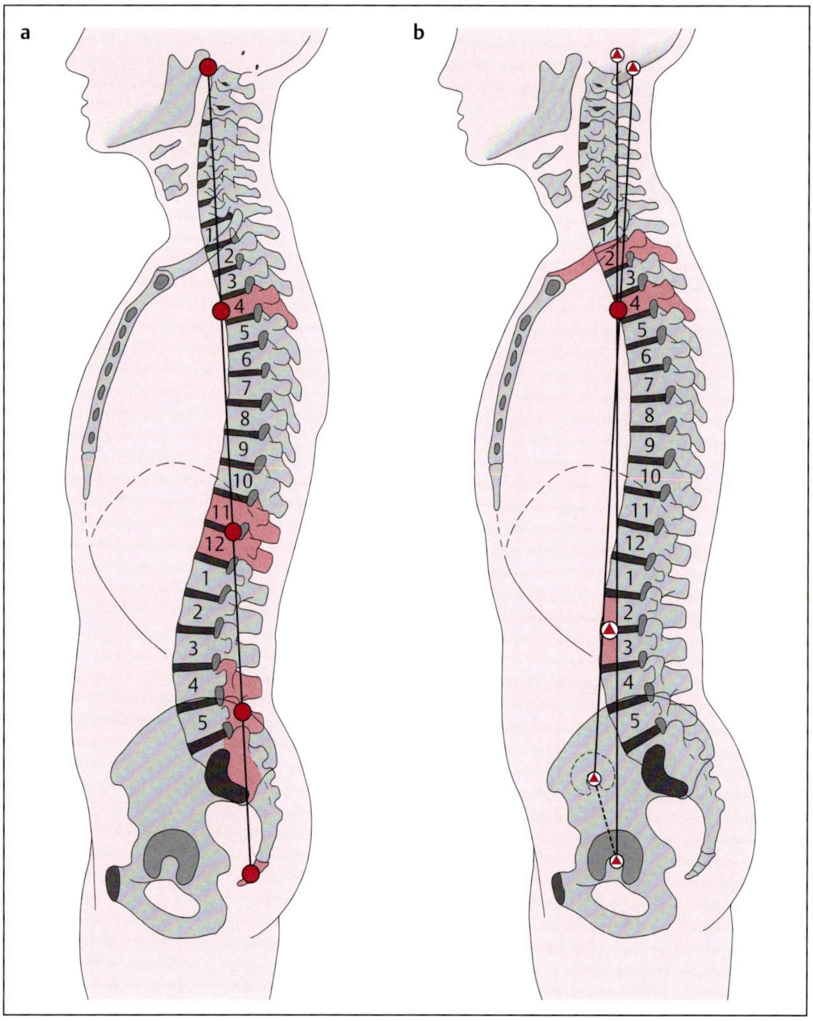

Abb. 54a, b Verlauf der anteroposterioren Linie und der beiden posteroanterioren Linien, die das Kräftepolygon bilden

5.4 Bögen, Drehpunkte und Doppelbögen

Bögen

Aus anatomischer Sicht besteht die Wirbelsäule aus 4 Bögen:

- zervikal: Atlas – Th 1
- thorakal: Th 2 – Th 12
- lumbal: L 1 – L 5
- sakral: Sakrum – Coccyx

Littlejohn teilte die Wirbelsäule ebenfalls in 4 Bögen, aber aus funktionellen Gesichtspunkten. Er definierte die Bögen als Bereiche der Wirbelsäule zwischen so genannten Drehpunkten. Die Bögen bewegen sich als Ganzes.

Die funktionellen Bögen sind folgende:

- oberer Bogen: C 1 – C 4
- mittlerer Bogen: C 6 – Th 8
- unterer Bogen: Th 10 – L 4
- Sakrum

Diese Klassifizierung in funktionelle Bögen ermöglicht es uns darzustellen, wie die einzelnen Wirbelsäulenabschnitte sich zueinander verhalten. Die Akzeptanz des Littlejohn-Modells der Kraftlinien und das Verständnis der Wirkung einzelner Muskelgruppen sowie der anatomischen Besonderheiten einzelner Wirbel erlaubt uns, gewisse Wirbel als Drehpunkte zu akzeptieren.

Drehpunkte

Es gibt anatomische, physiologische und funktionelle Drehpunkte.

Anatomische Drehpunkte sind die atypischen Wirbel. Sie zwingen die Wirbelsäulenabschnitte durch ihre besondere anatomische Form zu einem speziellen Verhalten. Anatomische Drehpunkte sind: C 2 – L 5 – Sakrum.

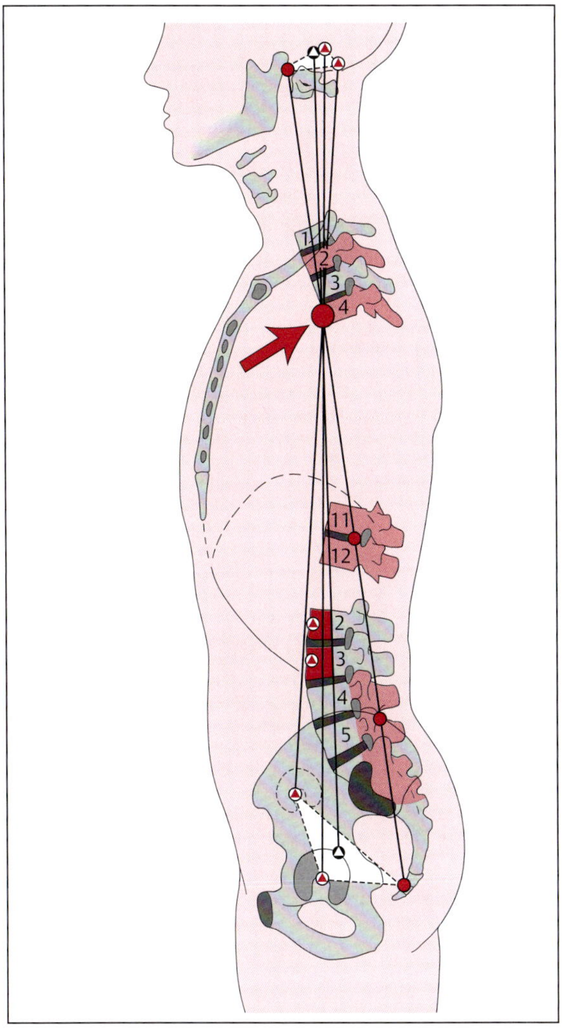

Abb. 5.5 Kräftepolygon nach Littlejohn

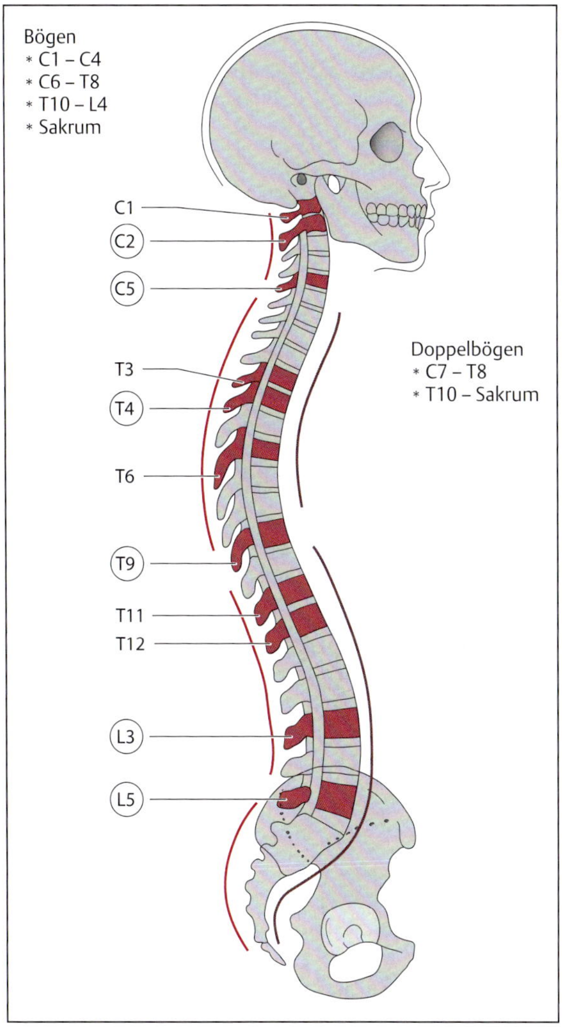

Abb. 5.6 Bögen, Doppelbögen und Drehpunktwirbel

Für Littlejohn gehört der Atlas zum Kopf und ist damit kein Drehpunkt.

Physiologische Drehpunkte befinden sich zwischen den Krümmungen, d. h. wo eine Lordose in eine Kyphose übergeht: C 5 – Th 9 – L 5.

Funktionelle Pivots sind Wirbel, die durch ihre mechanische Funktion eine besondere Bedeutung haben. Dies sind C 2 – Th 4 – L 3:

- C 2 ist ein Drehpunkt für den Kopf. Die äußerst sensible Subokzipitalmuskulatur verbindet den OAA-Komplex miteinander.
- Th 4 ist ein Drehpunkt, weil die Kopfrotation bis Th 4 – Th 5 reicht. Außerdem ist Th 4 ein wichtiger Kreuzpunkt für die Kraftlinien Littlejohns.
- L 3 ist der unterste Lendenwirbel, der nicht mehr direkt durch Bänder mit dem Becken verbunden ist.

Durch ihre Verbindung über die Iliolumbalbänder gehören L 4 und L 5 zum Becken (ähnlich wie C 1 und C 2 zum Kopf). Außerdem ist L 3 für Littlejohn das Zentrum der Schwerkraft für den ganzen Körper. Man findet sehr häufig Dysfunktionen dieser Pivot-Wirbel. In den seltensten Fällen werden sie jedoch isoliert manipuliert. Man sollte immer die dazugehörenden Bögen mitbehandeln.

Doppelbögen

Littlejohn beschrieb zwei Doppelbögen:

- den oberen posterioren Bogen: C 7 – Th 8
- den unteren anterioren Bogen: Th 10 – Sakrum

Aus mechanischer Sicht ist es interessant zu beobachten, dass der obere posteriore Bogen das Gewicht von Kopf, Thorax und obere Extremitäten aufgeladen bekommt und es nach dorsal verlagert, damit es dann vom unteren anterioren Bogen ausbalanciert und in Richtung Hüften dirigiert wird.

Die Apex der Doppelbögen finden wir für den oberen auf Höhe von Th 4 – Th 5 und für den unteren auf Höhe von L 2 – L 3. Diese beiden Segmente sind sehr anfällig für Dysfunktionen. Folgendes sind für Littlejohn die

Schwachstellen in diesem System: C 7, 5. Rippe, Th 9, Th 11, Th 12, L 2, L 3.

- C 7 befindet sich am Übergang zwischen einem mobilen und einem rigiden Wirbelsäulenabschnitt.
- Th 9 ist ein funktioneller Drehpunkt zwischen zwei Bögen und zwischen einem anterioren und einem posterioren Doppelbogen.
- Th 11 und Th 12 sind das Torsionszentrum der Wirbelsäule.
- Die 5. Rippe befindet sich in einer Übergangszone zwischen dem oberen Thorax und der HWS und dem unteren Thorax und der LWS.
- L 2 und L 3 sind der schwächste Punkt in der gesamten Wirbelsäule, weil das gesamte Körpergewicht sich hier manifestiert: Das Gewicht des Rumpfes drückt von oben und die unteren Extremitäten ziehen beim Gehen nach unten.

Im Falle von statischen Dysbalancen organisieren sich Kompensationen häufig in diesen Schwachstellen der Wirbelsäule.

In seinen Schriften beschreibt Littlejohn, und später auch seine Schüler John Wernham und T.E. Hall, die Zusammenhänge mit den Organen, dem Neurovegetativum und Endokrinum. Des Weiteren erklärt und begründet er die Vorgehensweise bei der Behandlung. Aus verständlichen Gründen haben wir uns darauf beschränkt nur das wiederzugeben, was in den Kontext dieses Buches hineinpasst.

Eine Weiterentwicklung dieses Modells hat schließlich zu einer interessanten osteopathischen Behandlungsmethode geführt: zur SAT (Specific Adjusting Technic). Diese Methode werden wir im folgenden Kapitel vorstellen.

5.5 Die Specific Adjusting Technique – SAT nach Dummer [53, 88]

Geschichte

Allem Anschein nach stand der Zufall bei der Entstehung der SAT Pate: Während einer Grippe-Epidemie in den 50er-Jahren des 20. Jahrhunderts war der Osteopath und Chiropraktor Parnall Bradbury der einzige Therapeut, der in seiner Klinik Dienst hatte. Da die Anzahl der zu behandelnden Patienten enorm war, hatte Bradbury wenig Zeit pro Behandlung. So entschloss er sich, bei jedem Patienten nur speziell das Segment, das am auffälligsten war, zu manipulieren.

Er hatte dabei einen derart großen Erfolg, dass er die Methode weiter analysierte. Besonders erfolgreich waren die Behandlungen, in denen er die atypischen Wirbel manipulierte. Parnall Bradbury war ein Schüler Littlejohns und kannte daher dessen Kraftlinienmodell. In der Chiropraxieausbildung erlernte er die „Whole in one-Manipulation der oberen HWS".

Die Behandlung eines Segments, der Schlüsselläsion, war übrigens dem Still'schen Prinzip „Find it, fix it and leave it alone" treu.

Zusammen mit dem Arzt Dudley Tee machte er eine Reihe von Untersuchungen, um die Effektivität der Manipulationen von Schlüsselläsionen zu analysieren und stellte diese Methode in seinem Buch „Spinology" vor. Darin definierte er den Begriff von „positionalen Läsionen". Es handelt sich dabei meist um traumatische Blockierungen der atypischen Wirbel, wie sie z. B. bei einem Schleudertrauma auftreten. Nach Bradbury muss dieser Wirbel mit einer Impulstechnik reponiert wer-

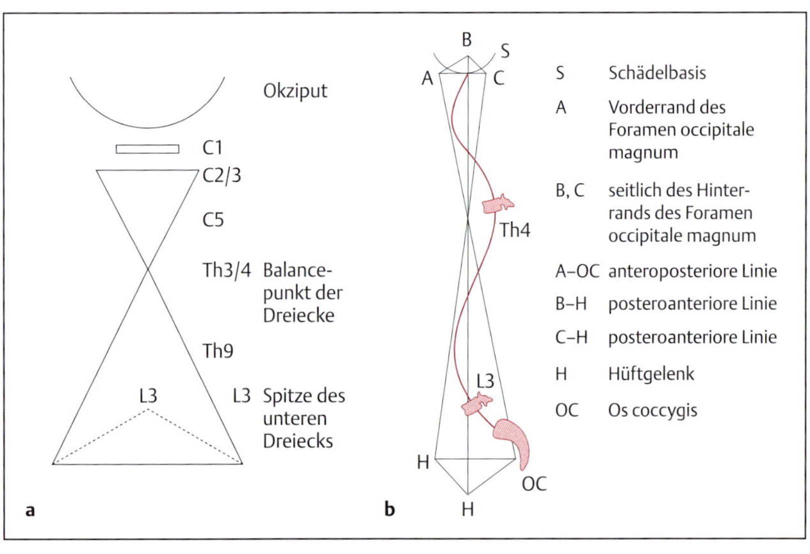

Abb. 5.7a, b **(a)** Modell von Littlejohn. Zwischenkurven-Drehpunkte sind C5, Th9, und L5, atypische Wirbel C1,C2, C3 und L5/S1. **(b)** Polygon (Vieleck) der Kräfte nach Littlejohn, das die mechanischen Beziehungen und Funktionen der Wirbelsäule aufzeigt

den, wobei der Impuls genau entgegengesetzt von dem Kraftvektor ist, der die Blockierung verursacht hat. Nach dem Tode von Bradbury wurde diese Methode von seinem Schüler Tom Dummer weiterentwickelt und verfeinert. Sie wird nicht nur bei traumatischen Läsionen angewandt.

Je nach Lokalisation der „primären Läsion" (zervikal oder sakral) folgt man einer bestimmten Reihenfolge bei der Manipulation der Schlüsselsegmente. Pro Behandlung wird dabei jeweils nur ein Segment manipuliert.

Vorgehensweise

Der Therapeut sucht das zu behandelnde Schlüsselsegment, indem er den Bewegungsapparat in drei Einheiten teilt. Für jede Einheit gibt es eine Reihe spezifischer Tests. Ziel ist es, die dominierende Einheit zu finden.

In jeder Einheit gibt es bestimmte Wirbel, denen eine besondere Bedeutung zukommt. Hierbei handelt es sich um die so genannten Drehpunkte oder Pivots aus dem Littlejohn-Modell: C 1, C 2, C 3, C 5, T 3, T 4, T 9, T 11, T 12, L 3, L 5, Sakrum.

Anmerkung:

- Je nachdem, ob es sich um einen traumatischen oder adaptativen Fall handelt, sind unterschiedliche Pivots betroffen.
- Es gibt unterschiedliche Meinungen darüber, ob man die Drehpunktwirbel manipulieren soll oder nicht.

Ein Pivot ist immer ein Drehpunkt für eine Gruppe von Wirbeln. Deshalb empfiehlt es sich immer, diese Wirbelgruppe mitzubehandeln, wobei hier sanfte Techniken geeigneter sind.

Die drei Einheiten

Die Einteilung des Organismus in drei Einheiten ist nach dem Litteljohn-Modell sehr schlüssig und praxisnah, da es sowohl neurologisch als auch mechanisch logisch ist. Die drei Einheiten ergeben sich aus den drei Pyramiden des Kräftepolygons.

Einheit 1

Untere Extremitäten, Becken und untere LWS ab L 3.

Diese Einheit steht für die Fortbewegung.

Einheit 2

Kranium, HWS, obere BWS bis Th 4, Schultern und Arme, oberer Thorax.

Vegetative Funktionen von Kopf, Hals und Thorax.

Einheit 3

Unterer Thorax, Wirbel Th 4–L 3.

Vegetative Funktionen des Abdomens.

Anmerkung: Es ist interessant festzustellen, dass diese drei Einheiten im Großen und Ganzen mit den drei unteren Scharnierbereichen des Zink-Modells übereinstimmen. Im Littlejohn-Modell fehlt der zervikookzipitale Übergang als isolierte Einheit. Dieser wird mit dem zervikothorakalen Übergang als Einheit 2 betrachtet.

Wegen seiner Besonderheiten (atypische Wirbel, Parasympathikuszone) kann man ihn unserer Meinung nach als eigene Einheit betrachten, die eine besondere Bedeutung für das kraniosakrale System hat.

6 Posturale Muskeln, phasische Muskeln und gekreuzte Haltungsmuster
Vladimir Jandas Beitrag zu den myofaszialen Behandlungsmethoden [40, 41, 86, 87, 107]

Neben anderen Funktionen hat der Bewegungsapparat zwei wichtige Aufgaben:

- Stabilität = Statik
- Mobilität = Motorik, Bewegung

6.1 Statik

Das Aufrechterhalten des Gleichgewichts ist eine der nobelsten Funktionen des Bewegungsapparates. Um diese Aufgabe erfüllen zu können, bezieht der Organismus eine Menge an Informationen von Rezeptoren im ganzen Organismus.

Neben den Gleichgewichtsorganen kommen den Propriozeptoren in Muskeln, Sehnen, Faszien und Gelenken eine große Bedeutung zu. Augen und Ohren spielen dabei ebenfalls eine große Rolle. Weniger bekannt ist, dass die Kiefergelenke und die Organe die Muskulatur und dadurch indirekt die Statik sowie die Motorik beeinflussen.

6.2 Motorik

Die Motorik dient der Zufriedenstellung der menschlichen Bedürfnisse. Sie wird von Muskeln ausgeführt. Eine optimale Muskelaktivität verlangt ein gutes Gleichgewicht sowie eine Koordination zwischen den einzelnen Muskelgruppen (Inhibition der Antagonisten, Koaktivierung der Synergisten). Beide Funktionen werden vom Zentralnervensystem gesteuert. Hierbei spielen bestimmte, im Laufe der Ontogenese erworbene Haltungs- und Bewegungsmuster eine bedeutende Rolle. Sie werden auch motorische Stereotypen oder Motor Patterns genannt.

Beispiele dafür sind der charakteristische Gang oder die charakteristische Haltung einer Person. Störungen des Gleichgewichts zwischen den einzelnen Muskelgruppen, d. h. Abweichungen vom optimalen Bewegungsmuster entwickeln sich häufig schon in der frühen Kindheit (viele sind wahrscheinlich perinatal bedingt).

Mikro- und Makrotraumata sowie die Lebensgewohnheiten tragen zu der Bildung von Motor Patterns bei. Gestörte statische, genauso wie unkoordinierte Muster führen zu muskulären Dysbalancen mit Überbelastungen. Jede Funktionsstörung der Gelenke ruft ihrerseits reflektorisch muskuläre Spannungen hervor. Dadurch werden wiederum Haltungs- und Bewegungsmuster gestört.

Der Schmerz spielt dabei eine große Rolle. Es hängt von der Schmerzschwelle ab, ob die Störung der Gelenkfunktion zur manifesten Erkrankung führt. Sobald dies der Fall ist, versucht der gesamte Bewegungsapparat zu adaptieren und zu kompensieren, um den Zustand erträglich zu machen und die Funktionsfähigkeit des Organismus aufrechtzuerhalten.

Es konnte gezeigt werden, dass Muskeln im Falle von spastischen Lähmungen inhibiert wurden, obwohl sie nicht gelähmt waren. Das gleiche Phänomen findet man bei Triggerpunkten. Der Schmerz führt zu einer Abschwächung des Muskels. Dadurch werden Fehlhaltungen gefördert.

Vladimir Janda, ein tschechischer Arzt, hat interessante Studien im Bereich der Manualmedizin und besonders im Bereich der Muskelfunktionen gemacht. Einige seiner Beobachtungen sind für die Behandlungen von Dysfunktionen des Bewegungsapparates von großem Interesse. So fand er heraus, dass **Patienten mit schlechten motorischen Stereotypen und muskulären Dysbalancen** auch **neurologische Defizite** aufwiesen: Die Bewegungen waren schlecht koordiniert und ungeschickt. Sensibilitätsstörungen vor allem der Propriozeptoren sowie eine schlechte Adaptation an Stresssituationen führten zu unkontrolliertem Verhalten. Diese Zeichen fand Janda bei Kindern wie Erwachsenen, nur dass bei den Erwachsenen noch Wirbelfunktionsstörungen und Schmerzen hinzukamen.

Die Kenntnis motorischer Stereotypen und der Funktion einzelner Muskeln im Zusammenspiel von Muskelgruppen ermöglicht dem Therapeuten, gezielter auf das pathologische Muster einzuwirken.

Beispiel: Quadrizeps und Ischiokruralmuskulatur sind Antagonisten bei Kniestreckung und -bewegung. Sie sind jedoch Synergisten bei der Stabilisierung des Knies beim Gehen. Beim Gehen arbeiten Fußheber, Kniebeuger und Hüftflexoren synergistisch zusammen.

Die Synergien von Muskelaktivitäten sind in pathologischen Zuständen noch deutlicher. Es ist wichtiger, einen Muskel in einem Gesamtverbund eines Bewegungsmusters zu sehen, als ihn isoliert zu betrachten.

Eine weitere interessante Feststellung Jandas ist die Tatsache, dass das Verhältnis von abgeschwächten und verkürzten (kontrakten) Muskelgruppen nicht dem Zufall, sondern gewissen Gesetzmäßigkeiten unterliegt.

Mikroskopische und elektrophysiologische Untersuchungen haben gezeigt, dass es vom funktionellen Standpunkt her zwei verschiedene Arten von quergestreiften Muskelfasern gibt: die roten und die weißen. In allen Muskeln sind beide Typen Muskelfasern vertreten, jedoch in unterschiedlicher Quantität. Das Verhalten der Muskeln wird jedoch durch die Menge von Muskelfasern eines bestimmten Typs geprägt.

Im Folgenden werden die Eigenschaften der beiden Muskelfasertypen beschrieben.

6.3 Posturale Muskelfasern (rote Fasern)

Typ-I-Fasern (slow twitch fibres)

- Durchmesser von ± 50 mm
- hoher Gehalt an Myoglobin (roter Farbe)
- dicke Z-Scheiben
- reichlich mit Mitochondrien versehen
- reich an Neutralfett
- oxydative Stoffwechsel überwiegen
- niedrige glykogenolytische und glykolytische Aktivität
- hohe mitochondrale Enzymaktivität
- langsame Kontraktionsgeschwindigkeit
- geeignet für Dauerleistung und Haltefunktion
- Neigung zu Verkürzung
- Behandlung: Dehnung

6.4 Phasische Muskelfasern (weiße Fasern)

Typ-II-Fasern (fast twitch fibres)

- Durchmesser von 80–100 mm
- stark entwickeltes sarkoplasmatisches Retikulum
- dünne Z-Scheiben
- enthalten weniger Mitochondrien, Lipide und Glykogen
- höhere Aktivität an Myosin- und Aktomyosin-ATPase
- anaerobe Stoffwechselvorgänge dominieren
- hoher Glykogenverbrauch
- dienen dem kurzen schnellen Einsatz
- Kraftzunahme kommt durch Anstieg der Impulsfrequenz zustande
- Neigung zu Schwächung
- Behandlung: Kräftigung

Muskeln, die hauptsächlich rote Muskelfasern enthalten, neigen zu Hyperaktivität, Verspannung, Verkürzung und Hypertonus. Muskeln, die mehrheitlich weiße Muskelfasern enthalten, haben eher Tendenz zur Abschwächung und Erschlaffung.

Es gibt kontroverse Bezeichnungen für die beiden Muskeltypen. Wir benützen aber die Terminologie von Janda, der die vorwiegend rote Fasern enthaltenden Muskeln als **posturale Muskeln** bezeichnet und die mit mehrheitlich weißen Fasern **phasische Muskeln** nannte.

Bei seinen Untersuchungen konnte Janda feststellen, dass bei den meisten Menschen immer bestimmte Muskel zu Verkürzungen und andere zu Abschwächungen neigen.

6.5 Muskeln mit Tendenz zu Verkürzungen

- kurze Extensoren der Kopfgelenke
- M. levator scapulae
- mittlerer und oberer Anteil des M. trapezius
- lumbaler Anteil der M. erector spinae
- M. quadratus lumborum
- Kaumuskulatur
- M. sternocleidomastoideus
- Mm. scaleni

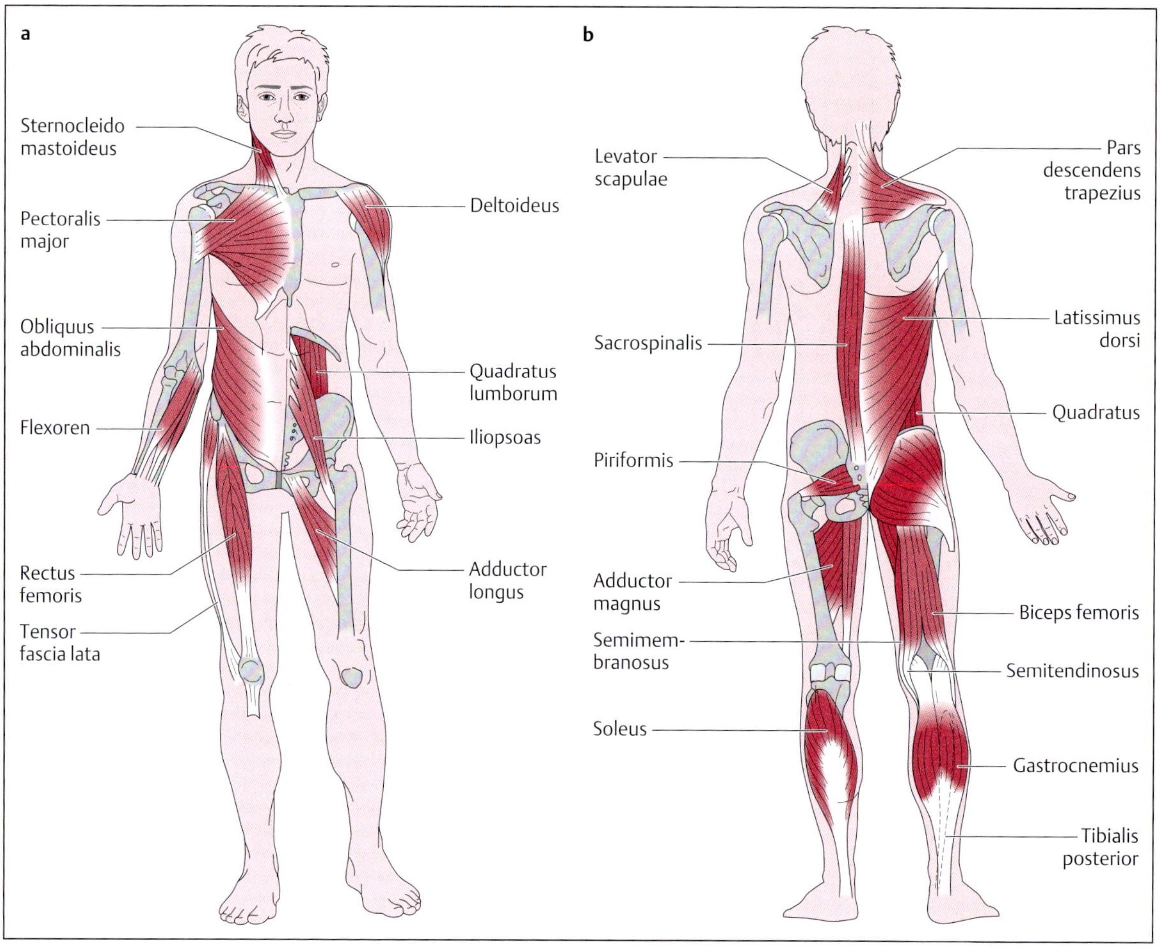

Abb. 6.**1 a, b** Posturale und phasische Muskel nach Janda

- M. subscapularis
- Mm. pectoralis minor und major
- schräge Bauchmuskeln
- Ischios
- M. rectus femoris
- M. tensor fascia lata
- M. iliopsoas
- kurze Hüftadduktoren
- M. triceps surae
- Flexoren der oberen Extremität

6.6 Muskeln mit Tendenz zu Abschwächung

- M. deltoideus
- unterer Anteil des M. trapezius
- M. serratus anterior
- Mm. glutaei
- M. rectus abdominis
- tiefe Halsbeuger
- Mundbodenmuskulatur
- Mm. vasti
- M. tibialis anterior
- Zehenstrecker
- Mm. peronei
- Extensoren der oberen Extremität

Die Funktion der Muskelfasern, ob postural oder phasisch, ist allem Anschein nach nicht genetisch bedingt, sondern hängt zusammen mit der Aktivität, die der Muskel ausführen muss.

Chris Norris [in 41], ein englischer Physiotherapeut, schreibt, dass ein entsprechendes Training die Anzahl phasischer oder posturaler Muskelfasern bedingt.

Lin et al. [in 41] konnten zeigen, dass die posturale oder phasische Eigenschaft eines Muskels von dessen Innervierung abhängt (bzw. von den Impulsen, die der Muskel bekommt). Dies konnte bewiesen werden, indem man einem posturalen Muskel den Nerven eines phasischen Muskels transplantierte.

Das ist wahrscheinlich auch die Erklärung, warum man im Falle von Fehlhaltungen (z. B. durch Beinlängendifferenz) oder Überlastung bestimmter Muskelgruppen (z. B. bei monotonen Bewegungsmustern bei der Arbeit) unterschiedliche Muskeleigenschaften findet.

Für manche Muskeln ist die Einstufung als posturaler bzw. phasischer Muskel fragwürdig. Dies gilt für die Mm. scaleni, die schrägen Bauchmuskeln, die Mm. glutaei und die tiefe Nackenmuskulatur sowie die Mm. peronei.

Es ist ebenfalls bemerkenswert, dass die posturalen Muskeln sich in den Konkavitäten der Wirbelsäule und der Extremitäten wiederfinden.

Von kranial nach kaudal:

- Nackenstrecker
- Mm. pectoralis major und minor
- lumbale Mm. erector spinae
- M. iliopsoas für die Hüfte
- Ischios für das Knie
- Mm. peronei für den Fuß
- Flexoren der oberen Extremität

Jandas Erklärung für die Entstehung dieser Motor Pattern ist entwicklungsgeschichtlich bedingt. Es handelt sich größtenteils um Muskeln, die beim Gangbild eine Haltefunktion haben.

Für Waddell [in 41] sind posturale Muskeln solche, die eine Haltefunktion haben. Es handelt sich um Statikmuskeln. Es sind Muskeln, die in der Lage sind, anhaltend anzuspannen. Die phasischen Muskeln sind eher dynamisch, für Bewegungen zuständig. Posturale und phasische Muskel sind für Wadell (*siehe oben*) Antagonisten.

Dies führt uns zu einer anderen Feststellung Jandas, den gekreuzten Syndromen.

6.7 Die gekreuzten Haltungsmuster

Schultergürtel und Beckengürtel haben häufig ein ganz spezielles Haltungsmuster.

Das obere gekreuzte Haltungsmuster

- Okziput und C 1–C 2 in Hyperextension
- protrahiertes Kinn
- untere HWS und obere BWS unter Spannung
- Rotation und Abduktion der Schulterblätter
- die Schultergelenkpfanne ist nach vorne orientiert
- M levator scapulae und Pars descendens des M. trapezius ziehen die Schulter hoch

Folgende Muskeln sind involviert:

Hypertone Muskeln

- M. pectoralis major und minor
- Pars descendens des M. trapezius
- M. levator scapulae
- M. sternocleidomastoideus

Hypotone Muskeln

- Pars ascendens des M. trapezius
- M. serratus anterior
- M. rhomboidei

Daraus resultieren Spannungen in der HWS sowie Schulter- und Armschmerzen.

Das untere gekreuzte Haltungsmuster

- Anteversion des Beckens
- Hüftflexion
- LWS-Lordose
- L 5–S 1 – Stress

Folgende Muskeln sind involviert:

Hypertone Muskeln

- M. iliopsoas
- M. rectus femoris
- M. tensor fascia lata
- Adduktoren
- Mm. erector spinae der LWS

Hypotone Muskeln

- Bauchmuskeln
- Gesäßmuskeln

Beide Syndrome zusammen ergeben eine kypholordotische Wirbelsäule.

Anmerkung: Dieses „Gekreuzte Syndrom" kann eigentlich auf alle anderen Ebenen übertragen werden.

Beispiel: Hypertonie der ischiokruralen Muskeln und der Fußheber mit Hypotonie des M. quadriceps und des M. triceps surae resultieren in einer Flexionshaltung des Knies. Hypertonie der kurzen Adduktoren und des M. quadratus lumborum mit Hypotonie der Abduktoren und des M. biceps femoris.

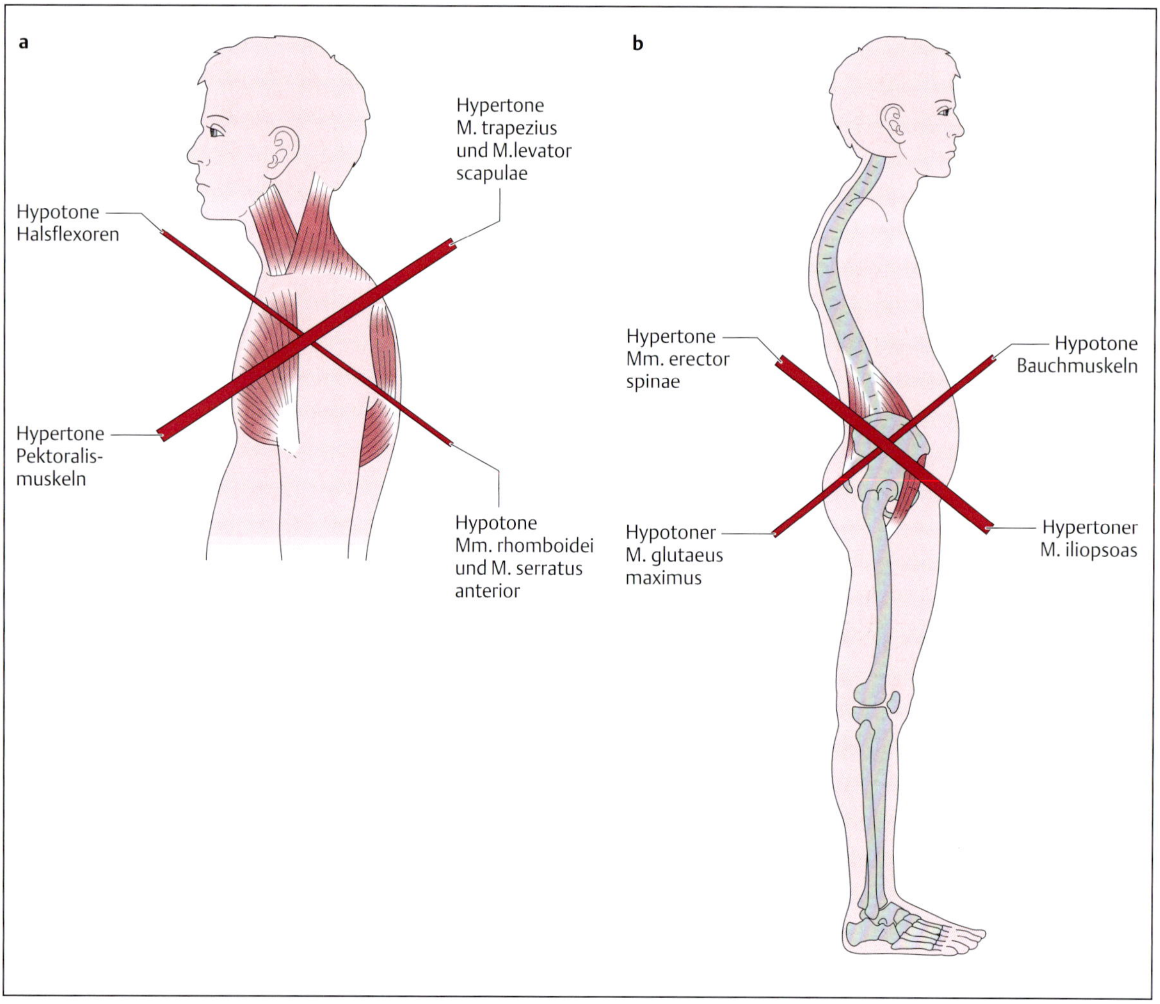

Abb. 6.**2a, b** Oberes und unteres gekreuztes Muster nach Janda

6.8 Praktische Konsequenzen

Manche Muskeln neigen zu Hypertonien und Verkürzungen; ihre funktionellen Antagonisten dagegen zu Hypotonien und Schwächung. Dies führt zu Fehlhaltungen. Eine Analyse der Statik gibt Hinweise auf die hyper- und hypotonen Muskeln.

Bevor man die hypotonen Muskel kräftigen kann, muss man die hypertonen durch eine adäquate Behandlung detonisieren und dehnen. Man sollte mehr an Muskelgruppen und Bewegungsmuster denken als an isolierte Muskeln und Bewegungen. Agonist und Antagonist sind abhängig von dem Bewegungsmuster.

Die Muskeleigenschaften (postural oder phasisch) können durch adäquates Training beeinflusst werden. Die Anzahl roter oder weißer Fasern ist funktionsabhängig.

Stereotypen oder Motor Pattern entwickeln sich schon während der Kindheit. Traumata, psychischer Stress und Lebensgewohnheiten tragen zu ihrer Entstehung bei. Lang andauernde Inaktivität wandelt phasische Muskelfasern in posturale Muskelfasern um.

7 Die Zink-Pattern [40, 41, 81, 82]

J. Gordon Zink, amerikanischer Osteopath und langjähriger Dozent in der osteopathischen Abteilung der Universität des Moines, Iowa; hat einen großen Teil seines Lebens dem Studium der Faszien sowie der Auswirkungen faszialer Dysbalancen auf Haltung und Zirkulation gewidmet.

Michael Kuchera zufolge (Fortbildung Mai 2004 in Berlin), der das Vergnügen hatte, mit Zink zusammenzuarbeiten, war dieser am Ende seiner Laufbahn bekannt als ein Osteopath mit kurzen Behandlungen und schnellen Erfolgen.

Er hatte ein Diagnoseverfahren entwickelt, mit dem er durch wenige Griffe die dysfunktionale Region diagnostizieren und genauso schnell feststellen konnte, wie erfolgreich seine Behandlungen waren.

Schwerpunkte der Forschungsarbeiten von Zink waren die Haltung, fasziale Spannungen und vor allem deren Auswirkungen auf die Lymphzirkulation. So konnte er feststellen, dass bestimmten Haltungsmustern spezielle fasziale Spannungsmuster zugrunde lagen. Diese Tatsache benutzte er diagnostisch wie therapeutisch.

Für seine Forschungszwecke untersuchte er sowohl **beschwerdefreie Personen** als auch **Personen mit Beschwerden** und konnte dabei interessante Feststellungen machen: Selbst bei Personen, die sich für ganz gesund hielten und keinerlei Beschwerden angaben, fand Zink ein fasziales Torsionsmuster. Personen ohne fasziales Torsionsmuster sind extrem selten.

Bei all den anderen **„asymmetrischen"** Personen fand Zink ein spezielles Torsionsmuster. Ihm fiel auf, dass an den funktionellen Übergängen der Wirbelsäule OAA, zervikothorakal, thorakolumbal und lumbosakral das fasziale Muster sich umkehrte.

Mit faszialem Muster ist die Leichtigkeit gemeint, mit der eine Region die Rotation zulässt (ease-bind). Dies ist gleichzeitig ein Indiz für fasziale Züge in Richtung der freien Bewegung.

Bei 80 % der **beschwerdefreien Bevölkerung** fand er folgendes Muster:

- OAA: Linkstorsion
- obere Thoraxapertur: Rechtstorsion
- untere Thoraxapertur: Linkstorsion
- Becken: Rechtstorsion

Weil dies das häufigste fasziale Muster bei Gesunden war, nannte es Zink „common compensatory pattern" (CCP).

Bei den restlichen 20 % der **asymptomatischen Personen** fand er das umgekehrte Muster:

- OAA: Rechtstorsion
- obere Thoraxapertur: Linkstorsion
- untere Thoraxapertur: Rechtstorsion
- Becken: Linkstorsion

Dieses Muster wird das „uncommon compensatory pattern" (UCCP) genannt. Wenn die faszialen Züge an den anatomischen Übergängen jeweils wechseln, heißt das, dass diese Personen eine homöostatische posturale Adaptation gefunden haben. Der Organismus konnte erfolgreich kompensieren, wenn er auch nicht das

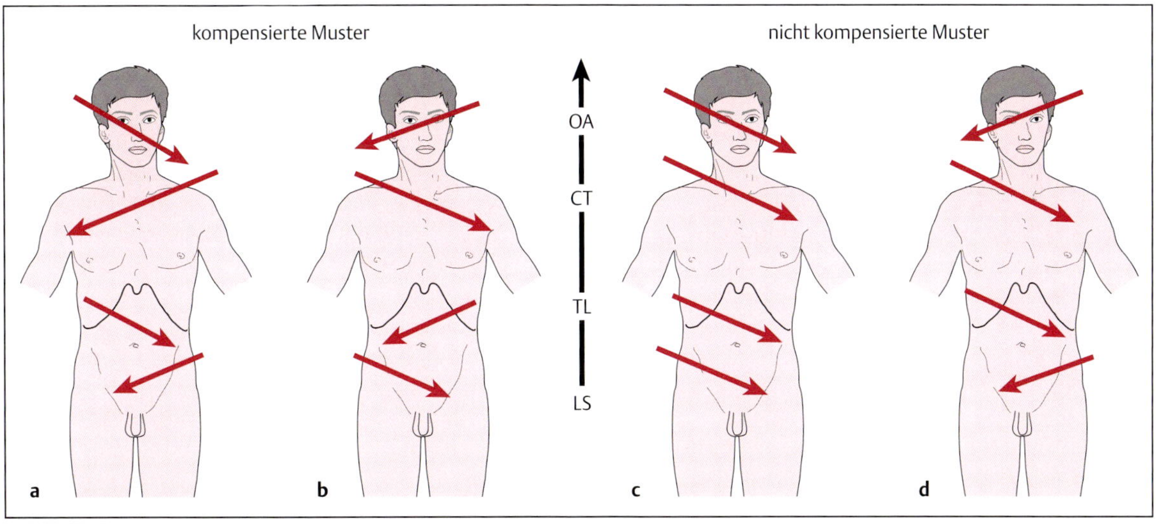

Abb. 7.**1 a–d** Zink-Pattern

„ideale" Anpassungsmuster ohne Torsionen annehmen konnte.

Bei Patienten, also Personen mit Beschwerden, findet man keines dieser drei Muster. Personen, die weder das ideale fasziale Muster noch eines der beiden kompensatorischen Torsionsmuster (CCP oder UCCP) aufweisen, haben häufig fasziale Präferenzen in die gleiche Richtung an zwei oder sogar mehreren Übergängen. Hier spricht man dann von unkompensierten faszialen Mustern (NCP).

Die Ursache für die Unfähigkeit des Organismus zu adaptieren, sieht Zink in Mikro- und Makrotraumata, die dem Körper eine Anpassung an die Gesetze der Schwerkraft unmöglich machen.

Bemerkenswert sind bei diesem Modell zwei Tatsachen:

- Die Umkehrung der faszialen Züge findet in Regionen statt, wo wir Diaphragmen (anatomische oder funktionelle) finden. Wie wir wissen, spielen diese für die venolymphatische Zirkulation als aktive Pumpe eine herausragende Rolle.
- Die Umkehrregionen sind auch die Bereiche, in denen eine Lordose in die Kyphose übergeht bzw. umgekehrt. Es handelt sich ebenfalls um die Umkehrbereiche von skoliotischen Krümmungen.

Anmerkung: Wenn wir diesen Gedanken von Diaphragma und Übergang weiter verfolgen, kommen wir um die SSB und das Tentorium cerebelli nicht herum. Wir wissen alle um die Bedeutung des Tentoriums für die Durchblutung des Kopfes. Aus der Kranialosteopathie wissen wir auch, wie wichtig die SSB für statische Anpassungen ist. Sollte dies aus dem vorher Gesagten noch nicht ersichtlich sein, so hoffen wir, dass die folgenden Kapitel dies offenbaren.

Die obere Thoraxapertur oder das zervikothorakale Diaphragma ist ein funktionelles Diaphragma. Das so genannte anatomische Thoracic inlet wird von der Brustbeingabelung, den beiden ersten Rippen und dem Wirbel Th 1 gebildet. Das funktionelle Thoracic inlet ist auch das klinische Thoracic inlet und wird vom Manubrium sterni, dem Louis'schen Winkel, den beiden ersten Rippen an beiden Seiten und den 4 ersten Brustwirbeln gebildet. In dieser Thoraxapertur finden wir die beiden Lungenspitzen sowie Gefäße, Nerven, Luftröhre und Speiseröhre, welche das obere Mediastinum bilden. Diese Strukturen werden von der Sibson-Faszie umhüllt. Die Sibson-Faszie stammt aus der Faszie der beiden Mm. longus colli (die bis Th 4–5 hinunterreichen) und dem viszeralen Blatt der Skalenushülle. Sie bedeckt die Lungenspitzen und haftet an den Gefäßstämmen des Thoracic inlet, um mit der Pleurakuppel zu verwachsen. Diese Sibson-Faszie ist das eigentliche zervikothorakale Diaphragma.

7.1 Die Zusammensetzung der Zink-Pattern

In dem Bestreben, die verschiedenen Denkmodelle miteinander zu vergleichen und Analogien zu finden, werden wir nun die Muskelgruppen, die verantwortlich für die Torsionsmuster sind, und die Segmente, die dabei eine Rolle spielen, beschreiben.

Okziput-Atlas-Axis (OAA)

Wirbel

Okziput
Atlas
Axis

Verantwortliche Muskeln

- M. rectus capitis superior, inferior, lateralis und anterior
- M. obliquus minor, major
- M. sternocleidomastoideus und Pars superior des M. trapezius
  Der M. sternocleidomastoideus gehört für uns auf jeden Fall zu den Muskeln, die eine Rolle für die Kopfgelenke spielen, weil seine Hauptfunktion den Kopf betrifft.
  Der M. trapezius spielt sicherlich für beide Regionen, OAA und obere Thoraxapertur, eine Rolle.

Segmente

Plexus cervicalis

Besonderheiten aus osteopathischer Sicht

- Der Atlas ist der Sockel für den Kopf. Alle kranialen Probleme haben Einfluss auf den OAA-Komplex und umgekehrt.
- OAA ist eine bedeutende Region für den Parasympathicus cranialis.
- Die Subokzipitalmuskulatur im Allgemeinen und der M. sternocleidomastoideus durch seinen Ansatz auf der Sutur sind in der Lage, die Sutura occipitomastoidea (OM) zu irritieren.
- Hypertonien können das Foramen jugulare beeinflussen. Außerdem liegt das Ganglion nodosum (inferius) des Vagus von Faszien umhüllt zwischen der Massa lateralis des Atlas und dem Foramen jugulare.
- OAA ist neben dem lumbosakralen Übergang und dem unteren Sprunggelenk die wichtigste Adaptationszone für die Statik.

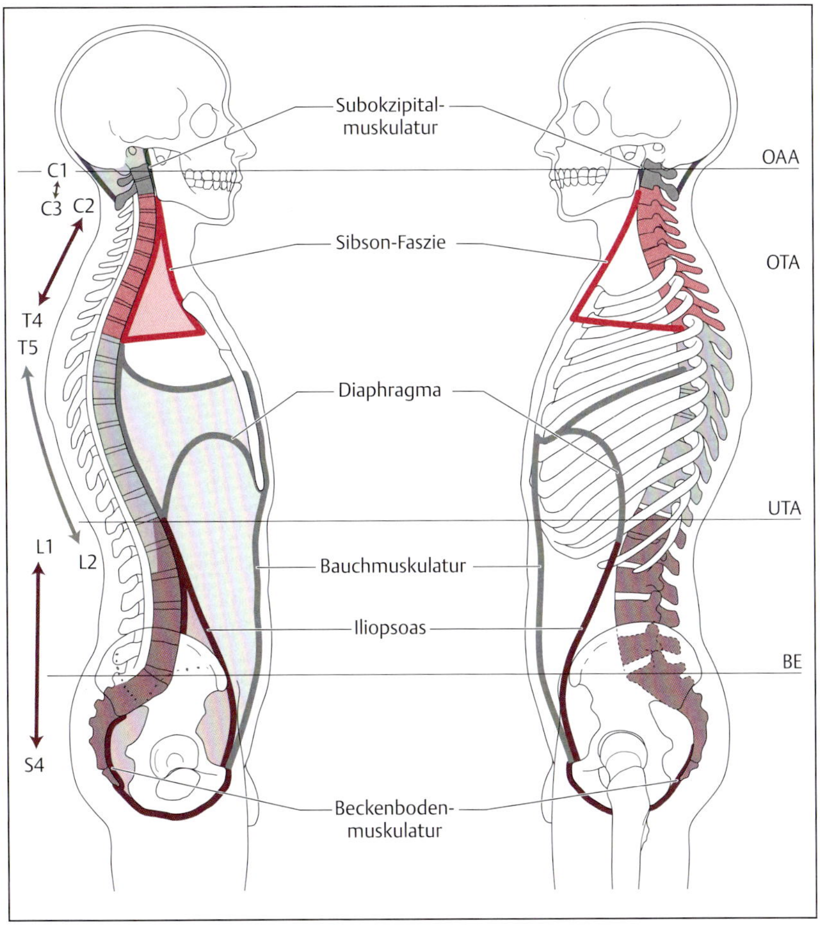

Abb. 7.2 Myofasziale Komponenten und Wirbelsegmente der Zink-Muster

- die Subokzipitalmuskeln sind stark mit Muskelspindeln versehen und daher für die Statik extrem wichtig.

Obere Thoraxapertur

Wirbel

C 3–Th 4 (Th 5)

Muskeln

- lange Nackenmuskeln
- die 3–4 oberen Mm. intercostali
- Mm. scaleni
- M. longus colli
- Schulterblattmuskulatur

Segmente

- Plexus brachialis
- thorakale Segmente T 1–T 5

Osteopathische Besonderheiten

- Die obere Thoraxapertur ist das Tor zur venolymphatischen Zirkulation. Die Halsfaszien umhüllen die gesamten Gefäße in der oberen Thoraxapertur.
- Das Ganglion stellatum liegt vor dem Rippenköpfchen der ersten Rippe.

- Die Sympathikusversorgung aller Kopf- und Thoraxorgane kommt aus den Segmenten T 1–T 5.
- Es besteht ein funktioneller Zusammenhang zwischen der oberen BWS und der Halswirbelsäule.
- Der zervikothorakale Übergang ist der Übergang aus einer wenig beweglichen in eine bewegliche Zone.
- Wechselbeziehung zwischen der oberen Extremität und dem zervikothorakalen Übergang.

Untere Thoraxapertur

Wirbel

Th 6–L 3

Muskeln

- M. diaphragma
- Bauchmuskel
- die 7 letzten Interkostalmuskeln

Segmente

- Th 6–Th 9: Splanchnicus major
- Th 9–Th 12: Splanchnicus minor
- Splanchnicus pelvicis

Einige osteopathische Gedanken zu der Region

- Bedeutung des Diaphragmas für die thorakale Atmung, Zirkulation, Organfunktion und Statik.
- Funktionelle Einheit zwischen Zwerchfell, M. quadratus lumborum und M. iliopsoas.
- Sympathikusversorgung der gesamten Bauchorgane.
- Verbindung zu der HWS über den Nervus phrenicus, der aus den Segmenten C 3, C 4 und C 5 stammt.
- Das Zwerchfell spielt eine entscheidende Rolle für die Druckverhältnisse in Abdomen und Thorax und somit auf alle Körperfunktionen.
  Beispiel: Eine Erhöhung des abdominalen Drucks verlagert das Zwerchfell nach oben, um den Druckgradienten zwischen Brust- und Bauchhöhle konstant zu halten. Dadurch wird der Druck im Thorax erhöht, was auf lange Sicht die Atmung und den Kreislauf belastet. Bei höheren körperlichen Anstrengungen muss die Atemhilfsmuskulatur vermehrt aktiviert werden. Beides, die veränderten Druckverhältnisse wie die Belastung der Atemhilfsmuskulatur verändert die Statik der Wirbelsäule. Wenn das Zwerchfell über eine längere Zeit aus einem Hochstand funktioniert, werden dadurch nicht nur die Bewegungsachsen der Organe verändert. Die Druckrichtung der Atembewegungen des Diaphragmas ist anders, wodurch sich die gesamte atemabhängige Mobilisierung der Organe ändert.
- Der M. iliopsoas und der M. quadratus lumborum sind bedeutende Muskel für die Statik von Becken und LWS. Ihre nervale Versorgung kommt aus der oberen LWS.
- Der thorakolumbale Übergang ist eine Schlüsselregion bei Torsionen der Wirbelsäule.

Becken

Wirbel

- L 4, L 5
- Iliosakralgelenke

Muskeln

- M. iliopsoas
- Mm. glutaei
- Beckenbodenmuskulatur

Segmente

- L 4–S 4
- Plexus lumbosacralis
- Parasympathicus sacralis

Einige osteopathische Gedanken

- Wie OAA und Sprunggelenke ist der lumbosakrale Übergang eine Scharnierzone für die Statik.
- Funktionell gehören L 4 und L 5 zum Becken. Ihr Verhalten ist durch die Iliolumbalbänder mit dem von Ilium und Sakrum verknüpft.
- Die Stabilität des lumbosakralen Übergangs hängt von der Integrität aller Beckengelenke ab.
- Die Iliosakralgelenke sind sehr anfällig für traumatische Dysfunktionen. Eine schlecht abgefederte Landung auf ein oder beide Beine nach einem Sprung oder ein Sturz auf den Rücken oder auf das Gesäß (Kleinkinder) sind oft der Beginn schleichender Fehlhaltungen und Dysfunktionen.
- Beinlängendifferenzen führen früher oder später zu Beckentorsionen (± 70 % der Bevölkerung haben unterschiedlich lange Beine!).
- Die kraniosakrale Verbindung ist in einem anderen Kapitel besprochen worden (s. S. 45 ff.). In diesem Zusammenhang möchten wir noch erwähnen, dass für Chapman (Chapman-Reflexe) das Becken im Falle von endokrinen Störungen eine Schüsselregion darstellt.
- Verbindungen zu den Organen bestehen einerseits durch fasziale Anheftungen und andererseits über nervale Verbindungen durch den Parasympathikus sacralis.

7.2 Praktische Anwendung der Zink-Pattern

Das Zink-Muster kann diagnostisch wie therapeutisch verwendet werden. Dazu mehr im praktischen Teil des Buches (Teil 2, S. 101 ff.).

Jeder Übergang (OAA; CTÜ, Diaphragma und Becken) hat eine besondere Bedeutung für einen bestimmten Bereich

Okziput-Atlas-Axis (OAA)

- Kopf:
  Dominierende kraniale Probleme führen zu subokzipitalen Spannungen und Dysfunktionen (*Beispiel:* Kiefergelenkproblem, Nasennebenhöhlen, Augen etc.).
  Anmerkung: Wir benutzen bewusst nicht den Begriff „primäre Läsion oder primäre Dysfunktion" weil wir der Meinung sind, dass sich jeder Mensch spätestens im Laufe der Kindheit ein bestimmtes Muster aneignet, was eine Anfälligkeit für bestimmte Dysfunktionen mit sich bringt. Diesen Gedanken findet man in der Typologie (Vannier) und auch in der Homöopathie wieder.

Obere Thoraxapertur

- untere HWS
- obere Extremitäten
- obere BWS und Rippen
- Thoraxorgane und Halsorgane
  Anmerkung: Es ist selbstverständlich, dass bei einem dominanten Problem eines Thoraxorgans auch das Zwerchfell und mit ihm die entsprechenden Segmente irritiert sind.
  Mit einigen Ausnahmen fällt der Test für die obere Thoraxapertur aber deutlicher aus.

Untere Thoraxapertur

- Wirbelsegmente Th 6–L 3
- die letzten 6 Rippen
- Oberbauchorgane
- HWS – Segmente C 3–C 5 (Phrenicus)
  Anmerkung: Hier gilt das Gleiche wie für die obere Thoraxapertur. Wegen seiner funktionellen Bedeutung für den ganzen Organismus ist das Zwerchfell sehr häufig betroffen. Der Rotationstest erlaubt einen Vergleich der Torsionsmuster an den verschiedenen Übergängen.
- Bei einem dominanten Test an der unteren Thoraxapertur kann man aber davon ausgehen, dass die oben genannten Strukturen eine Hauptrolle bei diesem pathologischen Prozess darstellen.

Becken

- Wirbel Th 12–L 5
- ISG, Symphyse
- untere Extremitäten
- Unterbauchorgane

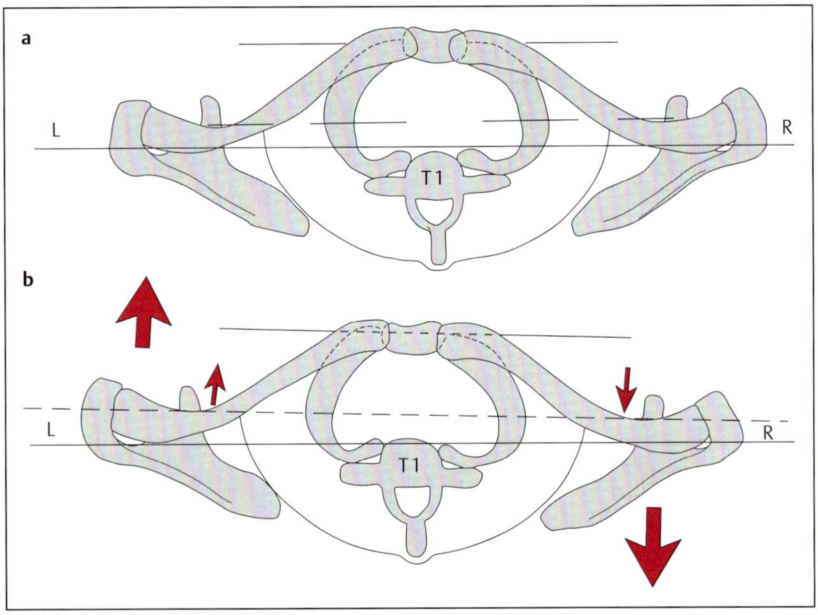

Abb. 7.3 **a, b** Torsion der oberen Thoraxapertur

Anmerkung: Die Mm. quadratus lumborum und iliopsoas stellen eine Verbindung zwischen dem thorakolumbalen Übergang und dem Becken dar. Diese beiden Regionen beeinflussen sich gegenseitig genauso wie die obere BWS und der OAA-Bereich.

Wissend um die Bedeutung der Diaphragmen für die Zirkulation, ist es lohnenswert, sie im Falle von Verspannungen zu behandeln, um die Druckverhältnisse in den Kavitäten zu beeinflussen und die venolymphatische Zirkulation zu verbessern.
Um einen anhaltenden Effekt zu erzielen, ist es erforderlich, die Struktur(en) in den dazugehörenden Bereichen zu behandeln, die die gute Funktion des Diaphragmas verhindert. Oft genügt die Manipulation eines Wirbels oder die Behandlung eines Organkomplexes.

Zusätzlich zu den Untersuchungen der Torsionsmuster hatte Zink ein eigenes Untersuchungsverfahren entwickelt, um die Effizienz der Behandlung zu kontrollieren. Nachdem die zu therapierende Körperregion behandelt war, übte er einen Druck mit einer Hand auf den Bauch des stehenden Patienten aus. Dieser sollte ihm dann spontan sagen, ob er ein Hitzegefühl spürt, das sich von dem Zervikalbereich nach unten entlang der Wirbelsäule ausbreitet bzw. wo dieses Hitzegefühl aufhört. Dort, wo die Erwärmung stoppte, war die Region, die weiterbehandelt wurde.

Der Test beruht auf dem Effekt, dass bei einer Erhöhung des intraabdominalen Drucks sich das venöse Blut in Richtung Azygossystem und Plexi venosi der Wirbelsäule rückstaut. Dadurch gibt es eine leichte Hitzewallung in den stärker durchbluteten Bereich. Der höhere Muskeltonus und die Blockierung in der Wirbelsäule bremsen die Durchblutung und damit die Erhitzung des Gewebes.

Für uns sind die Zink-Pattern ein interessantes Diagnostikum. Sie erlauben, den betroffenen Wirbelsäulenabschnitt zu finden und geben zusätzliche Hinweise auf die dominante Muskelkette.

Beispiel: Bei einer Rechtsrotation der oberen Thoraxapertur steht die linke Schulter anterior und die rechte posterior. Lässt sich im Seitenvergleich die linke Schulter schwerer nach hinten drücken als die rechte nach vorne, dominiert eine linke anteriore Kette.

8 Myofasziale Ketten – ein Modell

Wie schon in der Einleitung erwähnt, spielen die Muskeln unserer Meinung nach als Organ der myofaszialen Ketten eine wichtige Rolle bei allen Funktionen des Körpers. Die Hauptaufgaben mögen vielleicht in der Lokomotion und der Aufrechterhaltung des Gleichgewichts liegen, jedoch soll ihr Beitrag bei den anderen lebenswichtigen Funktionen nicht außer Acht gelassen werden. Sie sind wichtig für die Atmung, die Verdauung und die Zirkulation. Ihre Bedeutung wird deutlich im Falle von Dysfunktionen.

Wenn Still sagt, dass die Faszien die Stellen sind, wo man nach der Ursache der Krankheiten suchen muss und ebenfalls die Behandlung beginnen soll, dann unterstreicht dies nur deren Bedeutung [140].

Das myofasziale Gewebe gehört zum Bindegewebe und beinhaltet die subkutanen und tiefen Faszien genauso wie die Haut, die Muskeln, Sehnen und Bänder. Schultz und Feitis bezeichnen das fasziale System als ein unendliches Netzwerk, das alles mit allem verbindet [132].

Die faszialen Verbindungen sind nicht zufällig oder anarchig, sondern funktionell ausgerichtet. Dabei kommt der Wirbelsäule eine besondere Rolle zu. Sie dient quasi allen faszialen Verbindungen als Verankerung, vergleichsweise einem Schiffsmast, an dem die Taue befestigt sind. Die Taue stabilisieren den Mast, aber der Mast hält die Segel. Solange die Taue straff sind und der Mast gut verankert ist, funktionieren die Segel. Unser Rumpf besteht auch aus mehreren faszialen Ebenen, die mit der Wirbelsäule verbunden sind und sich gegenseitig ausbalancieren.

Man könnte am Rumpf drei ventrale und drei dorsale (Muskel-)Faszienschichten differenzieren:

- Eine äußere Ebene mit dem M. latissimus dorsi und dem M. trapezius hinten, den Mm. pectoralis und dem M. serratus anterior ventral.
- Dies sind Muskeln, deren Hauptaufgabe die Mobilisation der Arme ist.
- Die mittlere Schicht besteht aus den Paravertebralmuskeln und den beiden Mm. serratus posterior an der Rückseite, dem Longus colli, den Interkostalmuskeln, den Bauchmuskeln und dem Psoas an der Ventralseite.
- Diese Muskeln haben einen direkten Einfluss auf die Wirbelsäule (wenn auch die Mm. intercostali und Bauchmuskeln *die Rippen als Hebel benutzen*).
- Die tiefe Ebene besteht aus faszialen Strukturen: Dorsal das Ligamentum nuchae und der Bandapparat der Wirbelbögen und ventral die Zentralsehne mit den Serosae der Organe.

Die drei ventralen und die drei dorsalen myofaszialen Schichten sind in der Lage, die Wirbelsäule (den Mast) auszubalancieren. Wenn an einer Seite eine Hypertonie besteht, gibt die andere Seite etwas nach. Der Mast steht dadurch etwas schief, ist aber stabil. Hier finden wir das Zusammenspiel von Agonist und Antagonist wieder. Das gleiche Modell kann in der Frontalebene angewandt werden. Die myofaszialen Strukturen der einen Seite müssen sich den Spannungen der anderen Seite anpassen, um die Wirbelsäule zu stabilisieren.

Wenn es um das Gleichgewicht geht, und besonders wenn es darum geht, eine Position eine längere Zeit zu halten, wird der Organismus unserer Überzeugung nach so ökonomisch wie möglich alle ihm zur Verfügung stehenden Mittel anwenden und dabei die anderen Körperfunktionen so wenig wie möglich beeinträchtigen. Die thorakale Atmung, genauso wie die Zellatmung, muss weiter funktionieren, wie auch die venolymphatische Zirkulation.

Die Krümmungen der Wirbelsäule tragen zu ihrer Stabilität bei. Es ist daher anzunehmen, dass die Wirbel sich so verhalten, dass sie unter Belastung die Wirbelsäule so positionieren, dass die physiologischen Krümmungen in der Lage sind, dem Druck entgegenzuwirken. Bei asymmetrischen Belastungen (z. B. Gewicht in einer Hand) führt das zu einer skoliotischen Haltung.

Die einzelnen Wirbelsäulenabschnitte bewegen sich dabei um die Drehpunktwirbel von Littlejohn (siehe Kapitel 4, S. 58 ff.). Die Drehpunktwirbel können manchmal ein Segment höher oder tiefer sein. In der Regel handelt es sich aber um C 2, C 5, T 4, T 9, L 3, L 5/S 1.

Damit die Muskeln ihre Arbeit optimal ausführen können, brauchen sie einen stabilen Halt. Der wird ihnen durch andere Muskeln gewährleistet. Das führt zu der Bildung von Muskelketten.

Die Füße sind im Stehen Fixpunkt für die Muskelketten. Ihnen kommt deshalb für die Statik eine besondere Bedeutung zu.

Ein weiterer Faktor, der zur Stabilität beiträgt, der aber auch harmonische Bewegungen in alle Ebenen ermöglicht, ist die Anordnung der Muskeln in **Lemniskatenform.**

Eine Lemniskate ist nach Wahrig „eine Ordnung, die die Form einer liegenden 8 hat".

In der Tat; mit Ausnahme der M. rectus abdominis haben alle Muskeln einen mehr oder weniger diagonalen oder geschwungenen Verlauf. Die Muskeln folgen in Ketten derart aufeinander, dass daraus Schlingen entstehen, die harmonisch von einer Ebene in die andere übergehen.

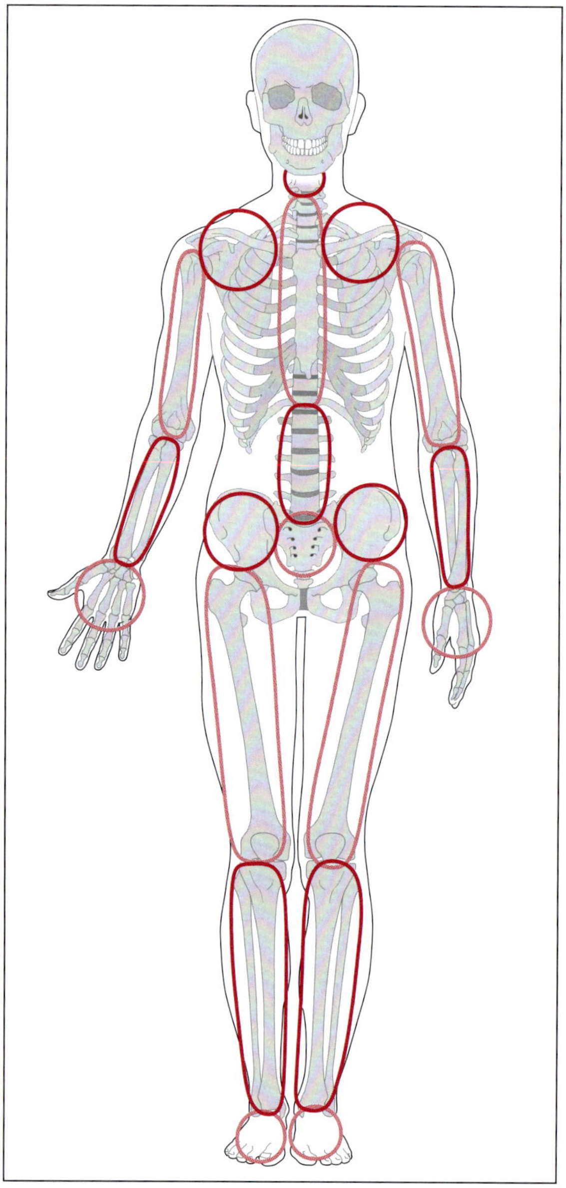

Abb. 8.1 Bewegungseinheiten

Die Pivots von Littlejohn und die Gelenke der Extremitäten befinden sich mehr oder weniger genau an den Kreuzpunkten der Lemniskate oder mitten im Zentrum einer Schlinge. Hier sehen wir, dass das Modell von Littlejohn nicht nur strukturell, sondern sehr funktionell ist.

Die Anordnung der Muskulatur in Lemniskate ermöglicht es, flüssige Bewegungen in allen Ebenen sehr energiesparend auszuführen. Es wird möglich, potenzielle Energie in kinetische Energie umzuwandeln und die Elastizität des Bewegungsapparates zu nutzen. Dadurch entsteht der Effekt einer Spirale oder einer Sprungfeder (siehe Gangstudie, Kapitel II, S. 39).

Als zusätzlicher Vorteil entsteht daraus eine Verringerung des Drucks auf die Gefäße sowie auf Thorax und Abdomen.

Anmerkung: Je größer die Last ist, die wir fortbewegen müssen, je größer wird die muskuläre Anstrengung, weil wir den Schwung der Bewegung nicht mehr nutzen können. Gleichzeitig steigt damit die Belastung für die Gelenke, die Atmung und den Kreislauf. Den gleichen Effekt haben Muskelkontrakturen und Gelenkblockaden.

8.1 Die Muskelketten

In den vorhergehenden Kapiteln haben wir mehrere Muskelketten-Modelle vorgestellt. Während einige davon gewisse Ähnlichkeiten haben (Busquet und Chauffour, beide kommen aus der französischen Schule) sind andere dagegen sehr speziell (Myers, Struyf-Denis). Jeder der Autoren hat sein Modell aus einer gewissen Perspektive heraus geschrieben.

Für den Rolfer dominieren andere Aspekte als für den Osteopathen oder Physiotherapeuten. Des Weiteren wurde der mechanische Aspekt der Kranialosteopathie, das Zink-Pattern und das Littlejohn-Modell der Wirbelsäule beschrieben.

Außerdem haben wir festgestellt, dass eine Hauptfunktion des Bewegungsapparates, das Gehen, das Verhalten der Wirbelsäule und des Beckens reproduziert, was Sutherland, Zink und Littlejohn in ihren Modellen beschreiben.

Für uns ist es selbstverständlich, dass es Muskeln sind, die diese Muster machen. Dies ist auch keineswegs ein Widerspruch zur kraniosakralen Theorie von Sutherland. Egal, ob als Auslöser für ein Muster der Schädel, der Rumpf oder die Extremitäten infrage kommen, der Rest des Körpers wird das gleiche Muster adaptieren (aus ökonomischen Gründen; um das Gehirn nicht zu belasten). Aus kraniosakraler Sicht ist dies wichtig, damit der primäre Respirationsmechanismus (PRM) sich möglichst spannungsfrei entfalten kann.

Das ist die Erklärung, warum bei den Behandlungen mit den Sutherland-Techniken das Segment oder der Schädel in das Läsionsmuster eingestellt wird. Dadurch wird eine möglichst freie Flexion und Extension des PRM ermöglicht.

Das von uns vorgeschlagene Muskelketten-Modell unterscheidet sich in zwei wesentlichen Punkten von den anderen Modellen:

1. Wir sind der Überzeugung, dass in der Wirbelsäule und an der oberen Extremität Flexion und Extension wechseln wie in der unteren Extremität.
   Die Definition einer Flexion ist das Annähern der Enden eines Bogens; die Extension ist das Entfernen der Enden eines Bogens.
   Die Wirbelsäule besteht aus drei Bögen, wovon zwei nach hinten konkav sind und einer nach vorne. Dementsprechend besteht die Flexion der HWS in einer Postflexion, die der BWS in einer Anteflexion und die der LWS wieder in einer Postflexion.
   Diese Betrachtungsweise von Flexion und Extension der Wirbelsäule ist insofern interessant, da sie im Einklang ist mit dem Modell von Sutherland. Die kraniale Flexion entspricht einer Streckung der Wirbelsäule, d. h. einer Extension der drei Bögen.
   Die kraniale Extension ist das Gegenteil.
   An der oberen Extremität finden wir ebenfalls eine regelmäßige Umkehr von Flexion und Extension (Oberarm in Extension, Ellbogen gebeugt, Faust extendiert und Finger gebeugt, siehe Armhaltung beim Schreiben).
   Wir sind der Meinung dass die Neutralstellung des Unterarms eine leichte Beugung im Ellenbogen und eine Mittelstellung zwischen Pro- und Supination ist.
2. Unserer Auffassung nach gibt es nur zwei Muskelketten an jeder Körperhälfte:
   - eine Flexionskette
   - eine Extensionskette

Wie Sutherland beschrieben hat, wird die Außenrotation und Abduktion mit der Flexion assoziiert und die Innenrotation und Adduktion mit der Extension.

- Das gibt folgende Kombinationen:
  Flexion + Abduktion + Außenrotation
- Extension + Adduktion + Innenrotation

> Beachte: Es wird noch einmal darauf hingewiesen, dass die kraniale Flexion einer Extension auf parietaler Ebene entspricht.

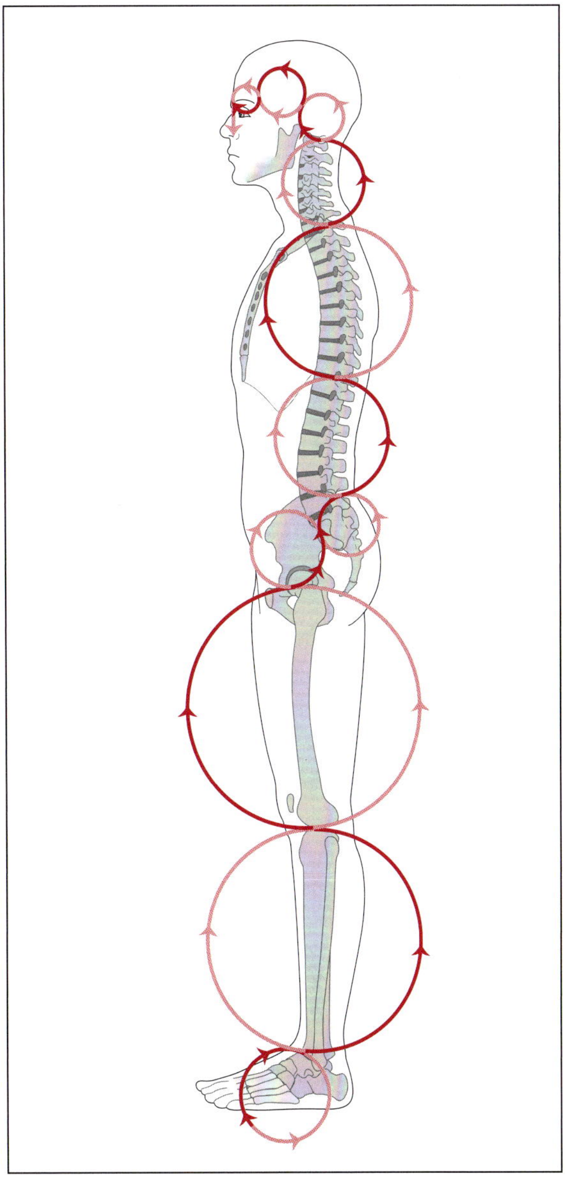

Abb. 8.**2** Verhalten einzelner Bewegungseinheiten bei der Dominanz eines Flexionsmusters (dunkelrot) bzw. eines Extensionsmusters (hellrot)

> Die Anordnung der Muskeln in Form von Lemniskaten erlaubt eine Kontinuität der myofaszialen Ketten zwischen den einzelnen Wirbelsäulenabschnitten und stellt dadurch Verbindungen zwischen links und rechts her. Das Gleiche gilt für die Extremitäten.

Die Antagonistenhemmung sowie der gekreuzte Streckreflex sind die neurophysiologischen Grundlagen für die Entstehung von Torsionsmustern.

Bevor wir die Muskelketten beschreiben, wollen wir zuerst die funktionellen Bewegungseinheiten des Skeletts beschreiben:

Kranium

- Sphenoid mit den Gesichtsknochen und den Frontale
- Okziput mit den Ossa temporale, parietale und maxillae sowie der Mandibula.

Wirbelsäule

- Atlas + Axis
- C 3–T 4
- T 4–T 12
- T 12–L 5
- Sakrum

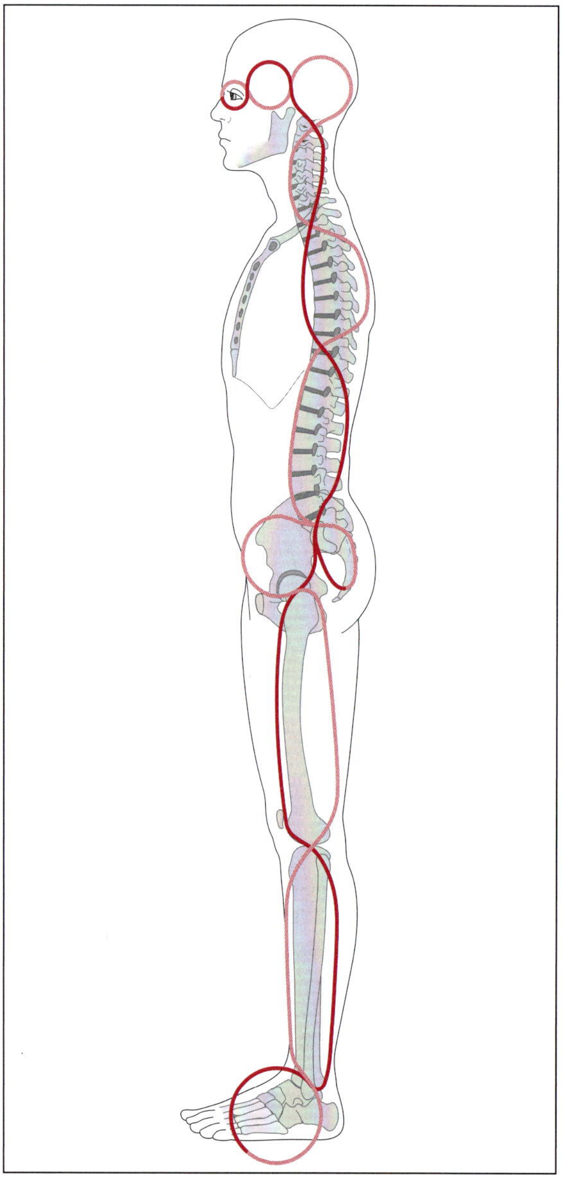

Abb. 8.3 Flexionskette (dunkelrot) und der Extensionskette (hellrot)

Untere Extremität

- Ilium
- Oberschenkel
- Unterschenkel
- oberes Sprunggelenk
- unteres Sprunggelenk und Fuß

Obere Extremität

- Schulterblatt
- Oberarm
- Unterarm
- Handgelenk
- Finger

Die einzelnen Einheiten funktionieren nach dem Zahnradprinzip zusammen.

Bevor wir die Muskelketten mit Muskeln besetzen, möchten wir noch einmal darauf hinweisen, dass das Gehirn keine einzelnen Muskeln kennt, sondern nur Funktionen. Diese Bewegungen werden von Muskelgruppen ausgeführt (Agonisten und Synergisten).

Bei Bewegungen, die nicht in einer gleich bleibenden Ebene ablaufen, können sich die beteiligten Muskel ändern. Es ist auch möglich, dass nur ein Teil eines Muskels beteiligt ist. Die polysegmentale Innervierung des Muskels macht dies möglich. Gerade an den Extremitäten und insbesondere an den distalen Bereichen von Arm und Bein wird es schwierig, die einzelnen Muskeln gezielt zuzuordnen. Wenn das Bild durch den Sichtbefund nicht sehr deutlich ist, muss der Therapeut manchmal die einzelnen Kompartments abtasten und vergleichen.

Im praktischen Teil werden wir sehen, dass man anhand von einfachen Tests die dominierende Muskelkette finden kann.

Flexionskette

Eine Dominanz der Flexionskette finden wir zusammen mit einem kranialen Mechanismus in Extension (Innenrotation).

Kranium

- Okziput posterior
- SSB tief
- Sphenoid: Corpus tief
- Alae majores posterior und medial
- periphere Knochen in Innenrotation

Wirbelsäule

- **OAA**: Okziput in Flexion, Atlas relativ anterior
  Verantwortliche Muskeln: M. rectus capitis anterior/ M. longus capitis

Anmerkung: Die Zentralsehne ist ebenfalls in der Lage, die SSB in Extension zu ziehen. Sie ist zwar kein Muskel, aber das Gewicht der Organe kann einen Zug nach kaudal ausüben. Dies ist bei diesem Muster der Fall, da der Thorax hier in Ausatemstellung steht und nicht mithelfen kann, die Organe anzuheben.

- **C 3–T 4**: in Extension, die Lordose ist global gesteigert
  Verantwortliche Muskeln: tiefe Paravertebralmuskulatur zwischen C 3 und T 4, M. semispinalis capitis, M. longissimus capitis, M. splenius capitis, M. splenius cervicis
- **T 4–T 12**: Die Brustwirbel sind in Flexion und die Rippen in Ausatemstellung.
  Verantwortliche Muskeln: Mm. intercostali, Bauchmuskeln
  Anmerkung: Es mag manchen Leser erstaunen, dass wir die Bauchmuskeln als thorakale Muskeln sehen. Embryologisch gehören sie zu den thorakalen Segmenten, aus denen sie auch innerviert werden (T 5–L 1). Durch ihre Verbindung mit den 7 letzten Rippen ziehen sie den Thorax in Flexion.
- **T 12–L 5**: Die Lendenwirbelsäule wird extendiert.
  Verantwortliche Muskeln: lumbale Paravertebralmuskulatur, M. quadratus lumborum
  Anmerkung: Die Kontinuität der Kette wird durch den M. quadratus lumborum gewährleistet, der mit der XII. Rippe und mit den Bauchfaszien in Verbindung steht.
- **Sakrum**: Das Kreuzbein macht eine Nutation. Die Basis bewegt nach vorne unten und das Steißbein nach hinten unten.
  Verantwortliche Muskeln: Mm. multifidi im lumbosakralen Bereich
  Anmerkung: Die Fascia thoracolumbalis ist auch an diesem Mechanismus beteiligt. Ihr tiefes Blatt gibt den Mm. multifidi und dem M. quadratus lumborum Ansatz.

Untere Extremitäten

- **Ilium**: Das Ilium macht eine Dorsalrotation unter dem gleichzeitigen Zug der Bauchmuskeln und der Gesäßmuskulatur.
  Verantwortliche Muskeln: Bauchmuskeln, Mm. glutaei, M. tensor fascia lata
- **Hüfte**: Die Hüfte wird extendiert.
  Verantwortliche Muskeln: Mm. glutaei
  Anmerkung: Wir haben eine weiterlaufende Kette zwischen einerseits den Bauchmuskeln und den Glutaen über die Crista iliaca und andererseits über die Fascia thoracolumbalis mit dem M. quadratus lumborum und den Glutaen.
  Damit die Glutaen das Darmbein nach dorsal drehen können, müssen sie am Femur einen stabilen Halt bekommen. Der wird ihnen durch zwei Mechanismen gewährleistet.
  - Der M. glutaeus maximus ist über den Tractus iliotibialis mit dem M. tensor fascia lata verbunden. Der M. tensor fascia lata verhindert die Außenrotation der Hüfte, was dem M. glutaeus maximus die Möglichkeit gibt, seinen Zug am Ilium auszuüben. Die tiefe Schicht des M. glutaeus maximus ist in Verbindung mit dem M. vastus externus, der durch das gleiche Bewegungsmuster aktiviert wird. Ein Zug des M. vastus externus stabilisiert den M. glutaeus maximus zusätzlich.
  - Eine Rotation des Darmbeins nach hinten hebt den Ramus pubicum an. Die Adduktoren werden so gedehnt. Sie werden sich die verlorene Länge am anderen Ende, sprich am Femur, wieder nehmen. Bei einer Rotation des Iliums nach hinten ziehen die Adduktoren das Bein in Adduktion und Innenrotation. Daraus resultiert für die untere Extremität die Stellung: **Extension + Adduktion + Innenrotation**
- **Knie**: Das Knie ist gestreckt.
  Verantwortliche Muskeln: M. quadriceps
- **Oberes Sprunggelenk**: Das obere Sprunggelenk ist in Plantarflexion, der Talus wird zwischen Malleolengabel und Kalkaneus nach vorne gepresst.
  Verantwortliche Muskeln: M. triceps surae, Flexoren.
- **Unteres Sprunggelenk und Fuß**: Bei einer Dominanz der Flexionskette kommt es zu einer Eversion des Fußes mit einer Senkung der Fußgewölbe. Dem Talus kommt dabei eine Hauptfunktion zu. Frei von Muskelansätzen wird er durch den Druck, der von der Malleolengabel herkommt, nach vorne medial gedrückt. Dadurch wird das Gewicht auf den Innenrand des Fußes verlagert. Das Os cuboideum macht eine Außenrotation und das Os naviculare eine Innenrotation.
  Verantwortliche Muskeln: M. extensor digitorum longus, M. tibialis posterior, M. flexor hallucis longus, M. flexor digitorum longus, Mm. peronei

Obere Extremität

- **Schulterblatt**: Das Schulterblatt steht in Abduktion, die Fossa glenoidalis ist nach vorne außen orientiert. Dies gibt das Bild der eingerollten Schultern (oberes gekreuztes Syndrom von Janda).
  Verantwortliche Muskeln: Pars descendens des M. trapezius, M. pectoralis minor
  Je nachdem, welcher Muskelzug vorherrscht, ist die Schulter deprimiert oder aszendiert.
- **Oberarm**: Der Arm ist in Adduktion – Innenrotation und Extension. Der M. pectoralis major kommt unter Zug, weil der Thorax in Ausatmungsstellung steht. Er nimmt sich die verlorene Länge zurück, indem er den Arm in Adduktion – Innenrotation bewegt. Die anteriore Schulter bringt Spannung auf den M. latissimus dorsi. Dieser versucht, über eine Schulterextension seine normale Länge wiederzubekommen.
  Verantwortliche Muskeln: M. pectoralis major, M. latissimus dorsi, M. teres major, M. subscapularis

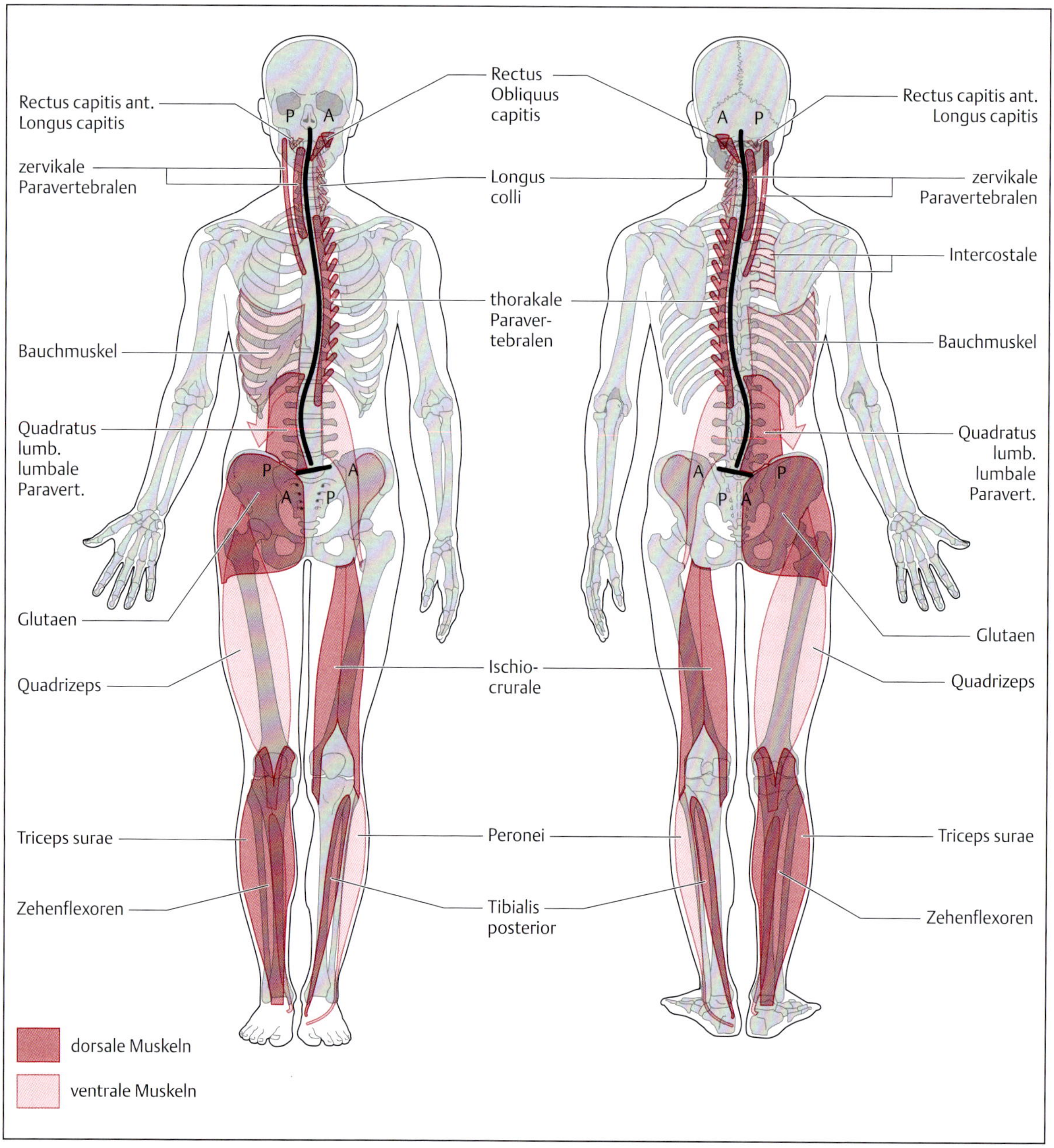

Abb. 8.**4** Dorsalansicht:
- Flexionskette rechts
- Extensionskette links

- **Unterarm**: Der Ellbogen ist gebeugt und der Unterarm in Pronation.
  Verantwortliche Muskeln: M. biceps brachii, M. brachialis, Mm. pronatorii
- **Hand**: Das Handgelenk befindet sich in Extension.
  Verantwortliche Muskeln: Handextensoren
- **Finger**: Die Finger sind gebeugt.
  Verantwortliche Muskeln: Fingerflexoren

Hier finden wir die Umkehr von Flexion und Extension ebenso wie das Vorherrschen der Extension – Adduktion – Innenrotationskomponente. Aber im Gegensatz zur unteren Extremität, wo wir eine globale Streckung haben, finden wir hier ein Flexionsverhalten. Dies führen wir zurück auf ein Überbleibsel von archaischen Reflexen, wie wir sie auch vom spastischen Hemiplegiker kennen.

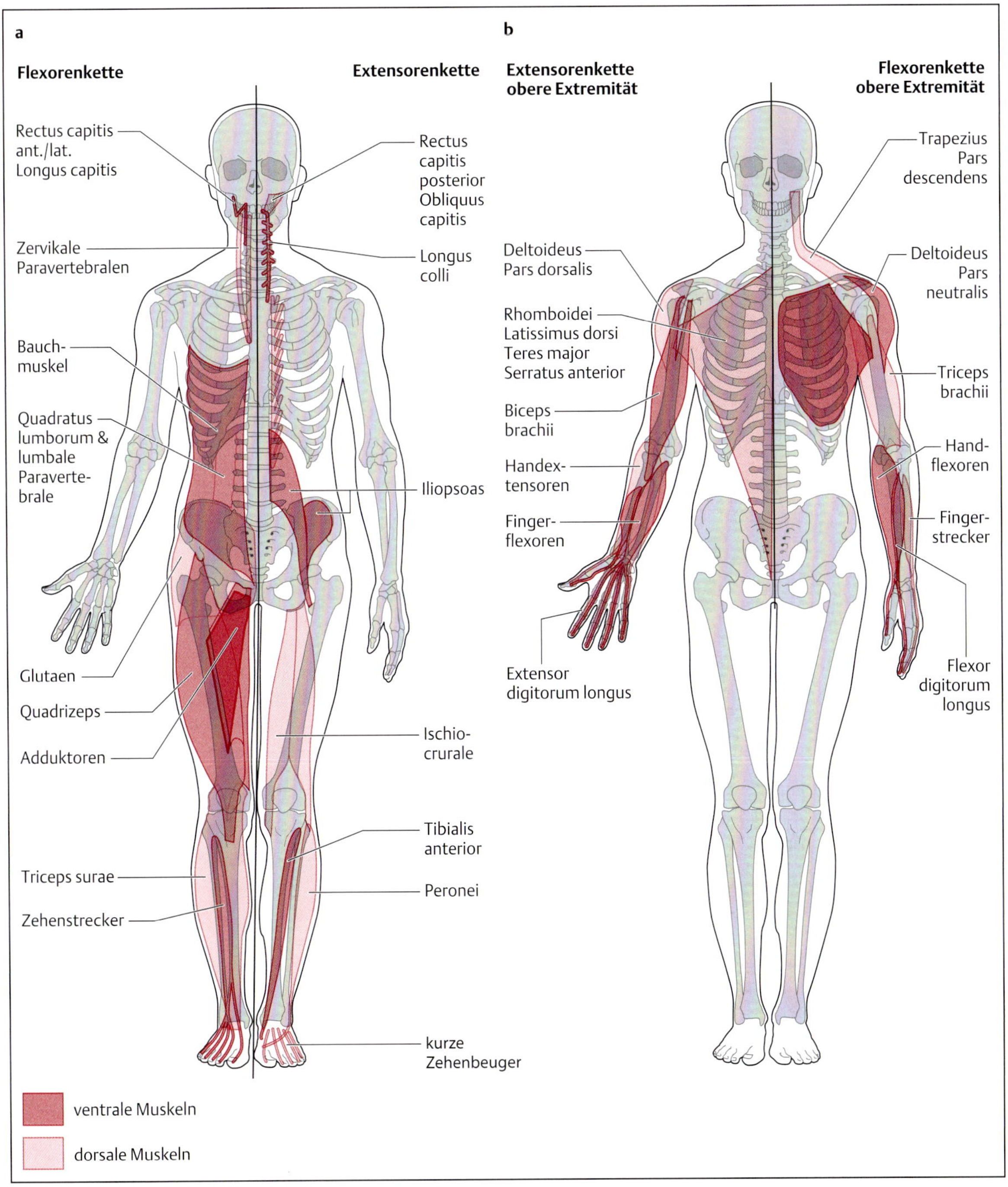

Abb. 8.**5** **a** Ventralansicht:
- Flexionskette links
- Extensionskette rechts

b Ventralansicht:
- Extensorenkette der oberen Extremität links
- Flexorenkette der oberen Extremität rechts

Abb. 8.**5 c** ▷

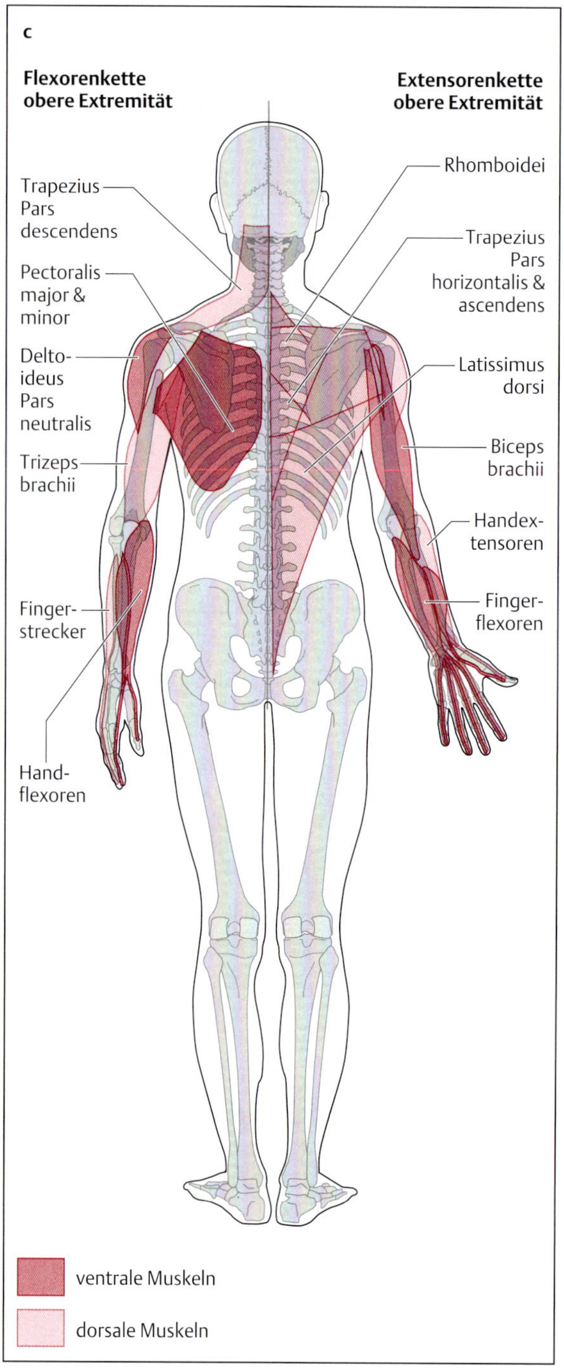

Abb. 8.**5 c** Dorsalansicht:
- Extensorenkette der oberen Extremität rechts
- Flexorenkette der oberen Extremität links

Extensionskette

Eine Extensionskette finden wir zusammen mit einem kranialen Flexionsmuster.

Kranium

- Okziput anterior
- SSB hoch
- Sphenoid: Corpus hoch
- Alae majores anterior und lateral
- periphere Schädelknochen in Außenrotation

Wirbelsäule

- **OAA:** Okziput in Extension, Atlas relativ posterior
  Verantwortliche Muskeln: Mm. recti capitis posteriores major und minor, Mm. obliqui capitis superior und inferior, M. sternocleidomastoideus
  Anmerkung: Die Pars descendens des M. trapezius ist in der Lage, das Okziput in die Extension zu bewegen. Seine Hauptfunktion fokussiert sich jedoch auf die Schulter.
- **C 3–T 4**: Die Halswirbelsäule wird gestreckt.
  Verantwortlicher Muskel: M. longus colli
- **T 4–T 12**: Die Brustwirbelsäule wird aufgerichtet.
  Verantwortliche Muskeln: thorakale Paravertebralmuskeln, Mm. serratus posterior superior und inferior und die Fascia thoracalis.
  Anmerkung: Die Aufrichtung der Brustwirbelsäule bringt den Thorax in Inspirationsstellung. Dies wird möglich durch die reziproke Inhibierung der Bauchmuskeln. Das Zwerchfell wird dadurch in einen Hochstand gebracht, wodurch es in eine bessere Arbeitslage versetzt wird.
- **T 12–L 5**: Die Lendenwirbelsäule wird entlordosiert.
  Verantwortliche Muskeln: M. iliopsoas (siehe Seite 91)
- **Sakrum**: Das Kreuzbein macht eine Kontranutation. Die Basis bewegt nach hinten und das Steißbein nach vorne.
  Verantwortliche Muskeln: Beckenbodenmuskeln
  Anmerkung: Der Beckenboden wird angehoben und dadurch funktionsfähiger.

Untere Extremitäten

- **Ilium**: Im ISG kommt es zu einer Anteriorrotation des Iliums.
  Verantwortliche Muskeln: M. iliopsoas, M. sartorius, M. rectus femoris, Adduktoren
- **Hüfte**: Die Hüfte wird gebeugt.
  Verantwortliche Muskeln: M. rectus femoris, M. sartorius, Adduktoren (außer Adductor magnus), M. iliopsoas
  Anmerkung: Die Iliumrotation nach vorne und die Hüftflexion bringen den M. glutaeus maximus auf Dehnung. Dieser kompensiert durch eine vermehrte Abduktion und Außenrotation.
  Der M. piriformis hilft das Sakrum nach dorsal zu drehen, aber gleichzeitig rotiert er den Oberschenkel nach außen. Die Folge davon ist eine Flexion mit Außenrotation und Abduktion des Beins, passend zum kranialen Flexionsmodell wie es von Sutherland beschrieben wurde.

- **Knie**: Das Knie wird gebeugt.
  Verantwortliche Muskeln: Hamstrings
  Die Anteriorrotation des Darmbeins verlagert den Tuber ischiadicum nach dorsal, wodurch die *ischiokrurale Muskulatur* Spannung bekommt, die Sie über eine Knieflexion abbauen können.
  Anmerkung: Im Stand ist die Knieflexion oft unauffällig; das Knie ist sogar häufig im Recurvatum. Dies ist eine Folge der relativen Entspannung der sakrotuberalen Bänder durch die gegensinnige Rotation von Ilium und Sakrum. Dadurch bekommt das gesamte Becken eine Neigung zur Anteversion. Der Körper balanciert das aus, indem er das Gesäß nach hinten verlagert. Die Patienten präsentierten sich mit einer „falschen Hyperlordose". Die untere Lendenwirbelsäule ist in Flexion und die untere BWS kompensiert durch eine Lordosierung. Ein typisches Beispiel dafür sind schwangere Frauen und dickbäuchige Männer.
- **Oberes Sprunggelenk**: Der Fuß befindet sich in Dorsalextension. Der Talus wird zwischen der Malleolengabel und dem Kalkaneus nach hinten gedrückt.
  Verantwortliche Muskeln: Tibialis anterior, Dorsalextensoren der Zehen
- **Unteres Sprunggelenk und Fuß**: Der Fuß macht eine Inversion. Die Fußsohlenmuskeln steigern die Fußwölbungen. Die Zehen werden gebeugt. Je nachdem, welche Flexoren dominieren, kommt es zu Hammer- oder Klauenzehen.
  Verantwortliche Muskeln: Flexoren, Mm. peronei, M. tibialis posterior

Obere Extremität

- **Schulterblatt**: Das Schulterblatt steht in Adduktion und liegt den Rippen auf. Die Schulter ist nach hinten gezogen und die Fossa glenoidalis ist nach lateral gerichtet.
  Verantwortliche Muskeln: M. trapezius, M. rhomboidei, M. serratus anterior
  Anmerkung: Die Einatemstellung des Brustkastens und die aufgerichtete BWS tragen mit zu diesem Bild bei.
- **Oberarm**: Der Arm ist in Flexion bzw. weniger in Extension als beim Flexionsmuster.
  Verantwortliche Muskeln: Pars clavicularis des M. pectoralis major, M. deltoideus, M. coracobrachialis
  Anmerkung: Wenn die Schulter von den Schulterblattfixatoren nach hinten stabilisiert wird, helfen die Mm. pectoralis minor und major die Rippen mit hochzuziehen. Der M. latissimus dorsi wird durch die Posteriorisierung der Schulter relativ entspannt, wodurch der M. pectoralis major den Arm gemeinsam mit dem vorderen Anteil des M. deltoideus und dem M. coracobrachialis nach vorne ziehen kann. Die Orientierung der Schultergelenkpfanne nach lateral gibt dem Arm eine Außenrotationsstellung. Wenn der M. deltoideus noch etwas Abduktion hinzufügt, ergibt das folgende Stellung: **Flexion – Abduktion – Außenrotation**
- **Unterarm**: Der Ellenbogen wird gestreckt und der Unterarm supiniert.
  Verantwortliche Muskeln: M. triceps brachii, M. supinator, M. brachioradialis
- **Hand**: Das Handgelenk ist gebeugt (bzw. weniger gestreckt).
  Verantwortliche Muskeln: Hand- und Fingerflexoren
- **Finger**: Die Finger sind gestreckt.
  Verantwortliche Muskeln: Fingerextensoren

8.2 Zusammenfassung und Schlussfolgerungen der Flexions- und Extensionsketten

Flexionskette

Dieses Pattern kann bilateral oder unilateral vorherrschen. Bei einem bilateralen Muster kommt es zu einer kypholordotischen Haltung mit gestreckten Beinen und Neigung zu Senkfüßen. Die Schultern sind nach vorne gezogen, die Arme gebeugt und in Innenrotation. Der Thorax ist eingefallen und das Abdomen mehr oder weniger vorgewölbt, trotz angespannter Bauchdecke.

Auf kranialer Ebene handelt es sich um ein Extensionsmuster nach Sutherland mit einer SSB in Extension und peripheren Knochen in Innenrotation. Die Nebenhöhlen sind schmaler. Das Tentorium cerebelli ist schräger. Der Kopf ist schmaler und das Gesicht länglicher.

Die tiefe Thoraxstellung senkt das Diaphragma. Dadurch kommt es zu einem Zug auf die Zentralsehne, was die kraniale Extensionsstellung unterstreicht.

Der Zwerchfelltiefstand gibt den Bauchorganen weniger Halt, was Senkungen favorisiert.

Bemerkenswert ist, dass diese Haltung der des asthenischen, passiven Typs entspricht. Manche Autoren bezeichnen die Extensionsphase des kraniosakralen Mechanismus auch als eine passive Phase. Es handelt sich um die Rückkehr aus der aktiven Flexionsphase. Die Flexionshaltung entspricht der „Entspannungshaltung". Es ist die Haltung, die die Schwerkraft dem Organismus aufzwingt.

Die Wirbelsäulenkrümmungen werden gesteigert, was zu Spannungen der Ligamente führt. Die Nutation des Sakrums und die Dorsalrotation der Ilii straffen die Bänder des lumbosakralen Übergangs. Die Rotation des Beckens nach dorsal und die Extension der Hüfte straffen den ventralen Bandapparat des Hüftgelenkes.

Die Knieextension verriegelt das Knie über die Kreuzbänder. Nur der Fuß ist „entriegelt“ und wird neben den Diaphragmen zum Schwachpunkt. Die physiologische Selbstverriegelung der Wirbelsäule und der unteren Extremitäten verlangt weniger Muskelaktivität zur Stabilisierung. Das könnte eine Erklärung für den schlaffen Muskeltonus und den asthenischen Typ sein.

Extensionskette

Dieses Muster kann uni- oder bilateral auftreten. Beim Extensionsmuster (kraniale Flexion) ist die Wirbelsäule gestreckt und die Extremitäten sind gebeugt. Der Organismus ist bereit für die Aktion oder er befindet sich in Aktion. Die kraniale Flexion ist die aktive Phase des kraniosakralen Rhythmus PRM.

Die SSB ist in Flexion (hoch) und die peripheren Schädelknochen sind in Außenrotation. Die Foraminae des Schädels sind offen und die Sinus venosi weit. Alles ist für eine gute Zirkulation vorbereitet.

Das Tentorium cerebelli steht hoch, ähnlich wie das Zwerchfell und das Diaphragma pelvis. Sogar die Plantaraponeurose ist gewölbt, bereit für die Propulsionsphase beim Gang.

Die Inspirationsstellung des Brustkorbs und der Zwerchfellhochstand halten die Bauchorgane und bewahren den Unterleib vor übermäßigen Druck. Die hohe Zwerchfellstellung verringert den Zug auf die Zentralsehne, was der SSB erlaubt, in Flexion zu bewegen.

8.3 Torsion

Ein Torsionsmuster entsteht , wenn an einer Seite eine dominante Kette entsteht. Der „gekreuzte Extensionsreflex“ führt dann zu der Entstehung eines Torsionsmusters. Die Folge ist eine skoliotische Haltung.

Geschieht dies im Kleinkindalter, dann entsteht daraus eine große C-förmige Krümmung, weil die Lordosen noch nicht voll entwickelt sind. Der diagonale Verlauf der Muskelfasern sowie die Kontinuität der faszialen Ebenen zwischen den beiden Körperhälften vereinfacht die Torsionen. Das wird vor allen Dingen am Rumpf deutlich, wo wir beispielsweise am Rücken einen gleichen Faserverlauf haben vom M. latissimus dorsi und dem M. glutaeus maximus oder ventral vom M. pectoralis major und dem M. obliqus externus.

Diese Anordnung der Fasern ist aus einem Funktionsbedürfnis heraus entstanden. Beim Gehen bewegen – wie bereits erläutert – sich Becken- und Schultergürtel entgegengesetzt zueinander. Dabei kommt es zu der Rumpftorsion. Die Struktur hat sich den Funktionen angepasst. Die diagonalen Ketten lassen sich beliebig in die Extremitäten hinein verfolgen.

Beispielsweise kann man die dorsale Kette über M. latissimus und M. glutaeus maximus nach kaudal weiterverfolgen über den M. vastus externus, der über das Retinaculum patellae bis zur Medialseite des Knies reicht. Hier haben wir eine dorsale Kette, die in eine ventrale übergeht.

Eine ähnliche ventrale Kette lässt sich folgendermaßen beschreiben: Wenn wir z. B. vom linken M. pectoralis major ausgehen, gelangen wir über den rechten M. obliqus externus zum rechten Darmbein.

Die rechten Adduktoren stellen die Kontinuität zum rechten Bein her. Das Caput breve des M. biceps femoris verlängert den mittleren Anteil des M. adductor magnus bis zum Fibulaköpfchen.

Die ventrale Verlängerung des M. adductor magnus ist der M. vastus medialis, der ähnlich wie der M. vastus lateralis die Verbindung zur anderen Seite des Beines herstellt. Von hier aus kann die Kette dann weiter fortgesetzt werden über den M. tibialis anterior oder die Mm. peronei.

Die Verbindungen zwischen den einzelnen Muskeln und der kontinuierliche Übergang von einer Seite zur anderen und von hinten nach vorne ergibt ein schlingenförmiges Netzwerk, vergleichbar mit Lemniskaten.

Die Skoliose wie auch die skoliotische Haltung ist ein ganzheitlicher Prozess, der in den drei Körperebenen abläuft.

Die anteroposterioren Krümmungen des Skeletts werden respektiert. Es ist so, als ob der gesamte Rumpf eine Drehung um eine vertikale Achse gemacht hätte, bei der die Füße stehen geblieben wären. Aller Wahrscheinlichkeit nach spielt die Mechanik der Wirbelsäule und die Sensibilität der Muskeln eine bedeutende Rolle bei der Genese von Skoliosen und anderen Rückgratverkrümmungen. Es handelt sich um ein ganzheitliches Problem mit Beteiligung (evtl. auch Ursache) des Nervensystems und des Organsystems.

Sutherland gibt eine kraniosakrale Erklärung für die Entstehung von Rückgratverkrümmungen. Busquet und andere fügen dem eine viszerale Theorie hinzu. Für die Posturologen spielt der Bewegungsapparat und im Besonderen die Füße eine herausragende Rolle. Wahrscheinlich haben alle Recht.

Der Therapeut sollte alle drei Ansichten in Erwägung ziehen und in seinem Behandlungsplan berücksichtigen. Dabei darf nicht vergessen werden, dass die Muskeln dabei immer eine aktive Rolle spielen. **Nach dem Gesetz von Funktion und Struktur werden die Muskeln sich den Umständen anpassen.**

Louisa Burns und andere Forscher haben gezeigt, dass dieser Prozess sehr früh beginnt. Deshalb sollte man im Falle von Skoliosen bei aller Suche nach der Ursache die Behandlung der myofaszialen Ketten nicht außer Acht lassen.

Das Gleiche gilt für alle Fehlhaltungen, seien sie Folgen von Traumata oder von Über- oder Fehlbelastungen des täglichen Lebens.

8.4 Besonderheiten einiger Muskeln oder Muskelgruppen

Wir werden hier keine detaillierte Darstellung der Anatomie geben, sondern uns auf das Wesentliche und eventuelle Besonderheiten der folgenden Muskeln und Muskelgruppen beschränken.

- M. sternocleidomastoideus
- M. scaleni
- Diaphragma
- M. iliopsoas
- Hüftrotatoren

M. sternocleidomastoideus

Der M. sternocleidomastoideus besteht aus zwei Muskelanteilen, die kaudal am Manubrium sterni und an der Klavikula ansetzen und kranial an der Linea nuchae superior. Sein kranialer Ansatz liegt auf der Sutura occipitomastoidea, die für Sutherland einen bedeutenden Stellenwert für die kraniale Mobilität hat. Restriktionen der OM-Sutur schränken die Bewegungen des PRM ein.

Deshalb kommt dem M. sternocleidomastoideus eine besondere Bedeutung zu.

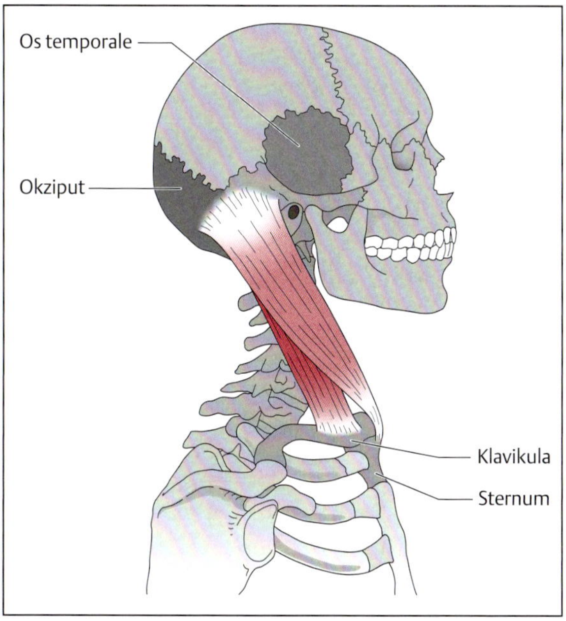

Abb. 8.**6** M. sternocleidomastoideus

Funktionen

bilateral

- Beide SCM zusammen beugen die HWS, um das Kinn auf die Brust zu ziehen.
- Bei hyperextendiertem Kopf ziehen sie das Kinn nach vorne oder helfen den Nackenmuskeln bei der Extension.
- Sie verhindern die Hyperextension der HWS bei einem plötzlichen Schub von hinten, wie z. B. bei einem Schleudertrauma.
- Sie sind Einatemmuskeln.
- Sie sind wichtig für die Orientierung im Raum.

unilateral

- Bei einseitiger Anspannung neigen sie den Kopf und drehen ihn zur anderen Seite, wobei das Kinn angehoben wird.
- Zusammen mit dem M. trapezius macht der SCM eine reine Seitneigung.
- Bei Skoliosen richtet der SCM zusammen mit dem M. trapezius den Kopf auf.

Innervation

- Nervus accessorius
- HWS-Segmente C 1–C 3

Der SCM ist ein Muskel, der zu Verkürzung neigt (posturaler Muskel). Wegen seines Verlaufs und den vielfältigen Adaptationsmöglichkeiten ist es schwierig, die Länge des SCM zu vergleichen. Die Untersuchung wird gemacht, indem man den Muskel auf Triggerpunkte oder Verhärtung abtastet.

Mm. scaleni

Die Mm. scaleni setzen sich normalerweise aus drei Muskeln zusammen; den Mm. scaleni anterior, medius und posterior. Manchmal gibt es einen vierten, den M. scalenus minimus. In den meisten Fällen ist dieser nicht vorhanden und durch vertebropleurale Bänder ersetzt.

Der M. scalenus anterior entspringt an den Processi transversi von C 3–C 6 und setzt an der I. Rippe, am Tuberculum scalenus an.

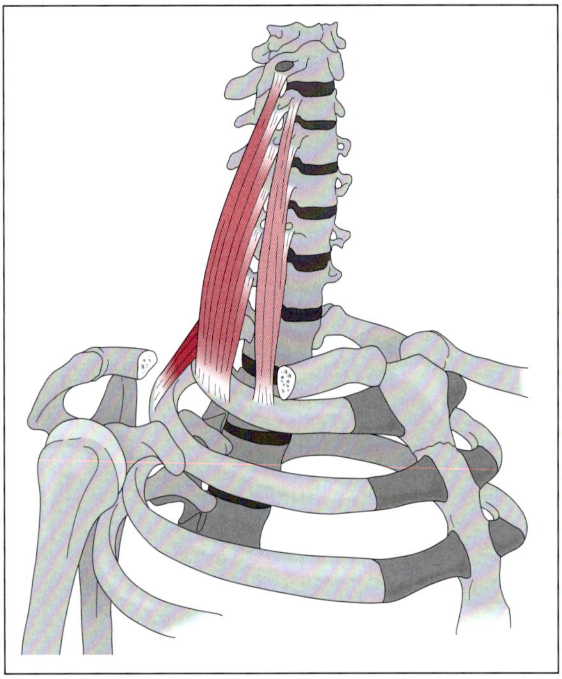

Abb. 8.**7** Mm. scaleni

Der M. scalenus medius entspringt an den Querfortsätzen von C 2–C 7, um dann ebenfalls kaudal an der I. Rippe anzusetzen.

Zwischen diesen beiden Mm. scaleni befindet sich die Skalenuslücke oder das „thoracic inlet", durch das die Arteria subclavia und der Plexus brachialis ziehen. Ein Spasmus der Mm. scaleni kann diese Strukturen irritieren.

Der M. scalenus posterior setzt an den Tuberculi posteriores der Querforsätze von C 4–C 6 an und zieht dann zur II. Rippe.

Der M. scalenus minimus schließlich setzt kranial an den Tuberculi anteriores der letzten beiden Halswirbeln an und zieht dann zur Pleurakuppel. Die Mm. scaleni neigen zu Spasmen, können aber auch verkürzen und fibrosieren. Dies ist funktionsabhängig. Triggerpunkte können die Symptomatik einer Medianusneuralgie imitieren. Die Mm. scaleni sind für die Halswirbelsäulen, was der M. iliopsoas für die LWS ist. Sie sind primär Beuger der Halswirbelsäule, können aber mithelfen, diese zu lordosieren, wenn es erforderlich ist. Diese ambivalente Funktion erklärt vielleicht ihre Anfälligkeit für Spasmen.

Zusammen mit dem M. longus capitis und dem M. longus colli gehören die Mm. scaleni zu den Prävertebralmuskeln. Sie sind von der tiefen Halsfaszie eingehüllt und Teil der Sibson-Faszie, die das obere thorakale Diaphragma bildet.

Dadurch haben sie eine Verbindung zu der Zentralsehne und dem viszeralen Kompartment.

Funktionen

bilateral

- Die vorderen Mm. scaleni können die HWS flektieren.
- Zusammen stabilisieren sie die HWS in der Frontalebene.
- Sie sind wichtige Einatemmuskeln. Elektromyographische Studien haben gezeigt, dass sie gleichzeitig mit dem Diaphragma aktiv werden. Indem sie die obere Thoraxapertur und damit die Pleurakuppel nach oben ziehen, verhindern sie, dass das Zwerchfell die Lungen bei der Einatmung nach kaudal zieht.
  Sie sind verantwortlich für die thorakale Hochatmung.

unilateral

- Einseitig sind die Skaleni Seitneiger der HWS.

Innervation

- C 3 – C 8

Diaphragma

Still sagte sinngemäß vom Diaphragma: „Durch dich leben wir und durch dich sterben wir." (Still-Biographie [140]). Dies ist umso zutreffender, weil das Zwerchfell in der Tat alle lebenswichtigen Funktionen beeinflusst.

- Der Gasaustausch in den Lungen wird durch die Druckveränderungen bei Ein- und Ausatmung reguliert.
  Der Zellstoffwechsel wird ebenfalls durch die ateminduzierten Druckveränderungen aktiviert. Bei der Einatmung wird ein zentrifugaler Druck erzeugt, dem die periphere Muskulatur entgegenwirkt. Dadurch werden rhythmische Druckveränderungen produziert, die die Diffusion und Osmose beeinflussen. Die Einatmung saugt das Blut in Richtung Thorax. Die Bauchorgane werden komprimiert, die Sinus venosi des Schädels und die Halsvenen geweitet.
- Die Auf- und Abbewegung des Zwerchfells mobilisiert die gesamten Organe in einer rhythmischen Weise, um die physiologischen Bewegungsachsen der Organe.
- Wenn nötig, hilft das Diaphragma bei statischen Belangen. Veränderungen der Druckverhältnisse in Bauch und Brustkasten können die Statik der Wirbelsäule modulieren.
  Dadurch kann es für Stabilität des Rumpfes sorgen und gleichzeitig die Bewegungen der Extremitäten vereinfachen.
- Nicht zu vergessen sind all die vaskulären und nervalen Strukturen, die durch das Diaphragma hindurch ziehen.

Wegen der vielfältigen Funktionen ist das Zwerchfell bei jedem Patienten in Dysfunktion. Das Diaphragma trennt die Brusthöhle von der Bauchhöhle und besteht aus zwei Teilen:

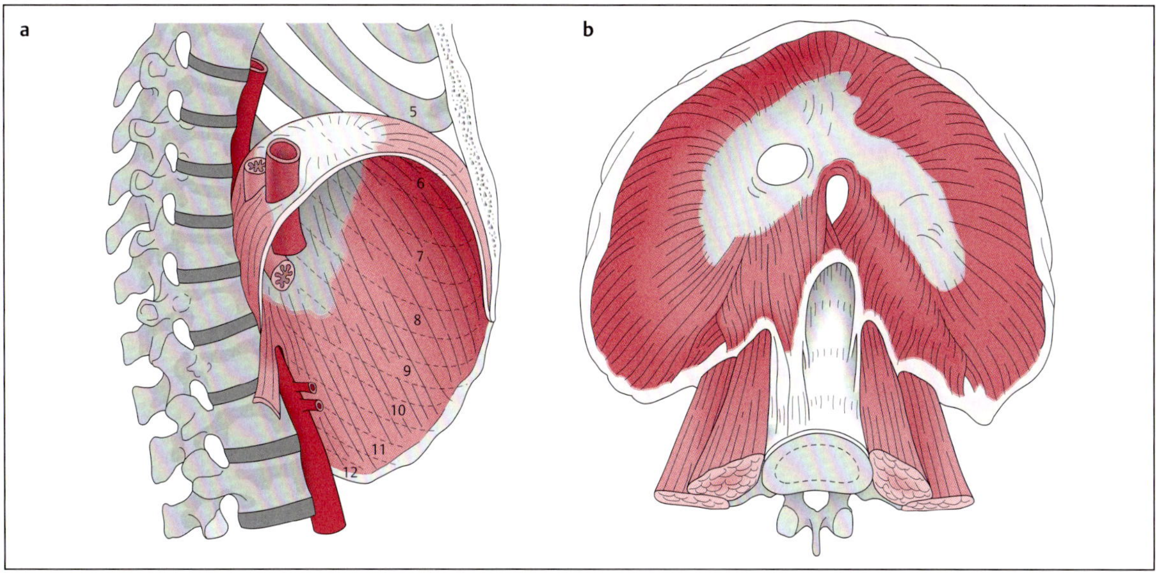

Abb. 8.**8a, b** Diaphragma

- einem faserigen Anteil, dem Centrum tendineum, an dem Organe haften,
- einem peripheren muskulären Anteil, der für die Bewegungen verantwortlich ist.
- Die Pars musculorum hat Ansätze an den 5 letzten Rippen und den 3 ersten Lendenwirbeln. Nerven, Gefäße und Organe treten durch Öffnungen des Diaphragmas hindurch.
- Die Muskelfasern haben grob einen Verlauf von kranial medial nach kaudal lateral, vom Centrum tendineum zur Peripherie.

Innervation

- motorisch: Die beiden Phrenikusnerven [C 3–C 4–(C5)].
- sensibel: Das Centrum tendineum wird von den beiden Phrenikus versorgt genauso wie der dorsale Teil der Pars muscularis.
- Der laterale Muskelanteil wird sensibel aus den Segmenten T 7 bis T 10 versorgt.

Die Atembewegung und ihr Einfluss auf den Bewegungsapparat

Folgende Muskeln sind am Atemvorgang beteiligt:

Einatmung

- Primäre Einatemmuskeln:
  - Diaphragma
  - Mm. scaleni

  In Ruheatmung sind normalerweise nur diese beiden Muskeln aktiv.
- Atemhilfsmuskulatur:
  - M. sternocleidomastoideus
  - M. trapezius
  - M. pectoralis major
  - M. pectoralis minor
  - M. quadratus lumborum
  - M. iliopsoas
  - M. serratus anterior
  - Mm. rhomboidei
  - lange Rückenstrecker
  - Interkostalmuskulatur

Die Rekrutierung dieser Muskeln ist abhängig von der Tiefe der Einatmung. Als erstes werden die Interkostalmuskeln, und zwar von kranial nach kaudal rekrutiert.

Bei der Einatmung zieht die Zwerchfellcrus das Centrum tendineum nach unten. Dadurch senkt sich der Druck im Brustkorb, wodurch Luft inhaliert wird. Gleichzeitig erhöht sich der Druck im Abdomen und damit auf die Bauchwand. Diese Veränderungen sind proportional zu der Tiefe der Einatmung.

Das Centrum tendineum wird solange nach unten bewegt, bis der Druck im Bauch es bremst. Danach ziehen die kostalen Fasern des Zwerchfells die Rippen hoch. Der Thorax inklusive Brustbein hebt sich. Unterstützt wird das Zwerchfell dabei von den Mm. scaleni. Die Interkostalmuskeln stabilisieren die Rippen untereinander. Bei tieferer Einatmung werden die anderen Einatemmuskeln hinzugezogen.

Damit sie den Brustkasten anheben und die Rippen weiten können, muss die Wirbelsäule stabilisiert werden. Dies geschieht durch den M. iliopsoas und den M. quadratus lumborum in der LWS und die langen Rückenstrecker im thorakalen Bereich.

Der M. quadratus lumborum und der M. iliopsoas stabilisieren außerdem die beiden letzten Rippen und die obere LWS, was dem Diaphragmacrus einen stabilen Halt gibt.

Die Schulterblattfixatoren stabilisieren die Skapula und geben dem M. serratus anterior und den Mm. pectorali die Möglichkeit die Rippen anzuheben.

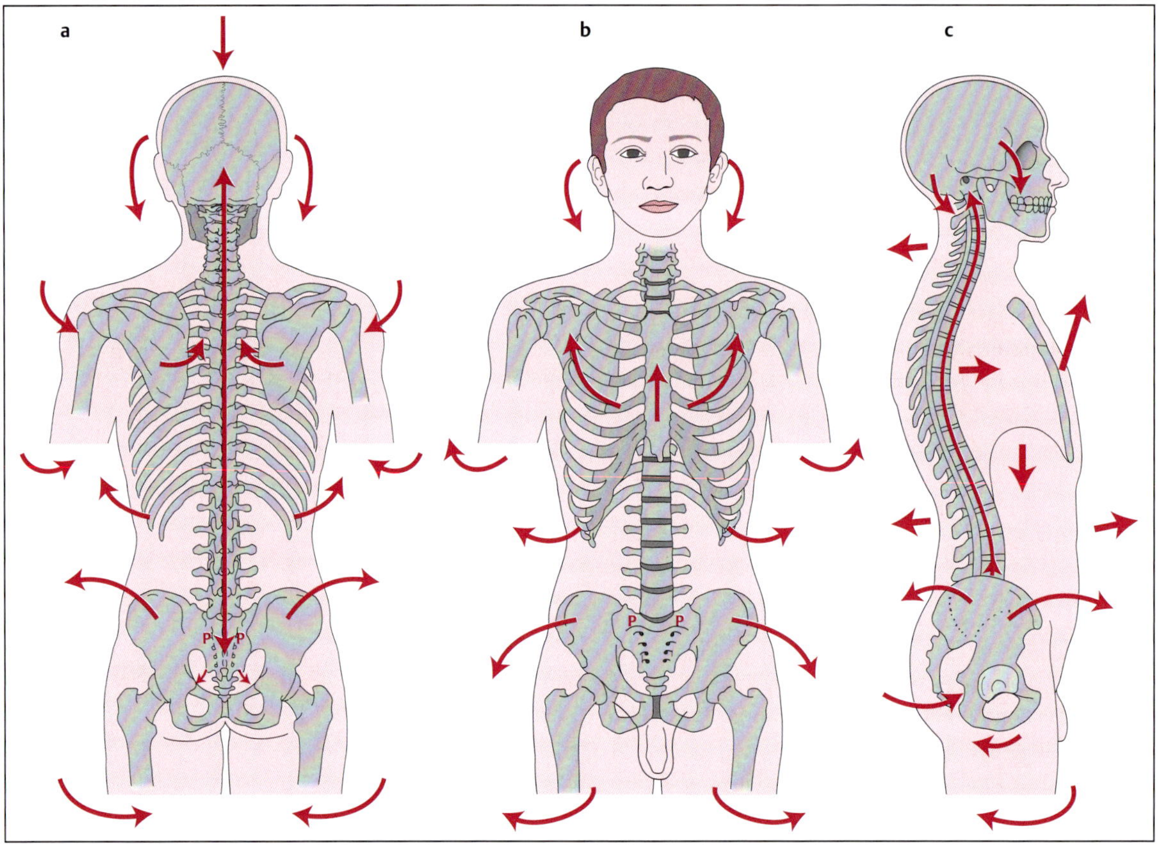

Abb. 8.9**a, b** Bewegungen der peripheren Knochen bei der Einatmung, **c** Bewegungen des Rumpfskeletts bei der Einatmung

Die Mm. scaleni strecken die Halswirbelsäule. Am Ende der tiefen Einatmung wird der M. sternocleidomastoideus aktiviert. Er zieht die Brustbeingabelung hoch und verhindert eine Flexion des Okziputs, damit der Blick geradeaus gerichtet bleibt.

Die Bauchmuskeln arbeiten exzentrisch. Sie kontrollieren die Deszendenz der Bauchorgane.

Was passiert bei der Einatmung mit dem Becken, dem Kranium und den Extremitäten? Die Abwärtsbewegung des Centrum tendineums drückt die Bauchorgane nach unten und nach vorne.

Dadurch wird Druck auf den Beckenboden und die Bauchmuskeln ausgeübt. Der Druck auf den Beckenboden zieht die Rami pubici nach hinten, den Apex des Sakrums mit dem Steißbein nach vorne und die Tuber ischiadici nach medial. Dadurch werden die Darmbeinschaufeln nach anterior und außen gezogen. Der Zug des Beckenbodens am Kreuzbein mobilisiert die Kreuzbeinbasis nach dorsal in die Kontranutation. Diese Bewegungen werden vom M. iliopsoas unterstützt, der die LWS in Flexion zieht und die Rami pubici nach hinten drückt.

Das Becken macht also eine Bewegung, wie wir sie beim Extensionsmuster beschrieben haben. Dies ist konform mit der Flexionsbewegung des kraniosakralen Rhythmus.

Die unteren Extremitäten machen eine Flexion – Außenrotation – Abduktion. Die Streckung der Brustwirbelsäule und die Adduktion der Schulterblätter dreht das Schultergelenk nach außen. Die Flexion – Abduktion – Außenrotation der Schultern wird faszilitiert.

Bei der Einatmung hebt sich die obere Thoraxapertur. Die Halsfaszien werden wie ein Zeltdach gestrafft. Dadurch werden die Temporalknochen in Außenrotation gezogen. Die Mm. sternocleidomastoidei und die Mm. trapezii ziehen das Okziput in Extension, was einer kraniosakralen Flexion entspricht.

Das Ligamentum nuchae unterstützt passiv diesen Effekt. Die Streckung der Halswirbelsäule bringt es unter Spannung. Eine Möglichkeit, dem Zug aus dem Weg zu gehen besteht darin, das Hinterhaupt nach unten vorne zu ziehen, d. h. in die kraniale Flexion.

Die Abwärtsbewegung des Diaphragmas und die dadurch entstehende Spannung auf die Zentralsehne wird durch das Anheben des Brustkorbs neutralisiert. Dadurch wird es der SSB möglich, nach kranial zu bewegen.

Die Einatmung entspricht also vollends dem Flexionsmuster des PRM, so wie es von Sutherland beschrieben wurde. Die Flexionsphase ist wie die Einatmung eine aktive Phase. Die Ausatmung ist die umgekehrte Phase.

Ausatmung

- Die Ausatmungsphase in Ruhe ist normalerweise ein passiver Prozess, wobei die Elastizität des Gewebes die Strukturen in die Ausgangsstellung zurückbringt.
- Bei tiefer Ausatmung sind hauptsächlich die Bauchmuskeln aktiv. Für manche Autoren sind die Mm. intercostali interni Ausatemmuskeln, genauso wie der M. transversus thoracis (Basmajian).

Das Zwerchfell und die Mm. scaleni entspannen genauso wie die Atemhilfsmuskulatur, wenn sie bei tiefer Einatmung aktiviert wurde. Bei tiefer Ausatmung werden die Bauchmuskeln aktiv. Der Bauchinhalt wird komprimiert und nach oben gedrückt, wobei gleichzeitig der Brustkasten nach kaudal gezogen wird.

Im ISG kommt es zu einer Posteriorrotation des Iliums mit einem Inflare. Die Extremitäten machen eine Innenrotation. Die Ausatemstellung des Brustkorbes zieht über die Rippen die obere BWS in Flexion und die HWS in Lordose. Die Schädelknochen kehren in die Ausgangsstellung zurück.

Im Vergleich zu der Stellung bei der Einatmung entspricht das einer Extension – Innenrotation. Die Stellung des Okziputs entspricht der des Sakrums.

Anmerkung: Es ist erwähnenswert, dass sowohl bei Einatmung als auch bei Ausatmung der Kopf in der Horizontalen bleibt. Dies ist unserer Meinung nach eine konjugierte Aktion der Mm. sternocleidomastoidei, Mm. trapezii und der Subokzipitalmuskulatur.

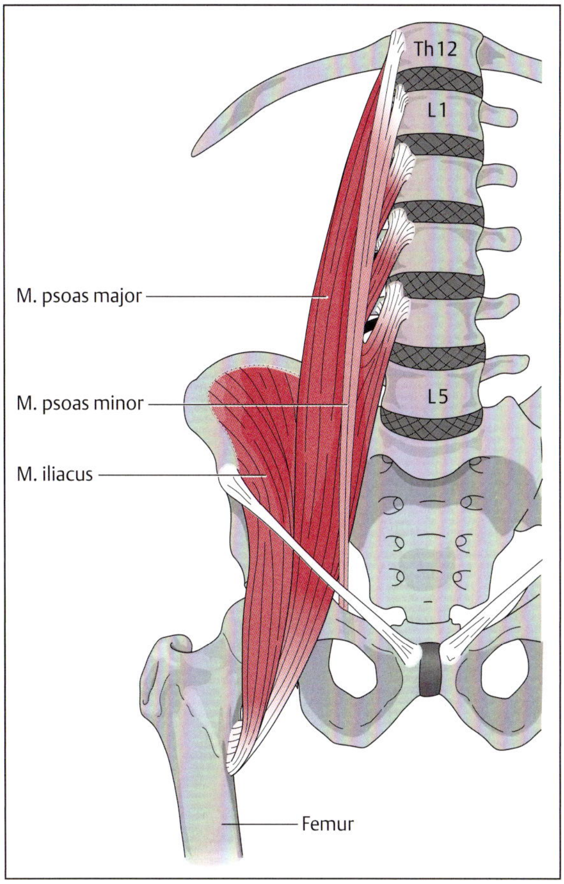

Abb. 8.**10** M. iliopsoas

M. iliopsoas

Die Mm. iliopsoas sind vielleicht die interessantesten Muskeln des gesamten myofaszialen Apparates. Es sind mit Sicherheit die Muskeln, deren Funktionen am kontroversesten diskutiert werden. Durch ihre Ansätze und vor allem ihren Verlauf können sie die Stellung der Hüfte, des Beckens und der Lendenwirbelsäule aufeinander abstimmen.

Für Basmajian sind sie die wichtigsten Muskel des ganzen Körpers für die Statik. Sie sind in der Lage, die Wirbelsäule und das Becken sowohl in der frontalen als auch in der sagittalen Ebene anzupassen.

Lewitt schreibt, dass der Psoas oft Bauchschmerzen in der Fossa iliaca verursacht oder Gallen- bzw. Nierenkoliken imitiert. Der Psoas ist durch seine Ursprünge an Th 12 und an der Psoasarkade des Diaphragmas direkt bei der Atmung involviert.

Bogduk [14] sagt, dass ein Psoasspasmus die lumbalen Bandscheiben enorm belastet. Fryette [56], Kuchera [82], Di Giovanni [49] und andere beschreiben das Psoassyndrom als Hauptgrund für das akute Lumbago.

Der Psoas gilt als posturaler Muskel, d. h. ein Muskel mit hauptsächlich Typ-I-Fasern. Man findet in der Tat häufig verkürzte Iliopsoas aber genau so häufig spasmierte Iliopsoas. Nach Lewitt [86] verursacht eine Psoaskontraktur Schmerzen im thorakolumbalen Übergang und die Kontraktur des Iliakus ISG-Schmerzen.

Psoashypertonien sind in der Lage, Nervenirritationen des Plexus lumbalis zu verursachen. Der Psoas hat Ursprünge an den Wirbelkörpern T 12–L 4 (L 5) und den dazwischen liegenden Bandscheiben sowie an den Transversi von L 1–L 4. Zwischen den beiden Muskelbäuchen zieht der Plexus lumbalis hindurch. Der M. iliacus hat seinen Ursprung in der Fossa iliaca.

Beide Muskeln vereinigen sich und ziehen unter das Leistenband hindurch zum Trochanter minor des Femurs. Der M. psoas minor enspringt am Muskelbauch des M. psoas major und hat seinen kaudalen Ansatz an der Crista pectinea und am Leistenband.

Der Iliopsoas ist von einer straffen Faszie, der Fascia iliaca umhüllt. Diese ist eine kaudale Verlängerung der Diaphragmafaszie. Die Fascia iliaca ist am Becken mit dem Leistenband verbunden.

Der Muskel ist die Gleitschiene für die Niere und noch mit anderen Organen im Kontakt. Sein Verlauf ist von dorsal-medial-kranial nach kaudal-ventral-lateral. Auf Höhe der Crista pectinea ändern die Fasern ihre Richtung und ziehen nach dorsal-lateral.

Der Muskel läuft vor dem Hüftgelenk, von dem er durch einen Schleimbeutel getrennt ist. Diese Umkehr der Fasernrichtung am Ramus pubicum führt dazu, dass der Muskel bei Anspannung das Darmbein nach ventral dreht. Der M. psoas unterstützt somit den Zug des M. iliacus.

Funktionen

bilateral

- Beide Iliopsoasmuskeln sind die kräftigsten Hüftbeuger des Körpers. Bei fixierten Beinen drehen sie die Darmbeinschaufeln nach vorne und machen dadurch eine Anteversion des Beckens.

Sie sind Flexoren der Lendenwirbel wenn das Becken gehindert wird nach vorne zu kippen.

unilateral

- Sie sind ipsilaterale Seitneiger der LWS. Wenn die Wirbelsäule dabei lordosieren kann (sich in „easy-flexion" nach Fryette befindet), drehen die Wirbel dabei in die Konvexität. Wenn das Becken nicht nach vorne kippen kann (Anspannung der Bauchmuskeln oder des Beckenbodens), macht der Psoas mit der LWS eine Flexion, Seitneigung und ipsilaterale Rotation.

Innervation

- Lumbalsegmente L 1, L 2 (L 3)

Hüftrotatoren

Die Muskelgruppe der Hüftrotatoren wird von den Muskeln M. piriformis, M. gemelli, M. obturatorius internus und M. obturatorius externus gebildet. Es handelt sich hierbei um gelenknahe Muskeln, deren Hebelarm zu kurz ist, um kräftige Bewegungen zu machen. Daher haben sie eine mehr propriozeptive Funktion für das Hüftgelenk. Sie passen die Rotation des Femurs der Darmbeinrotation an, mit dem Ziel, den Hüftkopf möglichst optimal in die Hüftgelenkpfanne zu zentrieren. Zusammen mit den Beckenbodenmuskeln bilden sie eine Art Hängematte für das Becken.

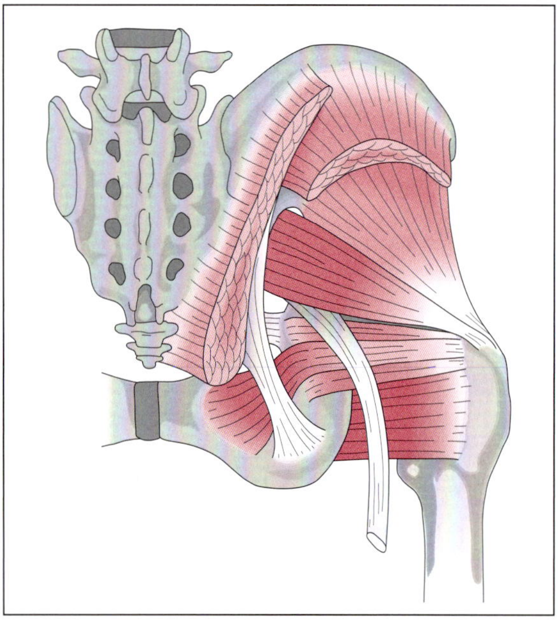

Abb. 8.**11** Hüftrotatoren

Während der Standphase beim Gehen und im Einbeinstand stabilisieren der M. piriformis und der M. glutaeus maximus die diagonale Achse des Sakrums. Der M. piriformis ist ein posturaler Muskel, der zu Verkürzung neigt. Er verlässt das Becken durch die Incisura ischiadica major. Hier ist er in enger Beziehung zu den Glutaeusnerven, dem Nervus pudendus, dem Nervus ischiadicus sowie den Gefäßen, die den Beckenboden versorgen. Eine Piriformiskontraktur kann diese Strukturen irritieren und Pseudoneuralgien sowie Funktionsstörungen des Perineums verursachen. Das Bein ist dann außenrotiert und kürzer. Die Schmerzausstrahlung betrifft das ISG, das Gesäß und die Rückseite des Oberschenkels. In seltenen Fällen reichen die Schmerzen tiefer als die Kniekehle. Längeres Sitzen und Hocken mit zusammengepressten Knien verursacht Schmerzen, weil der M. piriformis gedehnt wird (im Falle einer Piriformisläsion).

Funktionen

Wie schon erwähnt, haben sie eine propriozeptive Funktion für das Hüftgelenk. Sie sind Außenrotatoren der Hüfte und Abduktoren sowie leichte Extensoren. Bei einer Hüftflexion über 60° wird der M. piriformis Innenrotator der Hüfte.

Wir könnten die Liste der interessanten Muskeln und Muskelgruppen noch beliebig lange fortsetzen, wollen es aber hierbei belassen.

Bevor wir dieses Kapitel abschließen, möchten wir noch einige Worte zu den ventralen Muskeln sagen:

- Die Zungenbeinmuskulatur spielt eine absolut untergeordnete Rolle als Mobilisator der Halswirbelsäule. Sie ist hauptsächlich tätig bei Bewegungen des Unterkiefers (Mundöffner), wobei die untere Zungenbeinmuskulatur das Os hyoideum stabilisiert. Sie spielt eine Rolle beim Schlucken, Gähnen, Sprechen und Atmen.
  Ihre Hauptfunktion besteht wahrscheinlich darin, dass sie ein Kollabieren der Luft- und Speiseröhre bei Kopf- und Halsbewegungen verhindern.
  Um als Halsflexor fungieren zu können, muss der Mund von den Kaumuskeln geschlossen werden.
  Als Flexoren der Halswirbelsäule fungieren vor allem die Prävertebralmuskeln und der M. sternocleidomastoideus (wenn der Kopf flektiert ist).
- Die Interkostalmuskeln stabilisieren den Rumpf und tragen zu den Rumpfrotationen bei. Dabei sind sie Synergisten der schrägen Bauchmuskeln.
  Ihre Hauptfunktion besteht aber in der Assistenz der Atemmuskeln.
  Diese Eigenschaft dominiert auch, während sie Haltefunktionen ausführen.

Die Bauchmuskeln und vor allem der M. rectus abdominis sind Antagonisten des M. longissimus thoracis, was ihre Zugehörigkeit zu thorakalen Muskeln unterstreicht.
Bei fast allen Bewegungen von Rumpf und unteren Extremitäten sind sie aktiv. Dabei sind sie weniger als Mobilisator aktiv, sondern mehr als Stabilisator des Rumpfes, indem sie die Bauchorgane und den Thorax komprimieren, was der Wirbelsäule Halt verleiht.
Die Bauchmuskeln und die lumbalen Mm. multifidi sind vor den Muskeln der unteren Extremitäten aktiv beim Gehen (der M. transversus abdominis als erster).

Mit Ausnahme der Hüftrotatoren haben alle anderen vorgestellten Muskeln (M. sternocleidomastoideus, Mm. scaleni, Diaphragma und M. iliopsoas) die Möglichkeit, andere Muskeln sowohl bei der Flexion als auch der Extension der Wirbelsäule zu unterstützen.

- Der M. sternocleidomastoideus extendiert die obere Halswirbelsäule und flektiert sie, wenn die untere HWS in Flexion ist.
- Die Mm. scaleni sind Beuger der HWS.
  Wenn die Paravertebralmuskeln des Nackens die HWS lordosieren, ändern die Mm. scaleni ihre Funktion und unterstützen die Paravertebralmuskulatur.
- Das Diaphragma kann den thorakolumbalen Übergang flektieren oder extendieren, je nach Bedarf.
- Der M. iliopsoas kann die LWS lordosieren oder extendieren helfen.
  Wenn die Bauchmuskeln und der Beckenboden das Becken retroversieren, dann kyphosieren die Psoas die LWS.

Die Hüftrotatoren sind Muskeln, deren Bedeutung unterschätzt wird.

Beim Gehen kommt es zu einer Gewichtsverlagerung aus der Sagittalebene in die Frontalebene; aus einer Flexion – Extension der Wirbelsäule geht die Bewegung im Becken in eine Abduktion – Adduktion über (um das Gleichgewicht zu halten). Die Hüftrotatoren helfen dabei, das Becken zu stabilisieren und garantieren eine gute Kongruenz des Hüftkopfs in die Gelenkpfanne. Deshalb sind diese Muskeln bei allen Beckendysfunktionen häufig überlastet.

9 Statik

9.1 Scharnierzonen

Osteopathen, Chiropraktiker und Posturologen sind sich gleichsam der Bedeutung der Statik für die Gesundheit des Organismus bewusst. Alle drei Berufsgruppen haben verschiedene Erklärungen für die Ursachen von Fehlhaltungen und genauso unterschiedliche Ansätze für die Behandlung. Sie wissen um die Bedeutung der Wirbelsäule, finden jedoch die Hauptursachen für die Dysbalance in verschiedenen Körperregionen. Die Erfolge bei den Behandlungen gibt ihren Methoden recht.

Wir haben uns die Frage gestellt, warum für den Osteopathen das Becken (und der OAA-Komplex) so wichtig ist, für den Chiropraktiker der Atlas und für den Posturologen die Füße. Was haben diese drei Regionen gemeinsam, das einen so bedeutenden Einfluss auf die Statik hat?

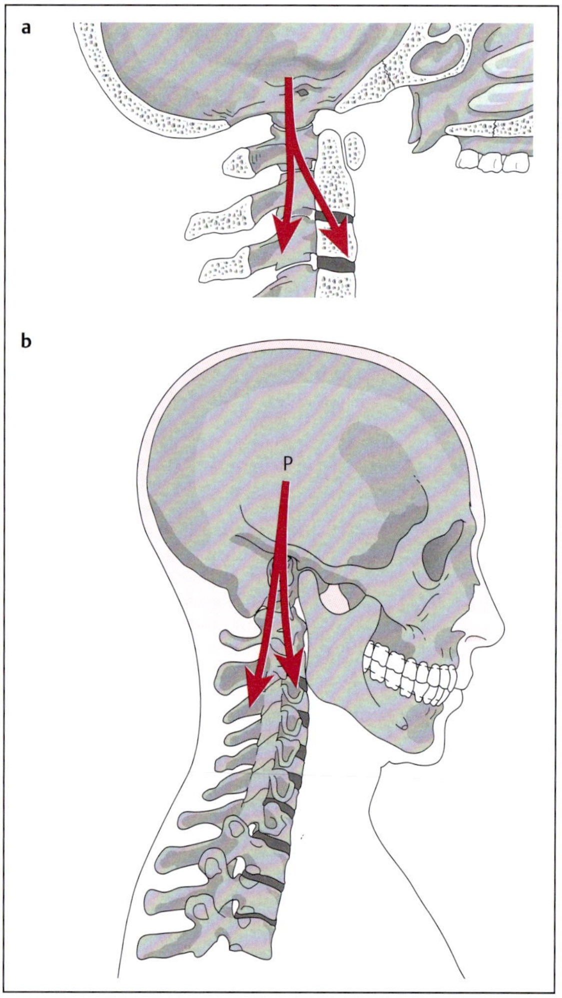

Abb. 9.**1 a, b** Gewichtübertragung vom Kopf auf den Wirbelkörper und die Bogengelenke des Axis (in der Sagittalebene)

Nicht ganz unerwartet haben wir eine mögliche interessante Antwort in der Anatomie bzw. in der Biomechanik dieser Körperregionen gefunden.

Sowohl der OAA-Komplex als auch der iliolumbosakrale Übergang wie auch der Hinterfuß haben zwei wichtige Gemeinsamkeiten:

1. Wir finden in allen drei Bereichen einen Knochen, dessen Bewegungen vom Druck abhängen, der auf ihn ausgeübt wird. Eine direkte Mobilisierung durch Muskeln ist sekundärer Natur.

- Der Atlas verhält sich zwischen Okziput und Axis wie ein Meniskus.
- Global verhält er sich entgegengesetzt zu Okziput und C 2.
- Das Kreuzbein macht relativ entgegengesetzte Bewegungen zu denen der Wirbelsäule und der Darmbeine. Der Druck, der von der Wirbelsäule kommt, zwingt dem Sakrum sein Verhalten auf.
- Der Talus hat keine Muskelansätze. Sein Verhalten ist rein druckabhängig. Die Orientierung der Malleolengabel und die Stellung des Kalkaneus zwingen dem Talus seine Bewegungsrichtungen auf.
- Man kann das Verhalten dieser drei Knochen mit dem einer Kugel in einem Kugellager vergleichen.
- Die Kugel erlaubt harmonische Bewegungen und ermöglicht es, den Druck in eine andere Richtung zu verlagern.

2. In allen drei Regionen kommt es zu einer Umverteilung der Druckverhältnisse.

- Das Gewicht des Kopfes wird über den Atlas auf den Wirbelkörper und die Bogengelenke von C 2 verteilt (Mitchell: die Facetten der HWS haben eine gewichttragende Funktion).
- Am lumbosakralen Übergang wird die Schwerkraft in eine andere Ebene verlagert.
- Vom Promontorium des Sakrums wird das Gewicht in Richtung der beiden Hüftgelenke transferiert.
- Der Talus verteilt das Körpergewicht im Stehen und beim Gehen auf die Tuberositas des Fersenbeins und in Richtung Kuboid und Navikulare, d. h. auf den Außenrand bzw. Innenrand des Fußes.

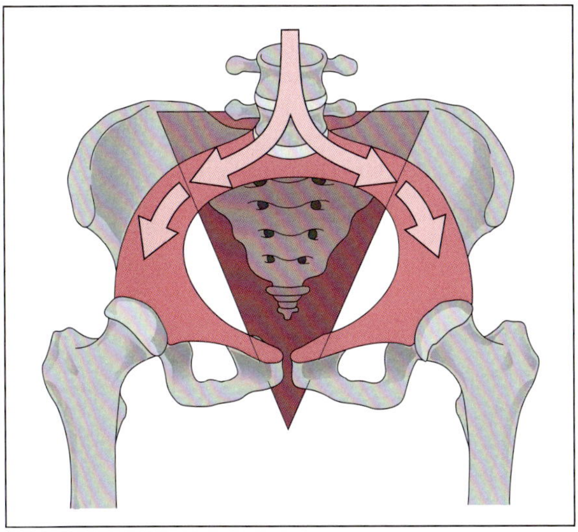

Abb. 9.2 Gewichtsverlagerung in der Frontalebene von der Wirbelsäule in beide Hüftgelenke

Anmerkung: In den drei Regionen findet die Gewichtsverteilung in verschiedenen Ebenen statt.

- OAA: in der Sagittalebene: Facetten und Wirbelkörper von C 2
- lumbosakraler Übergang: in der Frontalebene: in Richtung der beiden Hüftgelenke
- Fuß: in der Horizontalebene: vom Talus zum Kalkaneus sowie Kuboid und Navikulare

Hier wird wieder einmal die Anpassung der Struktur an die Funktion verdeutlicht. Beim Gehen kommt es zu einer posteroanterioren Gewichtsverlagerung in der Wirbelsäule, von rechts nach links und umgekehrt im Becken und vom Fersenbein zu den Metatarsalköpfchen V und I am Fuß.

Dysfunktionen oder strukturelle Veränderungen in diesen Bereichen führen dazu, dass die Kraftübertragungen fehlgeleitet werden, wodurch eine andere Belastung der Muskulatur resultiert. Daraus entwickeln sich veränderte Muskelzüge mit der Folge, dass der gesamte Bewegungsapparat adaptiert und ein anderes Haltungsmuster entsteht.

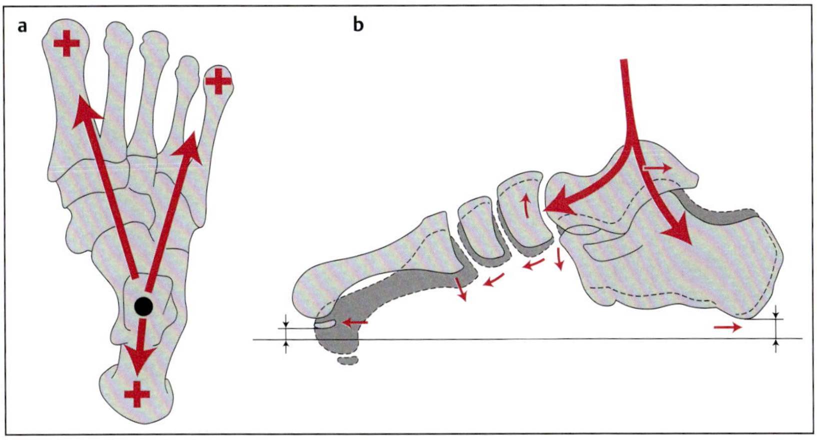

Abb. 9.3a, b Gewichtverteilung in der Horizontalebene im unteren Sprunggelenk

9.2 Haltung

Die Haltung ist das Resultat der muskuloskelettalen Anstrengungen, den Einflüssen der Schwerkraft entgegenzuwirken. Jede Abweichung von der idealen Haltung geht mit erhöhtem mechanischem Stress für den gesamten Organismus einher.

Kappler (1982) definiert die perfekte Haltung als einen Zustand, in dem die Körpermassen so verteilt sind, dass die Muskeln ihren normalen Tonus behalten und die ligamentären Spannungen den Einfluss der Schwerkraft neutralisieren.

Bei stehenden Personen hängt die Haltung hauptsächlich von drei Faktoren ab:

1. von der Ebenmäßigkeit oder Unebenmäßigkeit des Untergrundes, auf dem die Person steht,
2. von dem Zustand der Füße, als Kontaktpunkt mit dem Boden,
3. von der Kreuzbeinbasis als Sockel für die Wirbelsäule, die die Gleichgewichtsorgane im Lot hält.

Anmerkung: Dies stimmt, wenn man berücksichtigt, dass eine Fehlstellung des OAA-Komplexes eine Adaptation des Sakrums zur Folge hat. Bei einer waagerechten Kreuzbeinbasis ist notgedrungen der OAA-Komplex ausgeglichen. Da aber kranielle Dysfunktionen auch primär sein können, sind wir geneigt, den OAA-Komplex als 4. Faktor hinzuzunehmen.

Die drei Fußwölbungen müssen optimal ausbalanciert sein, und dies beidseits. Idealerweise sollte die Tibia senkrecht über dem Fuß stehen (in der Frontalebene), damit das Gewicht harmonisch auf die drei Wölbungen verteilt werden kann. Dadurch wird eine optimale Kräfteübertragung in Richtung Becken gewährleistet. Hier wird schon ersichtlich, welche Folgen unausgeglichene myofasziale Züge auf die Haltung haben.

Der iliolumbosakrale Übergang besteht aus dem lumbosakralen Übergang und den beiden Iliosakralgelenken. Die Stabilität wird hier gewährleistet von der Konfiguration der Gelenke, von Ligamenten und Muskeln. Bei optimal orientierten Kräften werden die Gelenke so komprimiert, dass keine Muskelarbeit notwendig ist, um das Becken zu stabilisieren.

Der Basistonus der Muskulatur und die Bänder sorgen dafür, dass die Gelenkflächen kongruieren. Die drei Kräfte, die sich im lumbosakralen Übergang treffen, neutralisieren sich. Die Schwerkraft, die auf die Kreuzbeinbasis wirkt, wird von den beiden aufsteigenden Kräften aus den Beinen neutralisiert. Dieser Mechanismus funktioniert nur dann, wenn die Kreuzbeinbasis waagerecht ist. Auch nur eine geringfügige Neigung des Promontoriums verändert die Kraftlinie und führt zu einer Instabilität. Dann werden Muskeln rekrutiert, um für Stabilität zu sorgen. Dadurch wird automatisch der gesamte Bewegungsapparat in Mitleidenschaft gezogen werden. Die Beckenstellung wird verändert werden und mit ihr die Wirbelsäule und die unteren Extremitäten.

Robert Irvin hat in einer Studie festgestellt, dass Personen mit chronischen Rückenbeschwerden, die klassisch osteopathisch behandelt wurden, aber ohne anhaltenden Erfolg, eine 70 %ige Besserung der allgemeinen Symptomatik erfuhren, wenn zusätzlich noch die Sakrumbasis durch Schuheinlagen ausnivelliert wurde.

Die am häufigsten gefundenen Fehlstellungen sind:
- Senkfuß (Pes planus)
- Valgus des Hinterfußes (Pes valgus), Knickfuß
- laterale Neigung der Kreuzbeinbasis

Alle drei Deformitäten können anhand von Schuheinlagen korrigiert werden. In einer radiologischen Studie fand Irvin heraus, dass 98 % aller geröntgen Personen eine Neigung der Kreuzbeinbasis in der Frontalebene von 1,2 mm durchschnittlich hatten.

Eine schräge Kreuzbeinbasis (in der Frontalebene) kann vielfältige Ursachen haben:
- Kreuzbeindysfunktion: eine anteriore Sakrumbasis ist auch tiefer.
- Iliumdysfunktionen: die Rotation des Darmbeins nach vorne hebt die Kreuzbeinbasis an der gleichen Seite an, eine Rotation nach hinten senkt sie an der gleichen Seite.
- Beinlängendifferenzen: anatomisch oder erworben durch Traumata, Operationen, Fußfehlstellungen.

Die Anpassungen der Wirbelsäule auf eine schräge Kreuzbeinbasis sind immer dreidimensional. Die Folge kann eine C-förmige (eher selten) oder eine S-förmige Skoliose sein. Die Adaptation durch eine S-förmige Krümmung ist die ökonomischste. Sie erleichtert das Aufrechterhalten des Gleichgewichts am einfachsten. Bei Neugeborenen und Kleinkindern findet man jedoch nur C-förmige Skoliosen.

Rotation und Seitneigung sind bei Skoliosen und skoliotischen Haltungen immer entgegengesetzt (NSR nach Fryette). Eine funktionelle Skoliose (skoliotische Haltung) kann sich zu einer strukturellen Skoliose entwickeln (Anpassung Struktur – Funktion).

Der Organismus versucht eine statische Störung zu kompensieren, indem er die Körperabschnitte ober- und unterhalb des Störfeldes in entgegengesetzte Richtung adaptieren lässt. Es kommt zu alternierenden Rotation – Seitneigungen. Diese Wechsel entstehen in den Übergangszonen [82].

Die Zink-Pattern sind ein Beispiel dafür: Littlejohns Modell der Biomechanik der Wirbelsäule liefert die mechanische Erklärung.

Die Behandlung von Skoliosen oder Kypholordosen hängt davon ab, ob die Krümmungen funktionell oder strukturell sind. Bei funktionellen, nicht fixierten Krümmungen ist das Ziel eine Verbesserung der Statik, der Haltung. Im Falle von strukturellen Fehlhaltungen geht es vorwiegend darum, Schmerzen zu lindern und eine optimale Funktion aller Strukturen und Systeme zu ermöglichen.

In jedem Fall sollten alle möglichen Ursachen für die Fehlhaltung berücksichtigt werden:
- Augen
- Gleichgewichtsorgane
- Kranium und OAA-Komplex
- Kiefergelenke
- Organe
- Wirbelsäule – Becken
- Füße

Fibrosen, Retraktionen und Adhäsionen müssen speziell und länger behandelt werden. Häufig sind dynamische Einlagen sehr wirkungsvoll, weil sie in der Lage sind, die Muskelketten spezifisch zu stimulieren, die hypoaktiv sind. Außerdem haben sie die Fähigkeit, eine Gewichtsverlagerung zu imitieren, die über die vestibulospinalen Bahnen das Gleichgewicht beeinflusst.

Oft ist es notwendig, bei strukturellen Veränderungen der Füße die Fußwölbungen durch eine statische Einlage zu stabilisieren, um nozizeptive Reflexe durch eine überlastete Muskulatur zu verhindern. Beinlängendifferenzen, ob anatomisch oder erworben, sollten normalisiert werden, wenn sie größer als 3 mm sind [81]).

9.3 Beinlängendifferenzen

Echte Beinlängendifferenzen sind häufig:
- 10 % der Menschen haben Beinlängendifferenzen von über 1 cm [145].
- Friberg [in 145]: Er untersuchte radiologisch 359 symptomlose Soldaten und fand dabei heraus:
  - 56 % hatten Beinlängedifferenzen von 0–4 mm.
  - 30 % hatten Differenzen von 5–9 mm.
  - 14 % hatten Differenzen von 1 cm.
- Zwei von drei chronischen Lumbalgikern haben radiologisch nachgewiesene Beinlängendifferenzen.

Beinlängendifferenzen führen zu einer schrägen Kreuzbeinbasis mit einer Kompensation der gesamten Wirbelsäule (Rotoskoliose). Andererseits wird eine schräge Kreuzbeinbasis, unabhängig von der Ursache, immer eine Iliumrotation mit sich ziehen, wodurch sich die Beinlänge ändert. Dann spricht man von einer funktionellen Beinlängendifferenz.

Bevor der Längenunterschied durch eine Einlage ausgeglichen wird, muss herausgefunden werden, ob es sich um eine strukturelle oder eine funktionelle Differenz handelt. Die einzige zuverlässige Methode, um das herauszufinden, ist die Röntgenaufnahme, nachdem die somatischen Dysfunktionen des gesamten Organismus behandelt wurden. Dies ist von Bedeutung, weil eine Iliumrotation eine veränderte Stellung der Beine zur Folge hat, wodurch die Beinlänge bis zu 1 cm [29] verändert werden kann. Dabei muss das Becken und die beiden Beine im Stehen geröntgt werden. Die Fehlerquote bei der Vermessung der Röntgenbilder variiert zwischen 1–5 mm [82].

Statische Veränderungen von Becken und Wirbelsäule bei Beinlängendifferenzen

- Das Ilium an der Seite des langen Beins dreht nach hinten und das an der Seite des kürzeren Beins dreht nach vorne.
- Der Beckenkamm an der Seite des langen Beins ist höher.
- Das gesamte Becken ist zum kurzen Bein geneigt und zum langen Bein hin gedreht.
- Die Kreuzbeinbasis ist zum kurzen Bein geneigt.
- Das gesamte Becken ist anteriorisiert.
- Die LWS-Lordose wird in den meisten Fällen gesteigert, besonders im lumbosakralen Übergang.
- Die LWS macht in der Regel eine NSR mit Rotation zum kurzen Bein, die BWS eine NSR zum langen Bein und die HWS eine Translation zur Seite des kurzen Beins.
- Die Schulter ist an der Seite des langen Beins tiefer, mit Ausnahme der Fälle, in denen die Beinlängendifferenz 1,5–2 cm übersteigt.
- Der Kopf ist zur Seite des kurzen Beins geneigt.
- Das Becken macht eine Translation zum langen Bein, wodurch das Taillendreieck an der Seite des kurzen Beins größer wird.

Anmerkungen:
1. In ± 80 % der Fälle macht die LWS eine Seitneigung zum langen Bein mit einer Steigerung der Lordose. In den übrigen Fällen macht sie gar keine Seitneigung oder eine Seitneigung zum kurzen Bein. Dies geschieht, wenn strukturelle Schäden sie daran hindern, zum langen Bein zu neigen.
2. Die Höhe der Schulter wird natürlich beeinflusst vom Spannungszustand des M. trapezius und des M. levator scapulae. Eine Problematik in der oberen HWS kann die Schulterposition verändern.
3. Eine Iliumdysfunktion verändert die Beinlänge (funktionelle Beinlängendifferenz) und die Stellung der Beckenkämme sowie von SIPS und SIAS im Stand.
   - Bei der echten Beinlängendifferenz ist der Beckenkamm höher, die SIPS jedoch tiefer *(abhängig von dem Längenunterschied)* und posterior, die SIAS höher und posterior (Dorsalrotation des Darmbeins).
   - Bei der Ilium-anterior-Dysfunktion ist die Crista höher, die SIPS aber höher als an der anderen Seite und die SIAS tiefer und anterior im Vergleich zur anderen Seite.
4. In einem ersten Stadium adaptiert die Wirbelsäule durch eine globale C-förmige Skoliose mit Neigung zum langen Bein. Das gesamte muskuloskelettale System wird aber sehr schnell reagieren und eine S-Krümmung etablieren. Dadurch wird der Stress verteilt, Augen und Gleichgewichtsorgane horizontalisiert.

Folgen für das muskuloskelettale System und Symptome der Beinlängendifferenz

Die meisten Beinlängendifferenzen bleiben asymptomatisch, bis ein Trauma oder eine Überbelastung zu einer Schmerzsymptomatik führt. Auch dann werden in den meisten Fällen nur die deutlichen Differenzen wahrgenommen. Manche Patienten berichten, dass ihnen aufgefallen ist, dass sie ein „schiefes Becken" haben oder dass der Arzt bereits bei der Schuluntersuchung gesagt hatte, dass sie eine Rückgratverkrümmung haben.

Nicht korrigierte Beinlängendifferenzen führen zu myofaszialen Spannungen im gesamten Bewegungsapparat. Der lumbosakrale Übergang ist die Region, in der sich die Schmerzen meistens zuerst manifestieren. Danach ist die Wirbelsäule bis hin zum Kopf betroffen. Das myofasziale Gewebe in den Konkavitäten verkürzt sich, wogegen es in den Konvexitäten gedehnt wird.

Je nachdem, welcher zusätzliche Stress auf eine Körperregion einwirkt, werden dort Schmerzen ausgelöst, wenn die Adaptationsmechanismen erschöpft sind.

Im lumbosakralen Übergang werden die Iliolumbalbänder an der konvexen Seite (kurzes Bein) gedehnt werden. Das löst einen lokalen Schmerz aus mit Ausstrahlung am Beckenkamm entlang und in der Leiste, bis zur Innenseite des Oberschenkels. Einen lokalen Druckschmerzpunkt findet man häufig am Ansatz der Bänder am Beckenkamm oder den Transversi von L 4 oder L 5. Die Iliosakralbänder an der gleichen Seite sind ebenfalls häufig gestresst. Neben dem lokalen Schmerz können sie einen Schmerz an der lateralen Seite des Oberschenkels produzieren. Häufig sind auch schmerzhafte Triggerpunkte des M. quadratus lumborum an der Seite der LWS-Konkavität. Lewit zufolge sind dann die Skaleni an der gleichen Seite hyperton.

Recht häufige Dysfunktionen im lumbosakralen Übergang sind eine unilaterale Dysfunktion des Sakrums nach anterior an der Seite des kurzen Beines, oder eine Torsion des Kreuzbeines nach vorne mit Rotation zum langen Bein sowie eine ERS-Dysfunktion von L 4 oder L 5.

Bei einer Sakrumtorsion nach posterior ist die Kreuzbeinbasis in der Regel posterior an der Seite des langen Beins. Von den unteren Extremitäten ist das lange Bein mechanisch am meisten belastet. Dort findet man häufiger Hüftarthrose, Gonarthrose (laterales Tibiaplateau) sowie muskulären Stress der Adduktoren, des Psoas und der Glutaen. Ein Ischiassyndrom ist häufiger an der Seite des langen Beins (60 %) vorzufinden.

Bei Beinlängendifferenzen findet man normalerweise eine Pronationsstellung mit Valgus des Hinterfußes am langen Bein und eine Innenrotation des Beines. Am kurzen Bein findet man häufiger eine Supination des Fußes. Dies ist die Erklärung, warum die Patienten an der Seite des kurzen Beins die Schuhsohle an der Außenseite früher abnutzen.

Diese Phänomene sind durch verschiedene Studien (alle in [145]) belegt:

- Taillard und Morscher (1965): Die EMG-Aktivität ist in den Mm. erector spinae, dem M. glutaeus maximus und dem M. triceps surae an der Seite des kurzen Beins erhöht.
- Strong (1966) fand erhöhte Aktivität beim EMG in den Muskeln der Konkavität bei einer Skoliose durch Beinlängendifferenz sowie in den posturalen Muskeln des langen Beins.
- Bopp (1971) beschreibt Schmerz am Trochanter major, am Trochanter minor, an den Transversi der Lendenwirbel und am Pubis an der Seite des langen Beins.
- Mahar et al. (1985): Bei einer radiologischen Studie stellten sie fest, dass eine künstliche Verlängerung eines Beins einen deutlichen Beckenshift zur Seite des langen Beins verursacht.
- Wiburg (1983, 1984) beschreibt den Einfluss eines längeren Beins auf das Hüftgelenk. Der Beckenshift zum langen Bein hin verringert die Druckfläche am Hüftgelenk, was zu vermehrtem Druck auf die Knochen führt.
- Gofton und Trueman (1971) fanden bei ihrer Studie heraus, dass 81 % der Patienten, die an einer Hüftarthrose litten, auch unterschiedlich lange Beine hatten, wobei das längere Bein betroffen war.

Diagnose einer Beinlängendifferenz

Eine gesicherte Diagnose der Beinlängendifferenzen unter 1,5 cm Höhenunterschied der Beckenkämme kann nur radiologisch gestellt werden. Dabei empfiehlt es sich, den Patienten vorher osteopathisch zu behandeln, d. h. die Bewegungseinschränkungen zu normalisieren und die myofaszialen Strukturen adäquat zu behandeln, um zu verhindern, dass diese Dysfunktionen das Bild verfälschen. Die Fehlerquote bleibt trotzdem erheblich.

Kuchera und Kuchera [82] empfehlen deshalb, von der gemessenen Differenz 25 % abzuziehen. Die Palpation und der Sichtbefund können trotzdem deutliche Hinweise auf Beinlängendifferenzen geben.

Folgende klinische Zeichen weisen auf Beinlängendifferenzen hin, wenn sie gemeinsam vorhanden sind:

- Beckenkamm und Trochanter major an der gleichen Seite höher.
- SIPS und SIAS höher an der Seite des höheren Beckenkamms.
- SIPS dorsal sowie SIAS superior und dorsal an der Seite der höheren Crista.
- Bei nebeneinander stehenden Füßen findet man eine Translation zur Seite des langen Beins.
- Die horizontale Gesäßfalte ist höher an der Seite des langen Beins.
- Das Taillendreieck ist größer an der Seite des kurzen Beins.
- Die Schulter an der Seite des kurzen Beins ist höher. Hier empfiehlt es sich, den unteren Schulterblattwinkel zu palpieren.
- Pronationsstellung des Fußes am langen Bein und Supinationsstellung am kurzen Bein.
- Die Entspannungshaltung bei Beinlängendifferenzen ist eine Gewichtsverlagerung auf das kurze Bein mit einer leichten Abduktion und Knieflexion des langen Beins. Häufig stehen die Personen auch mit gespreizten Beinen.
- Bei maximaler Rumpfbeuge findet man einen AIL höher an der Seite des langen Beins.

Hinweise kann auch die Untersuchung im Liegen geben:

- In Rückenlage mit gebeugten Knien ist das Knie höher an der Seite des langen Beins.
- In Bauchlage mit gebeugten Knien ist der Oberschenkel länger (das Knie weiter kaudal) oder/und der Unterschenkel länger (Ferse höher) an der Seite des langen Beins.

Wenn diese Zeichen größtenteils vorhanden und die Beckenkämme um 1 cm unterschiedlich hoch sind, kann man davon ausgehen, dass eine Beinlängendifferenz vorliegt. Der Verdacht wird erhärtet, wenn man den Patienten auffordert zu gehen und dabei feststellt, dass an der Seite des vermuteten längeren Beins während der Schwungphase das Becken angehoben wird und die Hüftflexion deutlicher ist als an der anderen Seite.

Soll man Beinlängendifferenzen ausgleichen oder nicht?

Kuchera schreibt [82], dass neuere Studien belegen, dass eine Schrägstellung des Kreuzbeins von 1,5 mm den Muskeltonus der LWS-Muskulatur verändert und Lumbalgien verursacht.

Eine interessante Studie machten Klein, Radler und Lowman (J. Am. Osteopath. Assoc. 1968): Bei 7 von 11 Kindern zwischen 1,5 und 15 Jahren normalisierte sich die Beinlängendifferenz komplett nach einem Schuhausgleich während 3–7 Monaten. Dabei lagen die Längenunterschiede zwischen 1,3 und 1,9 cm.

Irvin (1991 [in 155]) schreibt, dass ein kompletter Ausgleich der Beinlängendifferenz – bis die Kreuzbeinbasis waagerecht ist – so genannte idiopathische Skoliosen um ein Drittel normalisiert.

Dies sind Hinweise darauf, dass eine Schuheinlage empfehlenswert ist, wenn eine echte Beinlängendifferenz vorhanden ist (angeboren oder erworben). Begleitend sollte der Patient manualtherapeutisch behandelt werden, um dem Organismus Anpassungen zu erleichtern.

Differenzen, die geringer als 3 mm sind, werden in der Regel nicht ausgeglichen. Größere Differenzen werden progressiv ausgeglichen. Irvin empfiehlt eine erste Erhöhung um maximal 3 mm. Zwei Wochen später folgt eine weitere Erhöhung um 2 mm. So wird die Beinlänge jeweils alle 14 Tage um 2 mm korrigiert, bis die gemessene Schrägstellung der Kreuzbeinbasis komplett ausgeglichen ist.

Am Ende der gesamten Prozedur wird das Becken erneut geröntgt und eventuell anfallende Korrekturen vorgenommen. Die Schmerzsymptomatik verschwindet progressiv vom Becken ausgehend kranialwärts.

Ist der notwendige Ausgleich größer als 8 mm, soll an dem langen Bein die Höhe der Sohle verringert werden, weil ein zu hoher einseitiger Ausgleich das Gangbild zu sehr verändert und Komplikationen verursachen kann.

Kuchera [82] empfiehlt, eine Beinlängendifferenz ab 5 mm durch eine Einlage zu korrigieren. Bei einer größeren Differenz soll mittels Einlage oder Schuherhöhung die Schiefstellung der Kreuzbeinbasis um 50–75 % der radiologisch gemessenen Differenz ausgeglichen werden (weil man davon ausgehen kann, dass der mögliche Messfehler rund 25 % beträgt). Dabei soll auf den Gesamtzustand des Patienten und auf die Dauer des Ungleichgewichts Rücksicht genommen werden.

- Bei Patienten mit arthrotischen oder osteoporotischen Knochen oder bei labilen Patienten soll mit einer Erhöhung von 2 mm begonnen werden und im 2-Wochen-Rhythmus jeweils weitere 2 mm hinzugefügt werden.
- Bei Patienten, deren muskuloskelettaler Zustand nicht sehr in Mitleidenschaft gezogen ist, kann mit einer Erhöhung von 4 mm begonnen werden, um dann im 14-Tage-Takt jeweils um 2 mm zu erhöhen.
- Bei Beinverkürzungen durch Traumata oder Operation (Prothese) soll die ganze Differenz auf einmal ausgeglichen werden.

Eine Einlage sollte nicht dicker als 0,5 cm sein, weil sie sonst unbequem im Schuh wird. Ist mehr Erhöhung notwendig, kann die Schuhsohle erhöht oder am langen Bein die Schuhsohle erniedrigt werden.

Weil das Unterlagern der Ferse alleine eine Beckenrotation zur anderenSeite zur Folge hat, ist es ratsam, ab 1,2 cm Erhöhung die gesamte Schuhsohle zu unterlagern. Das Unterlagern der Ferse oder des Vorfußes alleine beeinflusst die Beckenrotation. Weil eine Beinlängendifferenz mit schräger Kreuzbeinbasis häufig von einer Beckenrotation (meistens zum langen Bein hin) begleitet wird, ist es oft notwendig, diesen Aspekt bei der Anpassung der Schuherhöhung mit einzubeziehen.

Der Grund liegt auf der Hand: Eine Beckenrotation hat eine Skoliosierung der Wirbelsäule zur Folge.

- Eine Unterlagerung der Ferse dreht das Becken zur anderen Seite.
- Eine Unterlagerung des Vorfußes dreht das Becken zur gleichen Seite.
- Eine gleichmäßige Unterlagerung dreht das Becken zur gleichen Seite, weil die Unterlagerung des Vorfußes einen größeren Effekt als das Unterlagern der Ferse hat.

Im Falle einer Beinlängendifferenz mit Beckenrotation gelten folgende Faustregeln, wenn man die Kreuzbeinbasis ausnivellieren will:

- Beckenrotation weniger als 5 mm: Klassische Schuherhöhung nach den vorher beschriebenen Prinzipien.
- Beckenrotation zwischen 5–10 mm: Beginnen mit einer Erhöhung von 3 mm unter dem Vorfuß und dann im 2-Wochen-Rhythmus jeweils 3 mm unter der Ferse.
- Beckenrotation größer als 10 mm: Zuerst die Beckenrotation durch eine Einlage korrigieren, um danach im 2-Wochen-Rhythmus Vorfuß und Ferse jeweils um 3 mm zu erhöhen.

Anmerkungen:

Bei Kindern ist es ratsam, eine Beinlängendifferenz durch eine Einlage zu korrigieren, weil dadurch der Druck auf das Bein erhöht wird. Dabei wird das Längenwachstum der Knochen angeregt.

Kinder sollen die Einlage tragen bis die Beinlänge ausgeglichen ist. Erwachsene sollen die Einlagen möglichst regelmäßig tragen.

Die eben dargestellten Vorgehensweisen sind allgemeingültig. Sie können je nach Bedarf verändert werden.

Fazit

Echte Beinlängendifferenzen sind sehr häufig. In der Literatur wird von 50–70 % der Bevölkerung mit ungleich langen Beinen gesprochen. Studien bei Patienten mit chronischen Lumbalgien zeigen, dass die Beinlängendifferenzen hier noch häufiger vorkommen. Vor allen Dingen handelt es sich in diesen Fällen um Differenzen von 5 mm und mehr.

Neuere Untersuchungen scheinen zu belegen, dass Schrägstellungen der Kreuzbeinbasis von 1,5 mm den Muskeltonus im Lumbalbereich verändern und Auslöser von Lumbalgien sein können. Eine Verbesserung der Symptomatik um bis zu 80 % (Kuchera [82]) durch Korrektur der Beinlänge spricht für sich.

Diese Tatsachen unterstreichen die Bedeutung der Statik im Falle von Rückenbeschwerden. Blockierungen und Traumata führen zu Fehlstellungen der Kreuzbeinbasis mit voraussehbaren Folgen für den gesamten Bewegungsapparat. Die schnelle Adaptation des myofaszialen Gewebes führt relativ früh zu strukturellen Veränderungen, wodurch die Funktion des gesamten Organismus gestört wird. Eine konsequente osteopathische Behandlung muss dem Rechnung tragen und das myofasziale Gewebe entsprechend behandeln. Ein Therapeut, der die Physiologie und Pathophysiologie des myofaszialen Gewebes und die Muskelketten kennt, kann gezielt therapieren und dem Patienten präzise Anweisungen geben, welche Muskelgruppen zu dehnen und welche zu kräftigen sind, wobei die Dehnung verkürzter Muskeln einer Kräftigung ihrer Antagonisten vorhergehen.

10 Diagnose

Bevor ein Patient behandelt werden kann, muss der Therapeut eine gezielte Anamnese und Untersuchung vornehmen.

10.1 Anamnese

Die Anamnese dient der Ausschlussdiagnose und soll dem Therapeuten Hinweise liefern, die für die Behandlung dienlich sein können. Sie soll Fragen nach Traumata, Operationen, Krankheiten und erfolgten Behandlungen genauso umfassen wie Fragen über die Art, die Dauer und Entstehungsgeschichte der Symptomatik. Der Therapeut muss sich auch ein Bild über den vegetativen Zustand des Patienten machen können.

10.2 Untersuchung

Die Untersuchung umfasst:

- Beobachtung
- Palpation
- Bewegungstest
- Differenzierungstest

Beobachtung

Beobachtet wird die Haltung des Patienten im Stand und in Rückenlage. Dabei werden sowohl Haltungsasymmetrien registriert als auch Muskelspannungen und gewebliche Veränderungen. Im Stehen kann eine Reihe von globalen Bewegungstests für die einzelnen Körperregionen gemacht und nach Auffälligkeiten bewertet werden.

Es ist interessant zu beobachten, wie der Patient sich natürlich hinstellt und dann seine Haltung mit eng nebeneinander gestellten Füßen zu beobachten. Indem man seine Gleichgewichtsbasis reduziert, zwingt man ihn, sein Haltungsmuster zu verdeutlichen.

In Rückenlage ist die Schwerkraft ausgeschlossen. Das dann sichtbare Motor Pattern ist Manifestation von muskulären Dysbalancen als Folge von Dysfunktionen (oder strukturellen Veränderungen).

Anmerkung: Wir sind keine großen Verfechter einer Ganganalyse großen Stils. Häufig eignet sich die Größe der Praxis nicht dazu, und sie ist zu zeitaufwändig für die doch oft recht mageren Hinweise, die sie liefert. Wir analysieren das Gehverhalten lieber über den Hip-drop-Test, den Einbeinstand und Schulterbewegungen.

Palpation

Die Palpation gibt dem Therapeuten einerseits Hinweise auf die Stellung der Strukturen und andererseits auf den Zustand des Gewebes. Neben der Beobachtung der Haltung im Stand und im Liegen kann die Palpation Hinweise auf die dominante Muskelkette und die Stellung der Gelenkpartner geben. Außerdem ermöglicht sie eine Differenzierung zwischen chronischen und akuten Prozessen. Diese Befunde werden durch Bewegungstests noch erhärtet.

Bewegungstests

Globale Bewegungstests dienen dazu, die Körperregion mit den deutlichsten Bewegungseinschränkungen hervorzuheben. Bei der Rumpfbeugung wie auch bei der Seitneigung wird auf einen harmonischen Ablauf der Bewegung geachtet. Unterbrechungen oder Ausweichbewegungen werden danach genauer untersucht.

Diese Region wird durch segmentale Tests und durch Palpation auf muskuläre oder segmentale Restriktionen hin untersucht. Anhand von Differenzierungstest wird schließlich versucht herauszufinden, ob die viszerale, kraniale oder parietale Komponente der Problematik bei diesem Patienten dominiert. Der bei der Befundung als dominant bewertete Teil einer Körperregion wird dann durch adäquate Techniken gezielt behandelt.

Wir möchten nun eine etwas andere, aber sehr rationale Art der Untersuchung vorstellen. Sie basiert auf den

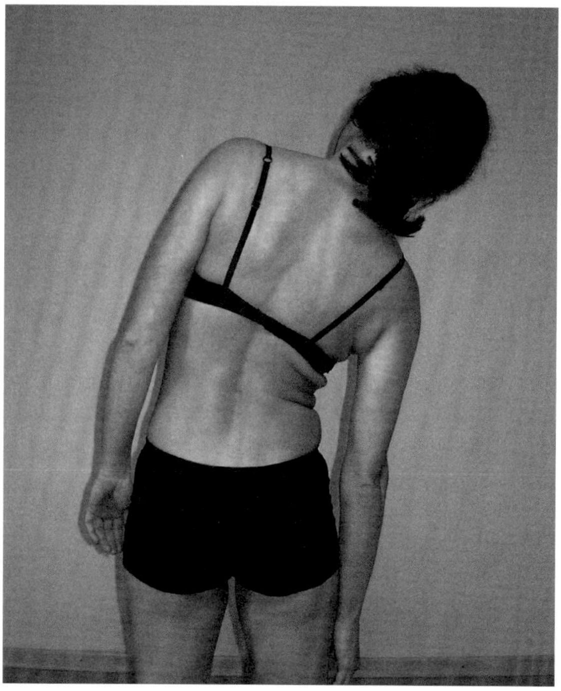
a

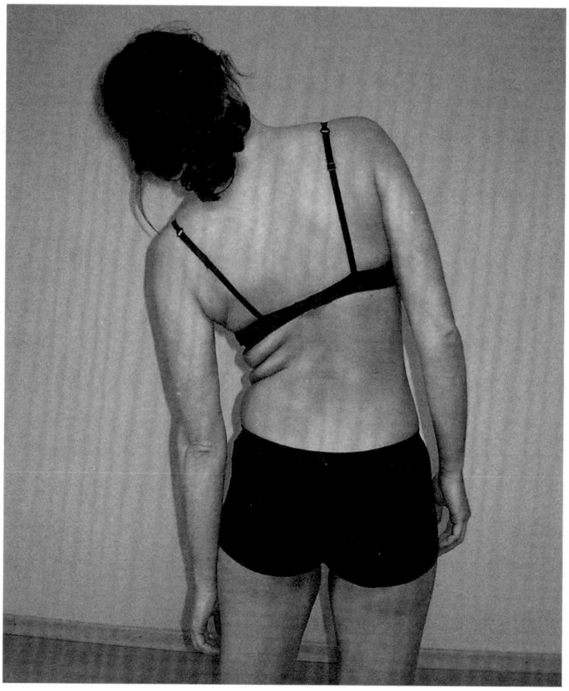
b

Abb. 10.**1 a, b** Seitneigetest für die Lendenwirbelsäule

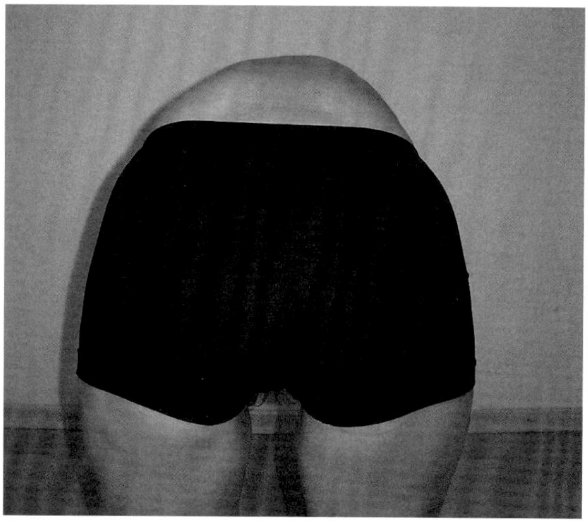

Abb. 10.**2** Flexionstest

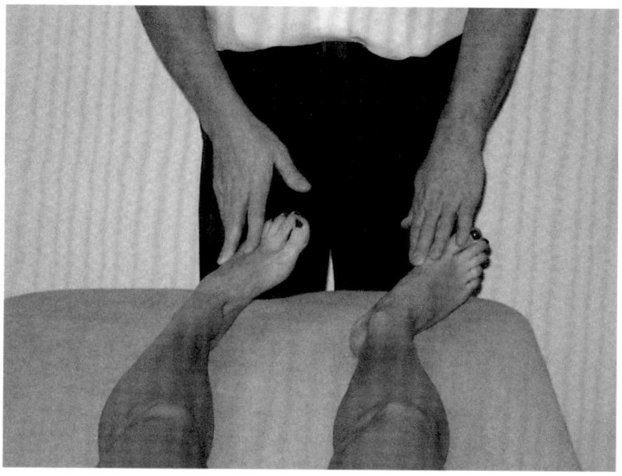
a

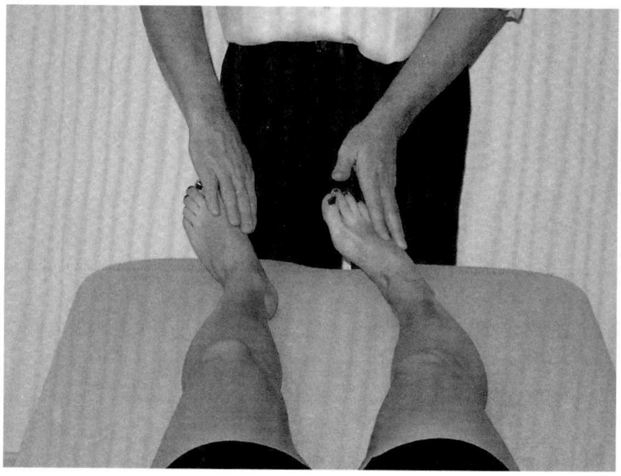
b

Abb. 10.**3 a, b** Rotationstest der Hüfte im Seitenvergleich

Zink-Pattern und einem Traktionstest an Kopf, Becken und Beinen.

Nachdem wir die Haltung des Patienten im Stand kurz angeschaut und grobe Abweichungen registriert haben, lassen wir den Patienten sich nach vorne beugen und machen den Hip-drop-Test oder einen Tanslationstest am Becken. Dies gibt Hinweise auf die Stellung und die Beweglichkeit des Sakrums und der Lendenwirbelsäule sowie eventuell auf eine dominante Muskelkette.

Bei Auffälligkeiten an den unteren Extremitäten lassen wir den Patienten den Einbeinstand machen. Hier wird das Verhalten von Becken, Knien und Füßen beobachtet. Neuromuskuläre Störungen der Beinmuskulatur zeigen

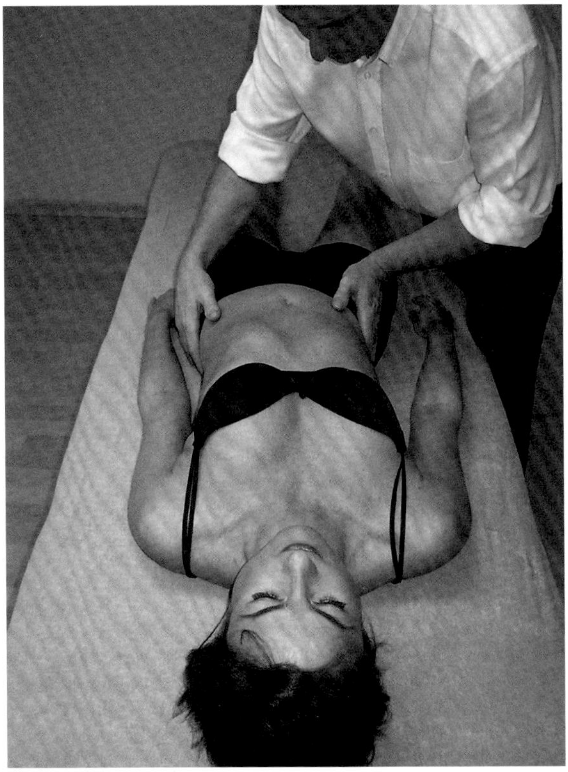

Abb. 10.4 Rotationstest für das Becken

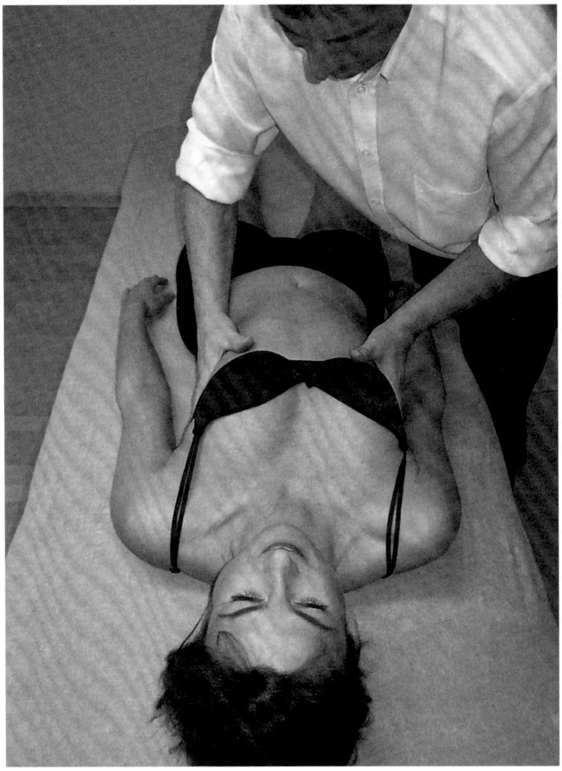

Abb. 10.5 Rotationstest für die untere Thopraxapertur

sich in statischen Asymmetrien aufgrund der muskulären Dysbalancen und des unterschiedlichen Verhaltens der Rezeptoren als Folge der segmentalen „Faszilitation".

Der Flexionstest kann Hinweise geben auf eine vorherrschende Kette am Bein und in der Wirbelsäule. Der Hip-drop-Test und der Translationstest geben Auskunft über die Stellung des Sakrums und der unteren LWS.

In Rückenlage beobachten wir die Rotation der Beine, des Beckens, der unteren und der oberen Thoraxapertur, bevor wir die Zink-Muster testen. Danach wird ein Traktionstest am Kopf und am Becken (oder an den Beinen) gemacht, der uns erlaubt, die dominierende Seite zu finden. Außerdem hilft er bei der Lokalisierung der hauptsächlichen Restriktion und der Differenzierung zwischen einer aufsteigenden oder absteigenden Kette.

Je früher ein Widerstand bei der Traktion auftritt, umso näher ist die dominante Bewegungseinschränkung der Traktionshand [148, 137].

Bei den Zink-Mustern testen wir nicht nur die Torsionen an den Übergängen, um herauszufinden, wo sie nicht alternieren, sondern wir versuchen vor allem zu eruieren, an welchem Übergang das Rotationsmuster am auffälligsten ist, d. h. wo die Rechtsrotation sich am deutlichsten von der Linksrotation unterscheidet. Danach wird noch unterschieden, ob es dorsale oder ventrale Muskel sind, die das Torsionsmuster machen.

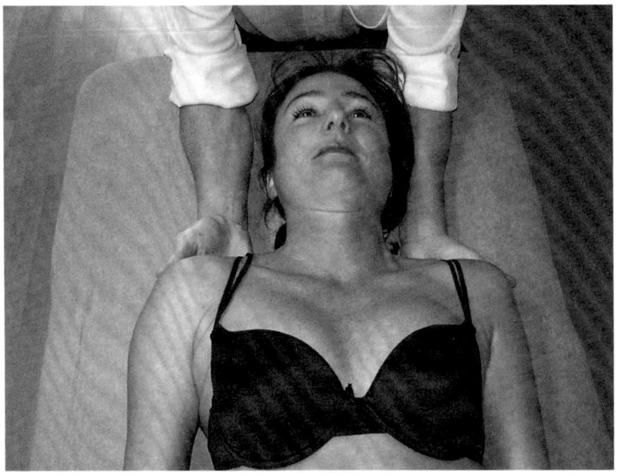

a

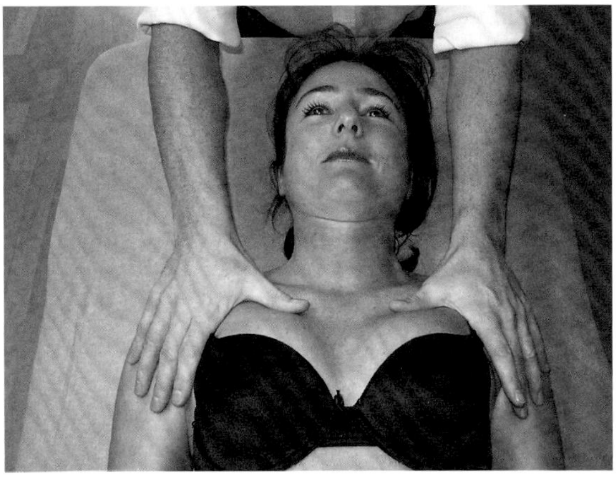

b

Abb. 10.6a, b Rotationstest (a), für die obere Thoraxapertur, (b) Variante

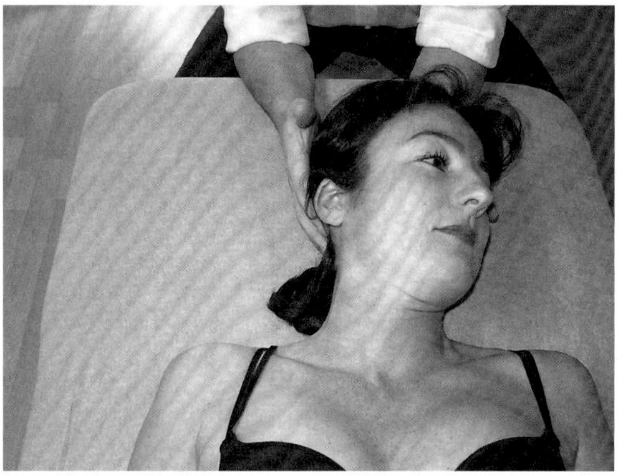

Abb. 10.**7** Rotationstest der Kopfgelenke (OAA)

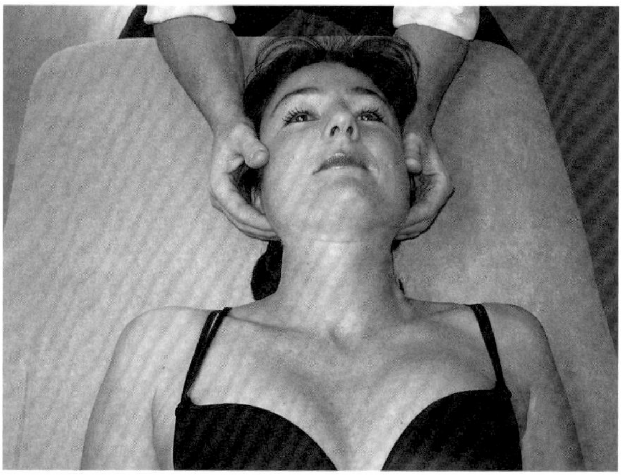

Abb. 10.**8** Translationstest für das Atlasgelenk

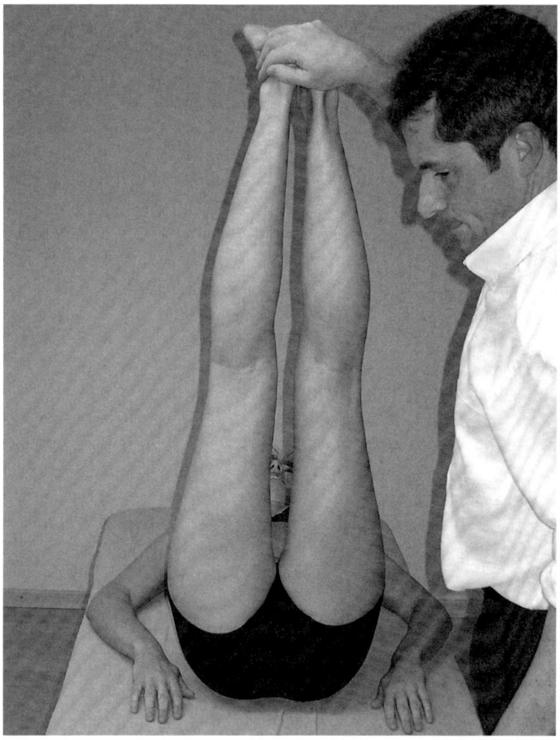

a

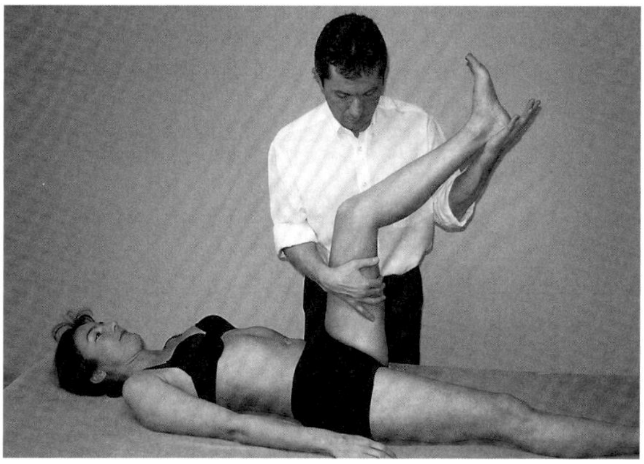

b

Abb. 10.**9 a, b** Test (**a**) für die ischiokrurale Muskulatur (Hamstrings). Links ist die ischiokrurale Muskulatur verkürzt, dadurch ist der Tuber ischiadicum erhöht. (**b**) Variante

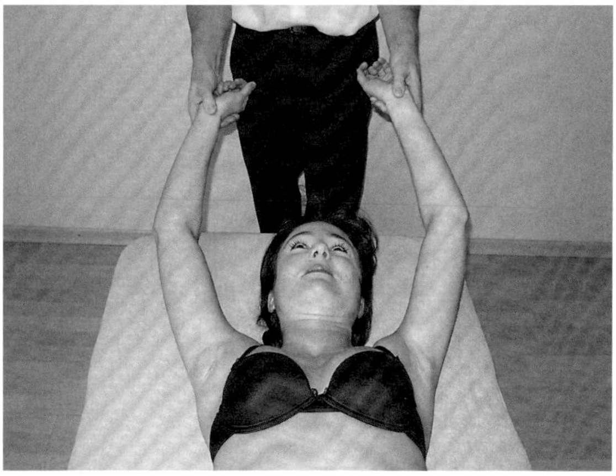

Abb. 10.**10** Test des M. pectoralis

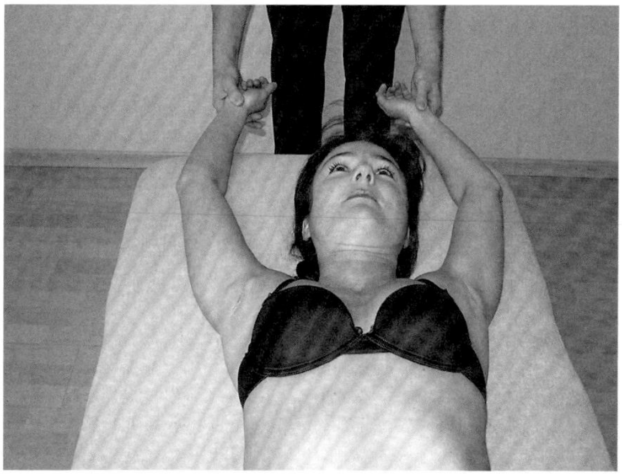

Abb. 10.**11** Test des M. latissimus dorsi

Jeder Übergang steht für einen bestimmten Körperbereich. Das haben wir in den vorherigen Kapiteln dargestellt. Es gibt sowohl anatomische (Muskeln) als auch neurologische Zusammenhänge, die das verdeutlichen.

Hier folgt noch einmal eine kurze Übersicht:

OAA

Subokzipitalmuskulatur
Segmente C 1–C 3

Obere Thoraxapertur

Sibsonfaszie
Segmente C 4–Th 4

Untere Thoraxapertur

Diaphragma, Bauchmuskel und Rippen VI–XII
Segmente Th 5–Th 12

Becken

Psoas, Beckenboden
Segmente L 1–S 4

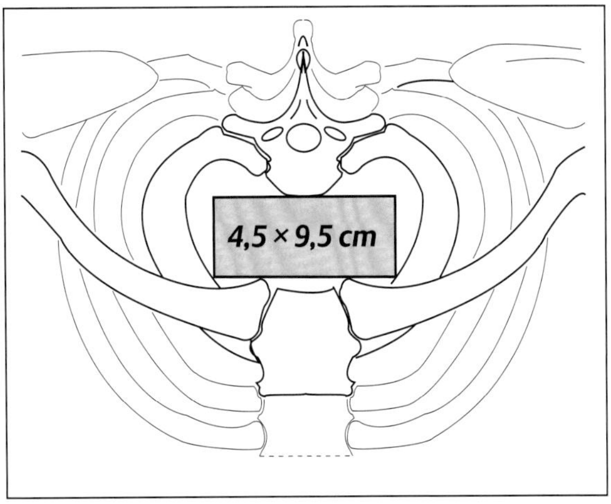

Abb. 10.**12** Die Rechtsrotation der oberen Thoraxapertur kann von ventralen Muskeln links oder dorsalen Muskeln rechts verursacht werden

11 Therapie

Haben wir ein herausragendes Pattern gefunden, gilt es, alle Strukturen, die segmental (nerval) damit in Verbindung stehen, genauer zu untersuchen, um möglichst gezielt therapieren zu können, nach dem Motto: „Find it, fix it and leave it alone."

In unserer osteopathischen Betrachtungsweise spielen die myofaszialen Strukturen eine bedeutende Rolle:

- In akuten, schmerzhaften Fällen findet man regelmäßig aktive Triggerpunkte. Oft verursachen sie so genannte „Pseudoneuralgien".
  Beispiel:

Triggerpunkte in den Skaleni imitieren eine Medianusneuralgie.Triggerpunkte im Glutaeus minimus geben eine Symptomatik wie eine L 4-Ischialgie.

- So genannte „stumme Triggerpunkte" verändern das normale Verhalten der Muskulatur und verursachen muskuläre Dysbalancen.
- Retraktionen und Fibrosen von Muskeln sind häufig Mitauslöser von Rezidiven.

Wenn der Therapeut die dominierende Dysfunktion gefunden und behandelt hat (viszeral, parietal oder kranial) und in einem akuten Fall zusätzlich die Triggerpunkte behandelt oder in einem chronischen Fall die verkürzte Muskulatur in der betroffenen Muskelkette normalisiert, dann sind die Chancen groß, dass der schmerzhafte Zustand schnell nachlässt und dass die Gefahr von Rezidiven geringer wird.

11.1 Muskelenergietechniken (MET)

Muskelenergietechniken erfreuen sich einer großen Beliebtheit unter den Manualtherapeuten. Ob Physiotherapeut, Chiropraktiker, Osteopath oder Manualtherapeut; alle benutzen Muskelenergietechniken (MET) oder Abwandlungen davon, um Muskeln zu detonisieren oder im Gegenteil zu tonisieren bzw. um Gelenke zu mobilisieren, oder aber um Faszien zu dehnen. Vielleicht erfreuen sie sich einer so großen Beliebtheit, weil sie ungefährlich und auch bei ungenauer Anwendung oft erfolgreich sind. Es mag sein dass Kabat als erster Therapeut die Spasmen und Muskelverkürzungen mit Muskeltechniken therapierte.

Die Osteopathen schreiben Mitchell sen. die Entwicklung von Muskeltechniken zur Behandlung von Gelenkdysfunktionen zu. Die Osteopathiewelt wurde aufmerksam auf diese Methode, nachdem Mitchell sen. zwei Aufsehen erregende Artikel (1948, 1958) über manipulative Behandlungen mechanischer Dysfunktionen des Beckens mit MET geschrieben hatte. Mitchell selbst war bei der Entwicklung seiner Methode beeinflusst von den Arbeiten anderer Osteopathen (T.J. Ruddy, 1874–1964, und Carl Kettler). Des Weiteren berief er sich auf Still selbst, der gesagt hatte, dass der Versuch, die Gelenkintegrität herzustellen, bevor man Muskeln und Ligamente normalisiert, das Gleiche sei wie den Karren vor den Ochsen zu spannen.

Im Laufe der Jahre sind die Muskelenergietechniken erheblich verfeinert worden, indem man ihre Effizienz anhand von Studien überprüft und die neurophysiologischen Eigenschaften der myofaszialen Strukturen berücksichtigt hat.

Es ist anzunehmen, dass andere Berufsgruppen (Physiotherapeuten, Chiropraktiker) parallel zu den Osteopathen an der Entwicklung von Muskeltechniken gearbeitet haben. Bemerkenswert ist, dass es heute einen regen Austausch und Begegnungen zwischen den Koryphäen der verschiedenen Therapeutengruppen gibt. Dazu gehören Therapeuten wie Mitchell jr., Stiles, Greenman, Liebenson, Lewit, Janda, Grieve und Norris, um nur einige zu nennen. Darin könnte der Grund für den wissenschaftlichen Fortschritt in der Materie zu suchen sein.

Definition

Muskelenergietechniken werden als eine Form osteopathischer Behandlung definiert, wobei eine Muskelanspannung des Patienten aus einer genau kontrollierten Position heraus in eine spezifische Richtung gegen einen präzisen Widerstand des Therapeuten verlangt wird.

MET wird eingesetzt, um

- Bewegungseinschränkungen von Gelenken zu therapieren,
- verspannte Muskeln und Faszien zu dehnen,
- die lokale Zirkulation anzuregen,
- den Muskeltonus durch neuromuskuläre Mechanismen zu verändern.

MET verlangt die Kooperation des Patienten um Muskel anzuspannen, ein- oder auszuatmen oder Gelenkpartner in eine bestimmte Richtung zu bewegen. Aus diesen Gründen kann diese Form der Therapie nicht bei komatösen, unkooperativen Personen oder Patienten, die den therapeutischen Anweisungen nicht folgen können, angewandt werden.

Indikationen und Kontraindikationen

Indikationen und Kontraindikationen gehen aus der Definition hervor.

Indikationen

Die Indikationen sind sehr vielfältig. Die folgende Auflistung entspricht keiner besonderen Gewichtung:

- Hypertone, spastische Muskel inhibieren.
- Hypotone, schwache Muskel tonisieren.
- Fibrosierungen, Verkürzungen dehnen.
- Adhäsionen lösen.
- Gelenkdysfunktionen normalisieren.
- Die lokale venolymphatische Zirkulation anregen.
- Schmerzen lindern.
- Bewegungs- und Haltungsmuster positiv beeinflussen.
- Einen schmerzinduzierten Teufelskreis unterbrechen.

Kontraindikationen

Neben den klassischen Kontraindikationen für eine osteopathische Behandlung sind das in diesem Falle noch:

- Verständnis- und Koordinationsprobleme zwischen Therapeut und Patient.
- Noch nicht geheilte Knochen- oder Muskelverletzungen der zu behandelnden Segmente.

Voraussetzungen für optimale MET-Anwendungen

1. Eine der wichtigsten Voraussetzungen ist eine korrekte Diagnose.
   Der Therapeut sollte in der Lage sein herauszufinden, was den Schmerz auslöst, die Bewegung einschränkt oder Ursache für die Dysbalance oder das fehlerhafte Motor Pattern ist.

Beispiel:

- Eine schmerzhafte Schulter-Nackenregion kann viele Ursachen haben, die aber alle muskuläre Veränderungen mit sich bringen.
  - Gelenkblockade der HWS
  - Triggerpunkte
  - Bandscheibenproblematik
  - reflektorischer Schmerz
  - ligamentärer Schmerz nach Trauma
  - Hypertonie oder Spasmus als Reaktion auf eine statische oder funktionelle Überlastung wegen einer Verkürzung anderer Muskelgruppen.

  Der Fokus für die Behandlung sowie die Wahl der Muskelenergietechnik ist für alle Ursachen anders!
- Eine eingeschränkte Hüftextension kann
  - vom Gelenkapparat der Hüfte kommen (beginnende oder fortgeschrittene Arthrose),
  - Folge eines chronisch verkürzten Iliopsoas sein,
  - Folge eines spastisch verkürzten Iliopsoas (bei LWS-Beschwerden) sein.

  Eine aufmerksame Diagnose wird dem Therapeuten zeigen, ob das Hauptproblem der Muskel, die Faszie oder das Gelenk ist (bzw. welche der drei Komponenten dominiert, da häufig alle drei vorhanden sind).

Damit eine Behandlung möglichst effizient ist, muss sie gezielt auf das Element einwirken, das den Pathomechanismus auslöst. Das gilt für die Untersuchungstechniken ebenso wie für die Behandlungen.

2. Es ist wichtig, dass man den neurovegetativen Zustand des Patienten korrekt einschätzt. Typische Beispiele sind Fibromyalgiepatienten, depressiv gestimmte Personen und Patienten mit akuten Schmerzsymptomatiken. Hier ist die richtige Dosis im richtigen Moment in der richtigen Körperregion entscheidend für den Therapieverlauf.
3. Die Wahl der Behandlungstechnik ist von Bedeutung. Die Technik muss den Läsionsmechanismus gezielt beeinflussen können; sie muss dem neurovegetativen Zustand des Patienten angepasst sein; darf nicht schmerzhaft sein und sollte möglichst sofort einen messbaren Erfolg aufweisen.
4. Präzision der Intervention.
   Damit die oben aufgeführten Anforderungen erfüllt werden können, muss die Behandlungstechnik exakt das zu behandelnde Gelenk im richtigen Maße beeinflussen oder die Muskelfasern, die hyperton oder spastisch sind, entspannen bzw. die verkürzte Faszie in die richtige Richtung dehnen.

Technische Voraussetzungen und Hilfsmittel (enhancer) für die MET

Vom Therapeuten wird ein guter Tastsinn sowie die Fähigkeit, akute von chronischen Dysfunktionen zu unterscheiden verlangt. Er muss in der Lage sein, die betroffenen Muskelfasern in einem hypertonen Muskel zu fühlen. Er muss spüren, in welcher Richtung er den Muskel dehnen muss und wann diese Muskelfasern auf die Dehnung reagieren.

Für die Gelenkbehandlungen mit MET ist es wichtig, dass der Therapeut die Barrieren in den drei Bewegungsebenen fühlt und den Gelenkpartner korrekt einstellt, ohne die zu behandelnden Muskeln zu dehnen (Stretchreflex vermeiden). Dabei ist es bedeutungsvoll, dass man die muskuläre Barriere spürt. Diese ist vor der Gelenkbarriere und vor der faszialen Barriere erreicht!

In der Regel werden Gelenkblockierungen gelöst, bevor man Muskeln oder Faszien behandelt. Dies trifft für die Fälle zu, in denen die Gelenkblockaden Auslöser von den muskulären Hypertonien sind. In anderen Fällen ist es jedoch notwendig, zuerst Muskeln zu detonisieren, bevor man die Gelenke behandeln kann.

Der Patient muss die Aufforderungen des Therapeuten ausführen können. Er muss vor allen Dingen entspannen können und den Unterschied von Anspannung und Entspannung fühlen. Der Patient sollte in der Lage sein, die Anspannung in der gewünschten Dosis auszuführen.

Hilfsmittel sind Atmung, Augenbewegung und Visualisierung.

Atmung

- Die Einatmung faszilitiert die Anspannung, die Ausatmung dämpft sie.
- Es ist hilfreich, wenn der Patient „in den Bereich einatmet", der behandelt wird.
- Die Einatmung soll langsam progressiv sein.
- Zuerst soll der Patient die Muskulatur anspannen, bevor er dann einatmet.

Augenbewegung

- Dies ist besonders wichtig für die Behandlung der Halswirbelsäule. Im Allgemeinen soll der Patient in die Richtung schauen, in die er anspannt.

Visualisierung

- Eine mentale Vorstellung der Bewegung erleichtert dem Patienten das Anspannen und das Entspannen.

Varianten von MET

Bevor wir die verschiedenen Formen der MET beschreiben, wollen wir noch kurz einige Begriffe darstellen:

Isometrische Kontraktion

Der Abstand zwischen Ursprung und Ansatz des Muskels verändert sich nicht bei der Anspannung. Die Kräfte des Therapeuten und des Patienten neutralisieren sich.

Isotonisch konzentrische Anspannung

Der Muskel verkürzt sich bei der Kontraktion. Der Patient überwindet den Widerstand des Therapeuten.

Isotonisch exzentrische Kontraktion

Die Muskellänge wird trotz Anspannung vergrößert. Muskelfasern werden gedehnt.

Physiologische Prinzipien

Folgende physiologische Prinzipien finden Anwendung:

Postisometrische Relaxation

Nach einer Anspannung entspannt ein Muskel besser. Während der Entspannungsphase lassen sich die vorher angespannten Fasern besser dehnen. Die Entspannungsphase ist nicht gleichzusetzen mit der Latenzzeit, die viel kürzer ist.
Man vermutet eine Aktivierung des Golgi-Sehnenapparates, der zu einer Inhibierung von 10–15 Sekunden führt. Während dieser Entspannungsphase wird die Muskelgruppe gerade soviel gedehnt, bis eine erneute Spannung auftritt.

Reziproke Innervierung oder Antagonistenhemmung

Die Anspannung der Agonisten entspannt deren Antagonisten (für dieses Bewegungsmuster).

Dies stellt die Basis dar für die verschiedenen Varianten der MET:

Muskelaufbau

So genannte isokinetische Anspannungen während ±4 Sekunden in einer möglichst dem Bewegungsmuster entsprechenden Bewegungsausmaß. Die Kontraktion sollte annähernd maximal sein.

Sowohl konzentrische als auch exzentrische Anspannungen werden durchgeführt. Kurze Serien von Kontraktionen werden häufigen Widerholungen vorgezogen.

Isolytische MET

Diese Form der MET wird angewandt, wenn man einen Muskel dehnen möchte oder Verklebungen lösen will. Es handelt sich um eine isotonische exzentrische Anspannung.

Um einen optimalen entfibrosierenden Effekt auf möglichst viele Muskelfasern zu bekommen, muss die Muskelanspannung entsprechend groß sein. Dies verlangt vom Therapeuten auch eine ziemliche Anstrengung, da er den anspannenden Muskel dehnen soll. Es empfiehlt sich hier, den Muskel vorzudehnen bis man die Spannung in den Fasern, die man behandeln will, spürt. Wenn man dann anspannen lässt, verlangt das weniger Kraftaufwand.

MET zum Lösen von Spasmen oder Hypertonien

Hierfür sind isometrische Anspannungen am geeignetsten. Die postisometrische Relaxation wie auch die Antagonistenhemmung können angewandt werden. Die beiden Methoden können auch kombiniert werden. Es ist wichtig, den Muskel oder die Muskelgruppe nur bis zu der muskulären Barriere zu dehnen. Die geforderte Anspannung soll 20 % der maximalen Anspannung nicht übersteigen.

Optimal ist eine Kontraktion, die gerade zu fühlen ist, in den hypertonen Fasern. Es sind die hypertonen Fasern in einem Muskel, die bei einer Anspannung zuerst kontrahieren. Die Entscheidung, ob PIR oder Antagonistenhemmung hängt von der Schmerzhaftigkeit der hypertonen Muskel ab.

Wird das Prinzip der Antagonistenhemmung angewandt, darf die Anspannung größer sein. Der entscheidende Effekt bei der Technik kommt durch die passive Dehnung. Sie muss absolut schmerzfrei sein.

Gelenknormalisation durch MET

Beide Methoden finden wiederum Anwendung. Während Iliumläsionen hauptsächlich über die Antagonistenhemmung behandelt werden, werden Wirbeldysfunktionen vorwiegend über das Prinzip der PIR korrigiert. Isometrische Anspannungen sind in jedem Fall vorzuziehen.

Da wir hier vorwiegend posturale (Typ I) Muskelfasern inhibieren wollen, empfiehlt es sich, leichte Anspannungen etwas länger halten zu lassen (5–7 Sekunden).

Behandlungen mit Muskelenergietechniken können in der behandelten Region in kurzer Zeit und für ± 24 Stunden ein leichtes Taubheitsgefühl verursachen. Das rührt allem Anschein nach von der Freisetzung von Schlacken im Gewebe her.

Bei muskulären Ungleichgewichten muss die hypertone oder zu kurze Muskulatur gedehnt werden, bevor die schwachen hypotonen Muskel gekräftigt werden können. Janda erklärt dies mit dem Prinzip der Antagonistenhemmung.

11.2 Myofascial-release-Techniken

Paula Sciarti und Dennis J. Dowling nennen Myofascial-release-Techniken auch „Myofascial-tendon-ligament-osseous-viscera-techniques". Dies ist ein Hinweis auf die Interrelationen, die das Bindegewebe zwischen den einzelnen Systemen macht.

Aus den Schriften von Still geht hervor, dass er dem Bindegewebe große Bedeutung beigemessen hat. Allem Anschein nach hat er auch myofasziale Entspannungstechniken angewandt. Die Still-Techniken, die Van Buskirk unterrichtet, sind der beste Beweis dafür. Myofascial-release-Techniken haben zum Ziel, das Bindegewebe zu entspannen.

Wenn wir bedenken, dass das Bindegewebe zusammengesetzt ist aus Muskeln, Haut, Faszien, Sehnen, Bändern, Kapseln, Serosa, Mesos usw., dann nimmt die Behandlung eine ganzheitliche Form an.

Die Begriffe „tight-loose", fest – locker und direkt – indirekt sowie die Dreidimensionalität sind bei der Diagnose und Behandlung von Bedeutung.

Loose – tight/locker – fest

Diese Begriffe beschreiben die beiden extremen Zustände des Gewebes. Beides ist pathologisch und trägt zu Dysbalancen bei. Ist ein Muskel oder eine Muskelgruppe hyperton oder verkürzt, dann ist sie fest. Ihre Antagonisten sind dann in der Regel hypoton oder schlaff.

Myofascial-release-Technik zielt darauf hinaus, über neuromuskuläre und mechanische Reflexe ein Gleichgewicht herzustellen, um die physiologischen Funktionen zu unterstützen.

Direkt – indirekt

Diese Begriffe sind von Bedeutung für die Behandlung. Bei der direkten Behandlung wird das feste Gewebe noch etwas mehr gespannt. Dadurch werden Rezeptoren im Gewebe aktiviert, die eine Entspannung herbeiführen. Die andere Methode besteht darin, dass das gespannte Gewebe angenähert wird. Dadurch werden die Spannungen reduziert und die Rezeptoren beruhigt.

In beiden Fällen ist ein guter Tastsinn erforderlich. Die meisten Faszien bestehen aus Geweben, in denen die Fasern nicht unidirektional ausgerichtet sind, sondern in verschiedene Richtungen.

Bei der direkten Behandlung wird laufend ertastet, in welche Richtung die Spannung sich manifestiert. Bei der indirekten Behandlungsweise folgt man im Laufe der Behandlung den „Entspannungen".

Dreidimensional

Für die Behandlung wie für die Untersuchung wird die Verschieblichkeit des Gewebes in allen drei Ebenen ausgelotet. Je nach Behandlungsvariante werden dann die Entspannungen (ease) oder Spannungen (bind) aufeinandergestapelt (stacking). Beide Hände des Therapeuten sind aktiv, um zu tasten und zu therapieren.

Für die Behandlung empfiehlt es sich, so genannte „enhancer" (Verstärker) zu nutzen. Diese sind:

- die Atmung
- Bewegungen der Extremitäten
- Augenbewegungen
- Kombinationen dieser drei Verstärker

Je nachdem, welche Behandlungsvariante gewählt wird, werden die Verstärker so eingesetzt, dass sie die direkte oder die indirekte Therapieform unterstützen.

Ausführung der Technik

Der Patient sitzt oder liegt auf dem Rücken oder auf dem Bauch. Der Therapeut kontaktiert mit beiden Händen die zu behandelnde Region. Er testet die Verschieblichkeit des Gewebes mit den beiden Händen, sowie die Spannung zwischen beiden Händen in allen Ebenen. Hat er Spannungen festgestellt, muss er sich für eine Behandlungsvariante entscheiden. Für die indirekte Behandlung bewegt er die Hände in die freien Bewegungsrichtungen, um das Gewebe anzunähern.

Im Laufe der Behandlung verändern sich die Bewegungsrichtungen. Der Therapeut folgt der jeweils neuen Richtung. Sollen die Faszien direkt behandelt werden, wird zwischen den Händen Spannung aufgebaut, indem beide Hände in den drei Bewegungsebenen die faszialen Züge abtasten.

Das Gewebe wird so lange unter Spannung gehalten, bis der Therapeut eine harmonische kraniokaudale Bewegung fühlt oder die Atmung unter den Händen deutlich zu fühlen ist. Die Einatmung sowie Bewegung der Extremitäten können helfen, vermehrt Spannung aufzubauen. Dabei ist es interessant, wenn der Patient in die Region „hineinatmet“, die behandelt wird. Führt der Patient Bewegungen der Extremitäten aus, muss der Therapeut ihm sagen, welche Bewegungen Spannungen aufbauen oder reduzieren. Entsprechend soll der Patient die Bewegungen dann ausführen.

Es gibt eine Reihe anderer Behandlungsmethoden, die auf den gleichen Prinzipien beruhen wie die Myofascial-release-Technik. Wir werden diese Behandlungsmethoden hier nur auflisten, ohne sie genauer zu beschreiben:

- Strain-Counterstrain
- Facilitated positional release
- Functional techniques
- Balanced ligamentous release
- Unwinding
- Kraniale Osteopathie

11.3 Neuromuskuläre Techniken (NMT)

Eine interessante Methode der myofaszialen Behandlung ist die NMT. Es handelt sich dabei um eine tiefe Massage der Muskulatur, die mit einem oder mehreren Fingern oder der Handkante gemacht wird. Die Technik wurde in den 40er-Jahren des 20. Jahrhunderts von Stanley Lief entwickelt, der eigentlich eine Methode entwickeln wollte, um das Gewebe vor einer Manipulation zu behandeln.

Lief war Chiropraktiker und Osteopath. Er war der Überzeugung, dass Gelenkprobleme nur ein Teil der Ursache von Krankheiten, Neuralgien und Zirkulationsstörungen sind, sowie die Chiropraktiker damals glaubten. Ihm war auch klar, dass die Wirbelsäulenblockierungen auch oft Folgen sind von Verhärtungen des paravertebralen Gewebes. Und so begann er, die Muskulatur gefühlvoll mit immer tiefer gehendem Druck zu massieren. Dabei achtete er auf Knoten, Einziehungen, Aufquellungen und Widerständen bei der Verschiebbarkeit des Gewebes.

Nicht wenig erstaunt war er, dass er durch diese neuromuskuläre Behandlung, wie er seine Methode nannte, nicht nur Bewegungseinschränkungen löste, sondern auch Effekte auf Distanz hatte. Er nannte seine Technik „neuromuskuläre Behandlung“, weil er damit die Muskulatur behandeln konnte, aber auch reflektorisch über nervalem Wege – wie er meinte – andere Leiden beeinflussen konnte.

In der Tat scheinen die Behandlungserfolge hauptsächlich reflektorischer Art zu sein. Diese Behandlungsmethode ermöglicht es, sowohl Triggerpunkte, Chapman-Reflexzonen wie auch andere Reflexpunkte erfolgreich zu behandeln. Andererseits ist es möglich, durch tiefe Massage gezielt das Bindegewebe zu beeinflussen, die lokale Zirkulation anzuregen und dadurch den Stoffwechsel zu aktivieren. Man kann diese Behandlung am ganzen Körper anwenden oder nur an bestimmten Regionen.

Ausführung der Techniken

- Der Patient sitzt oder liegt möglichst bequem.
- Der Finger wird in das Gewebe gedrückt bis man eine leichten Widerstand spürt, ohne dabei Schmerzen auszulösen.
- Der Finger wird dann weiterbewegt mit einer Geschwindigkeit von ± 2–3 cm/Sek.
  - Bei Verhärtungen, Knoten oder Widerständen wird die Bewegung des Fingers langsamer, ohne den Druck zu verändern.
  - In der Regel werden so Striche von 5–10 cm Länge gezogen.
  - In Regionen mit Verhärtungen werden mehrere Striche gezogen, bis das Gewebe weicher wird.
  - Bei Knoten kann man Friktionen oder intermittierenden Druck ausüben.
  - Die Striche können quer durch oder parallel zu den Muskelfasern verlaufen.
  - Triggerpunkte müssen in der Regel besonders behandelt werden (siehe Teil 2 Triggerpunkte).

11.4 Myofascial-release-Technik mit ischämischer Kompression

Hierbei handelt es sich um eine interessante Behandlung von Muskelverhärtungen und Triggerpunkten.

Vorgehensweise

- Der Patient sitzt oder liegt entspannt
- Der Therapeut sucht in der Muskulatur Verhärtungen, verspannte Fasern oder Triggerpunkte.
- Der gefundene, meist sehr schmerzhafte Punkt (wenn man zu fest darauf drückt) wird mit dem Ellenbogen oder einem Knöchel der Hand komprimiert.
- Der Patient soll dann Bewegungen machen, um die betroffenen Muskelfasern unter dem Knöchel oder Ellenbogen hin und her zu bewegen.
- Der Kontakt wird so lange gehalten, bis der Schmerz in dem Punkt deutlich nachlässt.
- Danach wird der behandelte Muskel oder die behandelte Muskelgruppe einige Male passiv gedehnt.

B

Triggerpunkte und ihre Behandlung

Eric Hebgen

12 Definition

Ein **Triggerpunkt (TP)** ist eine stark irritierte Region innerhalb eines hypertonen Stranges in einem Skelettmuskel oder einer Muskelfaszie. Der Triggerpunkt ist schmerzhaft bei Palpation und kann zu triggerpunktspezifischen ausstrahlenden Schmerzen, muskulären Spannungen (auch in anderen Muskeln) oder vegetativen Reaktionen führen.

Es gibt auch Triggerpunkte in anderen Geweben, z. B. in der Haut, Fettgewebe, Sehnen, Ligamenten, Gelenkkapseln oder im Periost. Diese Triggerpunkte sind allerdings nicht so konstant und von immer gleicher Lokalisation wie die myofaszialen Triggerpunkte. Außerdem erzeugen sie keine ausstrahlenden Schmerzen.

13 Klassifikation der Triggerpunkte

Aktive und latente Triggerpunkte

Man unterscheidet zwischen aktiven und latenten Triggerpunkten. Ein aktiver Triggerpunkt erzeugt Schmerzen, sowohl in Ruhe als auch während muskulärer Aktivität. Ein latenter Triggerpunkt hingegen kann alle diagnostischen Zeichen eines aktiven Triggerpunkts aufweisen (s. u.), er generiert Schmerzen aber nur bei Palpation.

Aktive Triggerpunkte können sich zu latenten umwandeln, insbesondere wenn triggerpunktaufrechterhaltende Faktoren fehlen oder der Muskel durch die normale tägliche Aktivität ausreichend gedehnt wird.

Umgekehrt können latente Triggerpunkte über Jahre stumm in einem Muskel überdauern und in aktive Triggerpunkte transformiert werden. Faktoren, die eine solche Umwandlung begünstigen, sind z. B. Überdehnung oder übermäßiger Gebrauch des Muskels, im weitesten Sinne also die muskuläre Überlastungsdysfunktion.

Symptome

Folgende Symptome weisen auf aktive oder latente Triggerpunkte hin:

- Eingeschränkte aktive und/oder passive Beweglichkeit in Verlängerung (Dehnung) und Verkürzung des betroffenen Muskels. Es imponiert eine Steifheit des Bewegungsgefühls.
- Schwäche des betroffenen Muskels.
- Ausstrahlender Schmerz in charakteristischen Mustern, die für jeden Muskel definiert sind. Bei aktiven Triggerpunkten erscheint der ausstrahlende Schmerz durch Aktivität, Ruhe oder Palpation des Triggerpunkts. Latente Triggerpunkte erzeugen das typische Muster nur bei diagnostischer Palpation.

Muskuläre Steifheit und Schwäche machen sich besonders nach längeren Ruhephasen oder allgemein nach Inaktivität bemerkbar. Typische Beispiele sind die Morgensteifigkeit oder der muskuläre Anlaufschmerz nach längerem Sitzen.

Die Ausprägung der Symptome und die palpatorische Empfindlichkeit aktiver Triggerpunkte können sich innerhalb von Stunden und von Tag zu Tag verändern.

Die Symptome der Triggerpunktaktivität überdauern den auslösenden Grund zum Teil sehr lange.

Andere Symptome, die von Triggerpunkten ausgelöst werden können, sind:

- vegetative Veränderungen in der Zone des ausstrahlenden Schmerzes, wie z. B. lokale Vasokonstriktion, Schwitzen, Tränenfluss, vermehrte Nasensekretion, gesteigerte pilomotorische Aktivität (Gänsehaut)
- Störungen der Tiefensensibilität
- Gleichgewichtsstörungen und Schwindel
- Veränderung der Motoneuronenaktivität mit gesteigerter Erregbarkeit
- verschlechterte muskuläre Koordination

Begünstigende Faktoren

Faktoren, die die Entstehung von Triggerpunkten begünstigen, sind:

- akute muskuläre Überlastung
- chronische Überlastung mit Übermüdung des Muskels
- direktes Trauma
- Unterkühlung (muskuläre Aktivität ohne vorherige Aufwärmung)
- andere Triggerpunkte
- Erkrankungen innerer Organe
- arthritische Gelenke
- segmentale reflektorische Dysfunktion (s. Das faszilitierte Segment, S. 126)
- negativer Stress (Distress)

14 Pathophysiologie der Triggerpunkte

Lokale Spannungserhöhung des Triggerpunkts, ausstrahlender Schmerz

Die lokale Spannungserhöhung des Triggerpunkts wird zurückgeführt auf eine veränderte, d. h. eine erhöhte Empfindlichkeit von Gruppe-3- und Gruppe-4-Nervenfasern. Diese Nerven bilden in einem Muskel die Nozizeptoren in Form von freien Nervenenden. Ist eine solche Nervenfaser empfindlicher für Reize, so bedeutet das, dass auch kleine Stimuli, in diesem Fall Schmerzreize, zu einer vergrößerten Reaktion des Körpers führen. Die Reaktion kann z. B. in einer stärkeren Schmerzwahrnehmung oder ausgeprägteren vegetativen Reaktion münden. Allgemein gesprochen kann es durch die stärkere Reaktion der afferenten nozizeptiven Nervenfaser auf einen Stimulus zu efferenten Antworten in Nerven kommen, die unter normalen Umständen nicht reagieren würden. Die Informationsverarbeitung für diese Phänomene liegt auf segmentaler Rückenmarksebene.

Substanzen, die bekanntermaßen zu einer erhöhten Empfindlichkeit von Gruppe-3- und Gruppe-4-Fasern führen, sind z. B. Bradykinin, Serotonin, Prostaglandine oder Histamin.

Afferente Impulse aus den Gruppe-3- oder Gruppe-4-Nozizeptorenfasern können auch dafür verantwortlich sein, dass das Gehirn diese Impulse „fehlinterpretiert" und als ausstrahlenden Schmerz oder Spannungserhöhung beantwortet. Die dafür verantwortlichen Mechanismen sind:

Konvergenzprojektion

Es existieren alternativ zwei mögliche Verschaltungen im Rückenmark, bei denen Afferenzen auf das efferente Neuron umgeschaltet werden:

- Ein afferenter nozizeptiver Impuls aus der Haut, dem Muskel oder einem Inneren Organ wird im Rückenmark auf ein für beide Afferenzen zuständiges Interneuron geschaltet, bevor dieses Neuron wiederum auf die Efferenz zur Beantwortung des Reizes umgeschaltet wird.
- Eine Haut-, Muskel- und Viszeroafferenz haben eine gemeinsame Endstrecke, bevor der Reiz auf die Efferenz weitergeleitet wird.

Die afferenten Informationen werden nicht nur zur Reizantwort auf die Efferenz geleitet, sondern auch über den Tractus spinothalamicus ins ZNS geführt. Im Zentralen Nervensystem kommt ein afferenter Reizfluss an und in beiden Möglichkeiten der segmentalen Reizverarbeitung ist es für das ZNS unmöglich zu unterscheiden, ob der nozizeptive Impuls aus Haut/Muskel oder einem Inneren Organ kommt. Da unser Körper bzw. das Zentralnervenystem im Laufe des Lebens gelernt hat, dass nozizeptive, also schädigende Reize in der Regel von außen den Körper treffen, werden sie als aus der Haut bzw. aus einem Muskel kommend interpretiert: Ein zur bewussten Wahrnehmung über den Tractus spinothalamicus weitergeleiteter Schmerzreiz wird als ausstrahlender Schmerz in der segmental zugehörigen Haut bemerkt.

Afferente Impulsaktivität aus einem Triggerpunkt wird vom Zentralen Nervensystem ähnlich behandelt wie eine nozizeptive Afferenz aus einem Inneren Organ: Die Wahrnehmung des Schmerzes geschieht in der Haut, also in der segmental beigeordneten Referenzzone.

Konvergenzfaszilitation

Viele afferente Nerven besitzen eine Hintergrundaktivität. Man kann sagen, dass sie eine Art von Grundrauschen generieren, eine Impulsaktivität, die nicht von

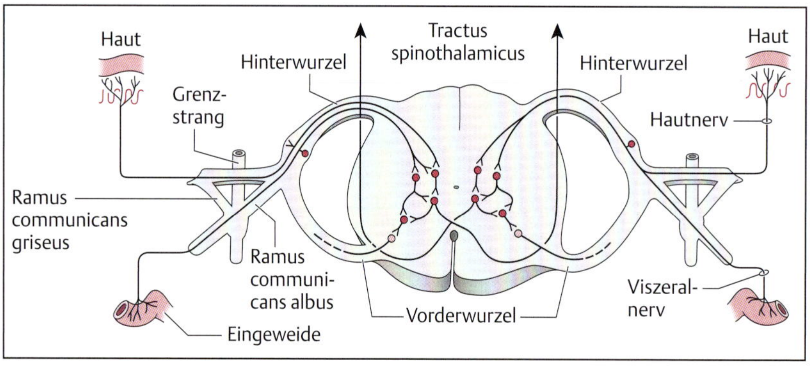

Abb. 14.1 Entstehungswege übertragener Schmerzen

äußeren (oder inneren) Reizen ausgeht, sondern neurophysiologisch als ein Absenken der Reizschwelle durch Ionenkanalveränderungen zu erklären ist. Aktionspotenziale werden dadurch leichter ausgelöst. Dies kann als Schutzmechanismus gegenüber nozizeptiven Reizen angesehen werden, die so schneller erkannt und beantwortet werden können.

Wird nun eine solche Hintergrundaktivität einer Hautzone durch eine afferente nozizeptive Reizserie aus einem Inneren Organ oder einem Triggerpunkt verstärkt (konvergent faszilitiert) und auf *ein* Neuron des Tractus spinothalamicus ins ZNS weitergeleitet (s. Konvergenzprojektion), so wird der Schmerz als sehr stark in der Hautzone wahrgenommen.

Axonverästelungen

Die Dendriten eines afferenten Nervs können in diverse Zweige verästelt sein, so dass verschiedene Bereiche des Körpers von diesem Nerv sensibel erfasst werden. Dies kann zur Folge haben, dass das ZNS den afferenten Reizfluss fehldeutet: Die einzelnen Körperbezirke können ab dem Axonhügel nicht mehr differenziert werden – der Schmerz wird infolgedessen als aus dem gesamten Innervationsgebiet des Neurons stammend wahrgenommen.

Sympathische Nerven

Es könnte sein, dass diese Nerven die ausstrahlenden Schmerzen mit unterhalten, indem sie Substanzen freisetzen, die die nozizeptiven Afferenzen der Schmerzregion zusätzlich sensibilisieren und deren Reizschwelle senken. Es ist auch denkbar, dass aufgrund von sympathischer Innervation die Blutversorgung der Afferenzen aus der Schmerzregion reduziert wird.

Metabolische Entgleisung

Die Triggerpunkt-Region ist ein Muskelbezirk, der geprägt ist von einer metabolischen Entgleisung. Man findet dort eine Kombination aus größerem Energiebedarf bei gleichzeitigem Mangel an Sauerstoff und Energie. Dies ergibt sich wahrscheinlich aus der reduzierten Blutzirkulation in dieser Region. Es entwickelt sich nun ein Circulus vitiosus, der darin mündet, dass der Muskelbereich mit der verminderten Energieversorgung Triggerpunkte entwickelt. Ebenso können bereits existierende Triggerpunkte durch diese metabolische Entgleisung unterhalten werden.

Muskeldehnungen wirken auf den Muskelmetabolismus ein

Werden kontrakte Sarkomere (s. u.) durch Dehnung auf ihre maximale Länge gebracht, so hat das unmittelbare Folgen für den Muskel: Zum einen wird der Verbrauch an ATP reduziert und der Stoffwechsel normalisiert, zum anderen nimmt die Muskelspannung ab.

Sind aufgrund einer metabolischen Entgleisung im Muskel Substanzen freigesetzt worden (z. B. Prostaglandine), die verschiedene triggerpunktrelevante Pathomechanismen in Gang setzen können, so nimmt deren Konzentration mit der Rückführung des Metabolismus in den Normalbereich wieder ab. Es wird auch vermutet, dass die Erregbarkeit der afferenten nozizeptiven Nervenfaser durch einen ausgeglichenen Stoffwechsel normalisiert wird.

Der hypertone palpierbare Muskelstrang

Der hypertone palpierbare Muskelstrang ist ein strangartiger Muskelabschnitt um den Triggerpunkt herum von 1–4 mm Dicke, der bei Palpation durch seine größere Festigkeit im Vergleich zur Umgebung auffällt. Dieser Strang beeindruckt durch seine hyperästhetische Eigenschaft bis hin zur deutlichen Schmerzhaftigkeit. Am leichtesten lässt sich dieser hypertone Muskelstrang palpieren, wenn seine Muskelfasern gerade so auf Dehnung gebracht werden, während die nicht in diesen Strang integrierten Fasern entspannt bleiben.

Durch Dehnung oder starke Kontraktion des Strangs oder durch Druck auf den Triggerpunkt innerhalb des Muskelstrangs kann man lokalen Schmerz und mit einer gewissen Latenzzeit auch ausstrahlenden Schmerz auslösen.

Die Muskelfasern in einem normalen Muskel besitzen Sarkomere, die alle die gleiche Länge aufweisen. Sie ordnen sich in der Länge an, die die maximale Kraftentwicklung des Muskels erlaubt. Um dies zu erreichen, müssen die Aktin- und Myosinfilamente sich in einem bestimmten Verhältnis zueinander überlappen. Überlappen sie zu viel oder zu wenig, so ist die Kraft des Muskels reduziert.

Die Muskelfasern des hypertonen Muskelstrangs sind davon histologisch unterschieden:

Die Sarkomerlänge innerhalb des Strangs variiert. So sind die Sarkomere um den Triggerpunkt herum verkürzt, ohne dabei elektromyographische Aktivität zu zeigen – sie sind **kontrakt**. Kompensatorisch dazu findet man verlängerte Sarkomere an den Enden des Muskelstrangs in der Nähe des muskulotendinösen Übergangs.

Diese Besonderheit erklärt, warum ein Muskel mit einem hypertonen palpierbaren Muskelstrang sowohl eine verringerte Dehnfähigkeit (kontrakte Sarkomere), als auch eine reduzierte Kraftentwicklung (verkürzte und verlängerte Sarkomere – Sarkomere außerhalb der optimalen Länge) aufweist.

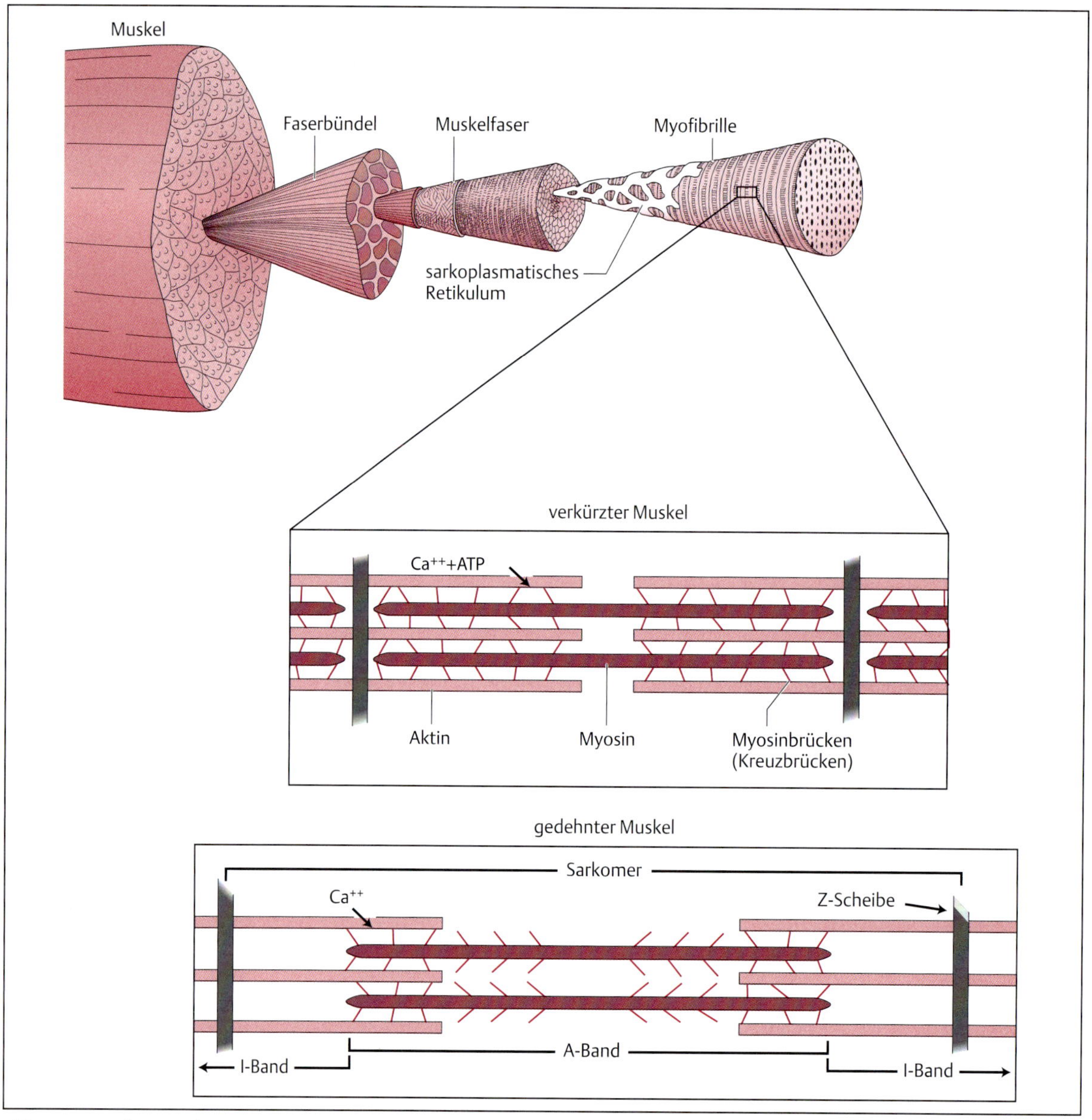

Abb. 14.**2** Aufbau und Kontraktionsmechanismus eines normalen Skelettmuskels. Der Muskel setzt sich aus Muskelfaserbündeln zusammen, die aus quer gestreiften Muskelzellen oder -fasern bestehen. Eine einzelne Faser enthält in der Regel ca. 1000 Myofibrillen. Jede Myofibrille ist von einem Geflecht mit sackartiger Struktur umgeben, dem sarkoplasmatischen Retikulum.
Ausschnittsvergrößerungen: Adenosintriphosphat (ATP) und freies Kalzium (Ca^{2+}) aktivieren die Myosinkreuzbrücken, wodurch diese an den Aktinfilamenten ziehen. Dieser Zug nähert die Z-Linien einander an und verkürzt das Sarkomer, die kontraktile Einheit, wodurch sich der Muskel verkürzt. Die Abschnitte der Aktinfilamente, die auf beiden Seiten einer Z-Scheibe keine Myosinfilamente enthalten, bilden das I-Band. Das A-Band entspricht der Länge der Myosinfilamente. Ist nur ein A- und kein I-Band vorhanden, liegt eine maximale Verkürzung vor

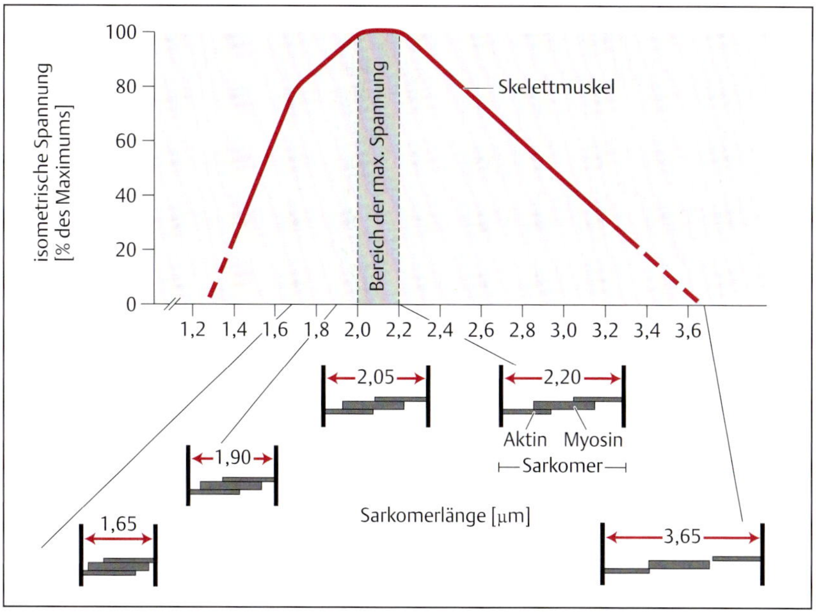

Abb. 14.**3** Isometrische Muskelspannung in Abhängigkeit von der Sarkomerlänge

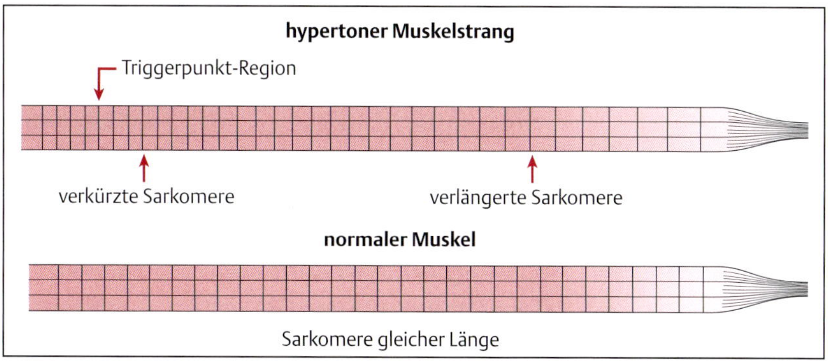

Abb. 14.**4** Vergleich zwischen Sarkomeren gleicher Länge in einem normalen Muskel und den in ihrer Länge veränderten Sarkomeren eines Muskels mit Triggerpunkten. Verkürzte Sarkomere in der TP-Region erhöhen die Spannung im Bereich des hypertonen Muskelstrangs und reduzieren die Dehnfähigkeit dieses Muskels

▪ Muskuläre Schwäche und schnelle Ermüdbarkeit

Diese Symptome zeigen Patienten mit Triggerpunkten wahrscheinlich aufgrund einer reduzierten Zirkulation und der daraus resultierenden Hypoxie im betroffenen Muskel.

15 Diagnose

Zur Diagnostizierung von Triggerpunkten ist folgendes schrittweises Vorgehen hilfreich:

Genaue Anamnese

Um die Muskeln, in denen Triggerpunkte entstanden sind und die zu dem aktuellen Beschwerdebild geführt haben, zu identifizieren, ist eine genaue Anamnese notwendig:

- Hat ein Trauma zu den Beschwerden geführt? Wurde z. B. zu Beginn der Schmerzen eine große Anstrengung durchgeführt oder führte ein Fall zu den Beschwerden?
- In welcher Position oder bei welcher Bewegung ist der Schmerz das erste Mal aufgetreten?
- Sind segmentale Dysfunktionen, z. B. Gelenkblockaden oder Bandscheibenvorfälle, vorhanden, die das gesamte Segment faszilitiert haben könnten?
- Gibt es viszerale Dysfunktionen, die im Sinne eines viszerosomatischen Reflexes die segmental gleich innervierte Muskulatur hyperton faszilitiert und die Ausbildung von Triggerpunkten begünstigt haben?

Schmerzmuster aufzeichnen

Es kann hilfreich sein, sich die Schmerzmuster auf ein Körperschema aufzuzeichnen und so typische, einzelnen Muskeln zugeordnete Muster zu erkennen. Dabei sollten die Muster nach ihrem historischen Erscheinen klassifiziert werden. Es ist nicht selten, dass sich die Muster überlappen. Dabei sollte man versuchen, folgende Fragen zu beantworten:

- Ist trotz überlappender Muster eine Reihenfolge des Auftretens der Schmerzen herzustellen? Kann man muskelspezifische Areale isolieren?
- Gibt es bei den überlappenden Mustern eine Gemeinsamkeit, z. B. gleiche segmentale Innervation, die auf eine Dysfunktion im viszeralen oder strukturellen Funktionskreis hinweist?

Die Schmerzen (und auch Spannungserhöhungen), die ein Triggerpunkt hervorruft, werden normalerweise in einiger Entfernung zur Lokalisation des Triggerpunkts projiziert und wahrgenommen. Man sollte auch beachten, dass das Beschwerdebild in Abhängigkeit von schmerzauslösenden Haltungen oder muskulärer Aktivität stark variieren kann. Als Folge davon können die Beschwerden sowohl innerhalb eines Tages als auch von Tag zu Tag sehr stark variieren.

Sind Schmerzen nicht nur in Bewegung, sondern auch in Ruhe vorhanden, spricht das für eine stärkere Beeinträchtigung durch Triggerpunkte.

Neben den Schmerzen kann der Triggerpunkt in dem muskelspezifischen Hautareal auch Missempfindungen der Oberflächen- und Tiefensensibilität hervorrufen. Auch vegetative Begleitsymptomatik in diesem Bereich kann vorkommen, z. B. erhöhte vasomotorische Aktivität mit Blässe der Haut während Triggerpunkt-Stimulation und reflektorische Hyperämie nach der Stimulation, Gänsehaut und gesteigerte Tränen- und Nasensekretion.

Muskeln in Aktivität untersuchen

Die vorher bestimmten Muskeln werden nun in Aktivität untersucht. Dabei achtet man auf dem gesamten aktiven Bewegungsweg auf schmerzauslösende Haltungen und/oder Bewegungsbereiche. Ebenso untersucht man den Muskel passiv und aktiv bis zur maximalen Dehnstellung. Sowohl auf lokalen Schmerz im Triggerpunkt-Bezirk als auch auf das ausstrahlende Schmerzmuster wird geachtet.

Folgende Befunde können beim Vorhandensein von Triggerpunkten auftreten:

- Die maximale Kraft eines betroffenen Muskels ist im aktiven Widerstandstest reduziert, ohne Atrophie aufzuweisen.
- Die typischen Schmerzmuster können auftreten oder verstärkt werden, wenn man den Muskel isometrisch oder exzentrisch arbeiten lässt.
- Aktives und passives Dehnen löst ebenfalls den ausstrahlenden Schmerz aus.
- Die Dehnfähigkeit des Muskels ist aktiv und passiv eingeschränkt.

Nach Triggerpunkten suchen

In den einzelnen erkannten Muskeln sucht man nun nach Triggerpunkten. Die Untersuchung wird in Neutralstellung durchgeführt – die nicht betroffenen Muskelfasern sollten weder angenähert noch gedehnt sein. Mit der Fingerspitze palpiert man bei oberflächlichen Muskeln senkrecht zur Längsachse das Gewebe (**flache Palpation**). Trifft man auf einen deutlich spannungserhöhten bandartigen Bereich, hat man den hypertonen Muskelstrang mit dem zu erwartenden Triggerpunkt gefunden. Innerhalb des Strangs sucht man nun den sensibelsten Punkt – der Triggerpunkt ist gefunden. Durch Druck auf den Triggerpunkt kann man deutlich lokale Schmerzen und bei länger anhaltendem Druck

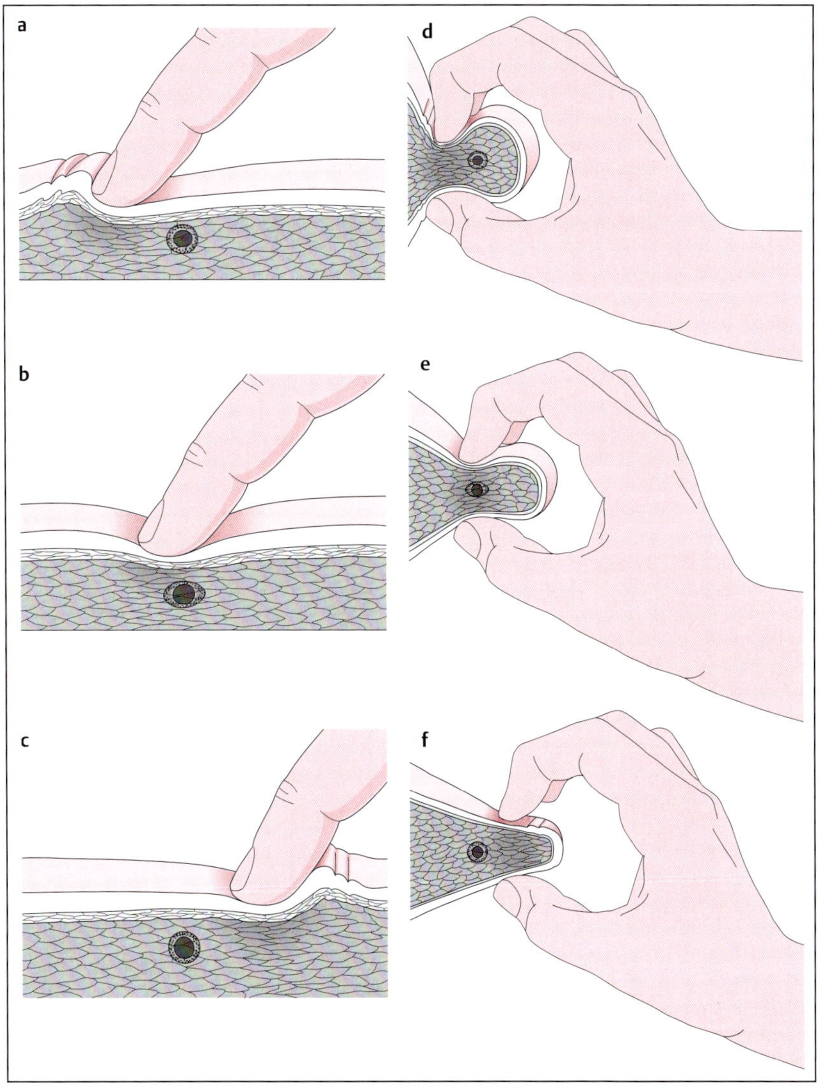

Abb. 15.1 **a–f** (**a–c**) Querschnitt, der die flächige Palpation eines verspannten Muskelfaserbündels (*schwarzer Ring*) und seines Triggerpunktes zeigt. Flächige Palpation wird bei Muskeln eingesetzt, die nur von einer Seite zugänglich sind, wie der M. infraspinatus. (**a**) Zu Beginn der Palpation wird die Haut weggeschoben. (**b**) Die Fingerspitze gleitet über die Muskelfaser. Ein verspanntes Faserbündel ist an seiner strangartigen Textur zu erkennen. (**c**) Abschließend wird die Haut zur anderen Seite verschoben. Dieselbe Bewegung wird als schnellende Palpation bezeichnet, wenn sie schneller durchgeführt wird. (**d–f**) Querschnitt, der die Zangengriffpalpation eines verspannten Muskelfaserbündels (*schwarzer Ring*) am Triggerpunkt darstellt. Die Zangengriffpalpation eignet sich für Muskeln, die mit den Fingern erfasst werden können. Das gilt z. B. für die Mm. sternocleidomastoideus, pectoralis major und latissimus dorsi. (**d**) Muskelfasern im Zangengriff von Daumen und Fingern. (**e**) Die Festigkeit des verspannten Faserbündels ist deutlich spürbar, wenn es zwischen den Fingern gerollt wird. Durch Veränderungen des Stellungswinkels der Fingerendglieder entsteht eine Schaukelbewegung, die Einzelheiten besser erkennen lässt. (**f**) Der palpierbare Rand des verspannten Faserbündels hebt sich deutlich ab, wenn es zwischen den Fingerspitzen entweicht. Oft erfolgt gleichzeitig eine lokale Zuckungsreaktion

den ausstrahlenden Schmerz hervorbringen. Der lokale Schmerz kann so groß, scharf und spontan auftreten, dass der Patient mit einem **„Jump"-Zeichen** reagiert: Er zuckt zusammen, äußert laut seine Schmerzempfindung oder entzieht den Muskel dem Therapeuten.

Bei tiefer liegenden Muskeln kann die Suche nach dem hypertonen Muskelstrang durch die darüber liegenden Strukturen erschwert oder unmöglich sein. Hier benutzt man direkte **Druckpalpation** in der Tiefe der Gewebe zum Auffinden der Triggerpunkte.

Bei Muskeln, die zwischen zwei Fingern gefasst werden können (z. B. M. trapezius), ist der **Zangengriff** hilfreich: Man rollt einen Bereich des Muskelbauchs zwischen Daumen und Zeigefinger hin und her und sucht nach dem hypertonen Muskelstrang. Innerhalb des Strangs sucht man mit gleichem Griff nach dem Triggerpunkt.

Oft kann bei der Palpation des Muskelstrangs in der Nähe des Triggerpunkts oder bei direkter Palpation des Triggerpunkts eine kurzzeitige Kontraktion der Muskelfasern des Muskelstrangs beobachtet werden. Der Therapeut nimmt diese Muskelreaktion als Zuckung sichtbar oder fühlbar wahr. Besonders deutlich fällt diese örtlich begrenzte Kontraktion des Muskels bei einer Palpation quer zur Längsachse des Muskelstrangs aus: Dabei lässt man den Strang wie die Saite einer Gitarre nach vorheriger Querdehnung zurückschnellen – so als zupfe man die Gitarrensaite. Diese **lokale Zuckungsreaktion** ist charakteristisch für Triggerpunkte.

Um sich letzte Sicherheit über die Lage des Triggerpunkts zu holen, wiederholt man die Palpation: Ein aktiver Triggerpunkt führt zu reproduzierbaren Ergebnissen.

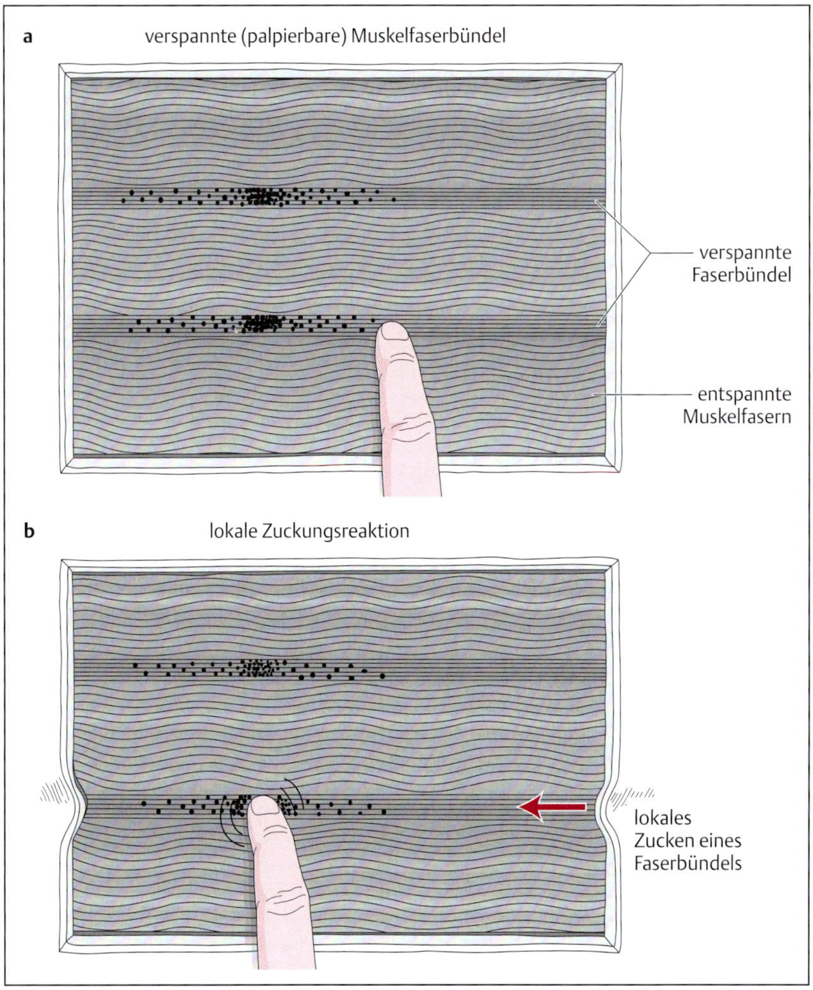

Abb. 15.**2a, b** Darstellung eines verspannten Faserbündels, myofaszialer Triggerpunkte und einer lokalen Zuckungsreaktion im Längsschnitt durch den Muskel. (**a**) Palpation eines verspannten Faserbündels (*gerade Linien*) umgeben von schlaffen, entspannten Muskelfasern (*wellenförmige Linien*). Die Dichte der Punktierung gibt den Grad der Druckempfindlichkeit des verspannten Faserbündels wieder. Der Triggerpunkt ist die druckempfindlichste Stelle im Faserbündel. (**b**) Indem das Faserbündel am Ort des Triggerpunktes rasch unter der Fingerspitze gerollt wird (schnellende Palpation) löst man oft eine lokale Zuckungsreaktion aus, die sich am deutlichsten als Hautbewegung zwischen dem Triggerpunkt und der Ansatzstelle der Muskelfasern zeigt

Schmerz, der von den Muskeln ausgeht, muss unterschieden werden von Schmerzen mit

- neurologischer
- rheumatischer
- tumoröser
- psychogener
- entzündlicher
- vaskulärer

Ursache.
Der muskelinduzierte Schmerz kommt und geht typischerweise mit der Aktivierung des betroffenen Muskels durch Bewegung oder durch die Einnahme von Belastungshaltungen.

16 Therapie der Triggerpunkte

Neben den verschiedenen Techniken, mit denen ein Triggerpunkt behandelt werden kann, sind zwei Dinge in der Therapie sehr wichtig:

1. Triggerpunktaufrechterhaltende Faktoren werden trotz guten unmittelbaren Behandlungsergebnisses zur zeitnahen und regelmäßigen Reaktivierung der Triggerpunkte und damit der Beschwerden führen. Deshalb ist eine Eliminierung dieser Faktoren mindestens ebenso wichtig wie die Behandlung des Muskels.
2. Der Patient soll bei der Behandlung mit einbezogen werden. Es geht um seinen Körper, also muss er auch mitarbeiten. Eine Sensibilisierung für belastende Haltungen und Bewegungen ist damit ebenso gemeint, wie ein Eigenprogramm zur Dehnung der betroffenen Muskeln oder ganzer Muskelgruppen.

Stretch-and-Spray-Technik

Ziel dieser Technik ist es, den Triggerpunkt zu inaktivieren, indem man den Muskel in seine maximale Dehnstellung bringt, ohne dass dies zu reflektorischer Gegenspannung und nennenswertem Schmerz führt.

Kühlspray aufbringen

Das Kühlspray wird in parallelen Linien auf der Haut dort aufgebracht, wo sich der zu behandelnde Muskel auf die Körperoberfläche projiziert. Es darf keine Vereisung entstehen. Das Spray soll lediglich eine Irritation der Haut bewirken mit der Folge, dass es zu einem „ablenkenden" afferenten Reizfluss kommt, der auf Rückenmarksebene eine Blockade des reflektorischen Hypertonus/Spasmus im zu behandelnden Muskel bewirkt.

Das Spray wird mit einer Geschwindigkeit von 10 cm/Sek. über die gesamte Muskellänge aus einer Entfernung von ca. 45 cm und in einem Winkel von 30° zur Oberfläche aufgesprüht. Die Zone des ausstrahlenden Schmerzes wird mit einbezogen. Auf den Extremitäten wird von proximal nach distal gearbeitet, auf dem Rumpf von kranial nach kaudal.

Passive Dehnung

Nachdem die ersten 2–3 Sprühstöße aufgebracht wurden, beginnt man mit der passiven Dehnung des Muskels. Langsam, die jeweilige Spannungsbarriere beachtend, wird der Muskel auf seine maximale Länge gebracht. Während der Dehnphase wird kontinuierlich weiter gesprüht.

Das Spray führt zur reflektorischen Tonussenkung, sodass die Dehnung ohne Schmerzen problemlos durchgeführt werden kann. Um die reflektorische Entspannung noch zusätzlich zu unterstützen, kann man den Patienten während der Dehnphase langsam ausatmen und nach unten schauen lassen.

Aktive Dehnung

Das passiv erreichte Bewegungsausmaß sollte nach dem Stretch-and-Spray aktiv geübt werden.

Es ist wichtig noch einmal zu betonen: Das Sprühen ist ein Ablenkungsmanöver auf Rückenmarksebene, das Dehnen ist die Behandlung.

Postisometrische Relaxation/Muskel-Energie-Technik/Myofascial Release

Man bringt den zu behandelnden Muskel so weit in Dehnposition, bis die Spannung ein weiteres Stretchen verhindert.

Man fordert den Patienten auf, gegen den Widerstand des Therapeuten anzuspannen. Der Therapeut gibt dreidimensionalen Widerstand (ca. 25 % der maximalen Kraft) in die Verkürzungsrichtung des Muskels, ohne Bewegung zuzulassen (isometrische Anspannung). Dieser Widerstand wird für 3–7 Sek. gehalten.

Der Patient soll entspannen, der Therapeut führt den Muskel passiv weiter in seine Verlängerung bis zur neuen Spannungsbarriere. Dort wird das Prozedere wiederholt.

Nachdem die normale Muskellänge erreicht ist, wird das neue Bewegungsausmaß aktiv geübt.

Auch diese Technik kann in der Entspannungsphase durch langsames Ausatmen und auf den Boden schauen in ihrer Effektivität gesteigert werden.

Ischämische Kompression/Manuelle Inhibition

Bei dieser Technik wird auf den Triggerpunkt manueller Druck ausgeübt. Der Schmerz, der dabei entsteht, muss gut tolerierbar sein und dient als Kontrollbefund. Wenn nach einer Weile (15 Sek. bis 1 Min.) der Schmerz verschwunden ist, wird der Druck bis zur nächsten Schmerzbarriere erhöht und die Kompression so lange wiederholt, bis der Triggerpunkt nicht mehr schmerzt.

Das neu gewonnene Bewegungsausmaß wird aktiv geübt.

Tiefe Friktionsmassage (deep friction)

Der hypertone Muskelstrang mit dem Triggerpunkt wird manuell quergedehnt. In einer konstanten Geschwindigkeit wird entlang des gesamten Bandes gearbeitet. Zu Beginn schmerzt diese Technik, der Schmerz muss gut tolerierbar für den Patienten sein. Es wird so lange weiter gedehnt, bis der Schmerz verschwunden ist (2–3 Min.). Dann wird das neu gewonnene aktive Bewegungsausmaß mit dem Patienten geübt.

17 Triggerpunktaufrechterhaltende Faktoren

Triggerpunktaufrechterhaltende Faktoren können dazu führen, dass die durchgeführte Behandlung nur temporär zur Beschwerdefreiheit führt. Eine dauerhafte Schmerzfreiheit wird erst erreicht werden können, wenn diese Faktoren erkannt und eliminiert sind.

So kann es sein, dass sich durch einen Sturz oder eine kurzfristige Überlastung in einem Muskel ein Triggerpunkt entwickelt. Wird dieser Triggerpunkt zeitnah zum Trauma eliminiert, folgt schnell die Restitutio ad integrum. Solche Behandlungserfolge sind die Regel im Leistungssport, da die professionellen Athleten unter ständiger therapeutischer Kontrolle stehen.

Wird aber nicht unmittelbar nach dem Trauma behandelt, hat der Körper Zeit, Schonhaltungen und Ausweichbewegungen zu entwickeln, die den verletzten Muskel vor weiterer Überlastung schützen sollen. Diese Ausweichmechanismen können nun ihrerseits wieder zu Überlastungen in anderen Ligamenten, Gelenken etc. führen und neue Beschwerden auslösen. Das ursprüngliche Trauma tritt dann in den Hintergrund und das schwächste Glied in der Schonungskette meldet sich. Würde bei einer klinischen Untersuchung der ursprüngliche Triggerpunkt entdeckt und behandelt werden, ohne die Schonmechanismen zu beachten, die sich später entwickelt haben, so wäre der Behandlungserfolg weder dauerhaft noch zufriedenstellend.

Es folgt eine Liste von triggerpunktaufrechterhaltenden Faktoren, ohne den Anspruch auf Vollständigkeit zu erheben.

Mechanische Faktoren

- Beinlängendifferenzen
- Fehlhaltungen im Sitz oder Stand (z. B. Doppelschubbelastung)
- Wirbelsäulenverkrümmungen
- Schiefhals
- Scapula alata
- Beckenschiefstand (Ilium- oder Sakrumdysfunktionen)
- Os-coccygis-Fehlstellungen
- Armlängendifferenzen

Systemische Faktoren

Unter systemischen Faktoren versteht man alles, was auf den Energiehaushalt des Muskels störend Einfluss nehmen kann. Eine reduzierte Energiebereitstellung im Muskel begünstigt die Entstehung und Aufrechterhaltung von Triggerpunkten.

Solche systemischen Faktoren können sein:

- Vitamin-B-Mangel
- Elektrolytstörungen (z. B. Kalzium, Kupfer, Magnesium, Eisen)
- Gicht
- Anämie
- Hypoglykämie
- chronische Infektionen
- schwache Immunabwehr
- psychischer Stress

18 Das faszilitierte Segment

Die Innervation eines Rückenmarksegments hat viele Fassetten. Das animalische und das autonome Nervensystem nehmen dort ihren Ausgangspunkt. Zum einen laufen die afferenten Nervenfasern über das Hinterhorn in das Rückenmark hinein, zum anderen verlassen die Efferenzen über das Vorderhorn das Segment. Dazwischen finden eine Vielzahl von Verschaltungen dieser beiden Nervenqualitäten im Rückenmark selbst statt. Durch Weiterleitung der afferenten Impulsströme auf Interneurone ergeben sich für den ursprünglichen Nervenimpuls diverse Modulationsmöglichkeiten: Reize können verstärkt werden, sie können aber auch ebenso abgeschwächt werden. Die Mechanismen, die dies bewirken, sind teilweise auf Segmentebene zu suchen, aber auch bahnende oder hemmende Einflüsse aus kranialen Zentren, z. B. durch das extrapyramidale System, nehmen hier Einfluss.

Betrachtet man sich nun einmal die Afferenzen im Einzelnen, so kann man das Rückenmarksegment in verschiedene Kompartimente aufteilen. Man findet afferente Nerven aus dem **Sklerotom**. Ich meine damit nicht nur die nervale Versorgung der Knochen, sondern auch der Gelenke (einschließlich Knorpel), Gelenkkapseln, Faszien, Synovia und Ligamente. Die Wahrnehmung der Tiefensensibilität und der Schmerzen obliegt diesen Sklerotom-Neuronen.

Ebenso segmental innerviert ist die Muskulatur – das **Myotom**. Muskeln mit ihren dazu gehörigen Faser- und Sehnensensoren liefern ebenfalls Informationen über die Tiefensensibilität und Schmerzen.

Ein Hautbereich ist exklusiv von einem Rückenmarksegment innerviert, das **Dermatom**. Oberflächensensibilität wird dort afferent aufgenommen.

Als letztes Innervationsgebiet eines Segmentes ist das **Viszerotom** zu nennen. Afferente Informationen über Schmerzen oder allgemein schädigende Agenzien werden dem Rückenmark zugeleitet.

Was für die Afferenzen gilt, betrifft auch die Efferenzen. Jedes Innervationsgebiet wird auch efferent vom Rückenmark ausgehend angesteuert: So werden die Faszien oder die Muskeln in der Haut, den Inneren Organen oder Skelettmuskeln motorisch versorgt.

Das alles ist sozusagen die Hardware eines Segmentes. Die Software ist das, was wir unter einem „**faszilitierten Segment**" verstehen. Die afferenten Reizströme werden auf Rückenmarksebene schon weitreichend verarbeitet und moduliert und als efferenter Impuls beantwortet. Die Verarbeitung bezieht dabei unter Umständen alle Innervationsgebiete des Segments mit ein und die efferente Antwort kann ebenfalls vielschichtig sein.

Ein Beispiel: Ein Mensch leidet unter einem Duodenalulkus. Die Information über die Schädigung der Schleimhaut wird über viszerale Afferenzen dem Rückenmark zugeführt. Nun wird eine Antwort auf diese Informationen das ganze Segment herausfordern. Zum einen kann das Viszerotom reagieren: Die glatte Muskulatur wird hyperton – ein Spasmus der Darmwand entsteht. Über Rückenmarksverschaltungen könnte man auch eine Antwort im Dermatom erwarten: Segmentale Bauchhautbereiche können Hyperästhesie, Zirkulationsänderungen (Blässe oder Rötung) oder pilomotorische Aktivität zeigen. Das Sklerotom reagiert mit faszialer Kontraktion auf die geschädigte Region, sodass es zu einer Ruhigstellung der entzündeten Darmabschnitte kommt, oder es entwickeln sich segmentale Gelenkblockaden im physiologischen Bewegungsmuster. Und schließlich können im Myotom, also der Bauchmuskulatur, Triggerpunkte entstehen.

Diese komplexe segmentale Reaktion steht im Dienste der Regeneration, der Selbstheilung des Körpers: Alle Körperabschnitte arbeiten daran, das Geschwür im Duodenum zu beseitigen.

Ist die Heilung erfolgt, können besonders zwei Reaktionsbereiche ihre ruhigstellende Arbeit aufrechterhalten, obwohl dies eigentlich nicht mehr notwendig wäre: Die Faszien und die Muskulatur.

Was die Muskeln betrifft, so kann man sagen, dass die Triggerpunkt-Aktivität durch die Therapie beseitigt werden sollte, da sonst eine Bewegungseinschränkung vorhanden bleibt, die wiederum Ausgangspunkt für neue Pathologien sein könnte.

Das Gleiche gilt für die fasziale Spannung.

> Zu jedem Muskel in diesem Buch sind die assoziierten Organe aufgelistet, denn die Reaktionskette kann man auch umgekehrt verfolgen:
> Findet man Triggerpunkte in einem Muskel, so sollte man sich auch die segmental passenden Organe anschauen, prüfen, ob sich dort eine Dysfunktion zeigt, und diese behandeln. Beseitigt man nämlich nur die Triggerpunkte und übersieht eine viszerale Dysfunktion, so wird es entweder gar nicht zur Beschwerdefreiheit in der Muskulatur kommen oder zu Rezidiven führen.

Das „faszilitierte Segment" fordert den Therapeuten immer wieder heraus, die Eindimensionalität des Denkens zu verlassen, die Neuronanatomie zu bemühen und ein Beschwerdebild in den größeren segmentalen Kontext zu stellen. Kein Therapeut sollte sich damit begnügen, nur einen Triggerpunkt zu behandeln, um z. B. die schmerzhafte Schulterbewegung zu beseitigen. Die Komplexität unseres Körpers hat mehr verdient. Wer sich darauf einlässt, wird weitaus mehr und dauerhafte Erfolge in der Therapie erzielen.

19 Die Triggerpunkte

19.1 Muskeln des Kopf- und Nackenschmerzes

Die Muskeln dieses Kapitels führen bei aktiven Triggerpunkten zu Schmerzen im Kopf- und Nackenbereich, die als

- Migräne
- Kiefergelenkarthrosen
- Sinusitis
- Pharyngitis
- Laryngitis
- Zahnerkrankungen
- Trigeminusneuralgie
 etc.

fehlgedeutet werden können.

M. trapezius (Abb. 19.1–19.4)

Ursprung

- Mittleres Drittel der Linea nuchae superior
- Lig. nuchae
- Processi spinosi und Ligg. supraspinalia bis BWK 12

Ansatz

- Äußeres Drittel des Klavikulahinterrands
- Medialer Abschnitt des Akromions
- Oberkante der Spina scapulae

Funktion

- Außenrotation im Schultergelenk
- Hebung der Skapula
- Retraktion der Skapula zur WS
- Bei fixierter Skapula: Extension und Lateralflexion der HWS

Innervation

- N. accessorius
- Propriozeptive Fasern aus C 3/4

Lage des Triggerpunkts

Triggerpunkte (TP) des M. trapezius findet man im gesamten Muskel.

TP 1 Im freien Rand des Pars descendens als hypertone Bänder palpierbar.

TP 2 Posterior von TP 1 und oberhalb der Spina scapulae – etwa in der Mitte der Spina

TP 3 Im Bereich des lateralen Randes der Pars ascendens, nahe des Margo medialis scapulae

TP 4 In der Pars ascendens direkt unterhalb der Spina scapulae, nahe des Margo medialis scapulae

TP 5 In der Pars horizontalis etwa 1 cm medial des Ansatzes des M. levator scapulae an der Skapula

TP 6 In der Fossa supraspinata scapulae, nahe dem Akromion

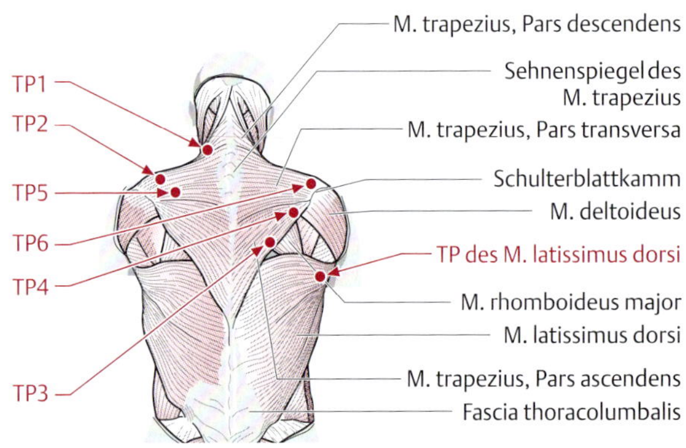

Abb. 19.1

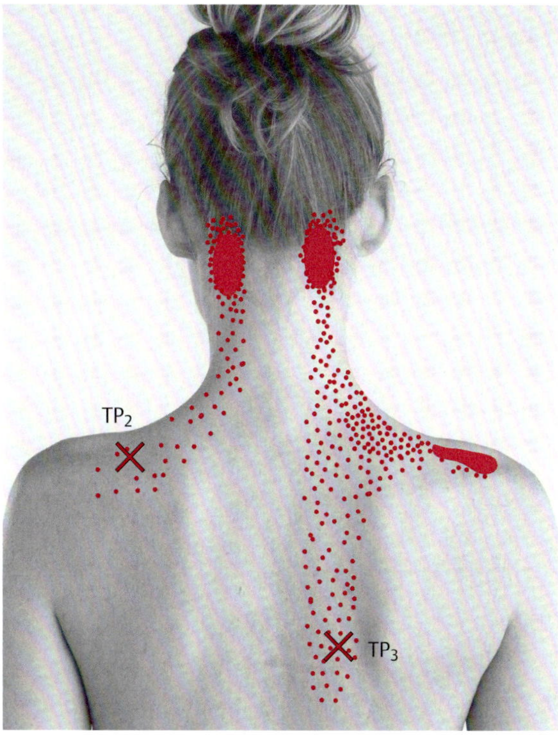

Abb. 19.2

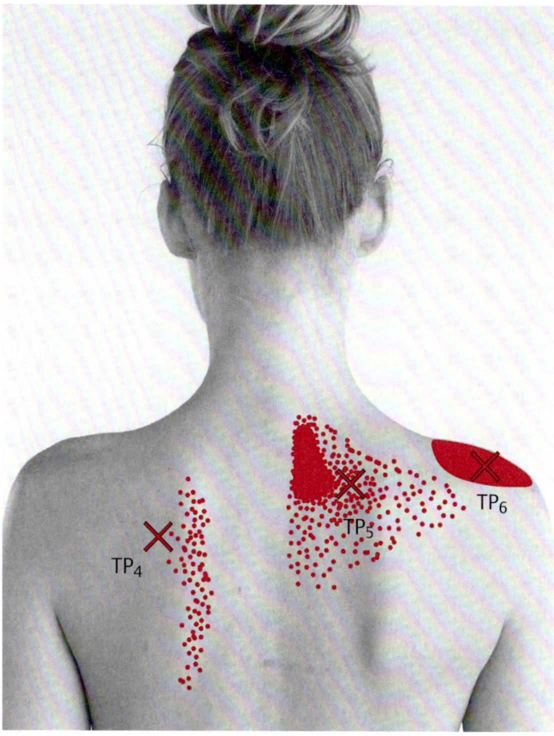

Abb. 19.3

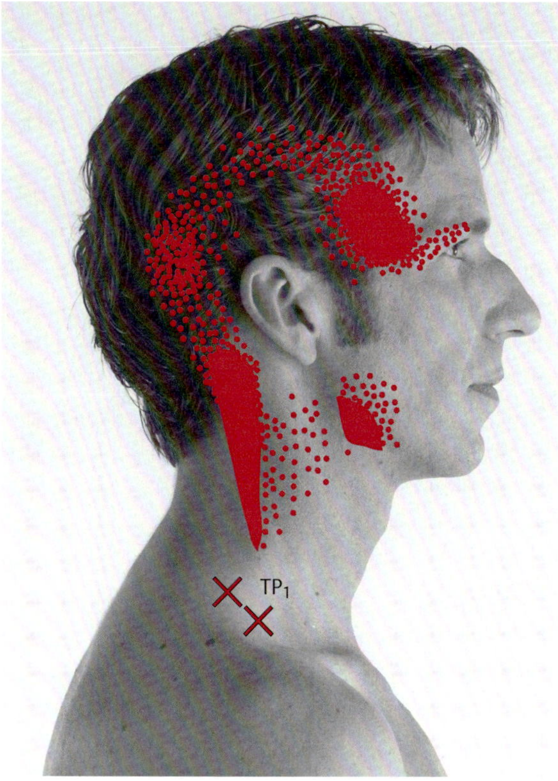

Abb. 19.4

Schmerzausstrahlung

TP 1 Posteriorlateral im Hals-Nacken-Bereich bis zum Processus mastoideus
Lateral am Kopf – besonders im Schläfenbereich und der Augenhöhle, Kiefernwinkel

TP 2 Processus mastoideus und obere HWS (posteriorlateral)

TP 3 Processus mastoideus und obere HWS (posteriorlateral) und im Bereich des Akromions

TP 4 Entlang des medialen Rands der Skapula

TP 5 Paravertebral zwischen HWK 7 und TP 5

TP 6 Schulterdach, Akromion

Assoziierte innere Organe

- Leber
- Gallenblase
- Magen

M. sternocleidomastoideus (Abb. 19.5–19.7)

Ursprung

- Ventrokranial am Manubrium sterni
- Oberrand des medialen Klavikuladrittels

Ansatz

- Außenfläche des Processus mastoideus
- Laterale Hälfte der Linea nuchae superior

Funktion

- Ipsilaterale Lateralflexion und kontralaterale Rotation der HWS
- Beidseitige Kontraktion: Extension der HWS mit ventraler Translation

Innervation

N. accessorius

Lage des Triggerpunkts

Triggerpunkte findet man im sternalen und klavikulären Anteil über die gesamte Länge des Muskels.

Schmerzausstrahlung

Triggerpunkte des M. sternocleidomastoideus führen zu Gesichtsschmerzen, die leicht mit einer Trigeminusneuralgie verwechselt werden können.

Triggerpunkte im sternalen Anteil

- Manubrium sterni
- Supraorbital und in die Orbita
- Wange
- Äußerer Gehörgang
- Kiefergelenkregion
- Pharynx und Zunge
- Okziput, posterior des Processus mastoideus

Triggerpunkte im klavikulären Anteil

- Stirn, eventuell auch beidseits
- Äußerer Gehörgang
- Unmittelbar hinter dem Ohr

Assoziierte innere Organe

- Leber
- Gallenblase
- Magen

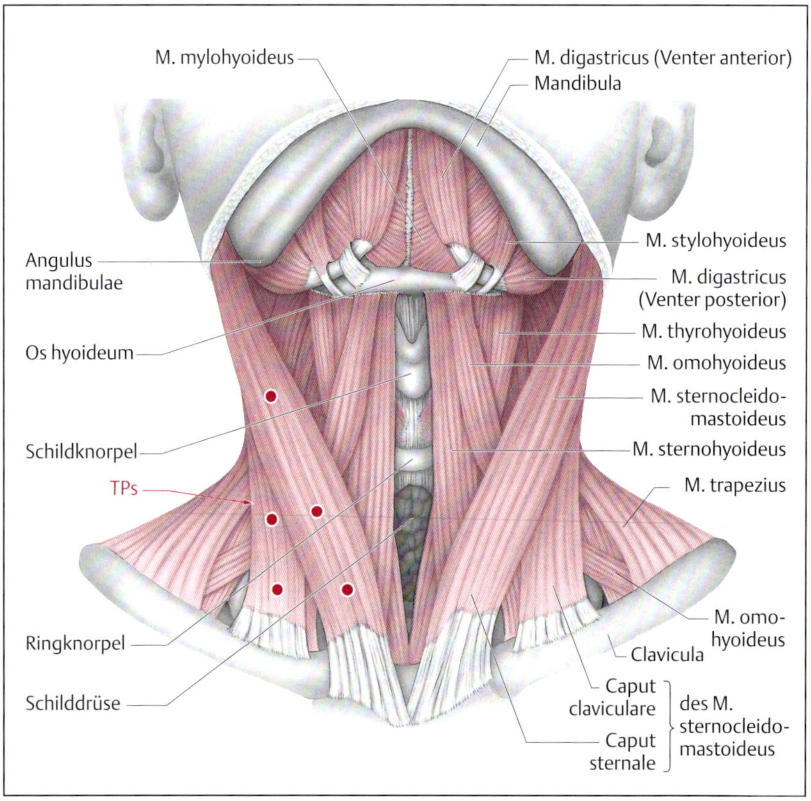

Abb. 19.5

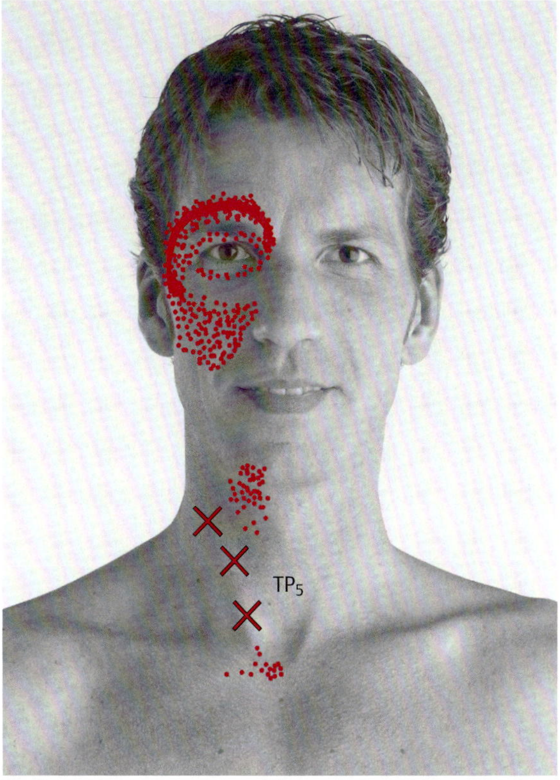

Abb. 19.**6**

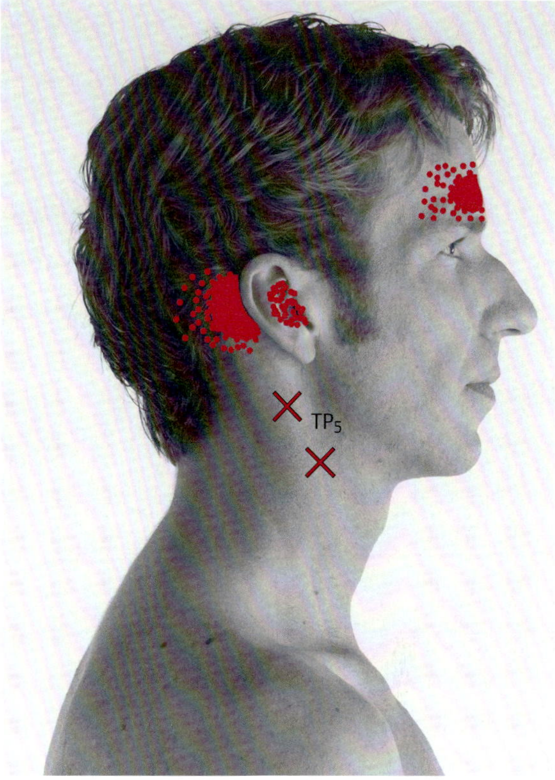

Abb. 19.**7**

M. masseter (Abb. 19.**8**, 19.**9**)

Ursprung

- Vordere zwei Drittel des Arcus zygomaticus
- Processus zygomaticus maxillae

Ansatz

- Außenfläche des Angulus mandibulae
- Unterer Abschnitt des Ramus mandibulae

Funktion

Anheben des Unterkiefers (Mundschluss)

Innervation

N. mandibularis (N. trigeminus)

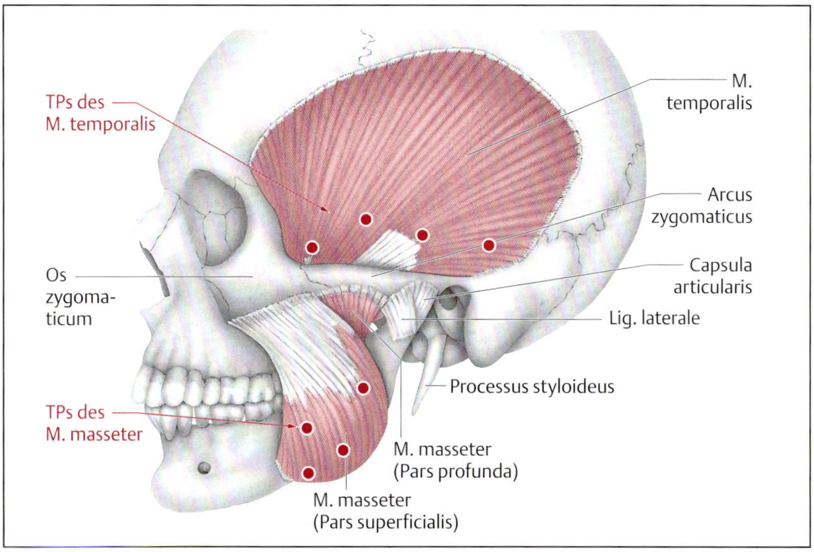

Abb. 19.**8**

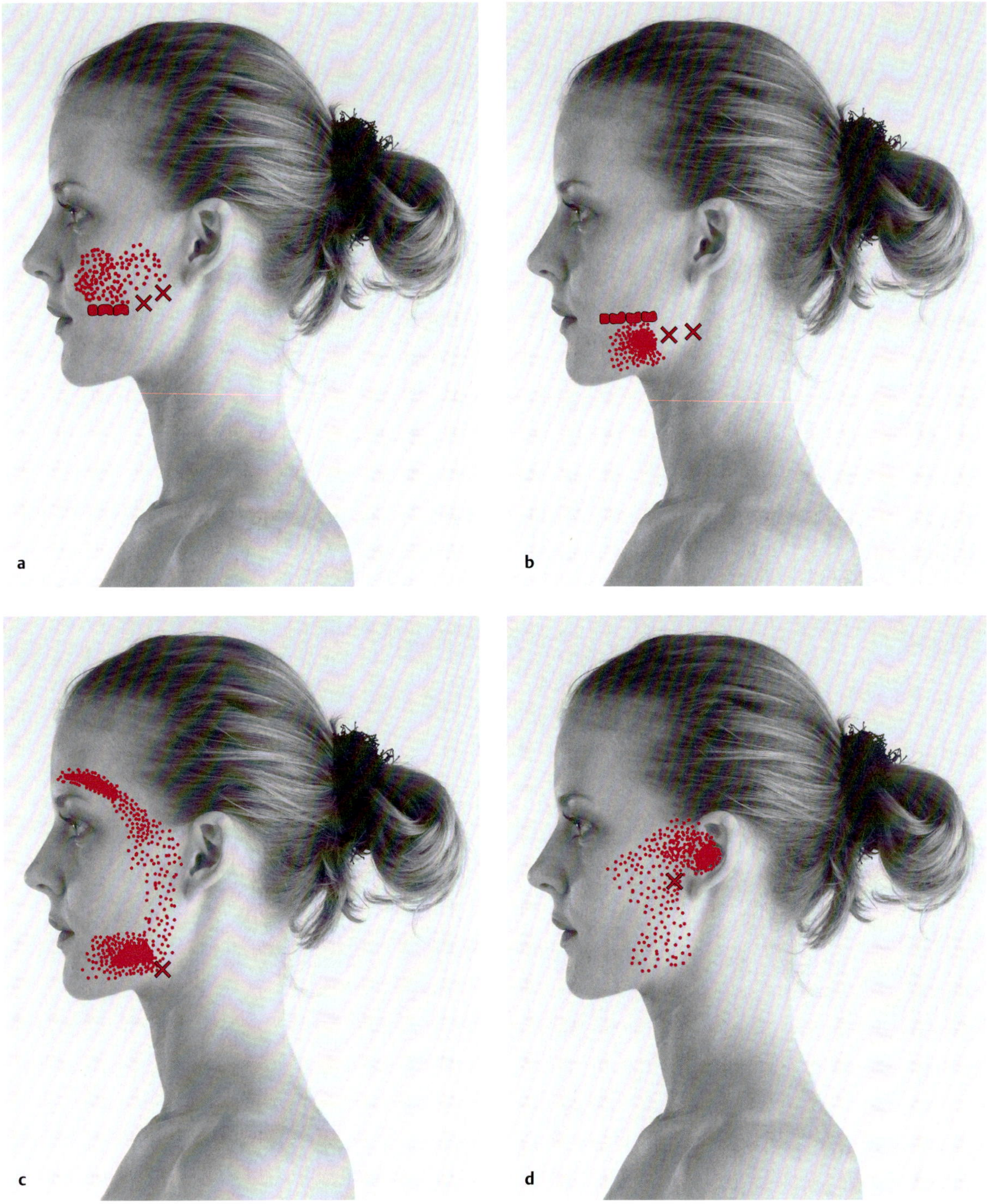

Abb. 19.**9a–d**

Lage des Triggerpunkts

Triggerpunkte findet man über den gesamten Muskel verteilt.

Schmerzausstrahlung

- Maxilla und obere Molaren
- Mandibula und untere Molaren
- Von der Schläfe bis über die Augenbrauen
- Kiefergelenk
- Äußerer Gehörgang

Manchmal verursachen Triggerpunkte im M. masseter einen Tinnitus.

Assoziierte innere Organe

Keine

M. temporalis (Abb. 19.10)

Ursprung

Fossa temporalis zwischen Linea temporalis inferior und Crista infratemporalis

Ansatz

Medialer und ventraler Abschnitt des Processus coronoideus mandibulae

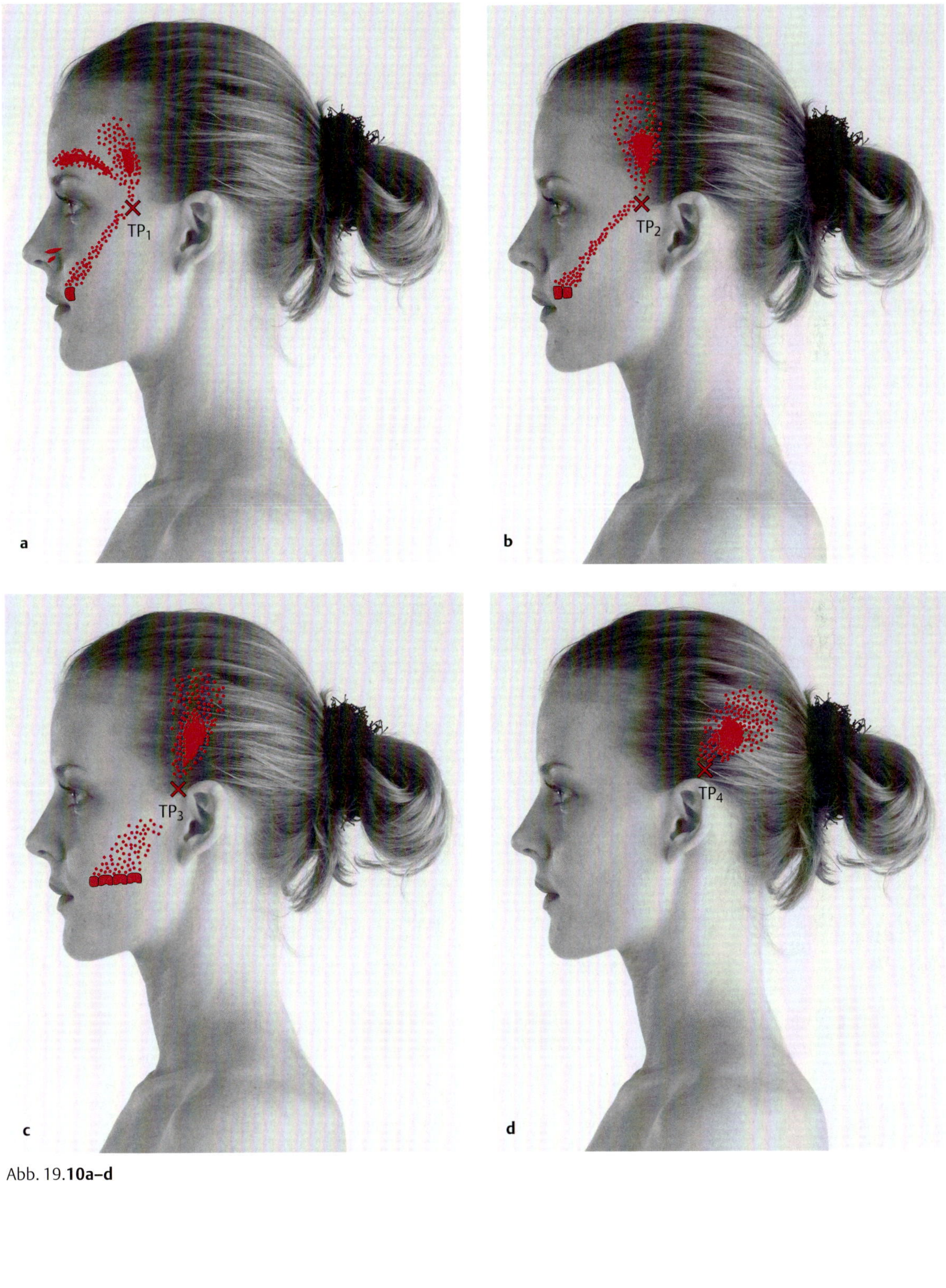

Abb. 19.**10a–d**

Funktion

Anheben und Rückführen des Unterkiefers

Innervation

N. mandibularis (N. trigeminus)

Lage des Triggerpunkts

TP 1–3 findet man oberhalb des Processus zygomaticus.
TP 4 liegt oberhalb des Ohrs.
(s. auch Abb. 19.**8**, S. 132)

Schmerzausstrahlung

- Von der Schläfe nach parietal ziehend
- Oberhalb der Augenbrauen
- Obere Zahnreihe
- Hinter das Auge

Assoziierte innere Organe

Keine

M. pterygoideus lateralis (Abb. 19.**11**, 19.**12**)

Ursprung

- Unterfläche der Ala major ossis sphenoidalis
- Außenfläche der Lamina lateralis processus pterygoidei

Ansatz

- Fossa pterygoidea unterhalb des Processus condylaris mandibulae
- Discus articularis des Kiefergelenks

Funktion

Mundöffnung (Zug des Unterkiefers nach vorne, Diskus wird dabei auch nach vorne gezogen)

Innervation

N. pterygoideus lateralis aus N. mandibularis (N. trigeminus)

Lage des Triggerpunkts

Die Triggerpunkte dieses kurzen Muskels findet man durch intraorale Palpation etwa in der Mitte des Muskelbauchs.

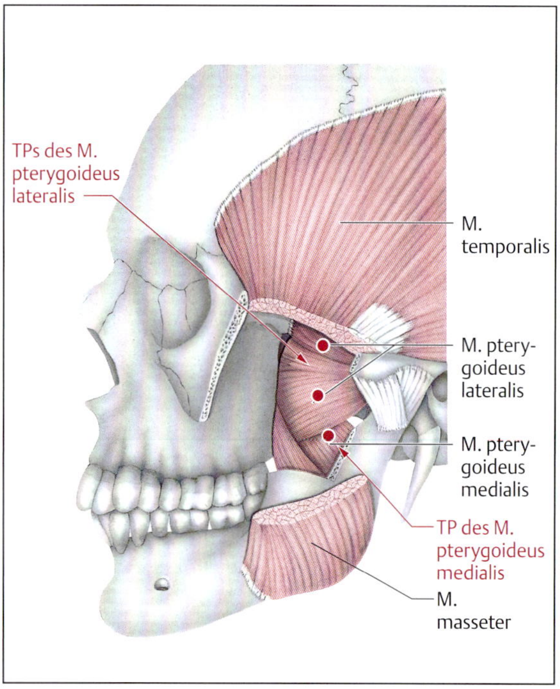

Abb. 19.**11**

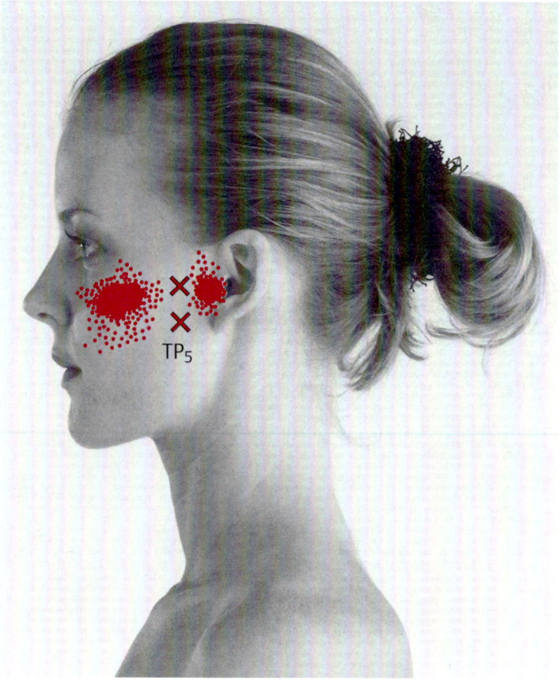

Abb. 19.**12**

Schmerzausstrahlung

- Kiefergelenk
- Maxilla

Assoziierte innere Organe

Keine

M. pterygoideus medialis (Abb. 19.**13**)

Ursprung

- Innenfläche der Lamina lateralis proc. pterygoidei
- Fossa pterygoidea
- Tuber maxillae
- Processus pyramidalis ossis palatini

Ansatz

Innenseite des Angulus mandibulae

Funktion

Unterkiefer nach vorn, oben und lateral bewegen (Kauen)

Innervation

N. pterygoideus medialis aus N. mandibularis (N. trigeminus)

Lage des Triggerpunkts

Die Triggerpunkte dieses kurzen Muskels findet man durch intraorale Palpation etwa in der Mitte des Muskelbauchs (s. auch Abb. 19.**11**).

Schmerzausstrahlung

- Zunge
- Pharynx
- Larynx
- Kiefergelenk

Assoziierte innere Organe

Keine

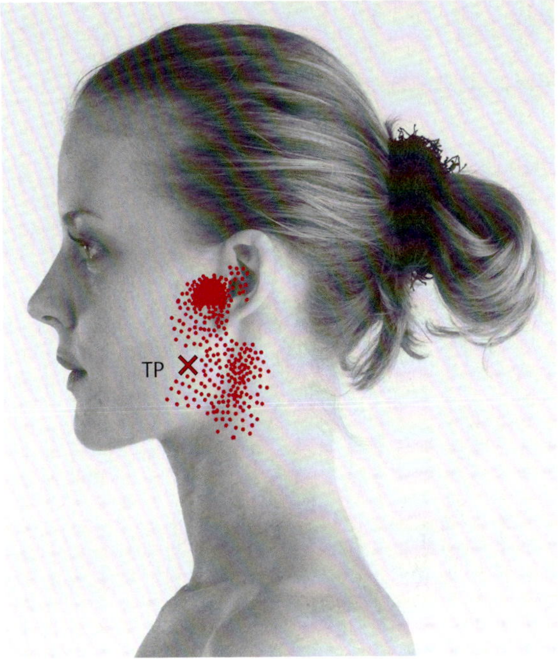

Abb. 19.**13**

M. digastricus (Abb. 19.**14**, 19.**15**)

Ursprung

- Ventraler Kopf: Fossa digastrica an der Hinterfläche der Symphysis mentalis
- Dorsaler Kopf: Incisura mastoidea am Processus mastoideus

Ansatz

An der Zwischensehne, die lateral am Os hyoideum inseriert

Funktion

- Anhebung des Os hyoideum
- Zug der Mandibula nach vorne
- Unterstützt den Schluckvorgang

Innervation

- Ventraler Kopf: N. mandibularis (N. trigeminus)
- Dorsaler Kopf: N. facialis

Lage des Triggerpunkts

Die Triggerpunkte werden im Verlauf des Muskels als hypersensible Punkte medial des M. sternocleidomastoideus palpiert.

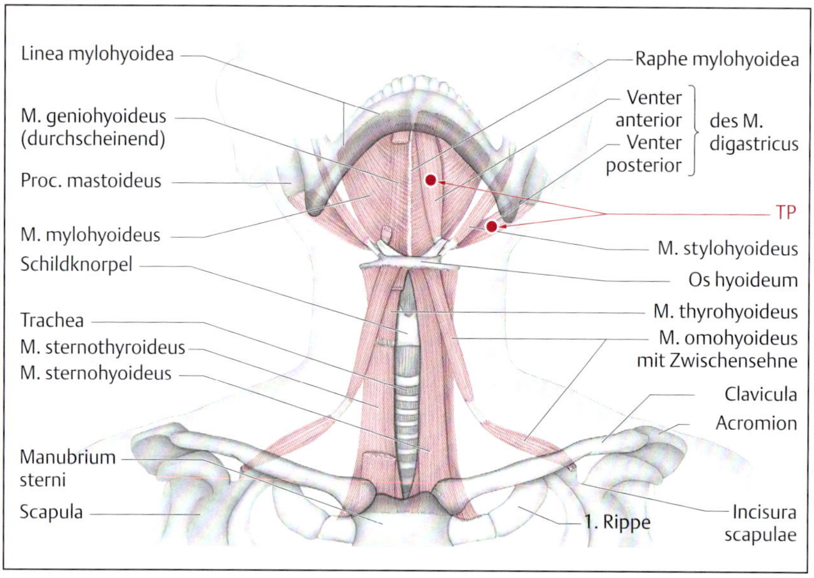

Abb. 19.**14**

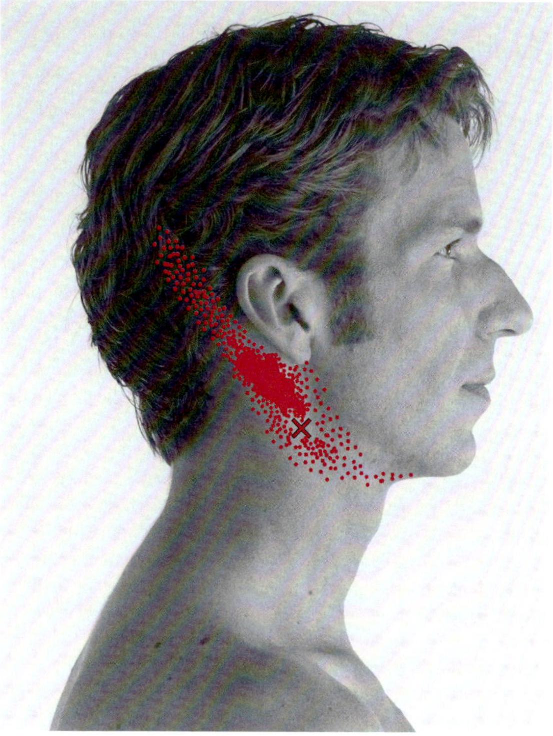

Abb. 19.**15**

Schmerzausstrahlung

Dorsaler Kopf:

- In den oberen Bereich des M. sternocleidomastoideus
- Okziput
- Halsbereich, nahe der Mandibula

Ventraler Kopf: untere Schneidezähne und die Mandibula darunter

Assoziierte innere Organe

Keine

M. orbicularis oculi, M. zygomaticus major, Platysma (Abb. 19.**16**)

M. orbicularis oculi

Ursprung

Medialer Orbitarand, Wand des Tränensacks

Ansatz

Lig. palpebrae

Funktion

Lidschluss, Unterstützung des Tränenflusses

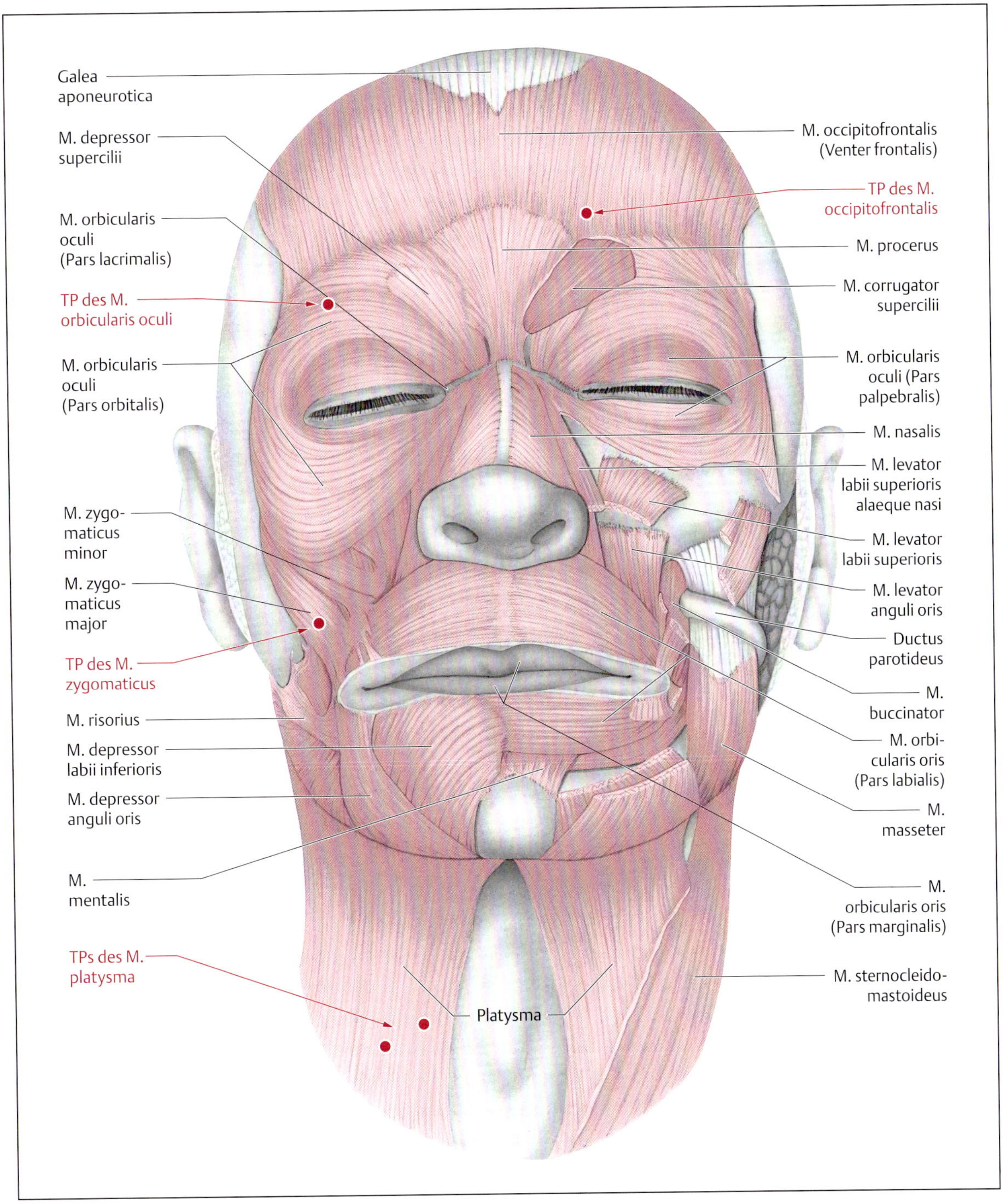

Abb. 19.**16**

M. zygomaticus major

Ursprung

Vorderfläche des Os zygomaticum

Ansatz

Lateral des Mundwinkels

Funktion

Mundwinkel nach hinten oben ziehen

Platysma

Ursprung

Haut im unteren Halsbereich und oberen äußeren Thoraxbereich

Ansatz

Unterrand der Mandibula, Haut im unteren Gesichtsbereich, Angulus oris

Funktion

Haut des unteren Gesichtsbereichs, des Mundbereichs und den Unterkiefer nach unten ziehen

Innervation

N. facialis

Lage des Triggerpunkts

M. orbicularis oculi:
Oberhalb des Augenlids, unmittelbar unterhalb der Augenbraue

M. zygomaticus major:
Im ansatznahen Bereich des Muskels – kraniolateral des Mundwinkels

Platysma:
Etwa 2 cm oberhalb der Klavikula an der Überkreuzungsstelle mit dem M. sternocleidomastoideus

Schmerzausstrahlung

M. orbicularis oculi:
- Nasenrücken
- Oberlippe

M. zygomaticus major:
Vom Triggerpunkt ausgehend lateral der Nase und medial des Auges zur Stirn (median) verlaufend

Platysma:
- Mandibula
- Wange
- Kinn

Assoziierte innere Organe

Keine

M. occipitofrontalis (Abb. 19.**17**, 19.**18**)

Ursprung

- Linea nuchae suprema, Processus mastoideus
- Einstrahlen in die Fasern der oberen Gesichtsmuskulatur

Ansatz

Galea aponeurotica

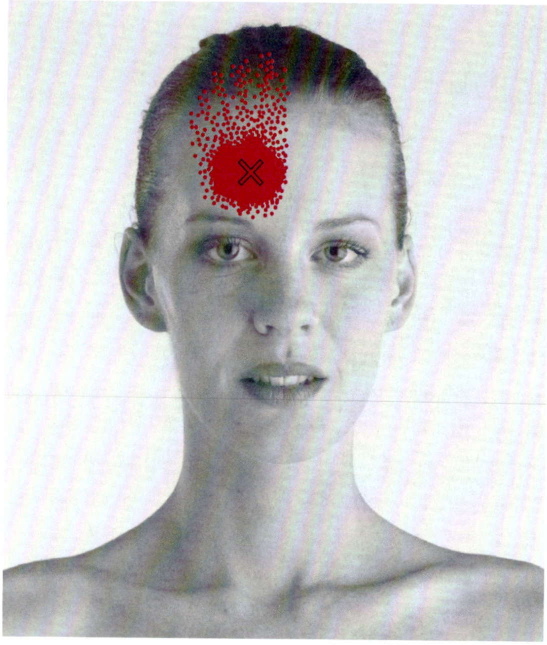

Abb. 19.**17**

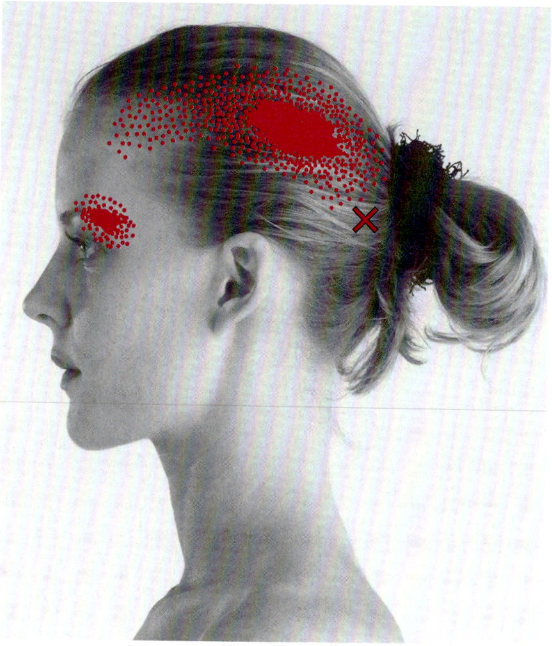

Abb. 19.**18**

Funktion

- Fixierung der Galea aponeurotica
- Stirnrunzeln

Innervation

N. facialis

Lage des Triggerpunkts

- Frontal: oberhalb des medialen Endes der Augenbraue
- Okzipital: oberhalb der Linea nuchae superior und etwa 4 cm lateral der Medianlinie

(s. auch Abb. 19.**16**)

Schmerzausstrahlung

Von der Orbita ausgehend über die ipsilaterale Hälfte des Schädels im Verlauf des Muskels ziehend

Assoziierte innere Organe

Keine

M. splenius capitis et cervicis (Abb. 19.**19**, 19.**20**)

Ursprung

- M. splenius capitis: Lig. nuchae und Processi spinosi und Ligg. supraspinalia BWK 1–3
- M. splenius cervicis: Processi spinosi und Ligg. supraspinalia BWK 3–6

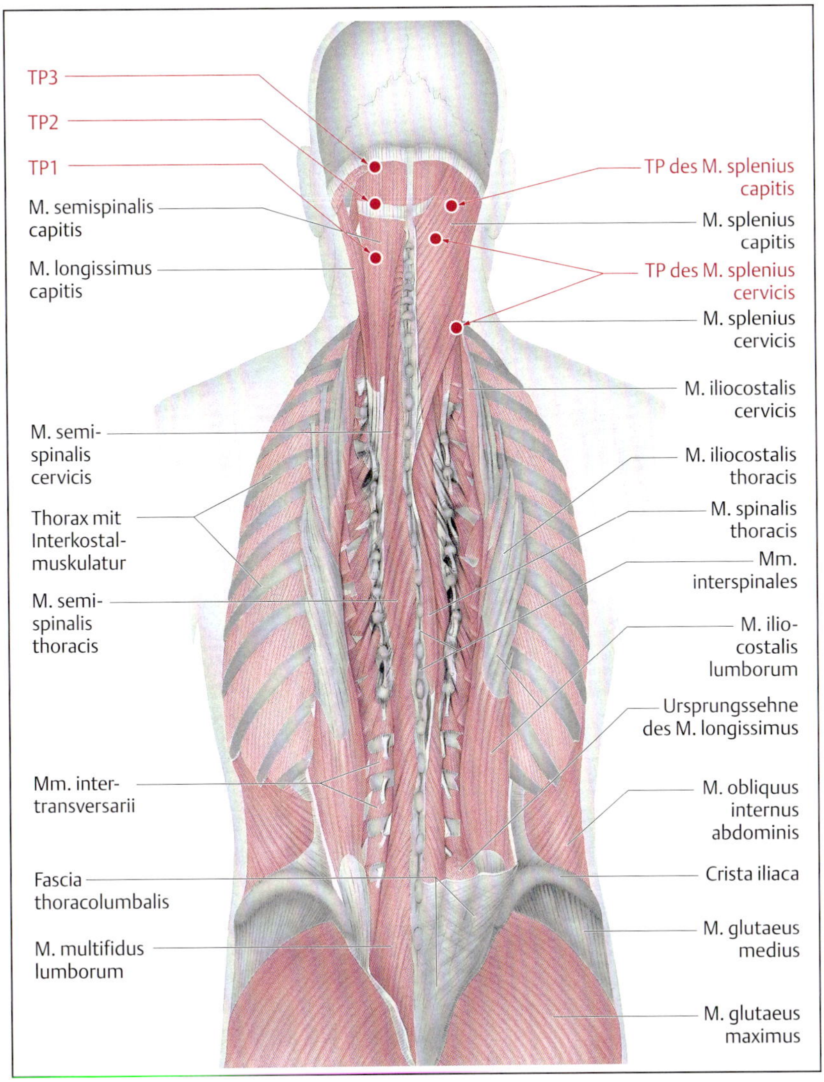

Abb. 19.**19**

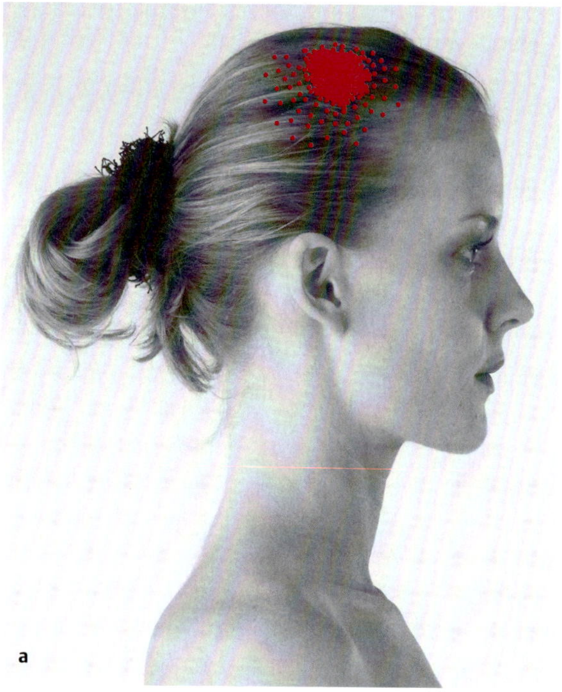

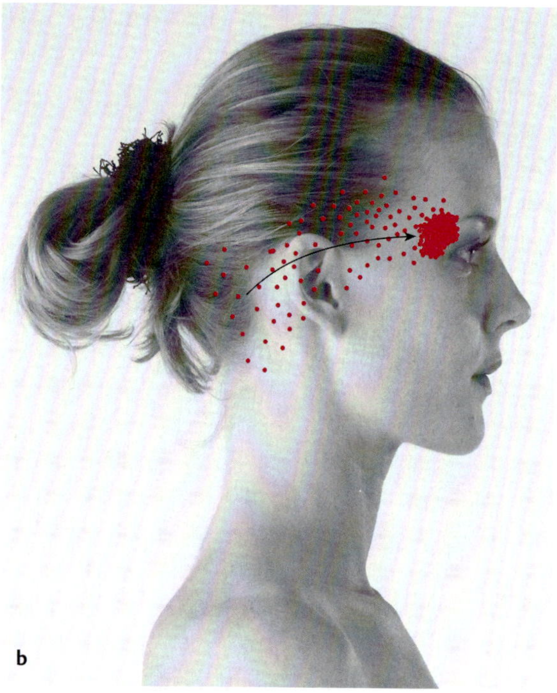

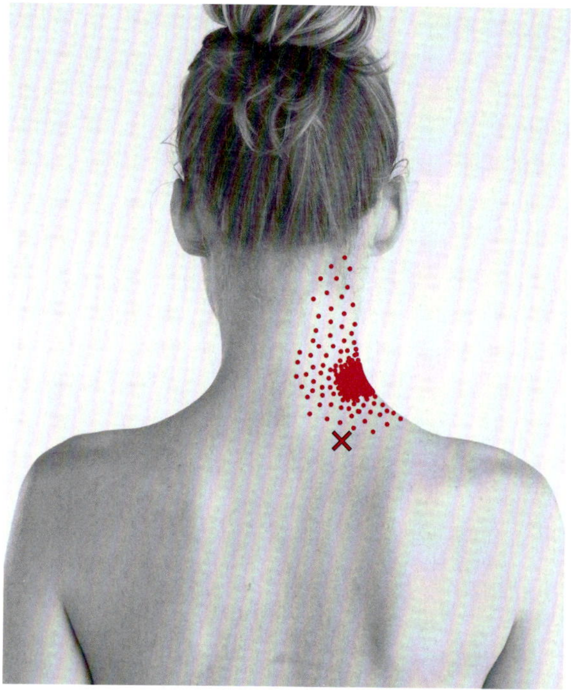

Abb. 19.**20**

Ansatz

- M. splenius capitis: zwischen Lig. nuchae superior und inferior (lateral am Okziput)
- M. splenius cervicis: Tubercula posteriora HWK 1–3

Funktion

Extension und ipsilaterale Rotation der HWS

Innervation

- M. splenius capitis: Spinalnerven C 3/4 (dorsale Äste)
- M. splenius cervicis: Spinalnerven C 5/6 (dorsale Äste)

Lage des Triggerpunkts

- M. splenius capitis: im Muskelbauch etwa auf Höhe des Processus spinosus des Axis
- M. splenius cervicis: auf Höhe des Übergangs von der Schulter auf den Nacken und etwas weiter oberhalb

davon ein zweiter Triggerpunkt nahe des Muskelansatzes auf Höhe HWK 2/3

Für die Palpation gleitet man mit dem Palpationsfinger zwischen den M. trapezius und M. levator scapulae.

Schmerzausstrahlung

- M. splenius capitis: in den Vertex des Schädels – ipsilateral
- M. splenius cervicis: durch den Schädel hindurch bis hinter das Auge, manchmal auch am Okziput, Schulter-Hals-Übergang und aufsteigend ipsilateral den Nacken hinauf

Assoziierte innere Organe

- Leber
- Gallenblase

Mm. semispinalis capitis et cervicis, Mm. multifidi (Mm. transversospinales)

(Abb. 19.**21**, 19.**22**)

Ursprung

- M. semispinales: Processi transversi
- M. multifidus: Laminae arcus vertebrae

Ansatz

- M. semispinales: Processi spinosi (ca. sechs Wirbel kranial des Ursprungs)
- M. multifidus: Processi spinosi (ca. 2–3 Wirbel kranial des Ursprungs)

Diese Muskeln verlaufen etwa zwischen dem BWK 6 und der Linea nuchae superior/inferior.

Funktion

Extension und Lateralflexion ipsilateral der WS

Innervation

Dorsale Äste der segmentalen Spinalnerven

Lage des Triggerpunkts

TP 1 An der Nackenbasis auf Höhe von HWK 4/5
TP 2 2–4 cm unterhalb des Okziputs
TP 3 Unmittelbar unterhalb der Linea nuchae superior (s. auch Abb. 19.**19**)

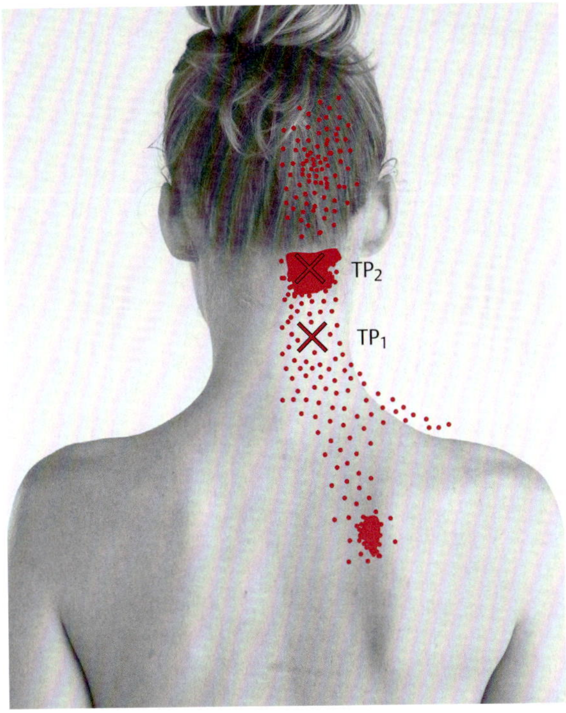

Abb. 19.**21**

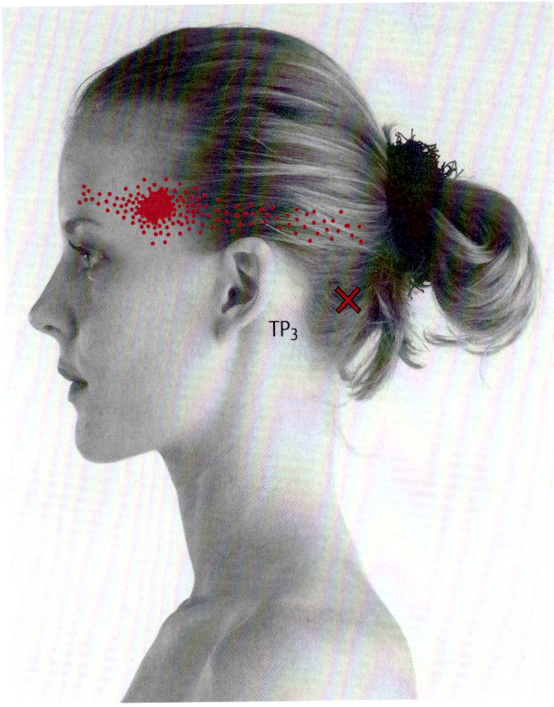

Abb. 19.**22**

Schmerzausstrahlung

TP 1 Entlang des Nackens bis in die Subokzipitalregion und auch nach kaudal bis zum medialen Skapularand
TP 2 Vom Okziput in Richtung Vertex
TP 3 Schmerzhaftes Band seitlich über den Schädel bis zum Schläfenbereich

Assoziierte innere Organe

- Herz
- Lunge/Bronchien

Mm. recti capitis posterior major et minor, Mm. obliqui capitis inferior et superior

(Abb. 19.**23**, 19.**24**)

Ursprung

- M. rectus capitis posterior major: Processus spinosus HWK 2
- M. rectus capitis posterior minor: Tuberculum posterius atlantis
- M. obliquus capitis inferior: Processus spinosus HWK 2
- M. obliquus capitis superior: Massa lateralis atlantis

Ansatz

- M. rectus capitis posterior major: äußere Hälfte der Linea nuchae inferior
- M. rectus capitis posterior minor: mediale Hälfte der Linea nuchae inferior
- M. obliquus capitis inferior: Massa lateralis atlantis
- M. obliquus capitis superior: laterale Hälfte der Linea nuchae inferior

Funktion

- M. rectus capitis posterior major: Extension des Kopfs und ipsilaterale Rotation im Atlantookzipitalgelenk
- M. rectus capitis posterior minor: Extension des Kopfs
- M. obliquus capitis inferior: ipsilaterale Rotation im Atlantoaxialgelenk
- M. obliquus capitis superior: Seitneigung des Kopfs

Innervation

N. suboccipitalis (dorsaler Ast von C 1)

Lage des Triggerpunkts

Im Muskelbauch ist nur eine allgemeine Spannung und nicht ein definierbarer Triggerpunkt zu palpieren.

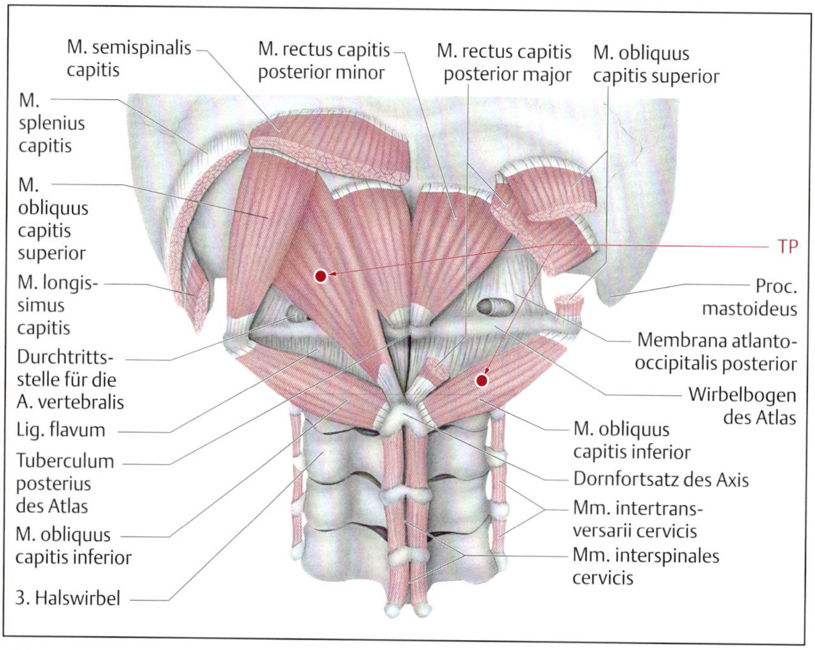

Abb. 19.**23**

Schmerzausstrahlung

Vom Okziput über die Schläfenregion bis zur Orbita und die Stirn (ipsilateral). Der Schmerz ist nicht genau und klar lokalisierbar.

Assoziierte innere Organe

Keine

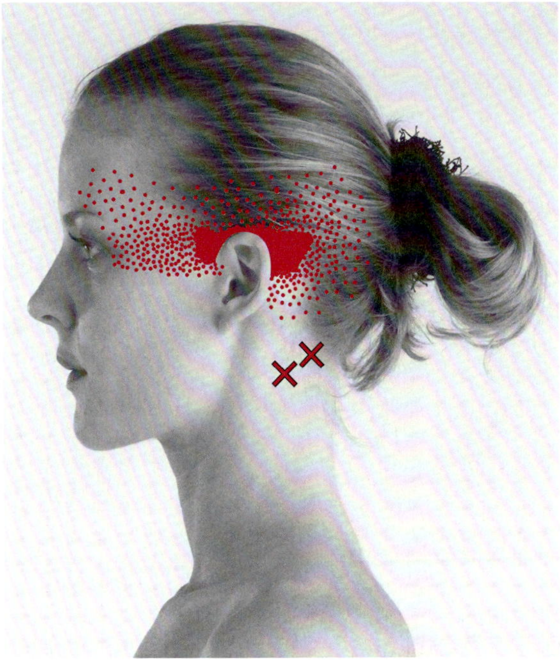

Abb. 19.**24**

19.2 Muskeln des oberen Thoraxschmerzes und des Schulter-Arm-Schmerzes

M. levator scapulae (Abb. 19.**25**, 19.**26**)

Ursprung

Tubercula posteriora HWK 1–4

Ansatz

Margo medialis scapulae (kranial)

Funktion

- Rotation des kaudalen Skapulawinkels nach medial und Heben des kranialen Skapulawinkels nach kranialmedial
- Extension (beidseitige Kontraktion) und ipsilaterale Rotation der HWS

Innervation

N. dorsalis scapulae (C 5) und ventrale Äste der Spinalnerven C 3–4

Lage des Triggerpunkts

TP 1 Schulter-Nacken-Übergang, palpabel unter Verdrängung des M. trapezius nach posterior

TP 2 Zirka 1,3 cm oberhalb des oberen Skapulawinkels

Schmerzausstrahlung

- Übergang von der Schulter auf den Nacken
- Medialer Skapularand
- Dorsaler Schulterbereich

Assoziierte innere Organe

- Leber
- Gallenblase
- Magen
- Herz

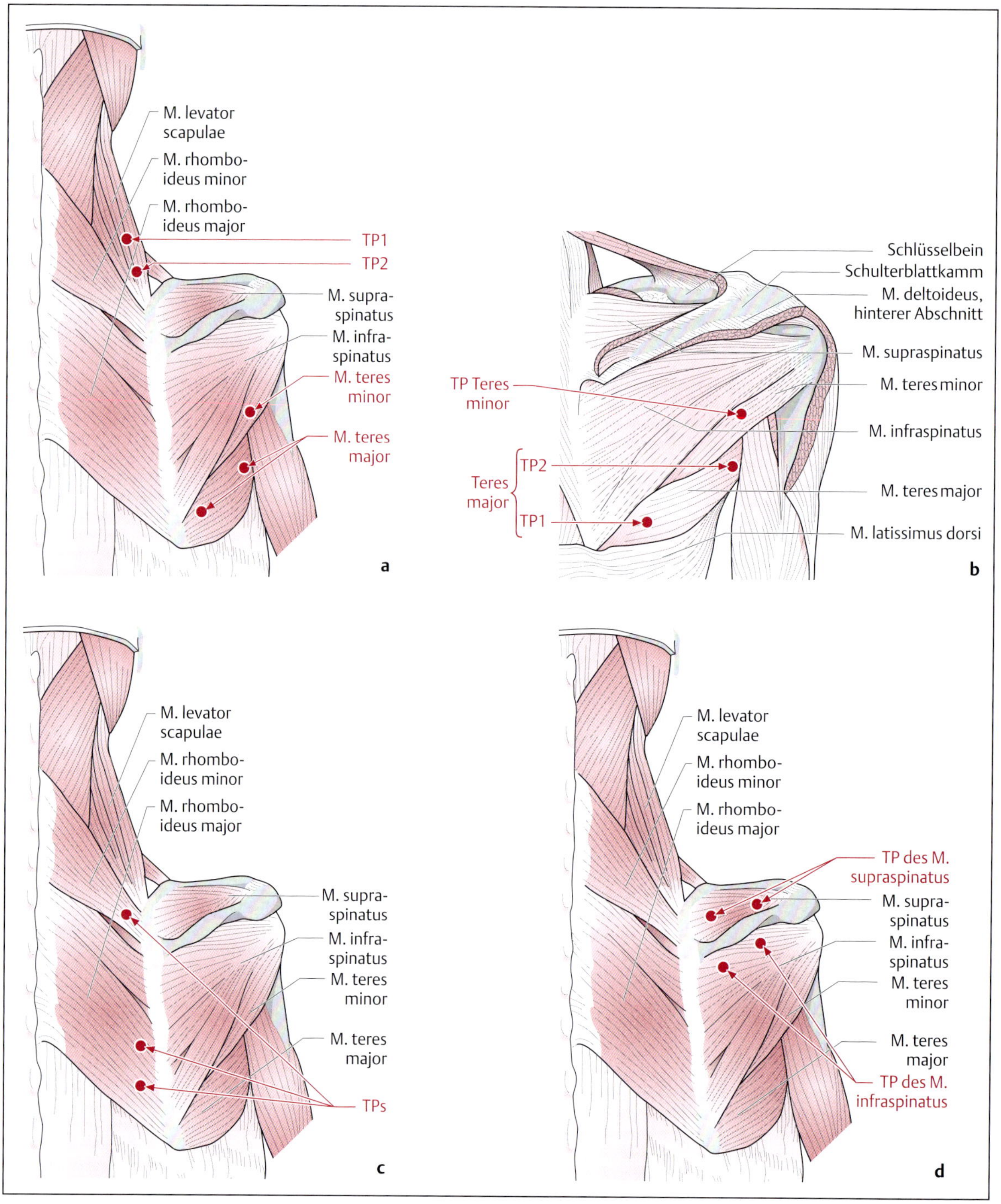
M. levator
scapulae
M. rhombo-
ideus minor
M. rhombo-
ideus major
TP1
TP2
M. supra-
spinatus
M. infra-
spinatus
M. teres
minor
M. teres
major
a
Schlüsselbein
Schulterblattkamm
M. deltoideus,
hinterer Abschnitt
M. supraspinatus
M. teres minor
M. infraspinatus
M. teres major
M. latissimus dorsi
TP Teres
minor
TP2
Teres
major
TP1
b
M. levator
scapulae
M. rhombo-
ideus minor
M. rhombo-
ideus major
M. supra-
spinatus
M. infra-
spinatus
M. teres
minor
M. teres
major
TPs
c
M. levator
scapulae
M. rhombo-
ideus minor
M. rhombo-
ideus major
TP des M.
supraspinatus
M. supra-
spinatus
M. infra-
spinatus
M. teres
minor
M. teres
major
TP des M.
infraspinatus
d

Abb. 19.**25a–d**

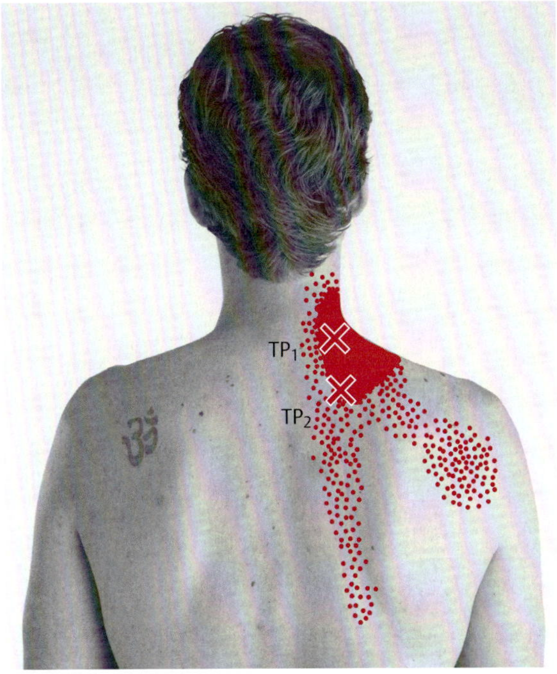

Abb. 19.**26**

Mm. scaleni (Abb. 19.**27**–19.**29**)

Ursprung

- M. scalenus anterior: Tubercula anteriora HWK 3–6
- M. scalenus medius: Tubercula posteriora HWK 2–7
- M. scalenus posterior: Tubercula posteriora HWK 4–6
- M. scalenus minimus: Tuberculum anterius HWK 7

Ansatz

- M. scalenus anterior: Tuberculum musculi scaleni anterioris der ersten Rippe
- M. scalenus medius: Oberrand der ersten Rippe (nahe Collum costae)
- M. scalenus posterior: laterale hintere Außenfläche der zweiten Rippe
- M. scalenus minimus: Membrana suprapleuralis

Funktion

- Inspirationsmuskulatur
- M. scalenus anterior: zusätzlich unterstützt er die Seitneigung der HWS bei fixierter Rippe
- M. scalenus minimus: verspannt die Pleurakuppel

Innervation

Ventrale Äste der Spinalnerven:
- M. scalenus anterior: C 5–6
- M. scalenus medius: C 3–8
- M. scalenus posterior: C 6–8
- M. scalenus minimus: C 7

Lage des Triggerpunkts

Die Mm. scaleni werden in der Fossa supraclavicularis major aufgesucht und zum Teil gegen die Processi transversi der Halswirbel komprimiert. Die Triggerpunkte liegen verteilt in den Muskeln auf verschiedener Höhe.

Schmerzausstrahlung

- Brustbereich
- Radialer ventraler und dorsaler Oberarm und Unterarm

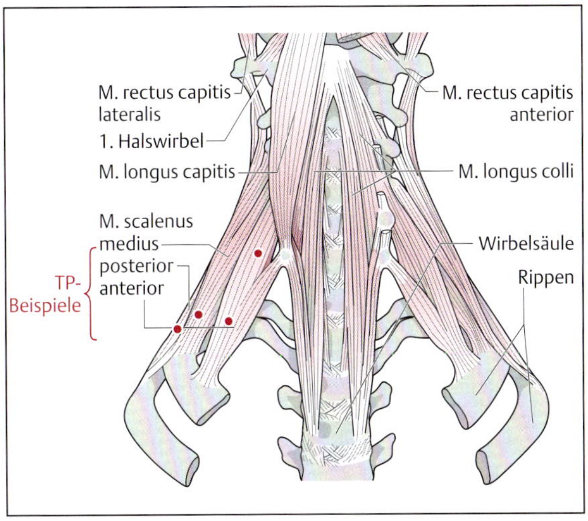

Abb. 19.**27**

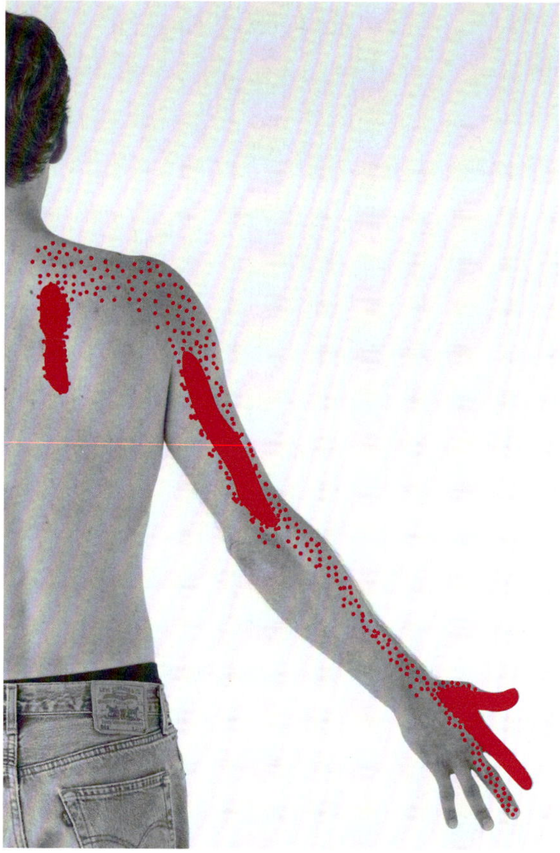

Abb. 19.**28**

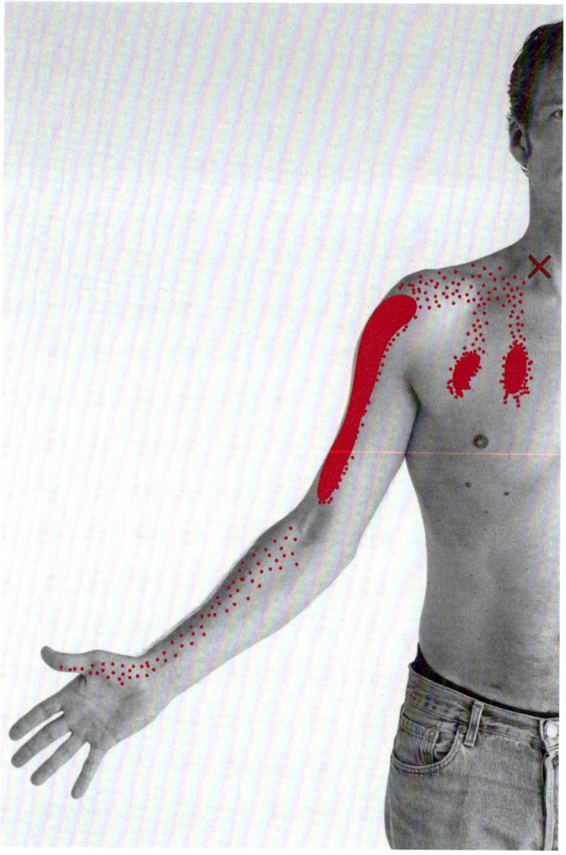

Abb. 19.**29**

- Daumen und Zeigefinger von dorsal (M. scalenus minimus: gesamter Handrücken)
- Medialer Skapularand

Diese Schmerzausstrahlung kann mit dem Schmerzmuster eines Herzinfarkts verwechselt werden!

Assoziierte innere Organe

s. M. teres major (S. 149)

M. supraspinatus (Abb. 19.**30**, 19.**31**)

Ursprung

- Fossa supraspinata scapulae
- Spina scapulae

Ansatz

- Tuberculum majus humeri (proximale Fassette)
- Schultergelenkkapsel

Funktion

- Abduktion des Arms
- Schultergelenktabilisator

Innervation

N. suprascapularis (C 5–6)

Lage des Triggerpunkts

Beide Triggerpunkte sind gut in der Fossa supraspinata scapulae zu palpieren.

Schmerzausstrahlung

- Lateraler Deltoidbereich
- Epicondylus lateralis
- Lateraler Oberarm und Unterarm
- Schulterdach

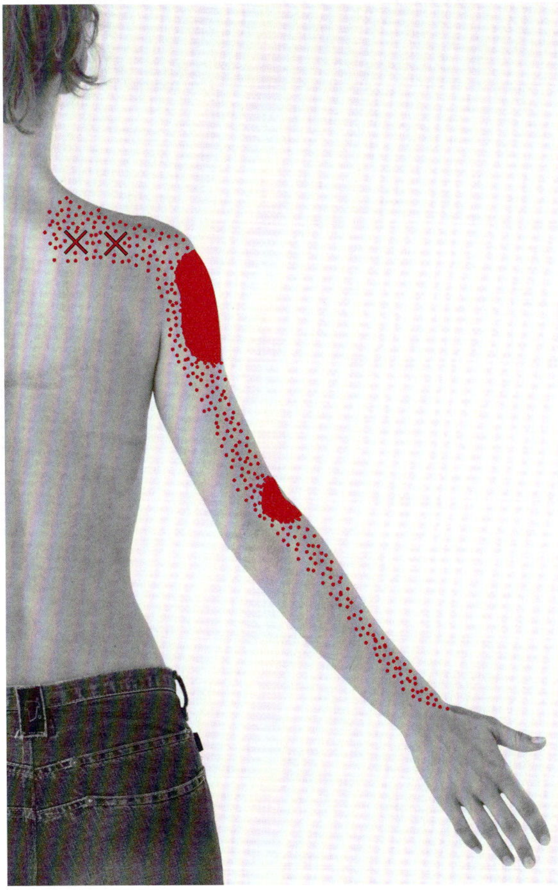

Abb. 19.**30**

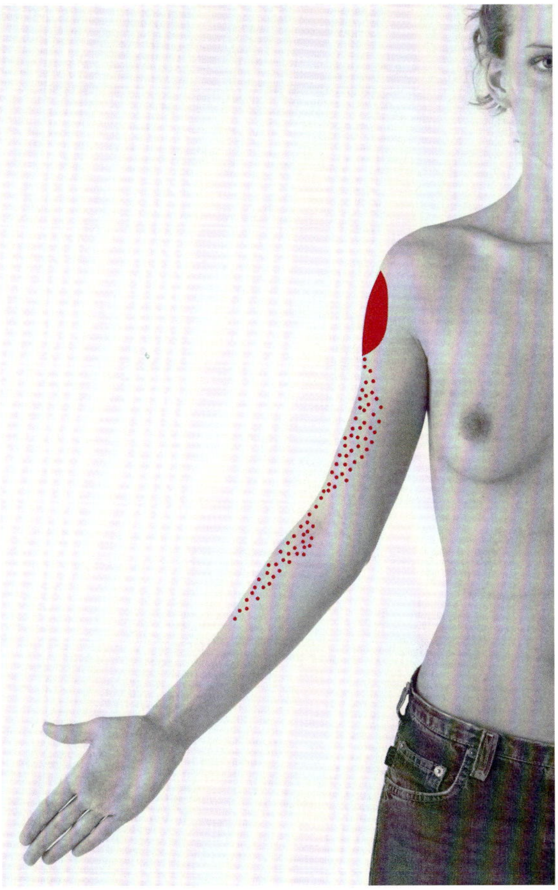

Abb. 19.**31**

Assoziierte innere Organe

s. M. teres major (S. 149)

M. infraspinatus (Abb. 19.**32**, 19.**33**)

Ursprung

Fossa infraspinata scapulae

Ansatz

- Tuberculum majus humeri (mittlere Fassette)
- Schultergelenkkapsel

Funktion

- Außenrotation des Arms
- Schultergelenkstabilisator

Innervation

N. suprascapularis (C 5–6)

Lage des Triggerpunkts

In der Fossa infraspinata unmittelbar unterhalb der Spina scapulae findet man TP 1 nahe des medialen Skapularands, TP 2 etwas weiter lateral (s. auch Abb. 19.**25**).

Schmerzausstrahlung

- Ventraler Schulterbereich
- Ventrolateraler Oberarm und Unterarm
- Radiale Handfläche und Handrücken

Assoziierte innere Organe

s. M. teres major (S. 149)

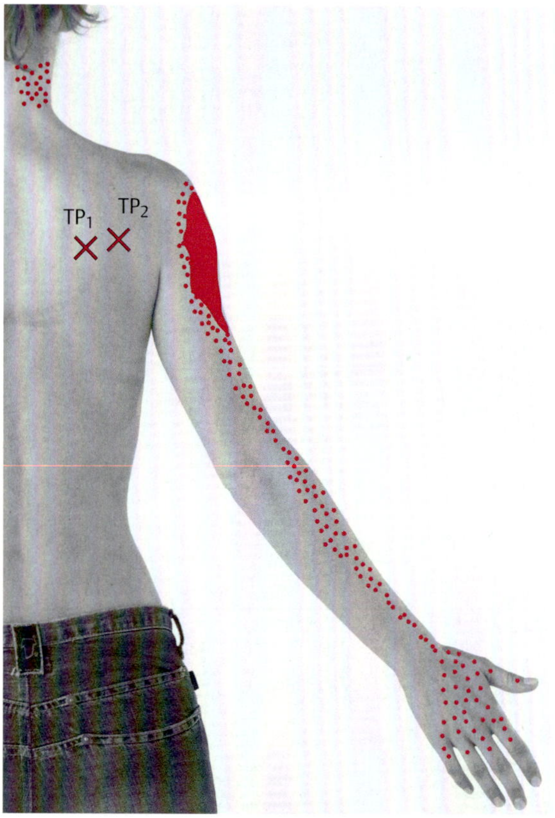

Abb. 19.**32**

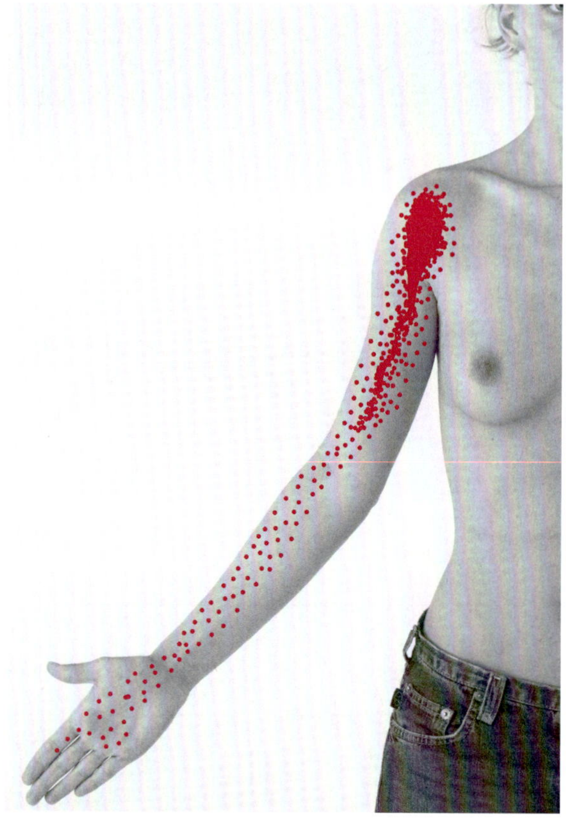

Abb. 19.**33**

M. teres minor (Abb. 19.**34**)

Ursprung

Lateraler Skapularand (mittleres Drittel), oberhalb des M. teres major

Ansatz

- Tuberculum majus humeri (untere Fassette)
- Schultergelenkkapsel

Funktion

- Außenrotation des Arms
- Schultergelenkstabilisator

Innervation

N. axillaris (C 5–6)

Lage des Triggerpunkts

Lateral des Margo lateralis scapulae zwischen M. infraspinatus und M. teres major

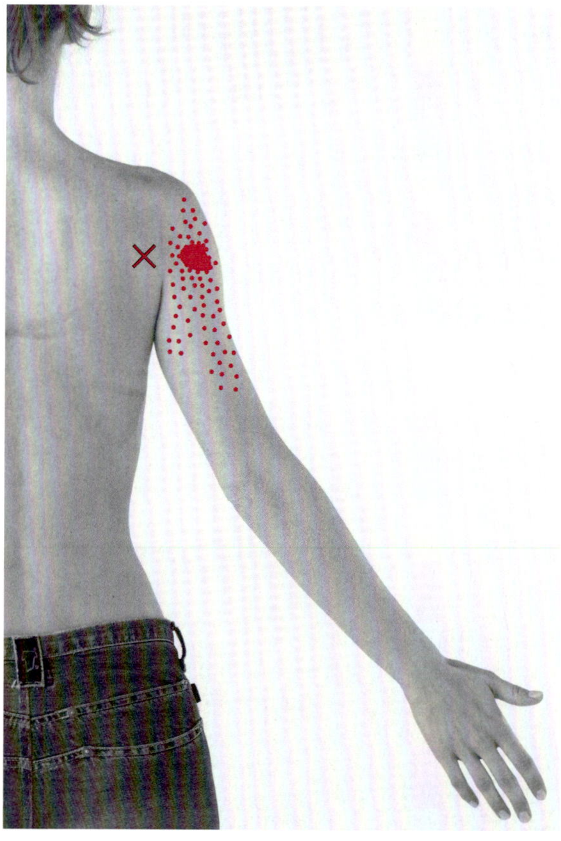

Abb. 19.**34**

Schmerzausstrahlung

- Posteriorer Deltoid-Bereich, etwas oberhalb des M. deltoideus-Ansatzes
- Posteriorer Oberarm

Assoziierte innere Organe

s. M. teres major (S. 149)

M. teres major (Abb. 19.35)

Ursprung

- Distales Drittel der Margo lateralis scapulae (unterhalb des M. teres minor)
- Angulus inferior scapulae

Ansatz

Crista tuberculi minoris humeri

Funktion

- Innenrotation
- Adduktion
- Schultergelenkstabilisator

Innervation

N. subscapularis (C 5–6)

Lage des Triggerpunkts

TP 1 Im Bereich des unteren Skapulawinkels
TP 2 Lateral im Muskelbauch in der posterioren Achselfalte
(s. auch Abb. 19.**25**)

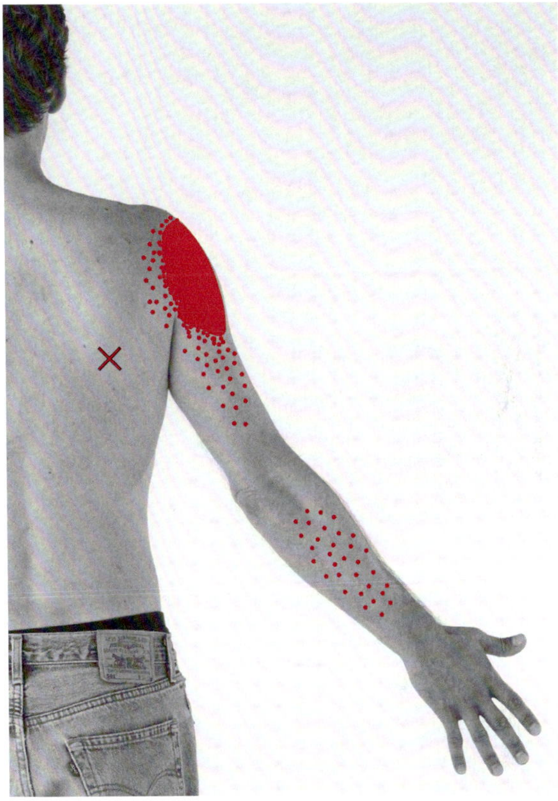

Abb. 19.**35**

Schmerzausstrahlung

- Dorsaler Deltoidbereich
- Entlang des langen Trizepskopfs
- Dorsaler Unterarm

Assoziierte innere Organe

- M. scaleni, M. supraspinatus, M. infraspinatus, Mm. teres major et minor und M. deltoideus entwickeln häufig Triggerpunkte als Folge von zervikalen Bandscheibenvorfällen (C 4/5, 5/6, 6/7).
- Herz

M. latissimus dorsi (Abb. 19.36)

Ursprung

- Processi spinosi und Ligg. supraspinalia aller Brust-, Lenden- und Sakralwirbel von BWK 7 abwärts
- Fascia thoracolumbalis
- Crista iliaca (hinteres Drittel)
- Rippen 9–12
- Angulus inferior scapulae

Ansatz

Crista tuberculi minoris humeri

Funktion

- Extension, Innenrotation und Adduktion des Arms
- Tiefe Inspiration und forcierte Exspiration

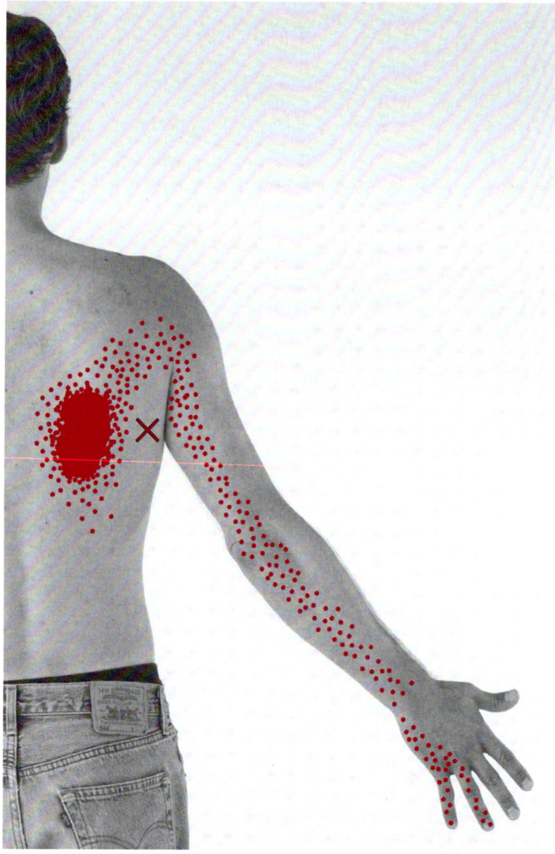

Abb. 19.**36**

Innervation

N. thoracodorsalis (C 6–8)

Lage des Triggerpunkts

Im freien Rand der posterioren Achselfalte etwa auf Höhe der Mitte der Margo lateralis scapulae (s. auch Abb. 19.**1**)

Schmerzausstrahlung

- Unterer Skapulawinkel und zirkulär in seiner Umgebung
- Dorsaler Schulterbereich
- Dorsomedialer Oberarm und Unterarm inklusive der Finger 4 und 5

Assoziierte innere Organe

Keine

M. subscapularis (Abb. 19.**37**, 19.**38**)

Ursprung

Fossa subscapularis

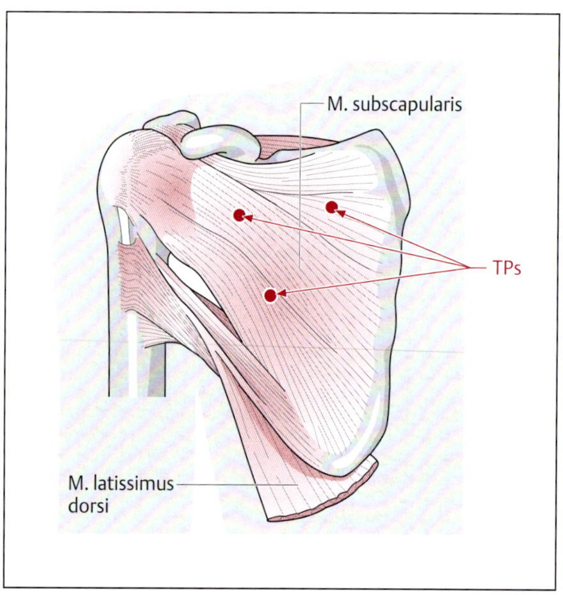

Abb. 19.**37**

Ansatz

- Tuberculum minus humeri
- Crista tuberculi minoris humeri (proximal)
- Schultergelenkkapsel

Funktion

- Innenrotation
- Schultergelenkstabilisator

Innervation

N. subscapularis (C 6–7)

Lage des Triggerpunkts

- In der Nähe des lateralen Rands der Skapula in der Fossa subscapularis
- Außerdem findet man Triggerpunkte in der Fossa subscapularis weiter medial in Richtung des oberen Skapulawinkels.

Schmerzausstrahlung

- Posteriorer Schulterbereich
- Gesamte Skapulafläche
- Dorsaler Oberarm bis zum Ellbogen
- Handgelenk (dorsal und palmar)

Assoziierte innere Organe

Keine

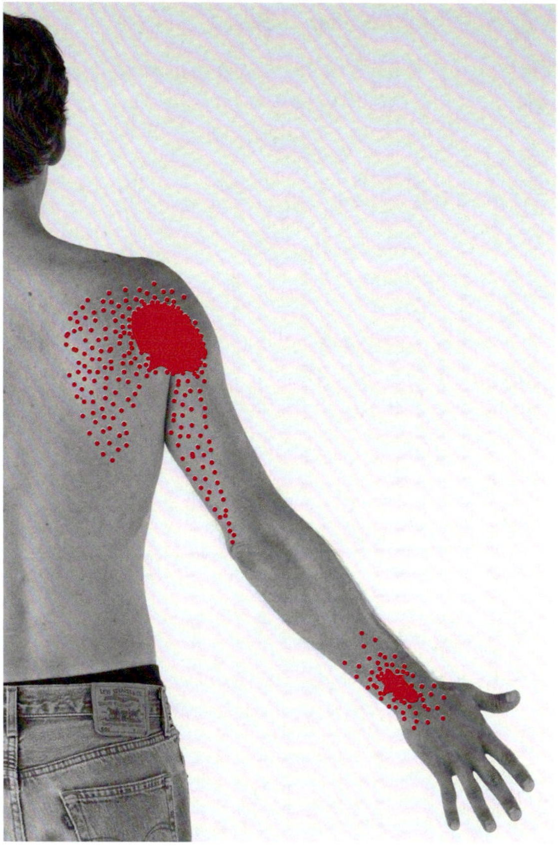

Abb. 19.**38**

M. rhomboidei (Abb. 19.**39**)

Ursprung

- Lig. nuchae
- Processi spinosi und Ligg. supraspinalia HWK 7–BWK 5

Ansatz

Margo medialis scapulae

Funktion

Retraktion der Skapula

Innervation

N. dorsalis scapulae (C 5)

Lage des Triggerpunkts

Entlang und nahe der Margo medialis scapulae (s. auch Abb. 19.**25**)

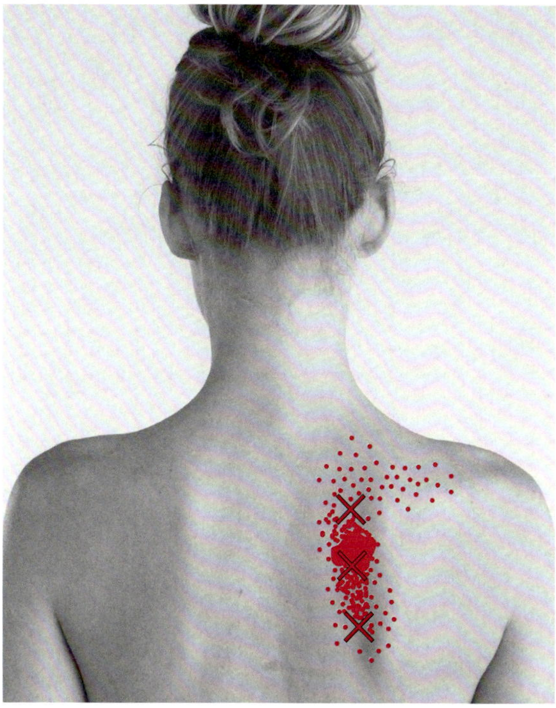

Abb. 19.**39**

Schmerzausstrahlung

- Entlang der Margo medialis scapulae zwischen der Skapula und der Paravertebralmuskulatur
- Fossa supraspinata scapulae

Assoziierte innere Organe

Herz

M. deltoideus (Abb. 19.40–19.42)

Ursprung

- Klavikula (laterales Drittel)
- Akromion
- Spina scapulae

Ansatz

Tuberositas deltoidea

Funktion

- Abduktion des Arms
- Ventraler Anteil: Flexion, Innenrotaion
- Dorsaler Anteil: Extension, Außenrotation

Innervation

N. axillaris (C 5–6)

Lage des Triggerpunkts

- Ventrale Triggerpunkte: im oberen Drittel des Muskelbauchs vor dem Glenohumeralgelenk und in der Nähe seiner anterioren Begrenzung
- Dorsale Triggerpunkte: entlang des posterioren Rands des Muskelbauchs in seiner unteren Hälfte

Schmerzausstrahlung

- Ventrale Triggerpunkte: anteriorer und lateraler Deltoidbereich und Oberarm

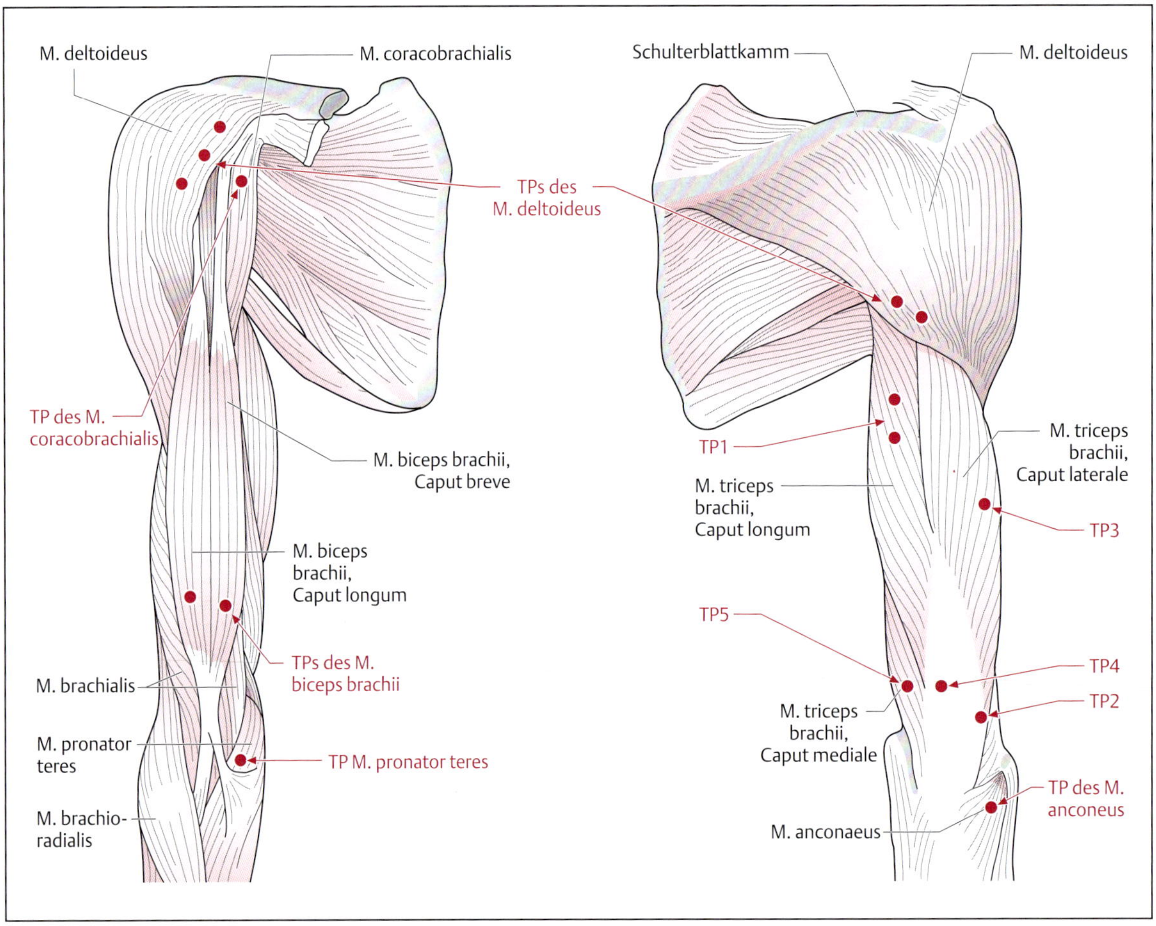

Abb. 19.40

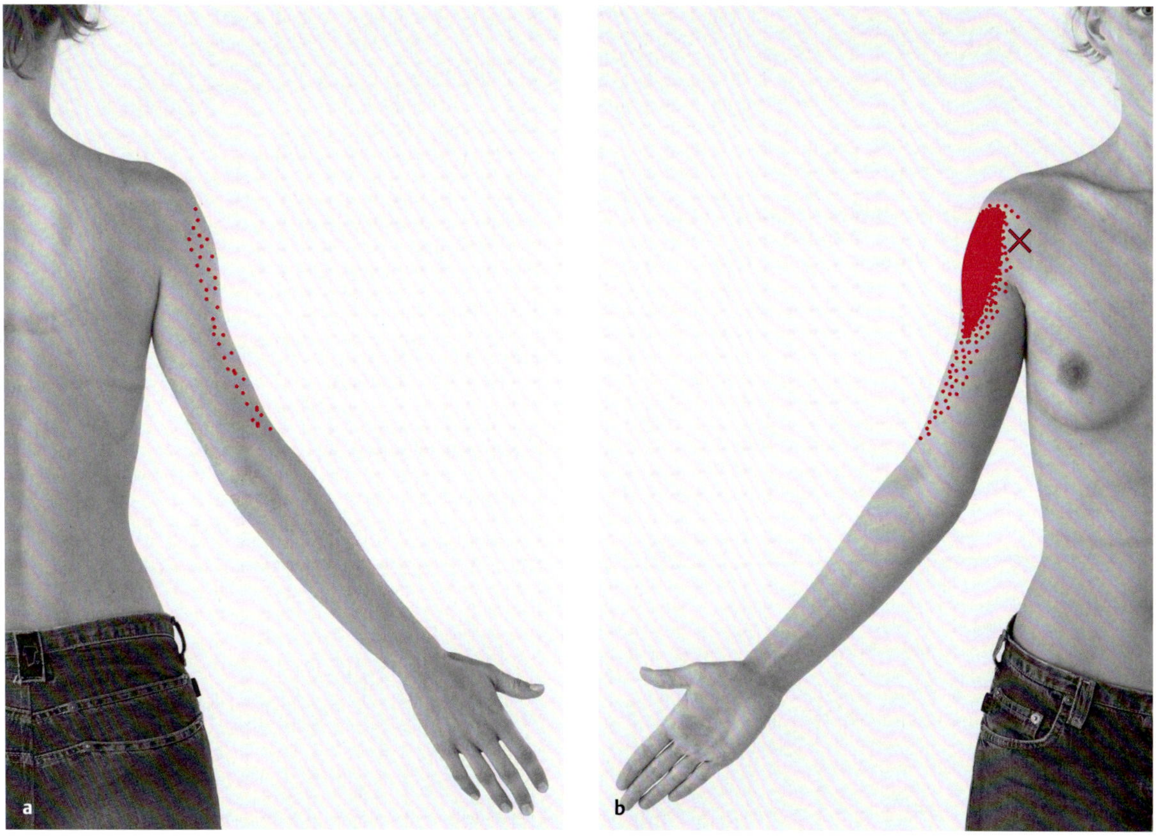

Abb. 19.**41**

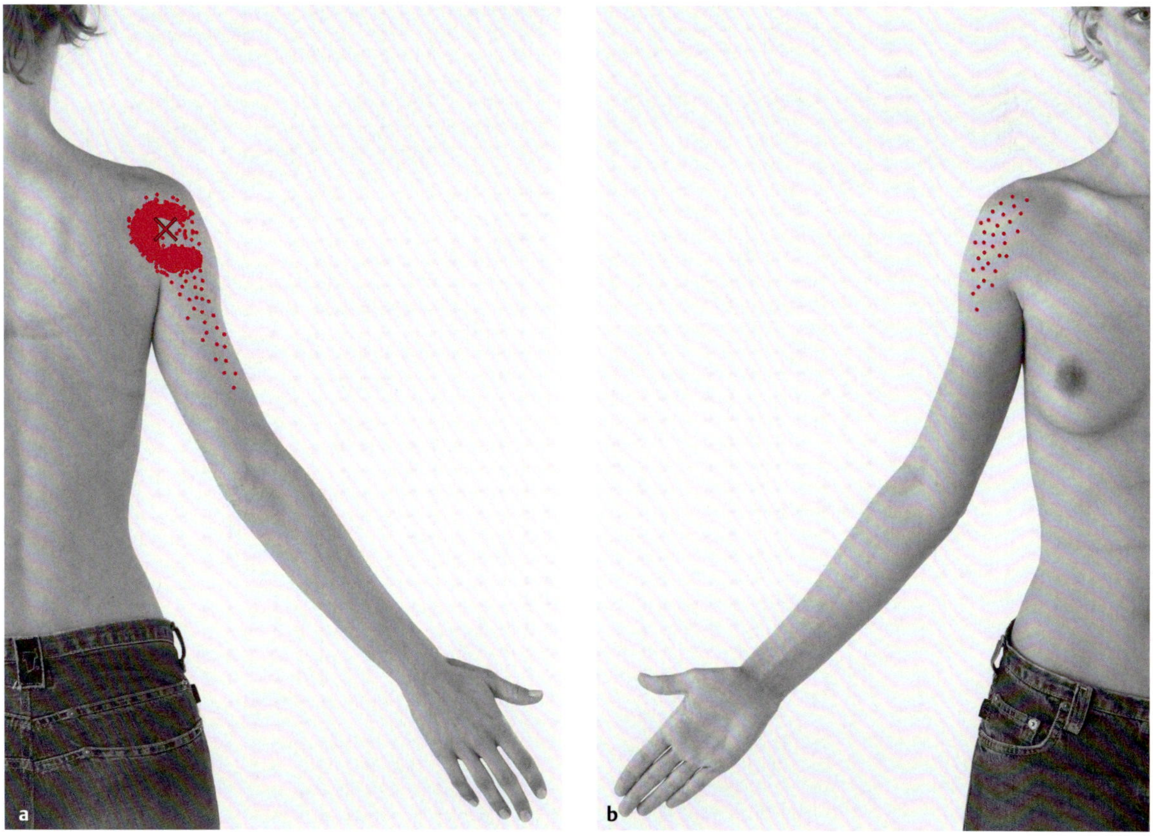

Abb. 19.**42**

- Dorsale Triggerpunkte: posteriorer und lateraler Deltoidbereich und Oberarm

Assoziierte innere Organe

s. M. teres major (S. 149)

M. coracobrachialis (Abb. 19.**43**)

Ursprung

Processus coracoideus scapulae

Ansatz

Mediale Humerusfläche (proximale Hälfte)

Funktion

Flexion, Adduktion des Arms

Innervation

N. musculocutaneus (C 5–7)

Lage des Triggerpunkts

Man palpiert in der Axilla zwischen M. deltoideus und M. pectoralis major und drückt den Muskel in seinem kranialen Anteil gegen den Humerus.

Schmerzausstrahlung

- Anteriorer Aspekt des Deltoideus
- In einer unterbrochenen Linie auf Teilen des Oberarms, Unterarms und des Handrückens

Assoziierte innere Organe

Keine

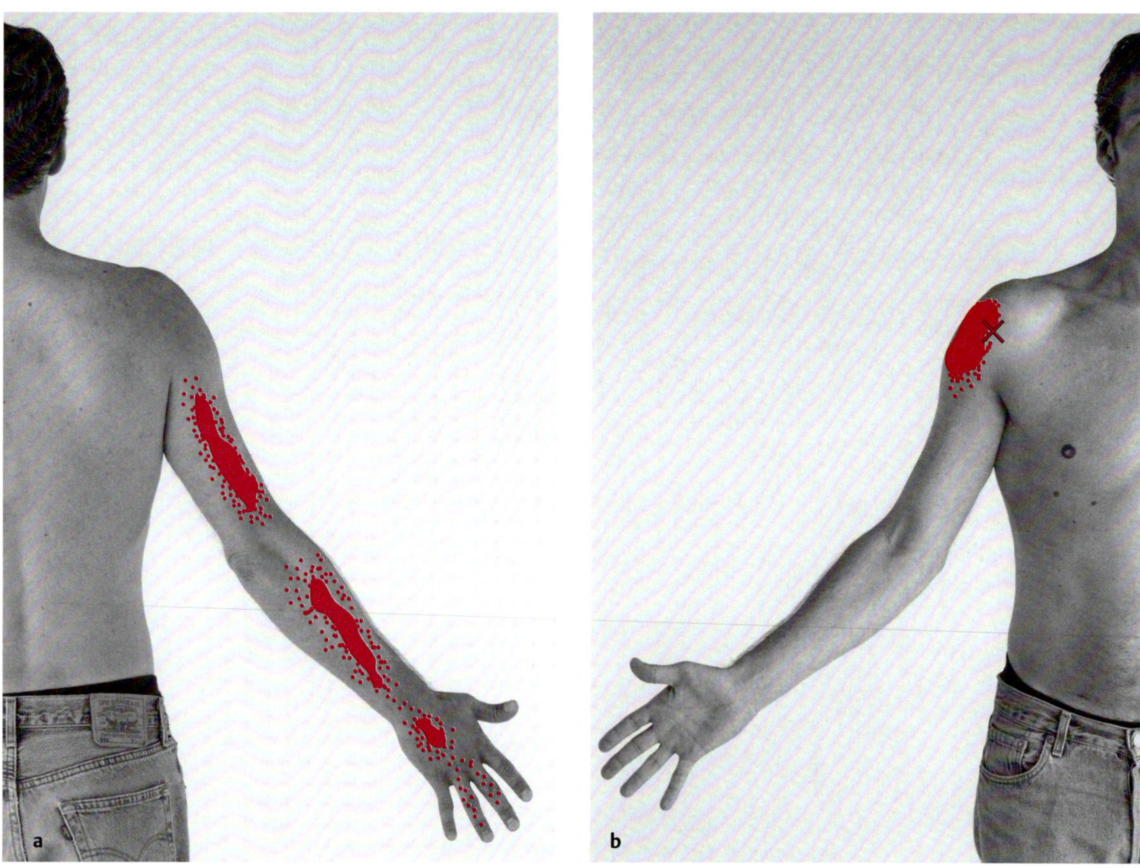

Abb. 19.**43**

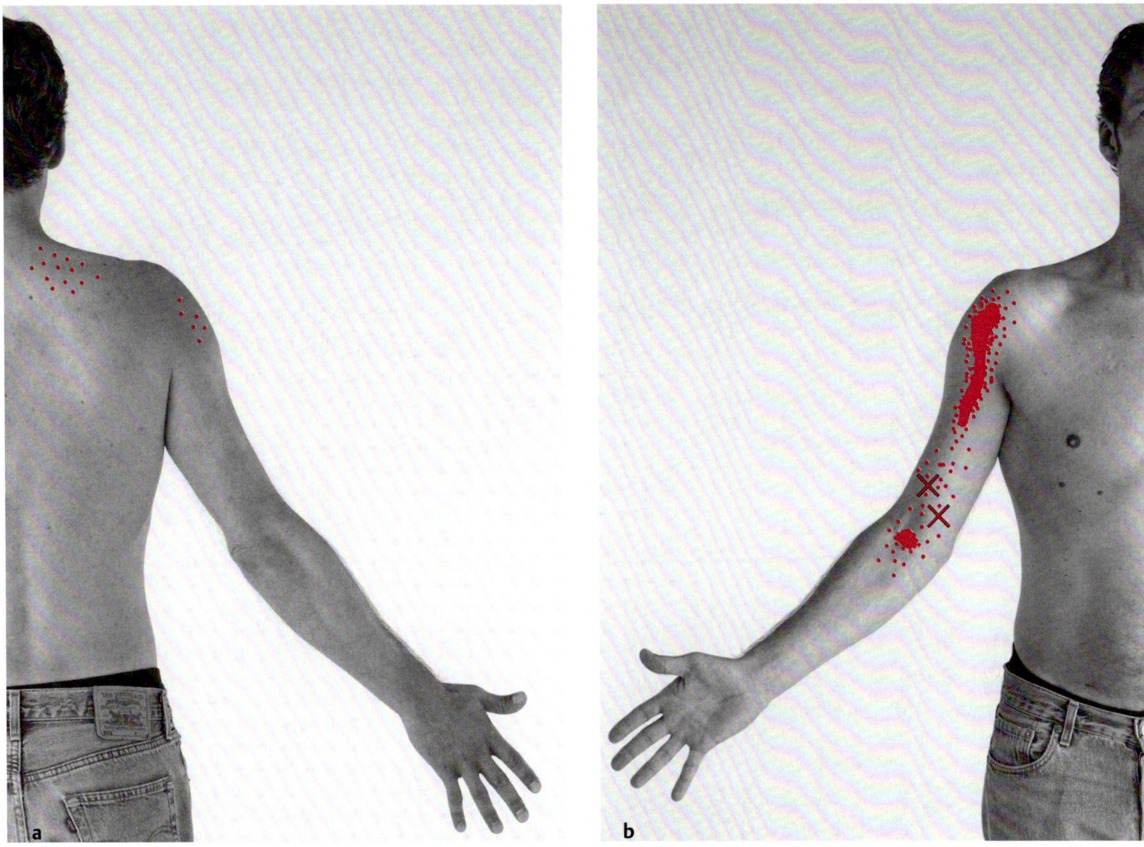

Abb. 19.**44**

M. biceps brachii (Abb. 19.**44**)

Ursprung

- Caput longum: Tuberculum supraglenoidale scapulae
- Caput breve: Processus coracoideus scapulae

Ansatz

- Tuberositas radii
- Lacertus fibrosus

Funktion

- Flexion des Arms
- Flexion des Ellbogens
- Supination des Unterarms

Innervation

N. musculocutaneus (C 5–6)

Lage des Triggerpunkts

Im distalen Drittel des Muskels (s. Abb. 19.**40**)

Schmerzausstrahlung

- Ventraler Deltoidbereich
- Ventraler Oberarm im Verlauf des Muskels
- Ellenbeuge
- Supraskapulare Region

Assoziierte innere Organe

Keine

M. brachialis (Abb. 19.45–19.47)

Ursprung

Vorderfläche des Humerus (distale Hälfte)

Ansatz

- Tuberositas ulnae
- Processus coronoideus

Funktion

Flexion im Ellbogengelenk

Innervation

- N. musculocutaneus (C 5–6)
- N. radialis (C 7)

Lage des Triggerpunkts

TP 1 Wenige Zentimeter oberhalb der Ellenbeuge
TP 2 In der oberen Hälfte des Muskelbauchs

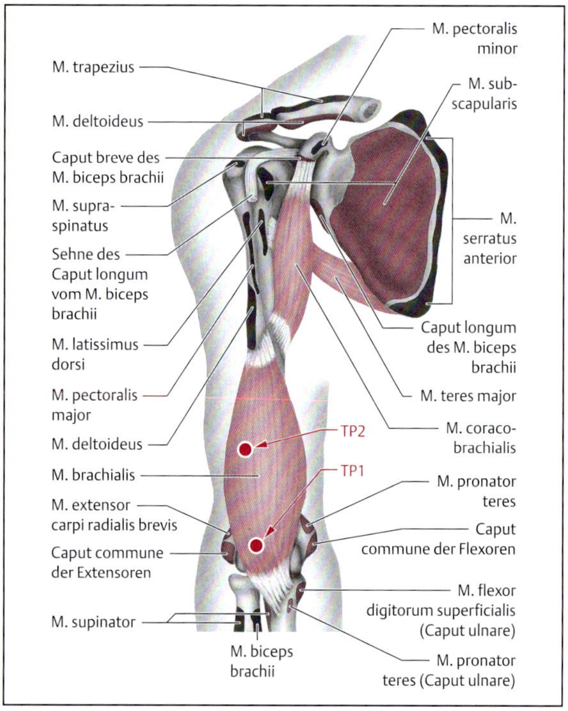

Abb. 19.45

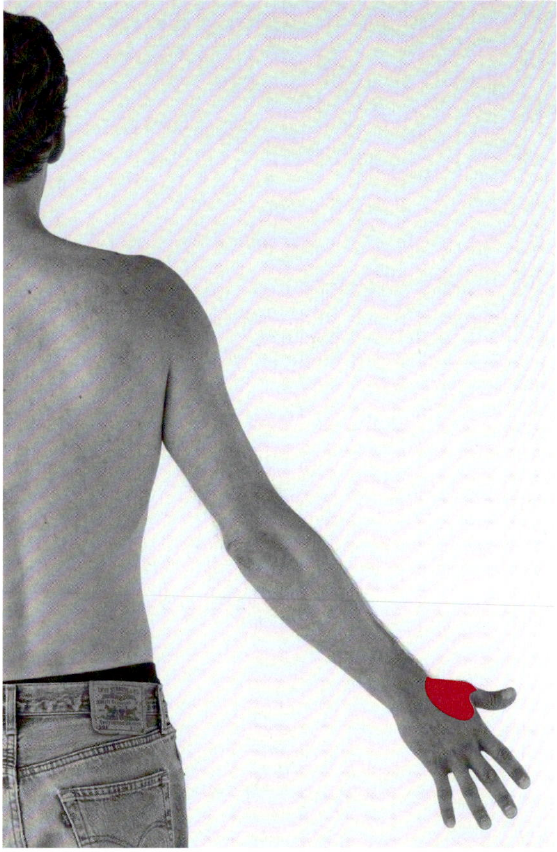

Abb. 19.46

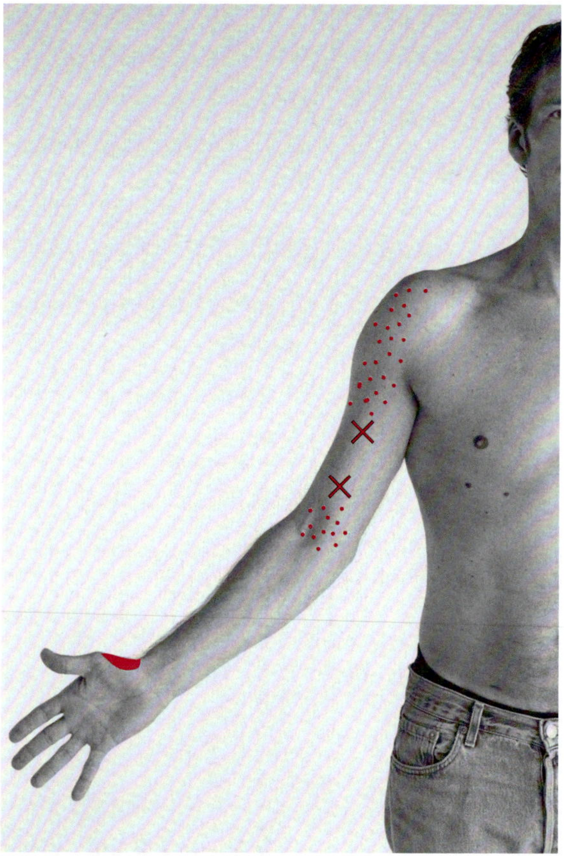

Abb. 19.47

Schmerzausstrahlung

- Handrücken in den Bereich des Karpometakarpalgelenks 1 und Daumenbasis
- Ellenbeuge
- Ventraler Oberarm und Deltoidbereich

Assoziierte innere Organe

Keine

M. triceps brachii (Abb. 19.**48**, 19.**49**)

Ursprung

- Caput longum: Tuberculum infraglenoidale scapulae
- Caput laterale: Humerushinterfläche (proximale Hälfte)
- Caput mediale: Humerushinterfläche (distale Hälfte), inferomedial des Sulcus nervi radialis

Ansatz

- Olekranon
- Ellbogengelenkkapsel

Funktion

- Extension im Ellenbogen
- Schultergelenkstabilisator

Innervation

N. radialis (C 7–8)

Lage des Triggerpunkts

TP 1 Im Caput longum ein paar Zentimeter distal der Stelle, an der der M. teres major den langen Trizepskopf überkreuzt

TP 2 Im Caput mediale etwa 4–6 cm oberhalb des Epicondylus lateralis am lateralen Rand des Muskels

TP 3 Im Caput laterale am lateralen Rand des Muskels etwa in der Mitte des Oberarms, d. h. auf der Höhe des Palpationspunktes des N. radialis auf dem dorsalen Oberarm

TP 4 Im Caput mediale etwas oberhalb des Olekranons

TP 5 Am medialen Rand des Caput mediale etwas oberhalb des Epicondylus medialis

Schmerzausstrahlung

TP 1 Dorsaler Oberarm
Dorsaler Schulterbereich bis zum Nacken
Dorsaler Unterarm bis zum Handrücken
(den Ellenbogen auslassend)

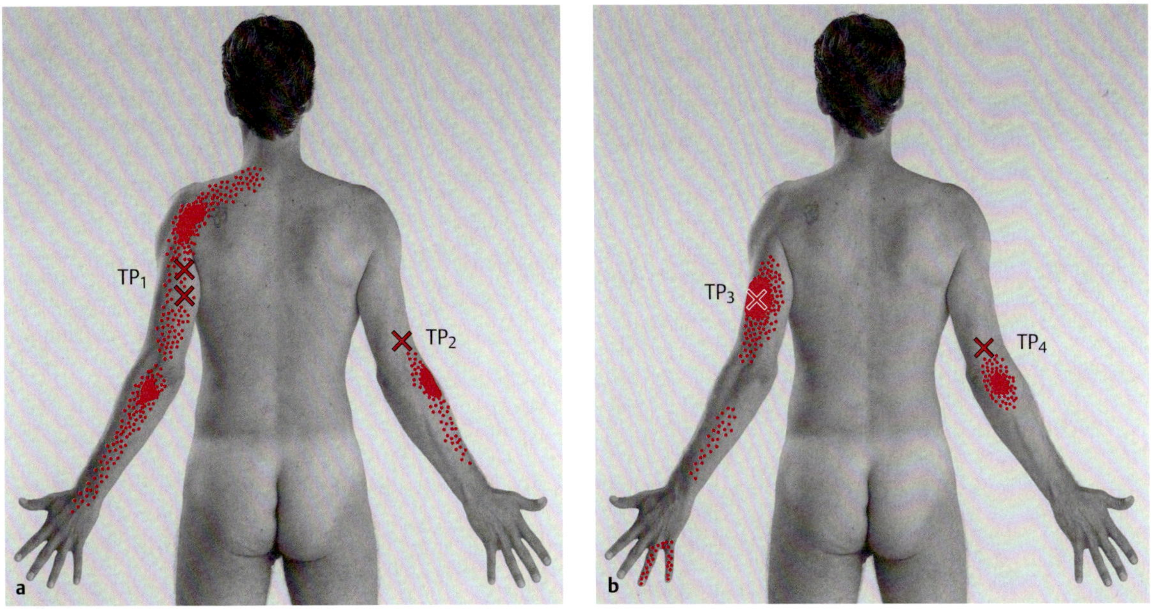

Abb. 19.**48**

TP 2 Epicondylus lateralis
Radialer Unterarm
TP 3 Dorsaler Oberarm
Dorsaler Unterarm
Finger 4 und 5 (dorsal)
TP 4 Olekranon
TP 5 Epicondylus medialis
Ventromedialer Unterarm
Finger 4 und 5 palmar

Assoziierte innere Organe

Keine

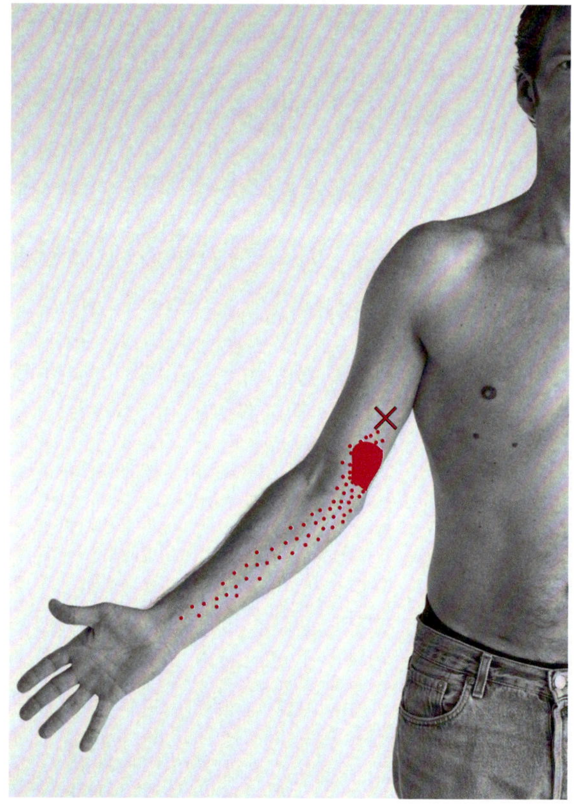

Abb. 19.**49**

M. anconaeus (Abb. 19.**50**)

Ursprung

Epicondylus lateralis humeri (dorsale Fläche)

Ansatz

Kapsel des Ellenbogengelenks

Funktion

Gelenkkapselspanner (verhindert Einklemmung der Gelenkkapsel bei Extension des Ellenbogens)

Innervation

N. radialis (C 6–8)

Lage des Triggerpunkts

Etwas distal des Lig. anulare radii (s. auch Abb. 19.**40**)

Schmerzausstrahlung

Epicondylus lateralis

Assoziierte innere Organe

Keine

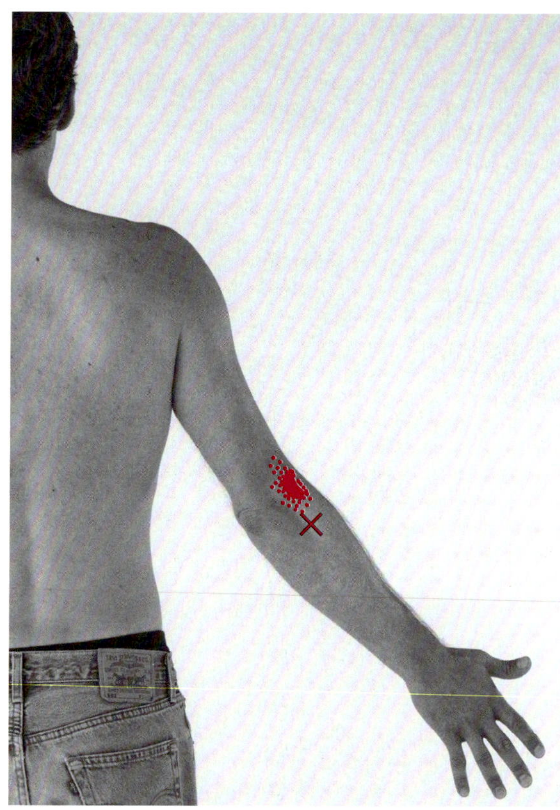

Abb. 19.**50**

19.3 Muskeln des Ellenbogen-Finger-Schmerzes

M. brachioradialis und Extensoren des Handgelenks

M. brachioradialis (Abb. 19.**51**, 19.**52**)

Ursprung

- Crista supracondylaris humeri (obere zwei Drittel)
- Septum intermusculare laterale

Ansatz

Processus styloideus radii

Funktion

- Flexion im Ellenbogengelenk
- Bringt Unterarm in Mittelstellung zwischen Supination und Pronation

Innervation

N. radialis (C 5–6)

Lage des Triggerpunkts

1–2 cm distal des Radiusköpfchens auf der radialen Seite des Unterarms etwa in der Mitte des Muskelbauchs

Schmerzausstrahlung

- Handrücken im Bereich zwischen dem Daumensattelgelenk und dem Zeigefingergrundgelenk
- Epicondylus lateralis
- Radialer Unterarm

Assoziierte innere Organe

Keine

M. extensor carpi radialis longus (Abb. 19.**53**)

Ursprung

- Crista supracondylaris lateralis humeri (distales Drittel)
- Septum intermusculare laterale

Ansatz

Basis Os metacarpale II (Streckseite)

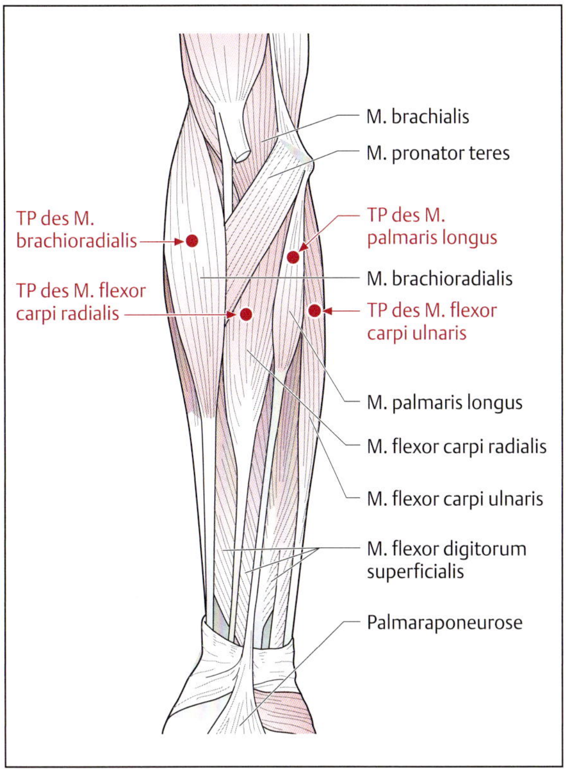

Abb. 19.**51**

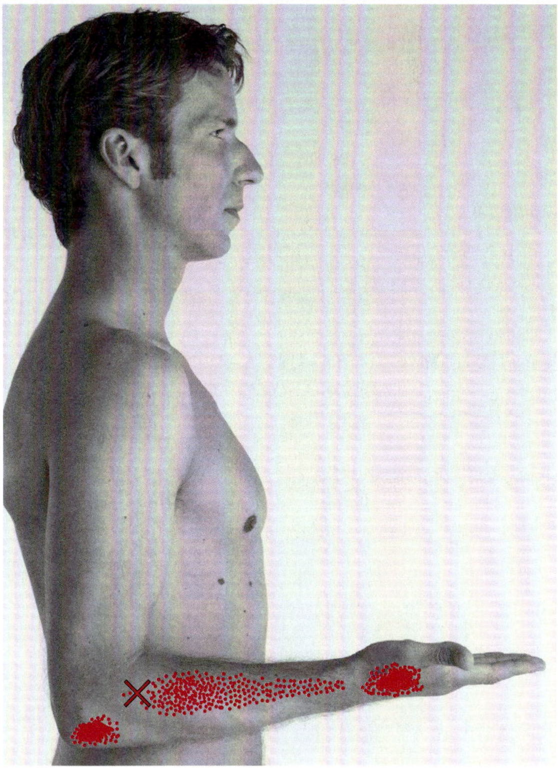

Abb. 19.**52**

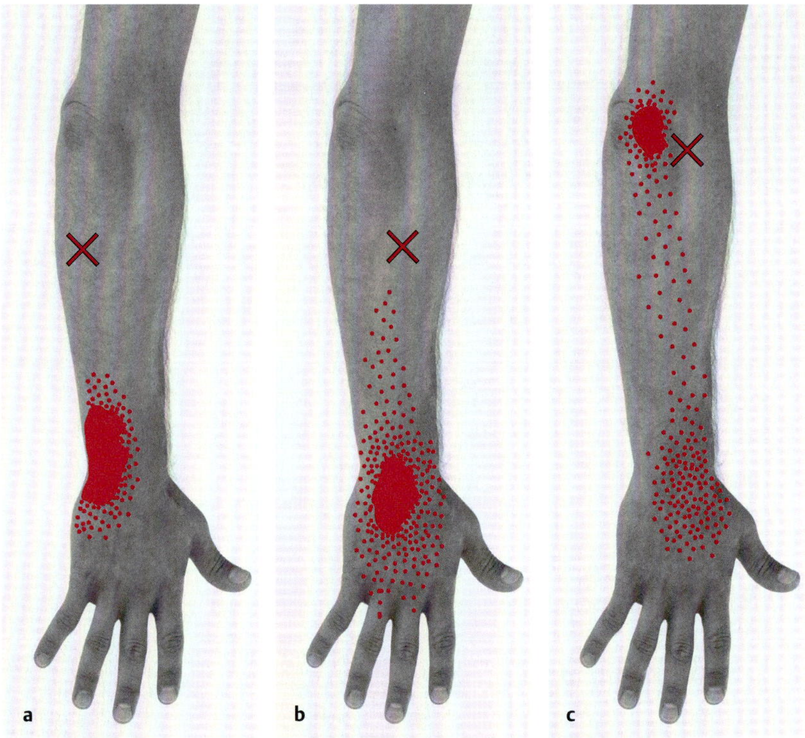

Abb. 19.**53 a–c**

Funktion

Dorsalextension und Radialabduktion im Handgelenk

Innervation

N. radialis (C 6–7)

Lage des Triggerpunkts

1–2 cm distal des Radiusköpfchens, in etwa auf der Höhe des Triggerpunkts des M. brachioradialis, aber weiter ulnar

Schmerzausstrahlung

- Epicondylus lateralis
- Radiale Hälfte des Handgelenks und Handrückens im Bereich der Ossa metacarpalia 1–3

Assoziierte innere Organe

Keine

M. extensor carpi radialis brevis

Ursprung

Epicondylus lateralis humeri (ventrale Fläche)

Ansatz

Basis des Os metacarpale III (Streckseite)

Funktion

Dorsalextension und Radialabduktion im Handgelenk

Innervation

N. radialis (C 7–8)

Lage des Triggerpunkts

Etwa 5–6 cm distal des Radiusköpfchens (ungefähr in der Mitte des Muskelbauchs), s. Abb. 19.**53**

Schmerzausstrahlung

Mittlerer Bereich des Handgelenks und Handrücken

Assoziierte innere Organe

Keine

M. extensor carpi ulnaris

Ursprung

Epicondylus lateralis humeri (ventrale Fläche)

Ansatz

Basis des Os metacarpale V

Funktion

Dorsalextension und Ulnarabduktion im Handgelenk

Innervation

N. radialis (C 7–8)

Lage des Triggerpunkts

Etwa 7–8 cm distal des Epicondylus lateralis (s. Abb. 19.**53** und 19.**55**)

Schmerzausstrahlung

Ulnare Hälfte des Handgelenks

Assoziierte innere Organe

Keine

M. extensor digitorum et indicis

M. extensor digitorum (Abb. 19.**54**, 19.**55**)

Ursprung

Epicondylus lateralis humeri (ventrale Fläche)

Ansatz

Mittel- und Endphalangen der Finger 2–5 (indirekt über ein Einstrahlen der vier Muskelsehnen in die Dorsalaponeurose)

Funktion

Extension der Fingergelenke

Innervation

N. radialis (C 7–8)

Lage des Triggerpunkts

Triggerpunkt für den Mittelfinger: 3–4 cm distal und etwas dorsal des Radiusköpfchens
Triggerpunkte für den Ring- und Kleinfinger liegen etwas distal davon, tief im Muskelbauch.

Schmerzausstrahlung

- Epicondylus lateralis (manchmal mit einbezogen, wenn Ring- oder Kleinfinger betroffen sind)
- Dorsaler Unterarm
- Handgelenk
- Handrücken
- Finger, außer die Endphalanx

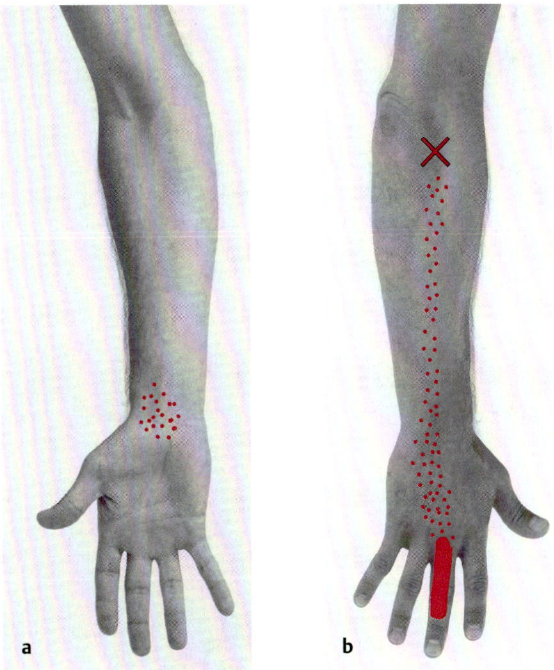

Abb. 19.**54**

Die Ausstrahlung des Schmerzes wird je nach Lage des Triggerpunkts in einem anderen Finger wahrgenommen.

Assoziierte innere Organe

Keine

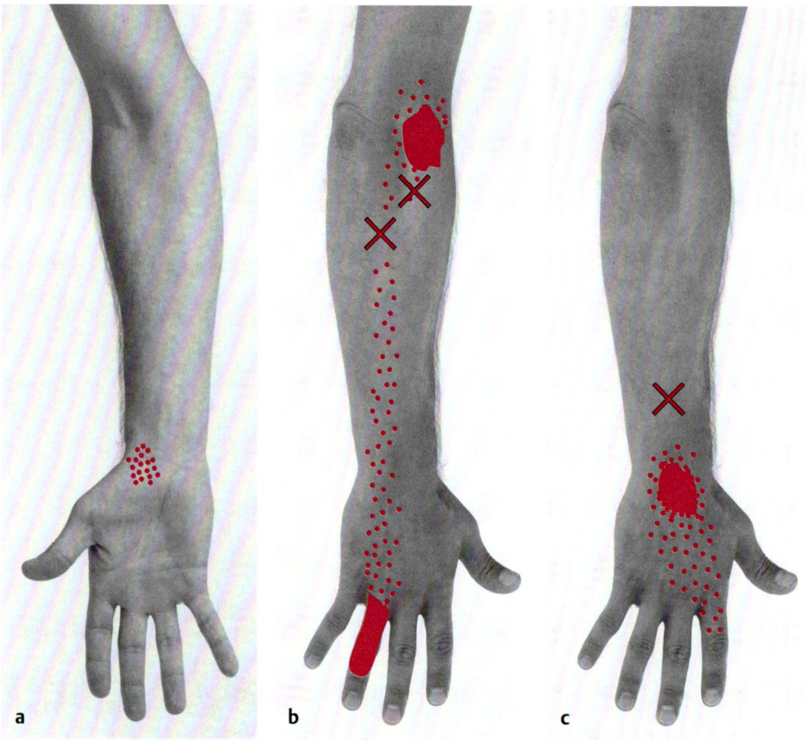

Abb. 19.**55 a–c**

M. extensor indicis (Abb. 19.**56**)

Ursprung

- Facies posterior ulnae (distaler Abschnitt)
- Membrana interossea

Ansatz

Einstrahlung in die Dorsalaponeurose des Zeigefingers

Funktion

Extension des Zeigefingers

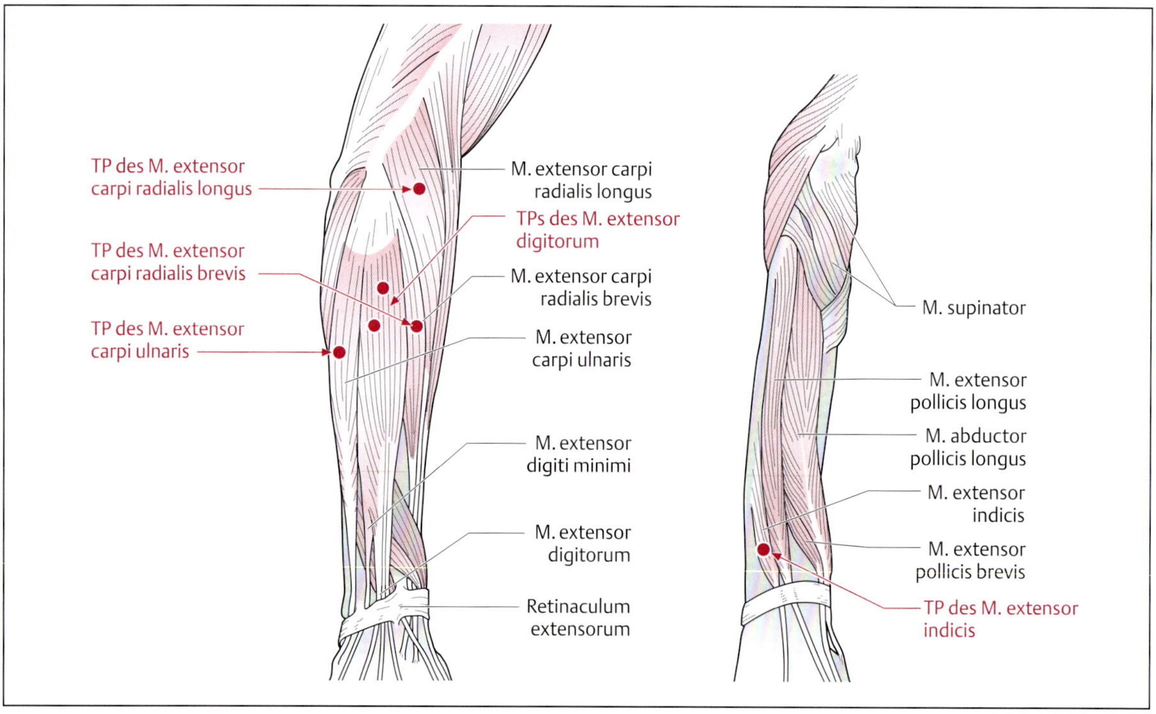

Abb. 19.**56**

Innervation

N. radialis (C 7–8)

Lage des Triggerpunkts

In der distalen Hälfte des Muskels in der Mitte des Unterarms zwischen Radius und Ulna (s. Abb. 19.**55**)

Schmerzausstrahlung

Radiale Seite des Handgelenks und des Handrückens

Assoziierte innere Organe

Keine

M. supinator (Abb. 19.**57**–19.**59**)

Ursprung

- Crista supinatoris ulnae
- Epicondylus lateralis humeri
- Lig. collaterale radiale
- Lig. anulare radii

Ansatz

Collum et Corpus radii (zwischen Tuberositas radii und Ansatz des M. pronator teres)

Funktion

Supination des Unterarms

Innervation

N. radialis (C 5–6)

Lage des Triggerpunkts

Etwas lateral und distal der Bizepssehne im oberflächlichen Anteil des Muskels auf der ventralen Seite des Radius

Schmerzausstrahlung

- Epicondylus lateralis und in den lateralen Bereich des Ellenbogens
- Dorsaler Handrücken zwischen Os metacarpale I und II
- Dorsale Daumengrundphalanx

Assoziierte innere Organe

Keine

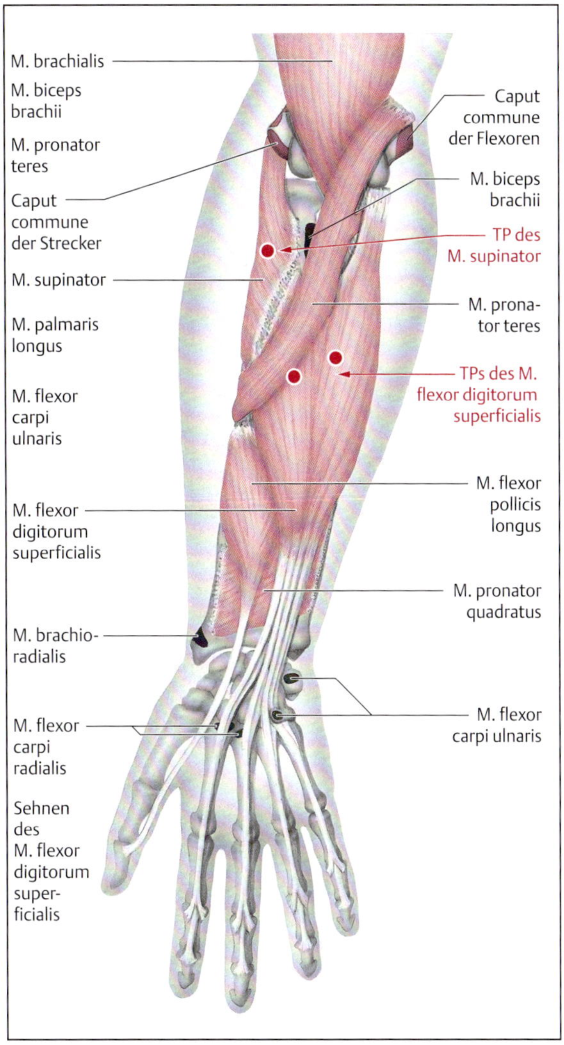

Abb. 19.**57**

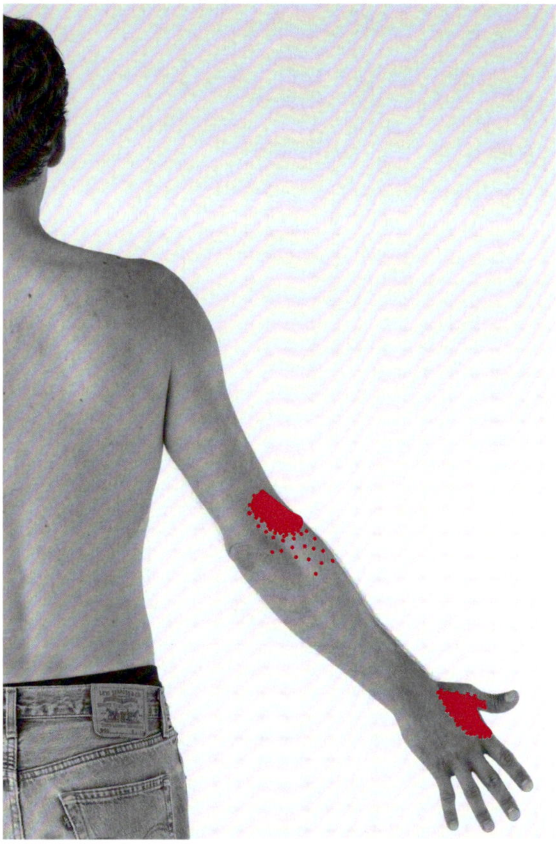

Abb. 19.**58**

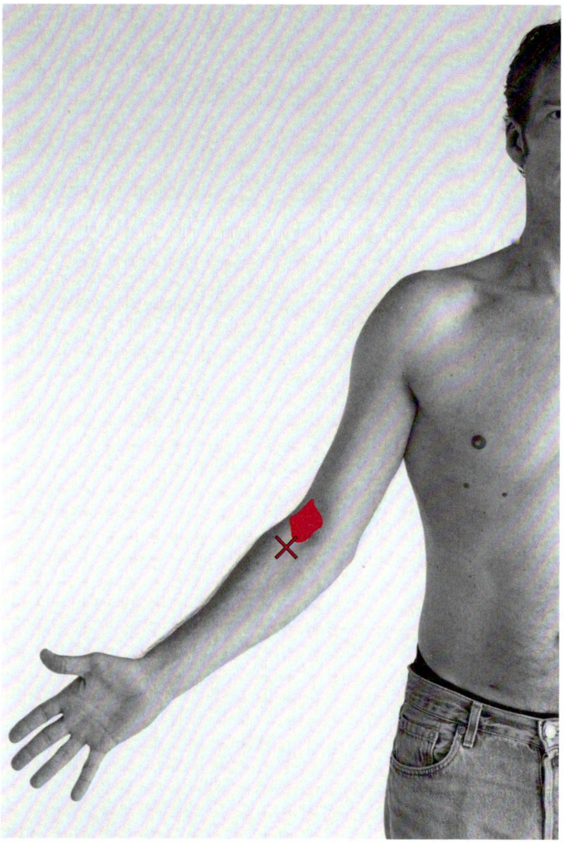

Abb. 19.**59**

M. palmaris longus (Abb. 19.**60**)

Ursprung

Epicondylus medialis humeri

Ansatz

- Retinaculum flexorum
- Palmaraponeurose

Funktion

Spanner der Palmaraponeurose

Innervation

N. medianus (C 7–8)

Lage des Triggerpunkts

Am Übergang vom proximalen zum mittleren Drittel des ventralen Unterarms

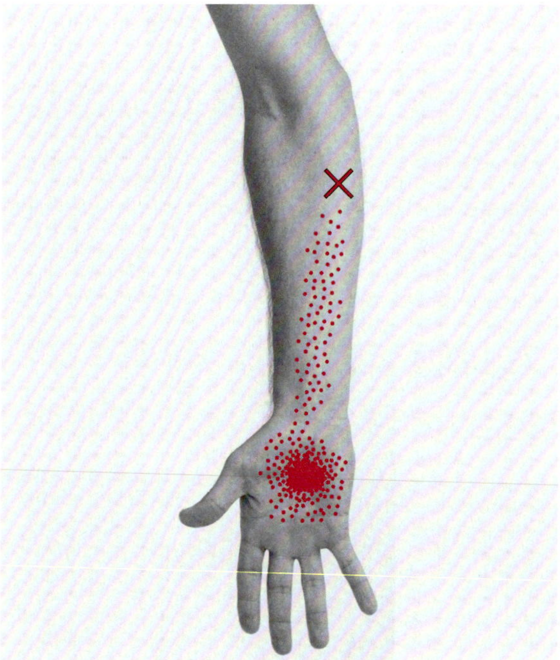

Abb. 19.**60**

Schmerzausstrahlung

- Handfläche
- Distale Hälfte des anterioren Unterarms

Assoziierte innere Organe

Keine

Mm. flexores carpi radialis et ulnaris, digitorum superficialis et profundus, pollicis longus, M. pronator teres

M. flexor carpi radialis (Abb. 19.**61**)

Ursprung

Epicondylus medialis humeri

Ansatz

- Basis des Os metacarpale II und III
- Os scaphoideum

Funktion

- Palmarflexion
- Radialabduktion

Innervation

N. medianus (C 6–7)

Lage des Triggerpunkts

In der Mitte des Muskelbauchs (in der Mitte des ventralen Unterarms in der proximalen Hälfte)

Schmerzausstrahlung

- Ventraler Handgelenkbereich zwischen Thenar und Hypothenar
- Proximale Hälfte der Handfläche
- Schmaler Streifen in der distalen Hälfte des Unterarms

Assoziierte innere Organe

Keine

M. flexor carpi ulnaris

Ursprung

- Epicondylus medialis humeri
- Olekranon
- Margo posterior ulnae
- Fascia antebrachii

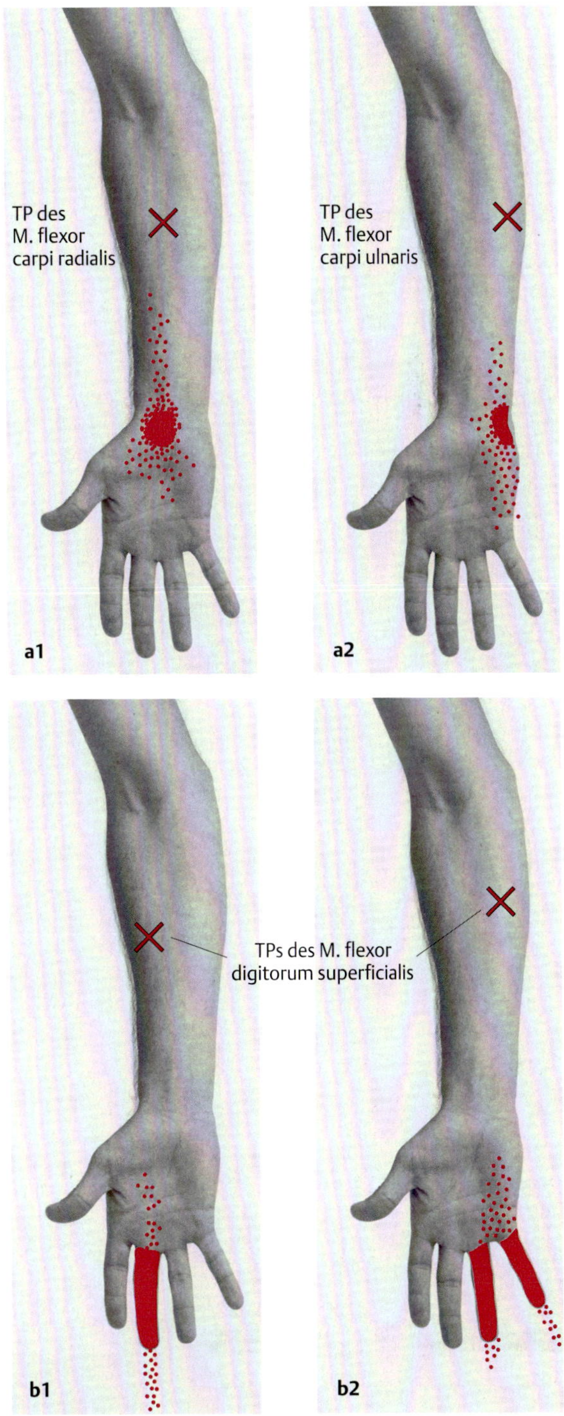

Abb. 19.**61**

Ansatz

- Os pisiforme
- Hamulus ossis hamati
- Über Ligg. pisohamatum und pisometacarpeum an der Basis des Os metacarpale V

Funktion

- Palmarflexion
- Ulnarabduktion

Innervation

N. ulnaris (C 6–7)

Lage des Triggerpunkts

In der Mitte des Muskelbauchs am ulnaren Rand des ventralen Unterarms in der proximalen Hälfte (s. Abb. 19.**51** und 19.**61**)

Schmerzausstrahlung

- Ventraler Handgelenkbereich im Bereich des ulnaren Rands des Hypothenar
- Proximale Hälfte der Handfläche (Hypothenarbereich)
- Schmaler Streifen in der distalen Hälfte des Unterarms (Hypothenarbereich)

Assoziierte innere Organe

Keine

M. flexor digitorum superficialis

Ursprung

- Epicondylus medialis humeri (bis zu den medialen Kollateralbändern des Ellenbogens)
- Processus coronoideus ulnae (medialer Rand)
- Chorda obliqua
- Facies anterior radii entlang der Linea obliqua

Ansatz

Seitlich an die Mittelphalangen der Finger 2–5

Funktion

- Flexion der Mittel- und Grundgelenke der Finger 2–5
- Flexion im Handgelenk

Innervation

N. medianus (C 7–8)
(s. Abb. 19.**57**)

M. flexor digitorum profundus

Ursprung

- Olekranon (medial)
- Facies anterior et medialis ulnae
- Membrana interossea

Ansatz

Endphalanx der Finger 2–5

Funktion

- Flexion aller Fingergelenke
- Flexion des Handgelenks

Innervation

- N. medianus (C 6–7)
- N. ulnaris (C 7–8)

Lage des Triggerpunkts für beide Muskeln

Ventraler Unterarm in der proximalen Hälfte auf einer Linie mit den Triggerpunkten des M. flexor carpi radialis und ulnaris (s. Abb. 19.**61**)

Schmerzausstrahlung für beide Muskeln

Plantare Fläche der Finger 3–5 (sie können auch einzeln schmerzen)

Assoziierte innere Organe für beide Muskeln

Keine

M. flexor pollicis longus (Abb. 19.**62**)

Ursprung

- Facies anterior radii (distal der Linea obliqua)
- Membrana interossea

Ansatz

Basis der Endphalanx des Daumens

Funktion

Flexion der Daumenendphalanx

Innervation

N. medianus (C 7–8)

Lage des Triggerpunkts

Etwas proximal des Handgelenks und radial der Medianlinie des Unterarms

Schmerzausstrahlung

Ventrale Fläche des Daumens

Assoziierte innere Organe

Keine

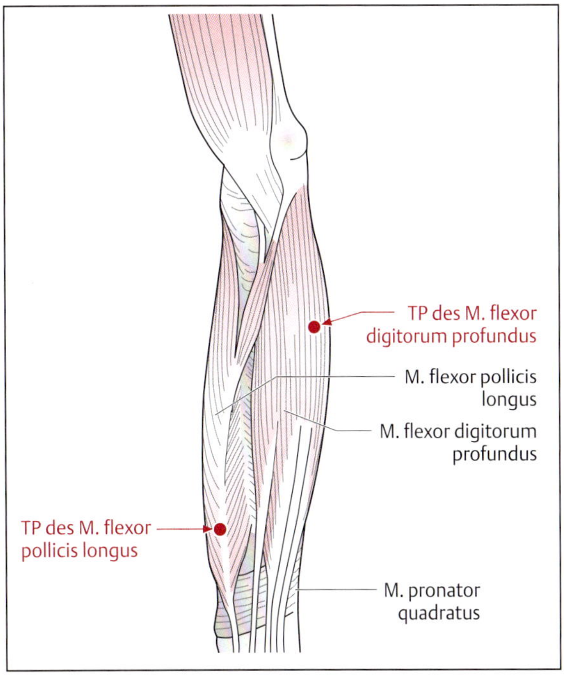

Abb. 19.**62**

M. pronator teres (Abb. 19.**63**)

Ursprung

- Epicondylus medialis humeri
- Septum intermusculare brachii mediale
- Processus coronoideus ulnae

Ansatz

Tuberositas pronatoria

Funktion

- Pronation des Unterarms
- Flexion im Ellenbogengelenk

Innervation

N. medianus (C 6–7)

Lage des Triggerpunkts

Nahe der Ellenbeuge, ulnar des Lacertus fibrosus des M. biceps brachii (s. Abb. 19.**40**)

Schmerzausstrahlung

- Ventraler und radialer Bereich des Handgelenks
- Radiale, ventrale Hälfte des Unterarms

Assoziierte innere Organe

Keine

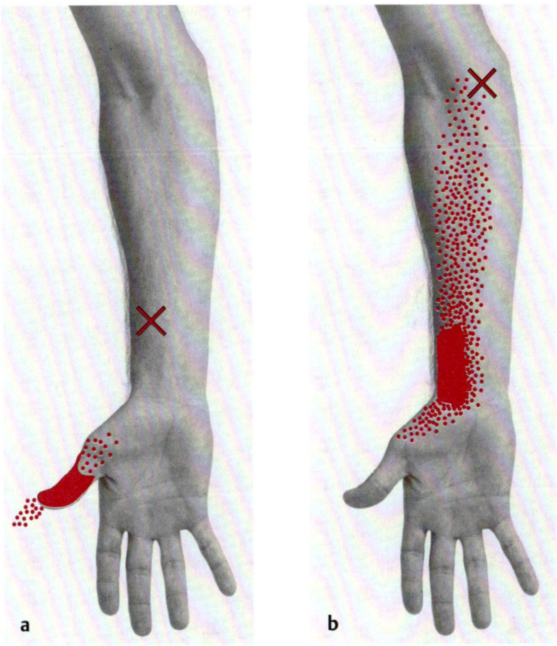

Abb. 19.**63**

M. adductor et opponens pollicis

M. adductor pollicis (Abb. 19.**64**, 19.**65**)

Ursprung

- Basis der Ossa metacarpalia II–III
- Os trapezoideum
- Os capitatum
- Corpus ossis metacarpalis III

Ansatz

- Ulnares Sesambein
- Phalanx proximalis pollicis (ulnare Fläche)
- Sehne des M. extensor pollicis longus

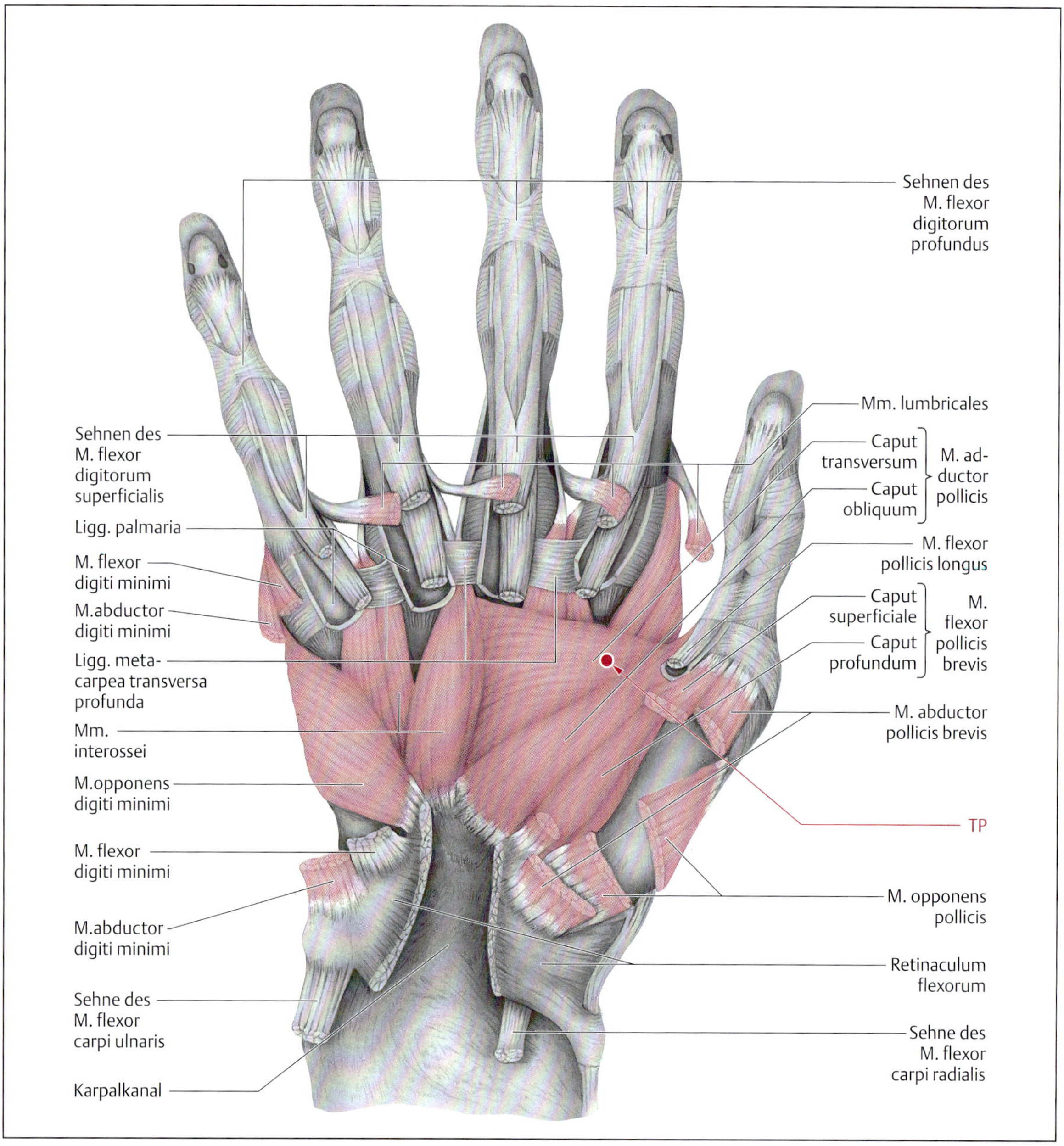

Abb. 19.**64**

Funktion

Adduktion des Daumens

Innervation

N. ulnaris (Th 1)

Lage des Triggerpunkts

Nahe der Hautfalte zwischen Daumen und Zeigefinger im Muskelbauch mit Zangengriff gut zu palpieren

Schmerzausstrahlung

- Radiale Seite des Daumengrundgelenks bis zum Daumensattelgelenk
- Thenar
- Dorsaler Handrücken im Bereich des Daumens

Assoziierte innere Organe

Keine

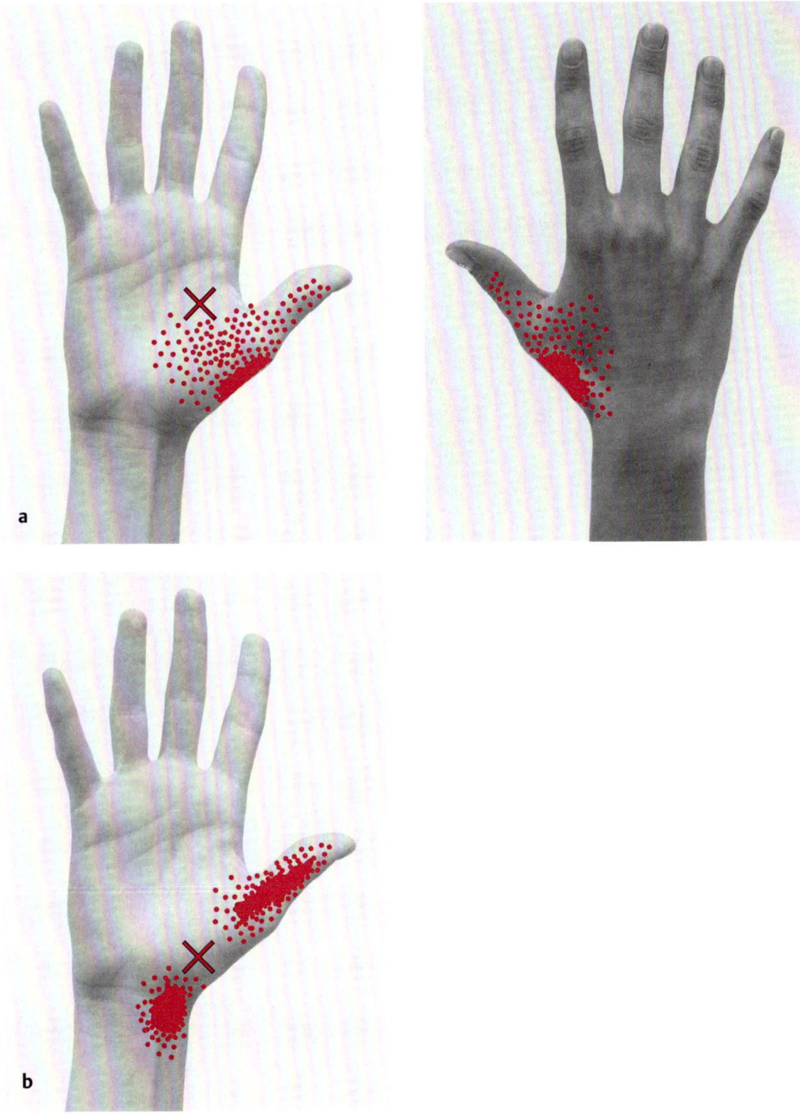

Abb. 19.**65**

■ M. opponens pollicis (Abb. 19.**66**)

Ursprung

- Retinaculum flexorum
- Tuberculum ossis trapezii

Ansatz

Os metacarpale I (radial)

Funktion

Opposition des Daumens

Innervation

- N. medianus (C 8–Th 1)
- N. ulnaris (Th 1)

Lage des Triggerpunkts

Im Muskelbauch nahe des Handgelenks

Schmerzausstrahlung

- Palmare Fläche des Daumens
- Radiale und plantare Hälfte des Handgelenks

Assoziierte innere Organe

Keine

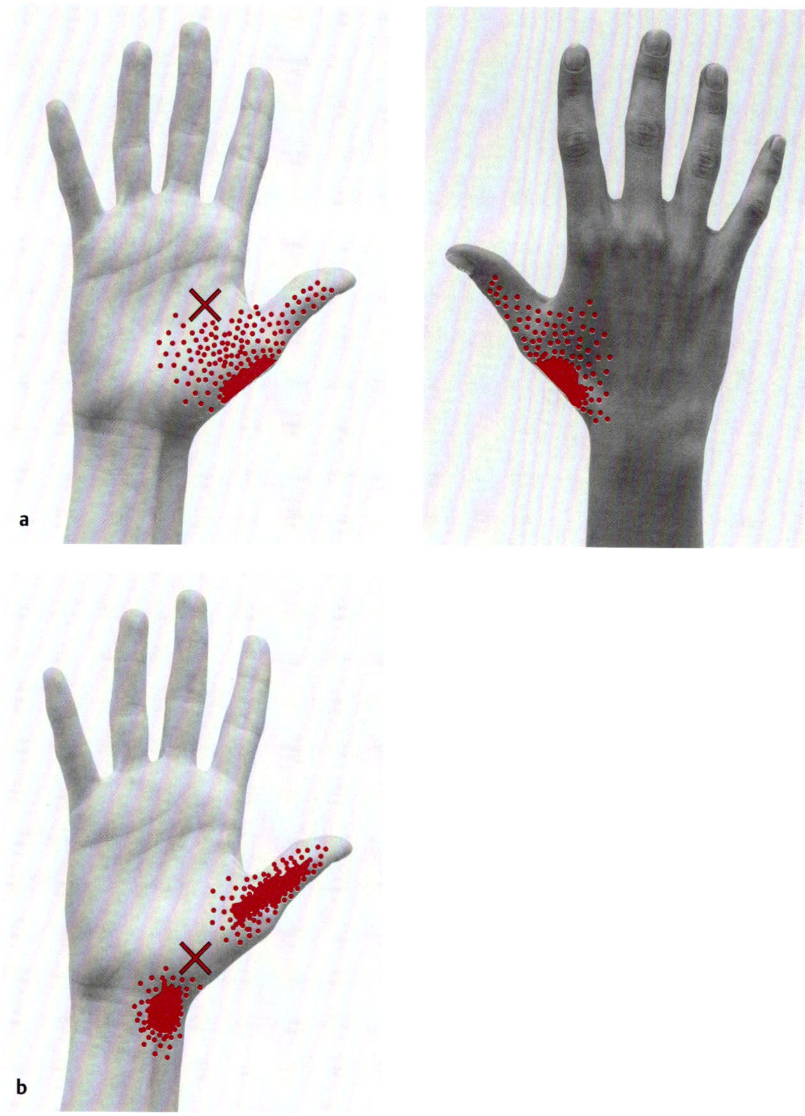

Abb. 19.**66**

M. abductor digiti minimi (Abb. 19.**67**, 19.**68**)

Ursprung

Os pisiforme

Ansatz

Ulnare Basis der Grundphalanx und Dorsalaponeurose des Fingers 5

Funktion

- Flexion und Abduktion im Kleinfingergrundgelenk
- Extension im Kleinfingermittel- und -endgelenk

Innervation

- N. ulnaris (C 8–Th 1)

Lage des Triggerpunkts

Im Muskelbauch nahe der Basis des Os metacarpale V

Schmerzausstrahlung

Ulnare Kleinfingerseite

Assoziierte innere Organe

Keine

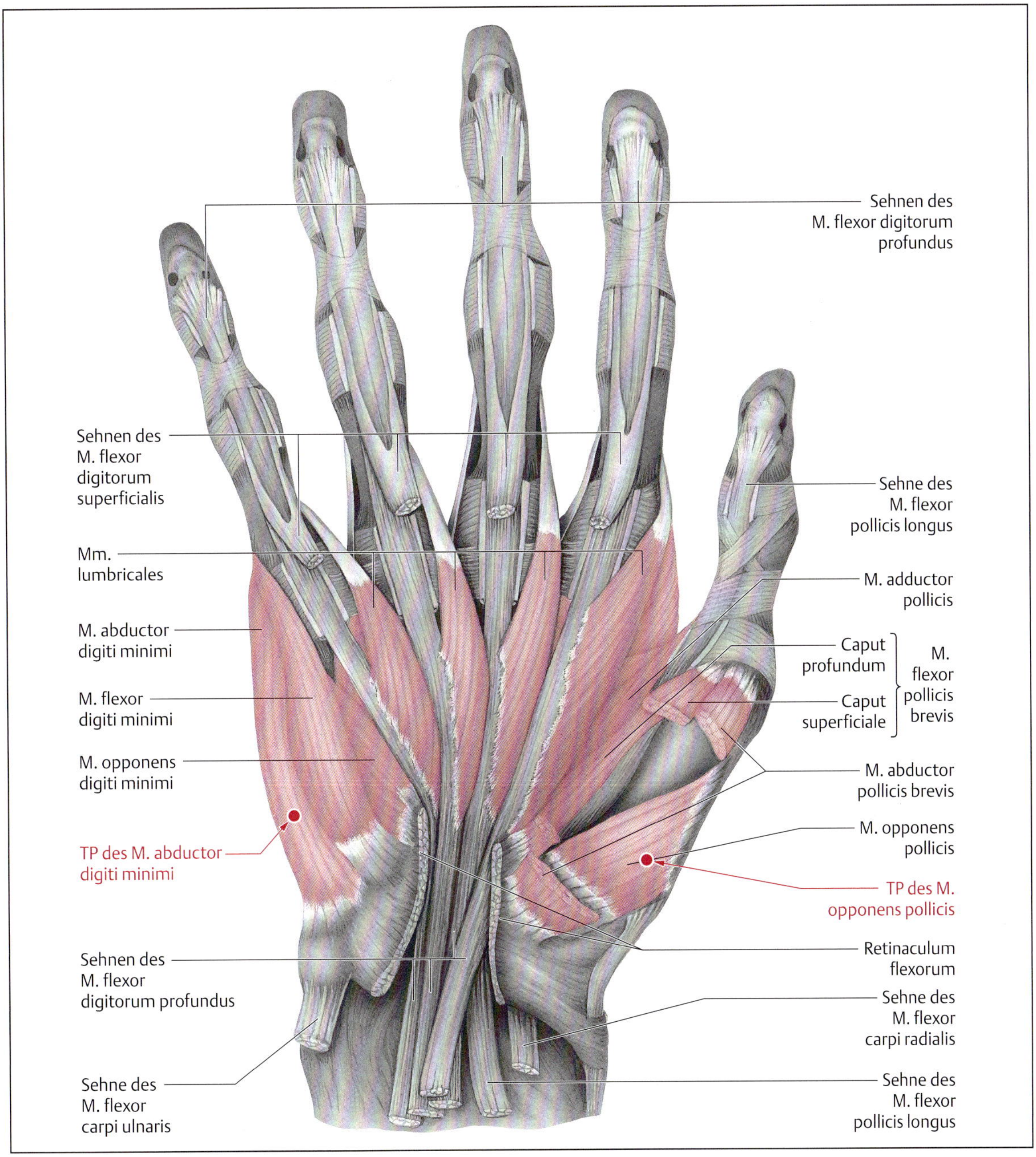

Abb. 19.**67**

M. interossei (Abb. 19.**69**)

M. interossei dorsales

Ursprung

Innenflächen aller Metakarpalknochen

Ansatz

- Basis der entsprechenden Grundphalangen
- Dorsalaponeurose der Finger 2–4

Funktion

- Abduktion der Finger 2–4
- Flexion der Fingergrundgelenke mit Extension der Mittel- und Endgelenke

Innervation

N. ulnaris (Th 1)

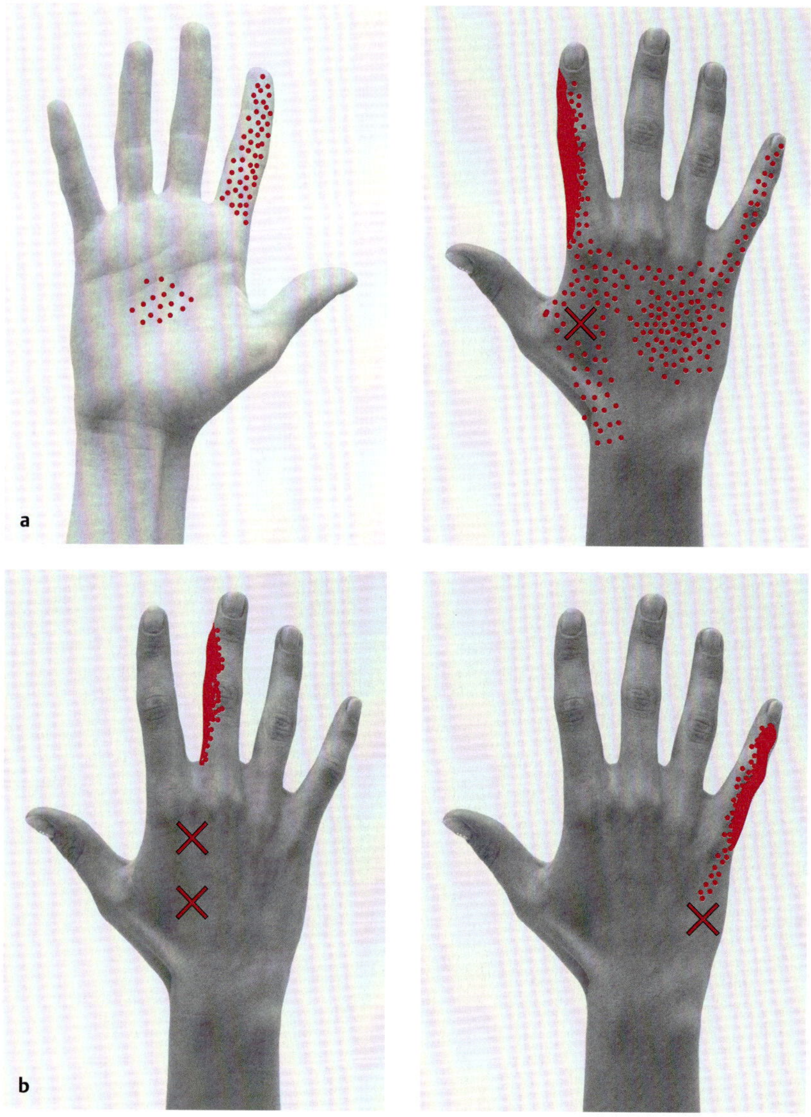

Abb. 19.**68**

M. interossei palmares

Ursprung

Ossa metacarpalia II, IV und V

Ansatz

- Basis der entsprechenden Grundphalangen
- Einstrahlung in die Sehnen der Dorsalaponeurose der Finger 2, 4 und 5
- Ulnares Sesambein des Daumens

Funktion

- Adduktion der Finger 2, 4 und 5
- Flexion der Fingergrundgelenke mit Extension der Mittel- und Endgelenke

Innervation

N. ulnaris (Th 1)

Lage des Triggerpunkts

Zwischen den Mittelhandknochen (s. Abb. 19.**68**)

Schmerzausstrahlung

- Zeigefinger (mit einem Maximum auf der radialen Seite) und Handrücken (Triggerpunkt des M. interosseus dorsalis des Zeigefingers, ein sehr häufiger Triggerpunkt)
- Radiale Fingerseiten

Assoziierte innere Organe

Keine

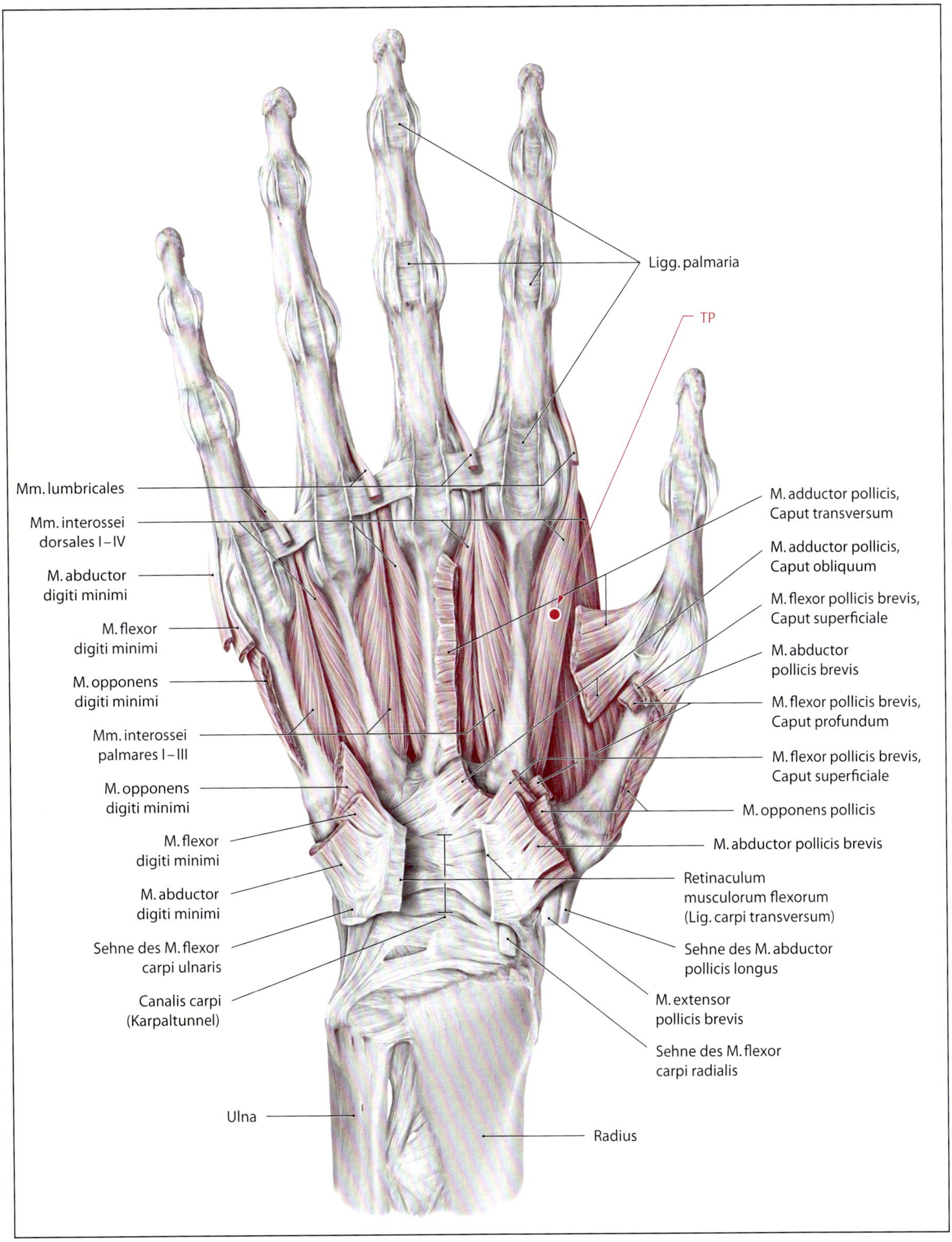
Ligg. palmaria
TP
Mm. lumbricales
Mm. interossei dorsales I–IV
M. abductor digiti minimi
M. flexor digiti minimi
M. opponens digiti minimi
Mm. interossei palmares I–III
M. opponens digiti minimi
M. flexor digiti minimi
M. abductor digiti minimi
Sehne des M. flexor carpi ulnaris
Canalis carpi (Karpaltunnel)
Ulna
M. adductor pollicis, Caput transversum
M. adductor pollicis, Caput obliquum
M. flexor pollicis brevis, Caput superficiale
M. abductor pollicis brevis
M. flexor pollicis brevis, Caput profundum
M. flexor pollicis brevis, Caput superficiale
M. opponens pollicis
M. abductor pollicis brevis
Retinaculum musculorum flexorum (Lig. carpi transversum)
Sehne des M. abductor pollicis longus
M. extensor pollicis brevis
Sehne des M. flexor carpi radialis
Radius

Abb. 19.**69**

19.4 Muskeln des oberen Rumpfschmerzes

M. pectoralis major (Abb. 19.70, 19.71)

Ursprung

- Pars clavicularis:
  Klavikula (sternale Hälfte)
- Pars sternocostalis:
  lateral am Manubrium und Corpus sterni
  Rippenknorpel 1–6
  Aponeurose des M. obliquus externus abdominis

Ansatz

- Crista tuberculi minoris humeri
- Tuberositas deltoidea (ventral)

Funktion

- Pars clavicularis: Flexion, Adduktion im Schultergelenk
- Pars sternocostalis: Adduktion und Innenrotation im Schultergelenk, Inspirationsmuskel

Innervation

Nn. pectorales medialis et lateralis (C 6–8)

Lage des Triggerpunkts

Triggerpunkte sind im gesamten Muskel verteilt. Die eher lateral und nahe der Achselfalte gelegenen Trigger-

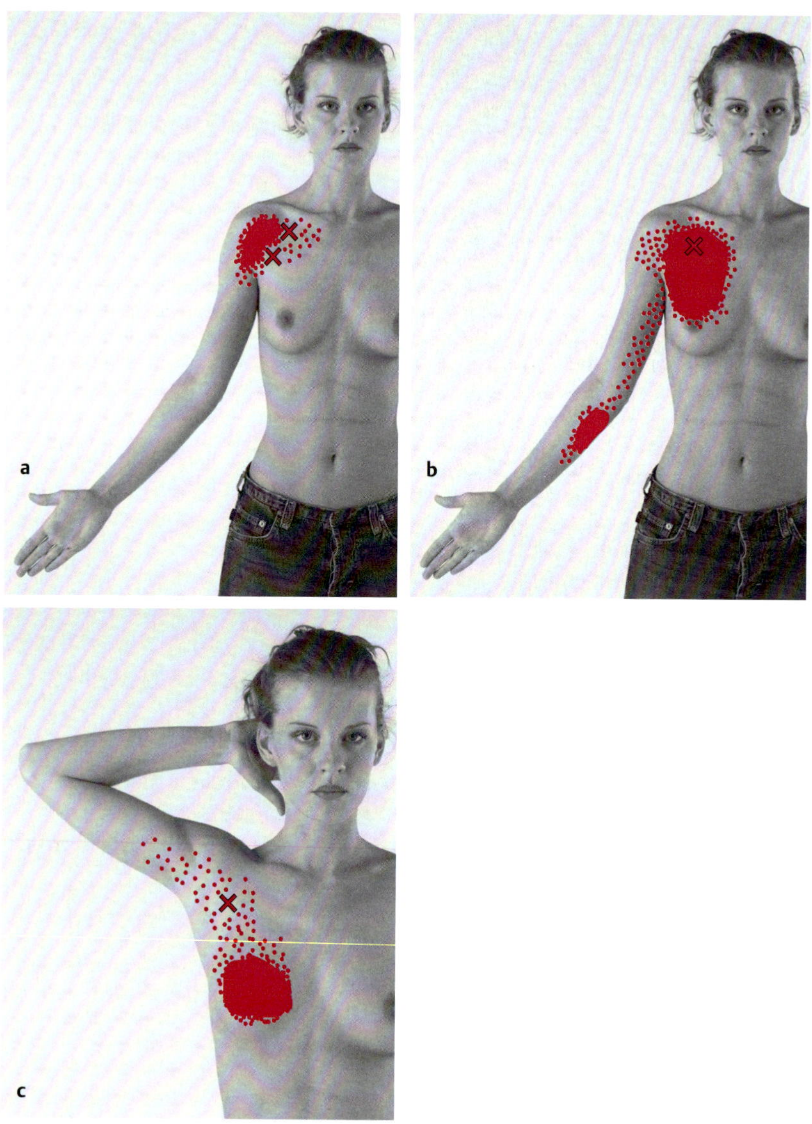

Abb. 19.70 a–c

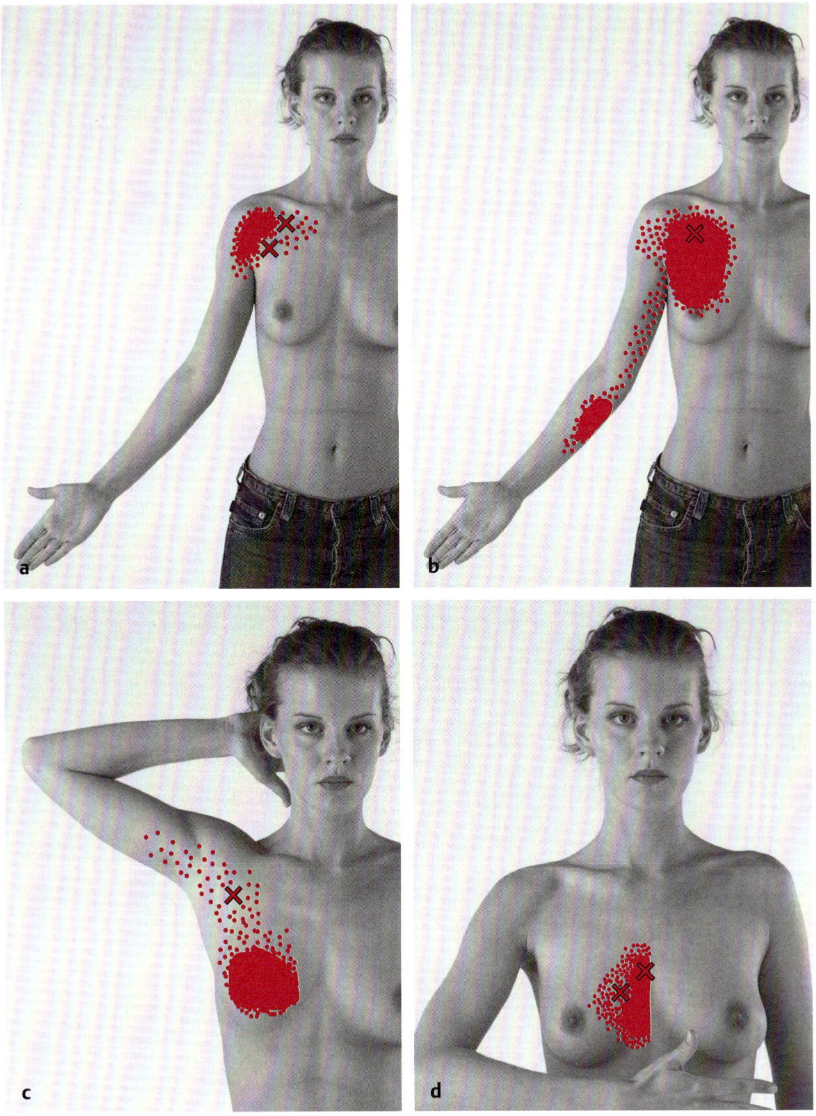

Abb. 19.**71 a–d**

punkte sind gut durch Zangenpalpation zu finden. Die mehr sternal gelegenen Punkte erschließen sich leicht durch Flachpalpation.

Triggerpunkt der „Herzrhythmusstörung“: In der Mitte zwischen zwei senkrechten Linien, von der die eine durch die Mamille und die andere durch den lateralen Rand des Sternums verläuft, sucht man im Interkostalraum zwischen der fünften und sechsten Rippe auf der rechten Seite nach dem Triggerpunkt.

Schmerzausstrahlung

Triggerpunkte der Pars clavicularis:
- Ventraler Deltoidbereich
- Pars clavicularis selbst

Triggerpunkte der Pars sternocostalis, lateral:
- Ventraler Brustbereich
- Innenseite des Oberarms
- Epicondylus medialis
- Ventraler Unterarm
- Ulnare Handkante
- Palmare Handfläche der Finger 3–5

Triggerpunkte der Pars sternocostalis, medial:
- Sternum (ohne die Mittellinie zu überkreuzen) und angrenzender Brustbereich

Triggerpunkte der Pars sternocostalis, kaudal:
- Ventraler Brustbereich mit Hypersensibilität der Mamille und u. U. der gesamten Brust (besonders bei Frauen)

Triggerpunkt der „Herzrhythmusstörung“:
- Dieser Triggerpunkt tritt bei kardialen Arrhythmien auf, ohne Schmerzen zu erzeugen.

Assoziierte innere Organe

Herz

M. pectoralis minor (Abb. 19.72)

Ursprung

Dritte bis fünfte Rippe

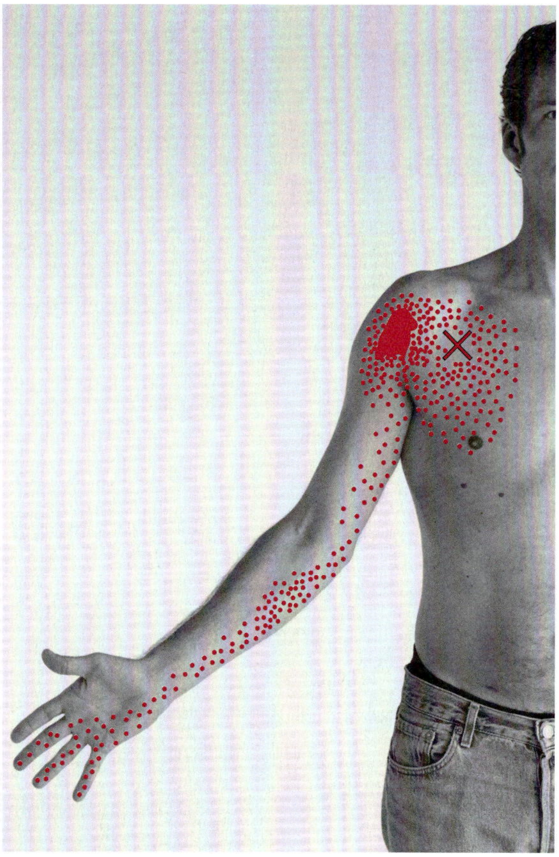

Abb. 19.72

Ansatz

Processus coronoideus scapulae (kranial-medial)

Funktion

- Zieht Skapula nach vorne-unten
- Inspirationsmuskel bei fixiertem Schulterblatt

Innervation

Nn. pectorales medialis et lateralis (C 6–8)

Lage des Triggerpunkts

TP 1 Nahe des Ursprungs des Muskels an der vierten Rippe

TP 2 Am Übergang des Muskelbauchs zur Sehne etwas kaudal des Processus coronoideus scapulae

Schmerzausstrahlung

- Ventraler Deltoidbereich
- Brustregion
- Ulnare Seite des Oberarms, Ellenbogens, Unterarms
- Palmare Handfläche der Finger 3–5

Das ausstrahlende Schmerzmuster ist dem des M. pectoralis major sehr ähnlich.

Assoziierte innere Organe

Herz

M. subclavius (Abb. 19.73, 19.74)

Ursprung

Erste Rippe (Knorpel-Knochen-Grenze)

Ansatz

Klavikula im mittleren Drittel an der Unterseite

Funktion

Zieht die Klavikula nach unten

Innervation

N. subclavius (C 5–6)

Lage des Triggerpunkts

Nahe des Muskelansatzes

Schmerzausstrahlung

- Ventrale Region der Schulter und des Oberarms
- Radiale Seite des Unterarms
- Palmare und dorsale Handfläche im Bereich der Finger 1–3

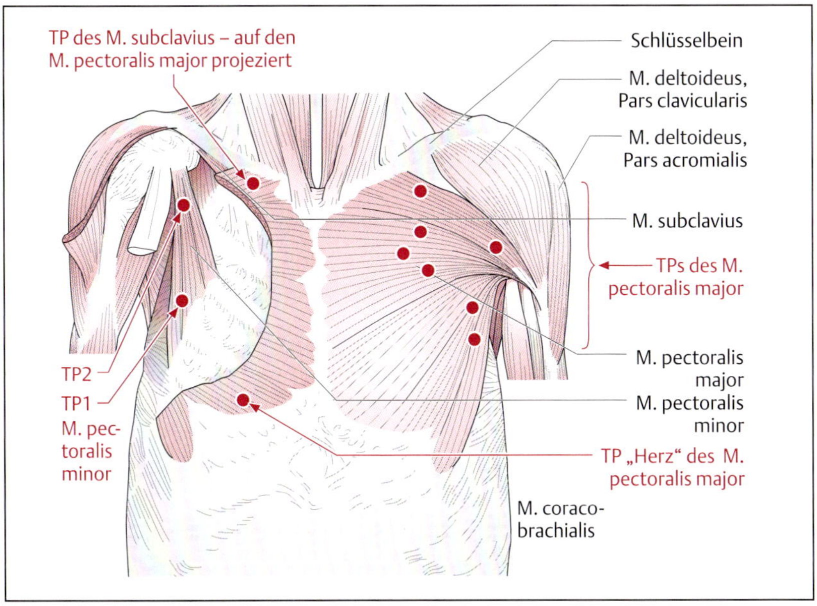

Abb. 19.**73**

Assoziierte innere Organe

Der M. subclavius wird häufig von einem Ast des N. phrenicus innerviert. Daraus ergeben sich Verbindungen zur

- Leber
- Gallenblase

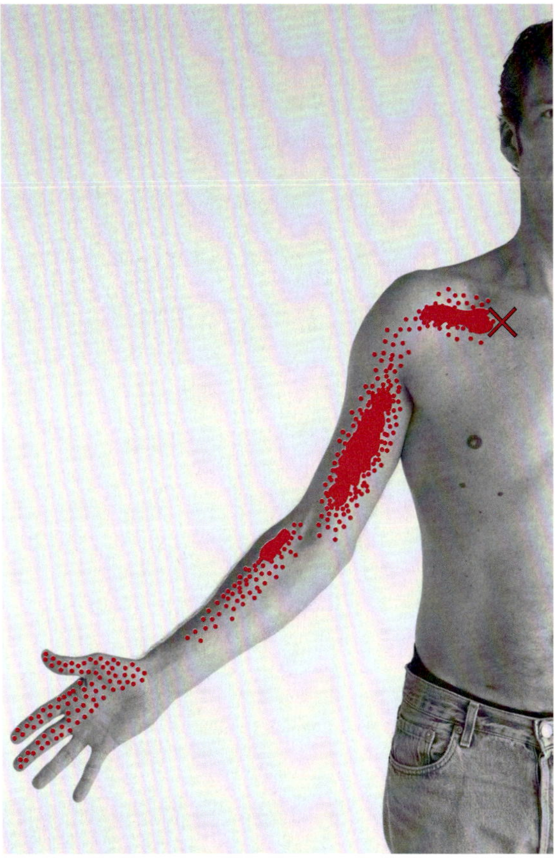

Abb. 19.**74**

M. sternalis (Abb. 19.75)

Nur in einer von 20 Personen vorhanden.

Ursprung

Einseitig oder beidseitig in der Pektoralfaszie oder der Faszie des M. sternocleidomastoideus mit möglichen Ursprüngen im kranialen Sternumbereich

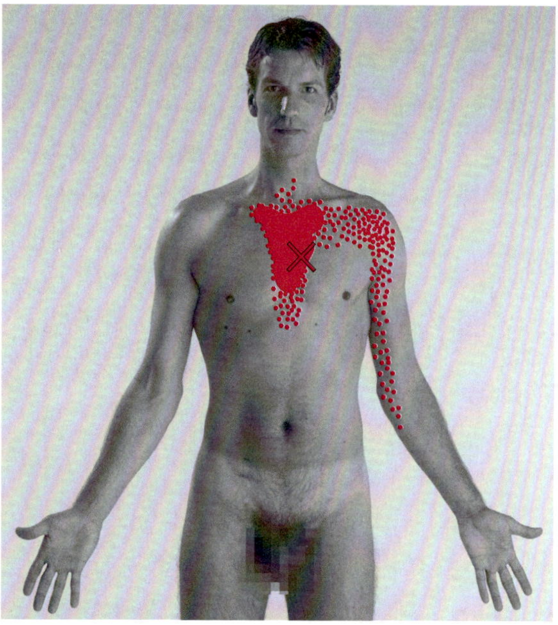

Abb. 19.75

Ansatz

Große Variabilität mit möglichen Ansätzen zwischen dem dritten bis siebten Rippenknorpel, der Pektoralfaszie oder der Faszie des M. rectus abdominis

Funktion

Unbekannt, möglicherweise Faszienspanner

Innervation

N. pectoralis medialis (C 6–8) oder Nn. intercostales

Lage des Triggerpunkts

Triggerpunkte können im gesamten Muskelbauch auftreten, meistens im mittleren Bereich des Sternums.

Schmerzausstrahlung

- Gesamtes Sternum, eventuell auch substernal
- Oberer Brustbereich
- Ventraler Oberarm und Ellenbogen

Die Schmerzausstrahlung ähnelt den Schmerzen eines Herzinfarkts oder einer Angina pectoris.

Assoziierte innere Organe

Herz

M. serratus posterior superior (Abb. 19.76, 19.77)

Ursprung

Processus spinosi und Ligg. supraspinalia der HWK 7–BWK 2

Ansatz

Außenfläche der Rippen 2–5 (posterior)

Funktion

Inspirationsmuskel bei tiefer Einatmung

Innervation

Ventrale Äste der Spinalnerven Th 2–5

Lage des Triggerpunkts

In Neutralstellung projiziert sich der Triggerpunkt auf Höhe der Fossa supraspinata scapulae in der Nähe der Spina scapulae auf die dorsale Rumpfwand. Für die Palpation muss die Schulter protrahiert werden, um ihn freizulegen.

Schmerzausstrahlung

- Unter der Skapula in ihrer oberen Hälfte
- Dorsaler Deltoidbereich
- Dorsaler Oberarm
- Ulnare Seite des Unterarms
- Ellenbogen, dorsal
- Ventrale und dorsale Handfläche im Bereich des Hypothenars und des Fingers 5
- Pektoralbereich

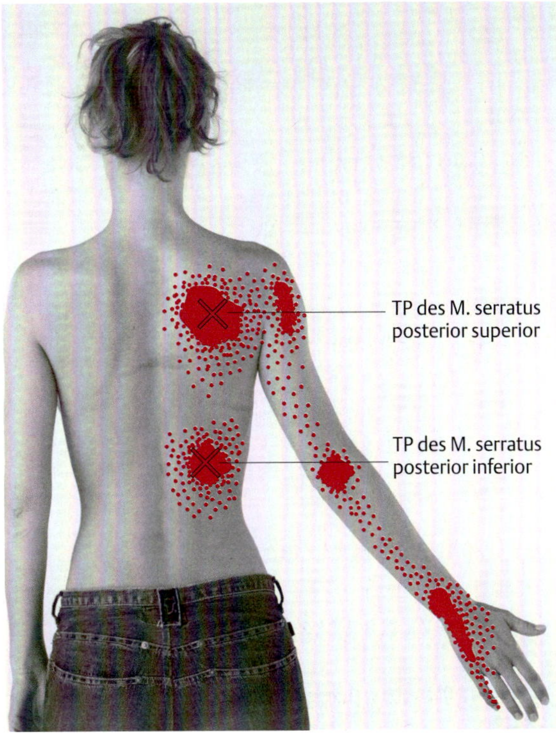

Abb. 19.**76**

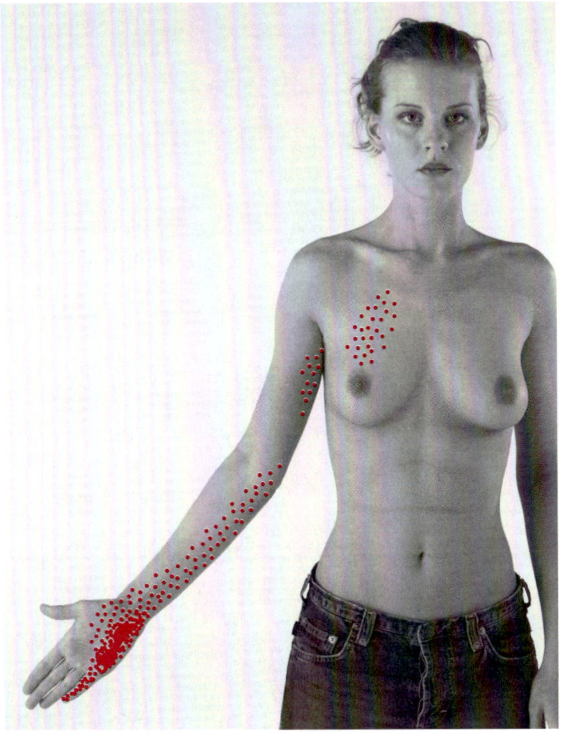
Abb. 19.**77**

Assoziierte innere Organe

- Herz
- Lunge

M. serratus posterior inferior (Abb. 19.**78**)

Ursprung

Processus spinosi und Ligg. supraspinalia der BWK 11–LWK 2

Ansatz

Außenfläche der Rippen 9–12 (posterior)

Funktion

Exspirationsmuskel bei tiefer Ausatmung

Innervation

Ventrale Äste der Spinalnerven Th 9–12

Lage des Triggerpunkts

Im Muskelbauch nahe des Ansatzes an den Rippen (s. Abb. 19.**76**)

Schmerzausstrahlung

Im Bereich des Muskels um die unteren Rippen herum

Assoziierte innere Organe

- Niere
- Duodenum
- Pankreas
- Jejunum, Ileum
- Kolon
- Uterus

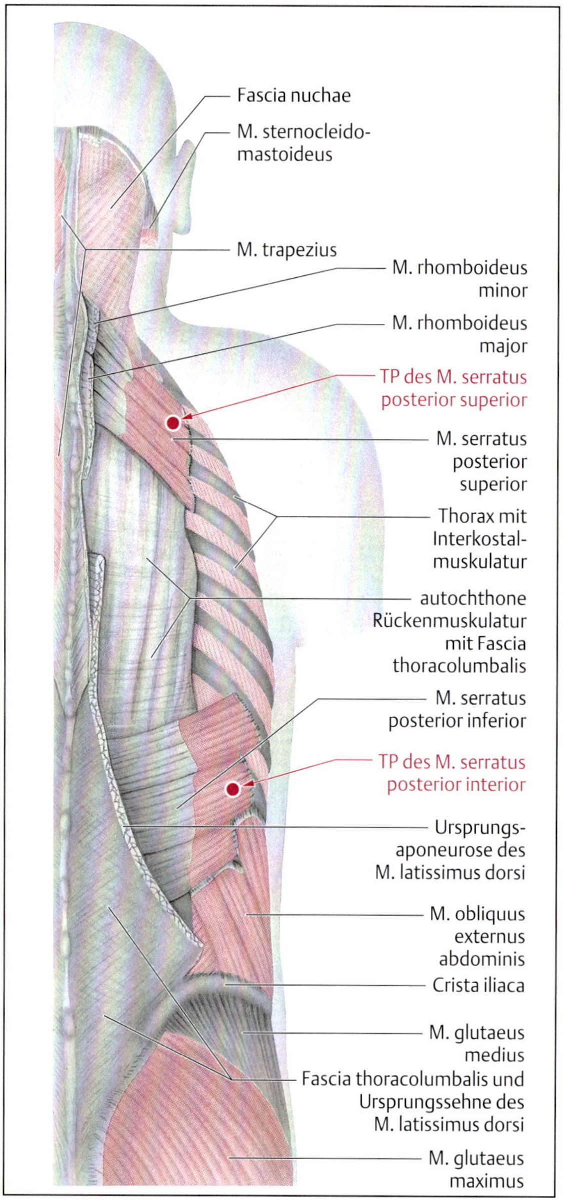

Abb. 19.**78**

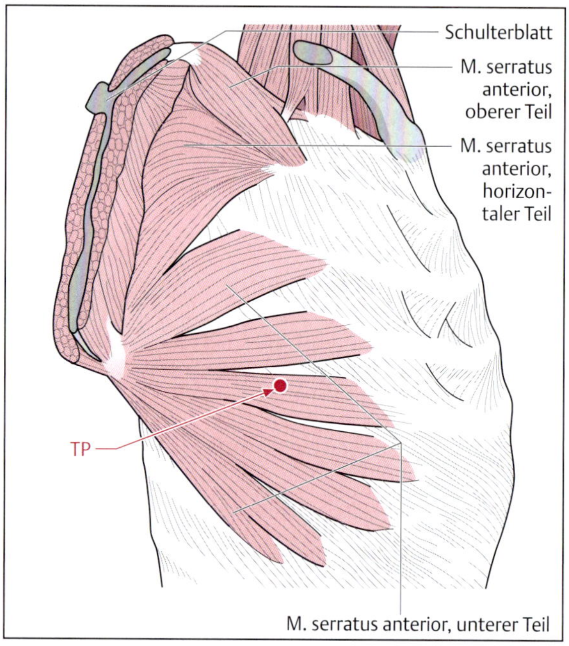

Abb. 19.**79**

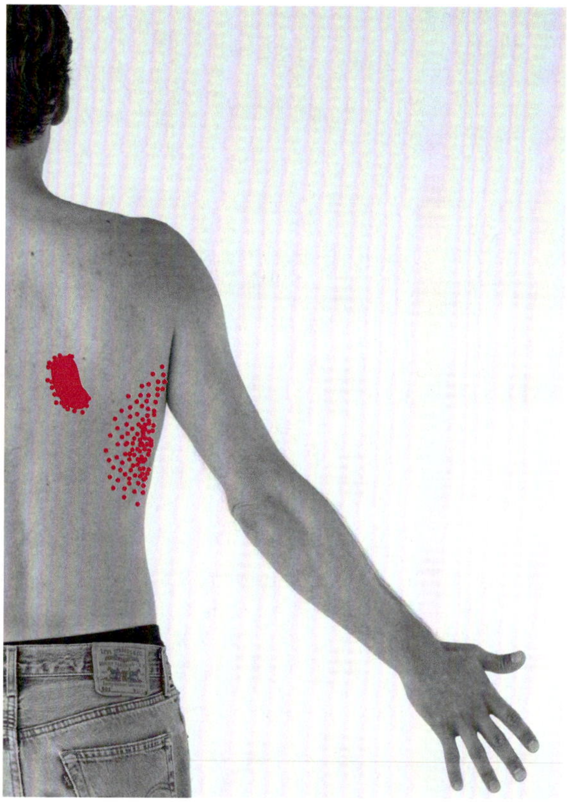

Abb. 19.**80**

M. serratus anterior (Abb. 19.**79**–19.**82**)

Ursprung

Rippen 1–9 und Interkostalräume im Bereich der Linea medioclavicularis

Ansatz

Margo medialis scapulae

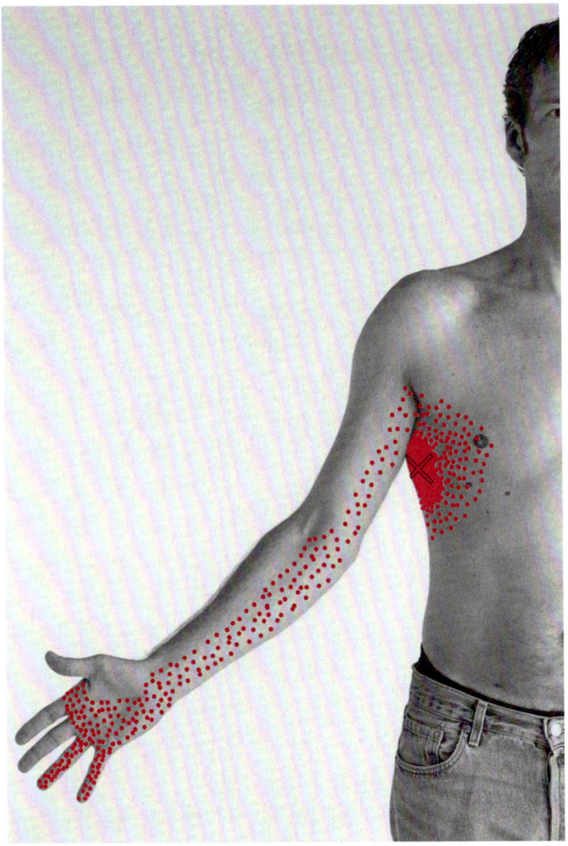

◁ Abb. 19.**81**

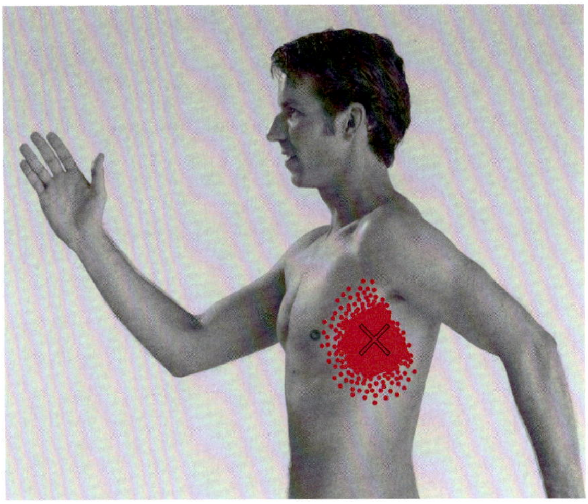

Abb. 19.**82**

Funktion

- Zieht die Skapula nach ventrolateral
- Einatemhilfsmuskel

Innervation

- N. thoracicus longus (C 5–7)
- Interkostalnerven

Lage des Triggerpunkts

Im Muskelstrahl, der an der fünften oder sechsten Rippe entspringt, nahe der mittleren Axillarlinie

Schmerzausstrahlung

- Anterolateral im mittleren Brustbereich
- Medial des unteren Skapulawinkels
- Medialer Ober- und Unterarm
- Handfläche mit den Fingern 4 und 5

Vertiefte Atmung, z. B. durch Sport, kann die Schmerzen in Form von Seitenstechen hervorrufen.

Assoziierte innere Organe

Herz

M. erector spinae (Abb. 19.**83**–19.**85**)

M. iliocostalis

Ursprung

- Os sacrum
- Crista iliaca
- Processi spinosi der LWS
- Fascia thoracolumbalis
- Angulus costae

Ansatz

Kranial und kaudal an den Processi transversi der mittleren HWS bzw. Rippenwinkel für den lumbalen und thorakalen Bereich

Funktion

- Lateralflexion der WS
- Extension der WS

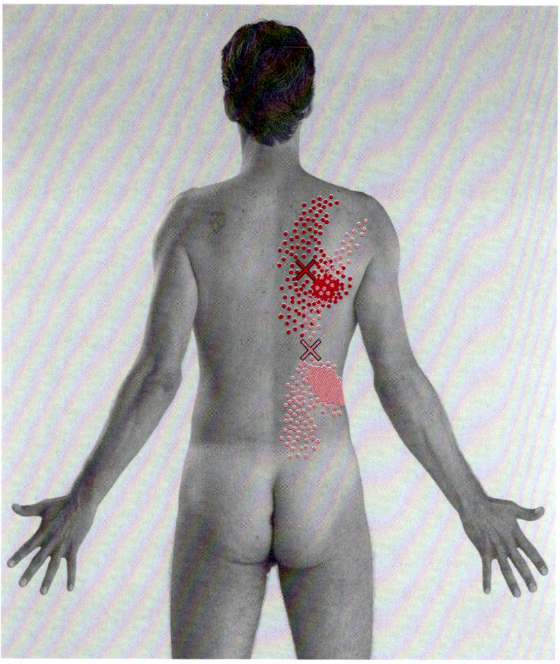

Abb. 19.**83**

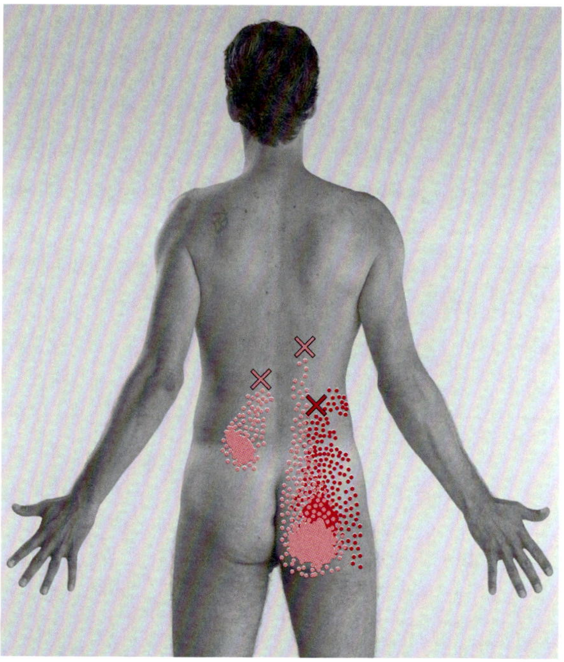

Abb. 19.**84**

Innervation

Dorsale Äste der segmentalen Spinalnerven

M. longissimus

Ursprung

- Processi transversii
- Os sacrum
- Crista iliaca
- Processi spinosi und mamillares der LWS

Ansatz

- Kranial vom Ursprung gelegene Processi transversii
- Processus mastoideus
- Processus costarii und accessorii der Rippen 2–12

Funktion

Extension der WS

Innervation

Dorsale Äste der segmentalen Spinalnerven

M. spinalis

Ursprung

Processi spinosi der WS

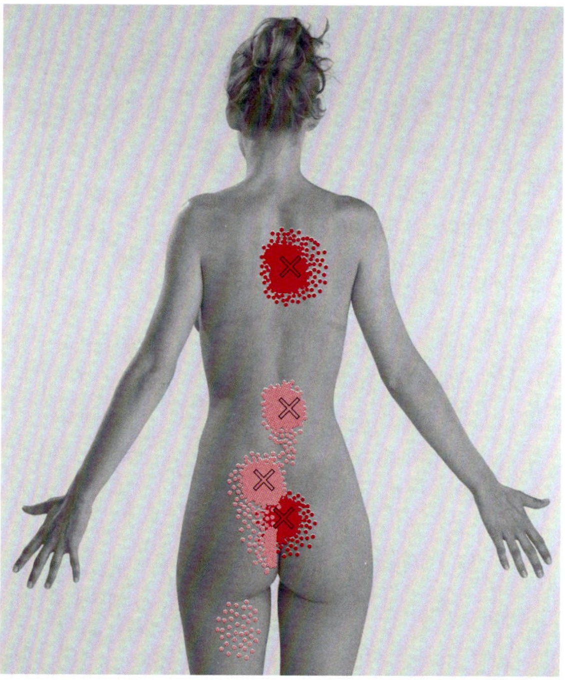

Abb. 19.**85**

Ansatz

Processi spinosi der sechs kranial der Ursprünge gelegenen Wirbel

Funktion

Lateralflexion der WS

Innervation

Dorsale Äste der segmentalen Spinalnerven

Lage des Triggerpunkts

Triggerpunkte können im gesamten Erector spinae verteilt sein. Hilfreich beim Auffinden der Triggerpunkte kann sein, dass die Processi spinosi auf der Höhe hypersensibel sein können, auf der im Erector spinae Triggerpunkte aktiv sind.

Schmerzausstrahlung

Triggerpunkte im M. iliocostalis, mittlerer Thoraxbereich: nach kranial in den Schulterbereich und in die laterale Brustwand

Triggerpunkte im M. iliocostalis, unterer Thoraxbereich: nach kranial über die Skapula, nach vorne ins Abdomen und in die obere LWS

Triggerpunkte im M. iliocostalis, lumbaler Anteil: nach kaudal in den mittleren Pobereich

Triggerpunkte im M. longissimus: in den Glutaealbereich und die ISG-Region

Triggerpunkte im M. spinalis: der Schmerz konzentriert sich um den Triggerpunkt herum.

Assoziierte innere Organe

- Jejunum, Ileum
- Kolon
- Niere
- Harnblase
- Uterus
- Ovar
- Prostata

M. rectus abdominis, M. obliquus internus et externus abdominis, M. transversus abdominis, M. pyramidalis (Abb. 19.86–19.89)

M. rectus abdominis

Ursprung

- Crista pubica
- Symphysis pubica

Ansatz

- Fünfter bis siebter Rippenknorpel
- Rippenbogen, medialer Bereich
- Processus xyphoideus, Hinterfläche

Funktion

- Rumpfflexion
- Bauchpresse
- Forcierte Ausatmung

Innervation

Ventrale Äste der Spinalnerven Th 7–12

M. obliquus internus abdominis

Ursprung

- Fascia thoracolumbalis
- Vordere zwei Drittel der Crista iliaca
- Laterale zwei Drittel des Lig. inguinale

Ansatz

- Rippenbogen
- Lamina anterior et posterior der Rektusscheide
- Sehnig zur Crista pubica und Linea pectinea

Funktion

- Rumpfseitneigung
- Rumpfdrehung zur ipsilateralen Seite (mit kontralateralem Muskel zusammen)

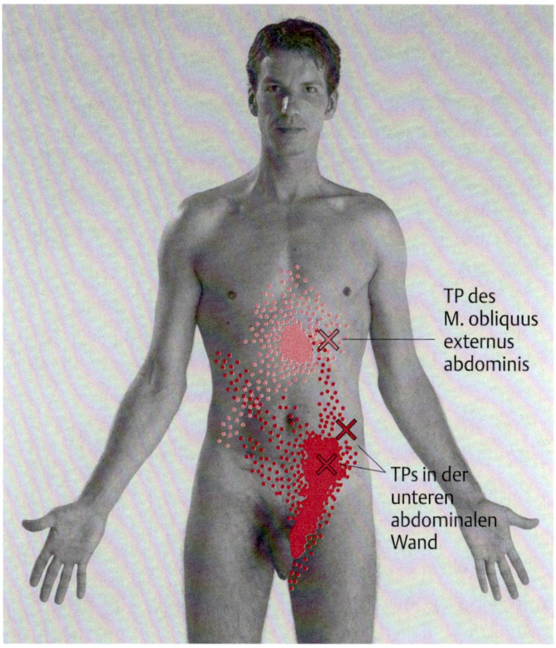

Abb. 19.86

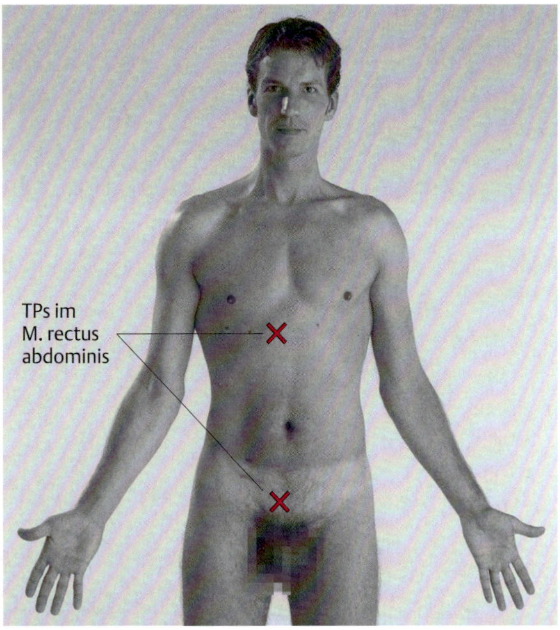

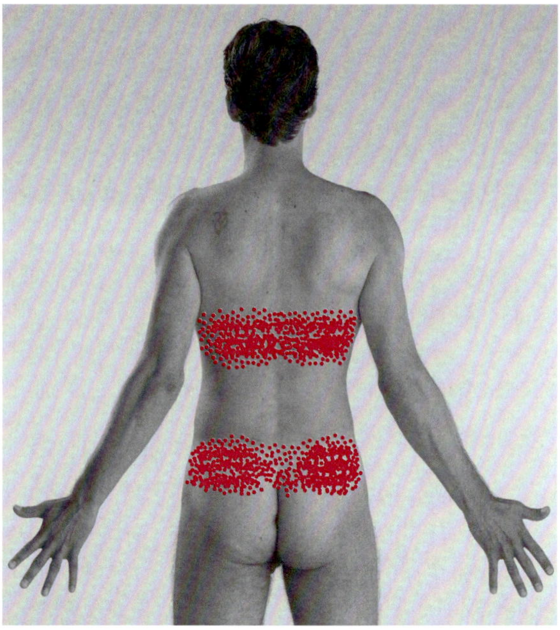

Abb. 19.**87**

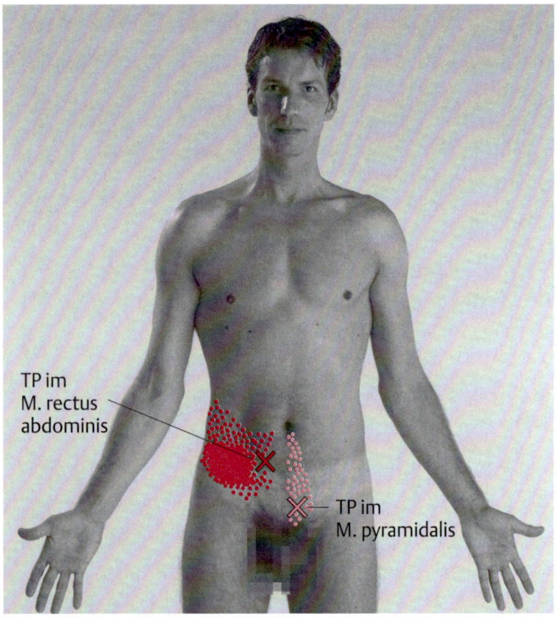

Abb. 19.**88**

- Bauchpresse
- Forcierte Ausatmung
- Verstärkung des Leistenkanals

Innervation

Ventrale Äste der Spinalnerven Th 7–12

M. externus abdominis

Ursprung

Ventrale Außenfläche der Rippen 5–12

Ansatz

- Crista iliaca
- Lig. inguinale
- Tuberculum pubicum
- Crista pubica
- Linea alba

Funktion

- Rumpfseitneigung
- Rumpfdrehung zur kontralateralen Seite (mit kontralateralem Muskel zusammen)
- Bauchpresse
- Forcierte Ausatmung

Innervation

Ventrale Äste der Spinalnerven Th 7–12

M. transversus abdominis

Ursprung

- Innenfläche der unteren Rippen
- Fascia thoracolumbalis
- Vordere zwei Drittel der Crista iliaca
- Äußere Hälfte des Lig. inguinale

Ansatz

- Lamina anterior et posterior der Rektusscheide
- Crista pubica
- Pecten ossis pubis

Funktion

- Bauchpresse
- Forcierte Ausatmung
- Verstärkung des Leistenkanals

Innervation

Ventrale Äste der Spinalnerven Th 7–12

M. pyramidalis

Ursprung

Crista pubica, ventral des Ansatzes des M. rectus abdominis

Ansatz

Linea alba, distal

Funktion

Verstärkung der Rektusscheide

Innervation

N. subcostalis (Th 12)

Bauchmuskeln

Lage des Triggerpunkts

Triggerpunkte findet man in der gesamten Bauchmuskulatur verteilt. Die Abbildungen zeigen eine Auswahl mit häufigen Triggerpunkt-Lokalisationen.

Schmerzausstrahlung

Generell ist festzustellen, dass es eine Vielzahl von Triggerpunkten in den Bauchmuskeln geben kann, denen gemeinsam ist, dass sie in erster Linie Schmerzen lokal um den Triggerpunkt herum generieren. Außerdem verursachen Triggerpunkte in den Bauchmuskeln auch einige viszerale Symptome, z. B. Übelkeit, Erbrechen oder Dysmenorrhöe. Eine weitere Besonderheit charakterisiert die Bauchmuskeltriggerpunkte: die ausstrahlenden Schmerzen überqueren die Mittellinie.

Dennoch lassen sich einige typische Schmerzmuster für die Bauchmuskeln definieren:

Triggerpunkte des **M. externus abdominis**, Rippenanteil:

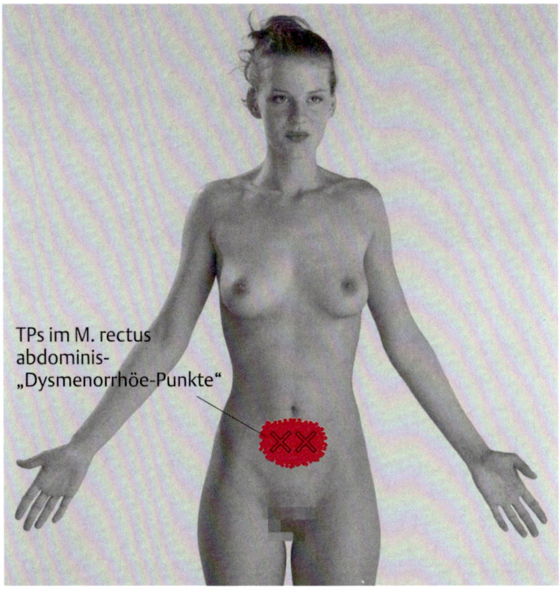

Abb. 19.**89**

- „Herzschmerzen"
- Symptome ähnlich einer Hiatushernie
- Epigastrischer Schmerz, der auf andere Abdomenbezirke übergreift

Triggerpunkte der **unteren abdominalen Wand** (alle Bauchwandmuskeln):
- Schmerzen in der Leiste und den Hoden bzw. Labien
- Andere Abdomenabschnitte

Triggerpunkte entlang des oberen Rands des Os pubis und der lateralen Hälfte des Leistenbands (**M. internus und M. rectus abdominis**):
- Schmerzen im Bereich der Harnblase bis hin zu Harnblasenkrämpfen
- Leistenschmerz
- Harnverhalt

Triggerpunkte im **M. transversus abdominis**, nahe des Rippenansatzes:
- Oberes Abdomen zwischen den Rippenbögen

Triggerpunkte im **M. rectus abdominis**, oberhalb des Bauchnabels:
- Schmerzhaftes Band quer über den Rücken in Höhe des thorakolumbalen Übergangs

Triggerpunkte im **M. rectus abdominis**, auf Höhe des Bauchnabels am lateralen Rand des Muskels:
- Abdominale Krämpfe und kolikartige Schmerzen
- Schmerzen in der ventralen Bauchwand ohne festes Muster

Triggerpunkte im **M. rectus abdominis**, unterhalb des Bauchnabels:
- Dysmenorrhöe

- Schmerzhaftes Band quer über den Rücken in Höhe des Sakrums

Triggerpunkt im **M. pyramidalis**:
- Zwischen der Symphyse und dem Bauchnabel, nahe der Medianlinie

Assoziierte innere Organe

- Leber
- Gallenblase
- Magen
- Pankreas
- Milz
- Duodenum
- Jejunum, Ileum
- Kolon
- Nieren
- Uterus
- Ovar

Das akute Abdomen imponiert durch einen Hartspann der Bauchwand. Dies kann als segmentaler viszerosomatischer Reflex erklärt werden: Die Bauchmuskeln reagieren mit einem ruhig stellenden Hypertonus auf die peritoneale Reizung des segmental zugeordneten Organs.

Nach Abheilen der organischen Erkrankung bleiben regelmäßig Triggerpunkte in den Bauchmuskeln bestehen.

19.5 Muskeln des unteren Rumpfschmerzes

M. quadratus lumborum (Abb. 19.**90**–19.**92**)

Ursprung

Unterrand der zwölften Rippe

Ansatz

- Processi costales von LWK 1–4
- Lig. iliolumbale
- Hinteres Drittel der Crista iliaca

Funktion

- Lateralflexion des Rumpfs
- Fixierung der zwölften Rippe während der Atmung

Innervation

Ventrale Äste der Spinalnerven Th 12–L 3

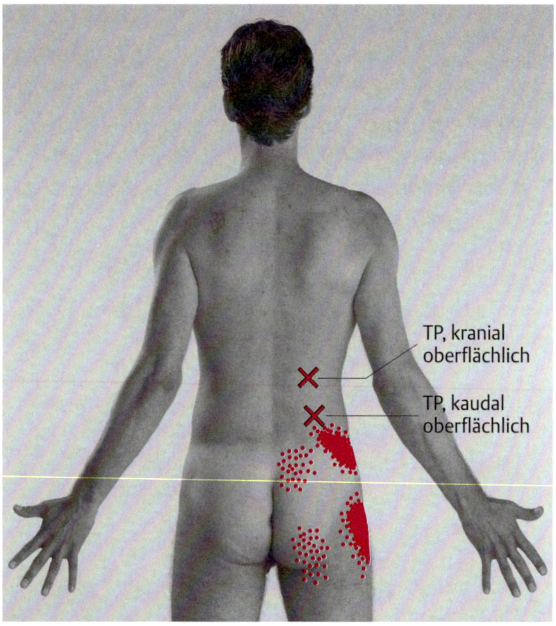

Abb. 19.**90**

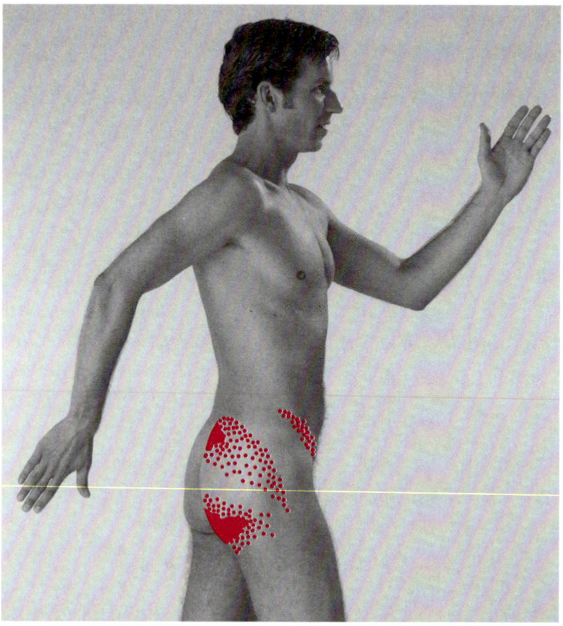

Abb. 19.**91**

Lage des Triggerpunkts

Zur leichteren Palpation legt man den Patienten mit einem zusammengerollten Handtuch in der Taille auf die kontralaterale Seite, so dass eine Seitneigung der Wirbelsäule von dem zu palpierenden Muskel weg resultiert. Der oben liegende Arm wird in maximale Abduktion gelegt, das oben liegende Bein gestreckt, während das unten liegende Bein leicht flektiert wird. Die gewünschte Seitneigung wird so verstärkt.

Nach Triggerpunkten palpiert man folgende Bezirke des Muskels:

- Im Winkel oberhalb der Crista iliaca und lateral des M. erector spinae
- Entlang der Crista iliaca
- Im Winkel zwischen der zwölften Rippe und des M. erector spinae

Die oberflächlichen Triggerpunkte findet man in den lateralen Bereichen des Muskels, einmal unterhalb der zwölften Rippe und einmal oberhalb der Crista iliaca.

Die tiefen Triggerpunkte sind zum einen oberhalb der Crista iliaca zwischen den Processi costales des vierten und fünften Lendenwirbels und zum anderen auf Höhe des Processus costalis des dritten Lendenwirbels in den medialen Bezirken des Muskels zu finden.

Schmerzausstrahlung

- Kranialer oberflächlicher Triggerpunkt: entlang der Crista iliaca, manchmal bis in die Leiste und den unteren lateralen Abdomenbereich
- Kaudaler oberflächlicher Triggerpunkt: um den Trochanter herum, teilweise in den lateralen Oberschenkel ziehend

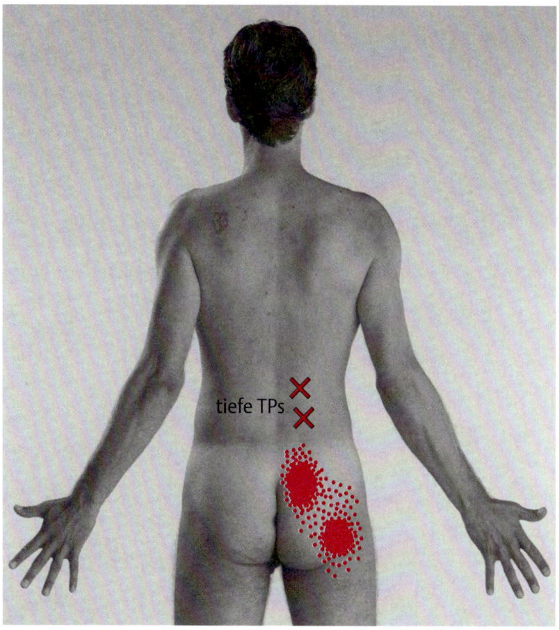

Abb. 19.**92**

- Kranialer tiefer Triggerpunkt: in den Bereich des Iliosakralgelenks
- Kaudaler tiefer Triggerpunkt: kaudaler Po

Assoziierte innere Organe

- Jejunum, Ileum
- Kolon
- Nieren
- Harnblase
- Uterus, Adnexe, Prostata

M. iliopsoas (Abb. 19.**93**–19.**95**)

M. iliacus

Ursprung

Fossa iliaca

Ansatz

Trochanter minor femoris

Funktion

- Flexion im Hüftgelenk
- Außen- und Innenrotation im Hüftgelenk

Innervation

N. femoralis (L 2–3)

M. psoas major

Ursprung

- Processi transversi der LWK 1–5
- BWK 12–LWK 5 und die Bandscheiben unterhalb von BWK 12

Ansatz

Trochanter minor femoris

Funktion

- Flexion im Hüftgelenk
- Außen- und Innenrotation im Hüftgelenk
- Abduktion im Hüftgelenk
- Extension und Lateralflexion der LWS

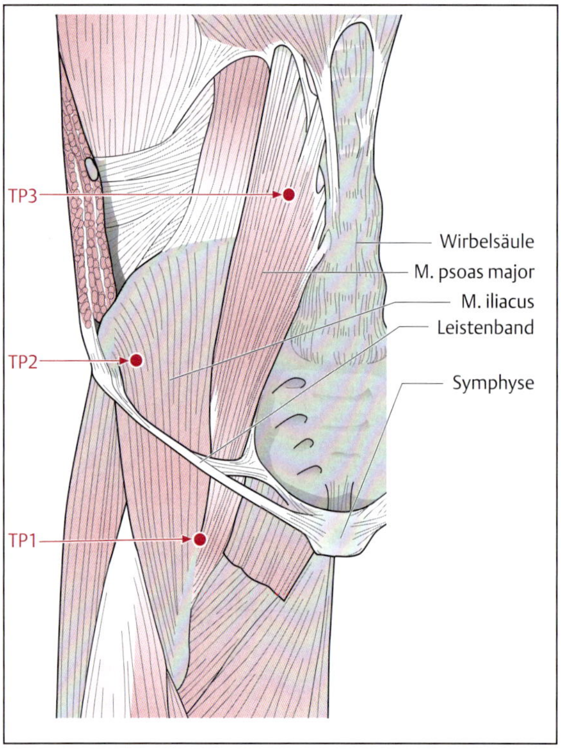

Abb. 19.**93**

Innervation

Ventrale Äste der Spinalnerven L 1–L 2

M. psoas minor

Ursprung

BWK 12–LWK 1 einschließlich Bandscheibe

Ansatz

Fascia iliaca

Funktion

Rumpfbeugung (schwach)

Innervation

Ventraler Ast des Spinalnerven L 1

Lage des Triggerpunkts

TP 1 Laterale Begrenzung des Trigonum femorale
TP 2 In der Fossa iliaca auf Höhe der SIAS
TP 3 Lateral des M. rectus abdominis und unterhalb des Bauchnabels palpiert man erst vorsichtig nach posterior und dann nach medial, um den M. psoas major gegen die Wirbelsäule zu komprimieren

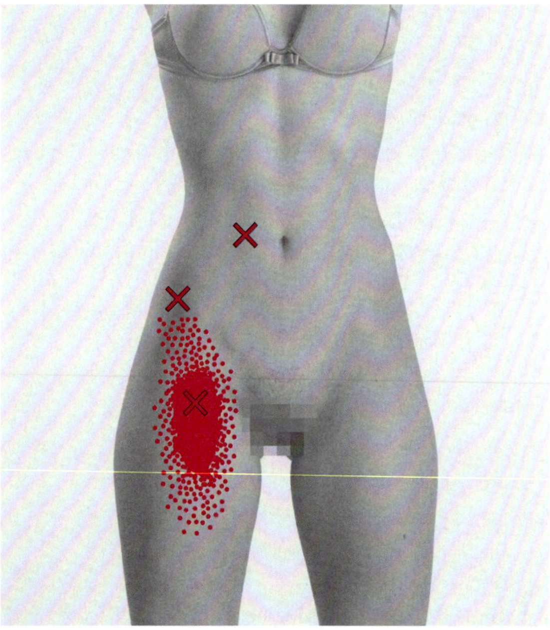

Abb. 19.**94**

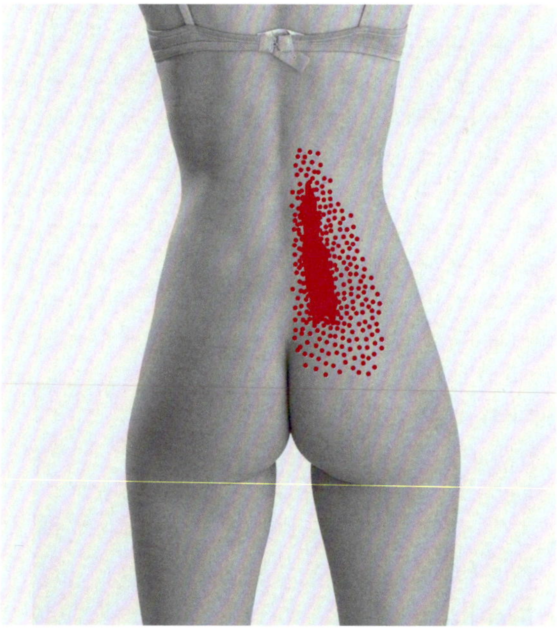

Abb. 19.**95**

Schmerzausstrahlung

- Hauptsächlich in der LWS ipsilateral entlang der Wirbelsäule bis zum Iliosakralgelenk und zum oberen bis mittleren Pobereich
- Leiste und anteromedialer Oberschenkel

Assoziierte innere Organe

- Kolon
- Nieren
- Harnblase
- Uterus, Adnexe, Prostata

Muskeln des Beckenbodens (Abb. 19.**96**, 19.**97**)

M. obturatorius internus

Ursprung

- Innenfläche der Membrana obturatoria
- Mediokaudaler Knochenrand des Foramen obturatorium

Ansatz

Fossa trochanterica

Funktion

- Stabilisierung des Hüftgelenks
- Außenrotation im Hüftgelenk

Innervation

N. obturatorius (L 5–S 2)

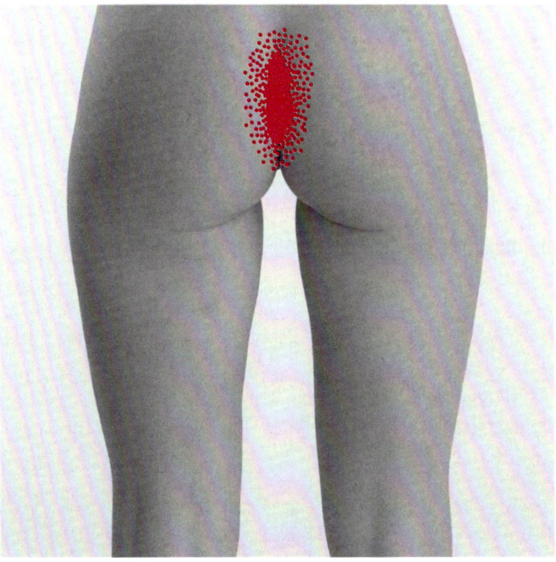

Abb. 19.**96**

M. sphincter ani externus

Ursprung

Ringförmiger Schließmuskel

Ansatz

Perianal im subkutanen, oberflächlichen und tiefen Bindegewebe

Funktion

Verschluss des Analkanals (Stuhlkontinenz)

Innervation

N. pudendus (S 2–4)

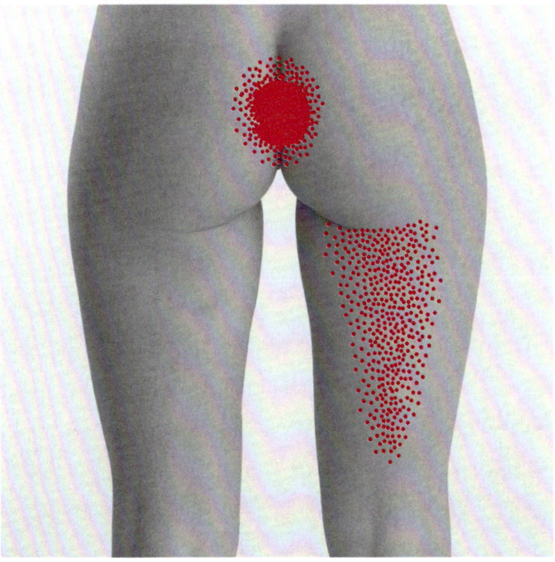

Abb. 19.**97**

M. levator ani

Ursprung

- Hinterfläche des Os pubis
- Arcus tendineus musculi levatoris ani
- Spina ischiadica

Ansatz

- Lig. anococcygeum
- Schlingenförmig zum Rektum

Funktion

- Verstärkung des Beckenbodens
- Kontinenzerhaltung

Innervation

Ventrale Äste der Spinalnerven S 3–4

M. coccygeus

Ursprung

- Lig. sacrospinale
- Spina ischiadica

Ansatz

- Lig. anococcygeum
- Os coccygis

Funktion

Verstärkung des Beckenbodens

Innervation

Ventrale Äste der Spinalnerven S 4–5

Lage des Triggerpunkts

Triggerpunkte sind durch rektale, vaginale oder Beckenbodenpalpation zu befunden.

Schmerzausstrahlung

- Os coccygis
- Kaudales Sakrum
- Anusbereich
- Dorsaler Oberschenkel (M. obturator internus)

Assoziierte innere Organe

- Rektum
- Harnblase
- Uterus, Adnexe, Prostata

M. glutaeus maximus (Abb. 19.**98**, 19.**99**)

Ursprung

- Außenfläche der Ala ossis illii hinter der Linea glutaea posterior
- Hinteres Drittel der Crista iliaca
- Fascia thoracolumbalis
- Os sacrum
- Lig. sacrotuberale
- Os coccygis

Ansatz

- Tuberositas glutaea femoris
- Tractus iliotibialis (zieht zum Condylus lateralis tibiae)

Funktion

- Extension im Hüftgelenk
- Außenrotation im Hüftgelenk

Innervation

N. glutaeus inferior (L 5–S 2)

Lage des Triggerpunkts

Gute Palpation der Triggerpunkte erreicht man in Seitlage mit der zu untersuchenden Seite oben liegend und die Beine leicht flektiert.

TP 1 Etwa am oberen Ende der Glutaealfalte nicht weit des Ansatzes des Muskels am Sakrum
TP 2 Etwas kranial des Tuber ischiadicum
TP 3 An der mediokaudalen Begrenzung des Muskels – am kaudalen Ende der Glutaealfalte – gut mit kneifender Palpation zu ertasten.

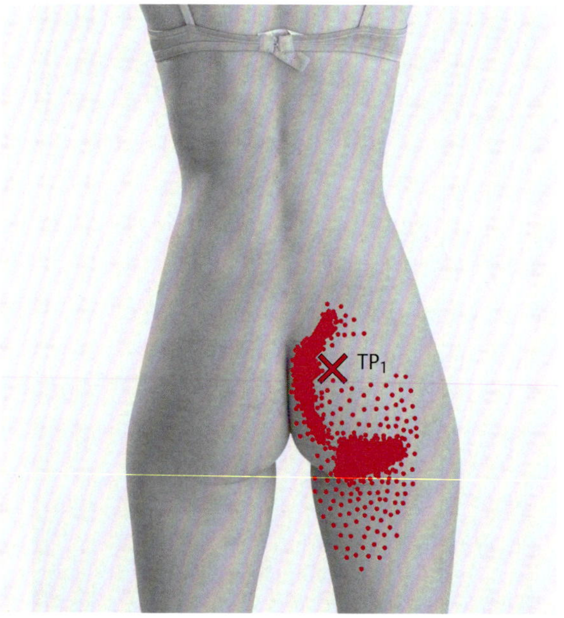

Abb. 19.**98**

Schmerzausstrahlung:

TP 1 Vom Iliosakralgelenk entlang der Glutaealfalte in den kaudalen Muskelbereich und den beginnenden posterioren Oberschenkel

TP 2 Über den gesamten Muskel mit Betonung auf das kaudale Sakrum, den lateralen Bereich unterhalb der Crista iliaca und den kaudalen Po: Der Schmerz wir z. T. in der Tiefe empfunden, als ob die kleinen Glutäen schmerzen würden. Keine Schmerzausstrahlung in das Steißbein.

TP 3 Os coccygis und mediokaudaler Muskelbereich

Assoziierte innere Organe

Keine

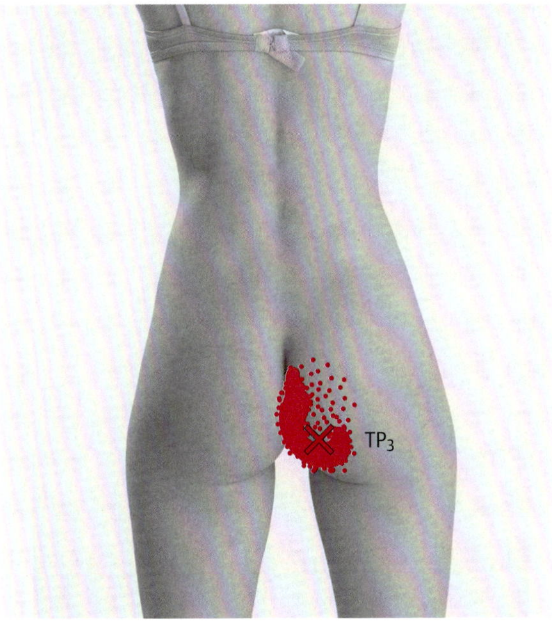

Abb. 19.**99**

M. glutaeus medius (Abb. 19.**100**–19.**102**)

Ursprung

Außenfläche des Os ilium (zwischen Linea glutaea anterior und posterior)

Ansatz

Trochanter major (dorsolateral)

Funktion

- Abduktion im Hüftgelenk
- Innenrotation im Hüftgelenk (ventraler und lateraler Anteil)
- Außenrotation im Hüftgelenk (dorsaler und medialer Anteil)
- Horizontale Stabilisierung des Beckens in der Spielbeinphase des Gehens

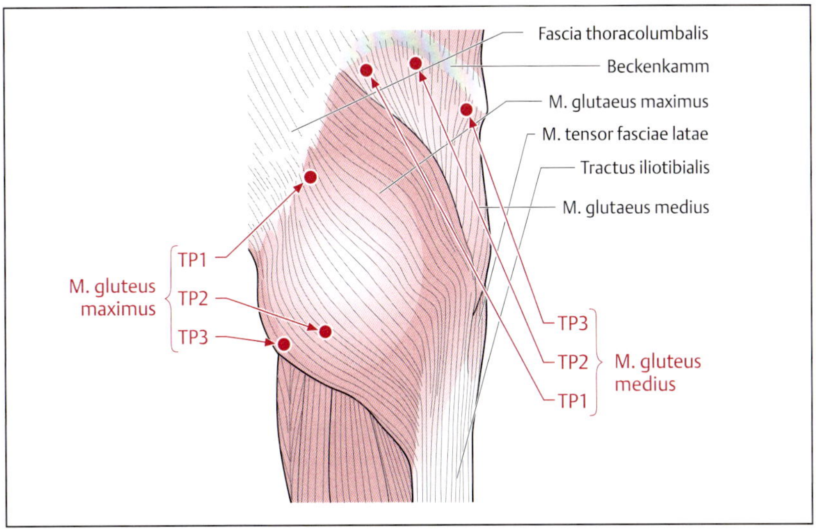

Abb. 19.**100**

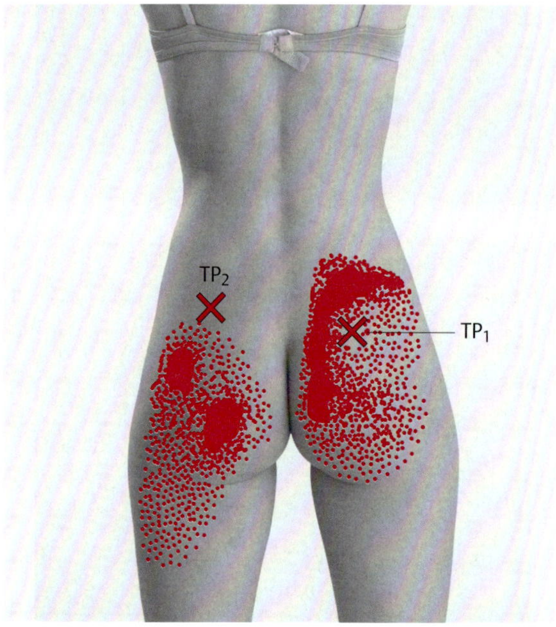

Abb. 19.**101**

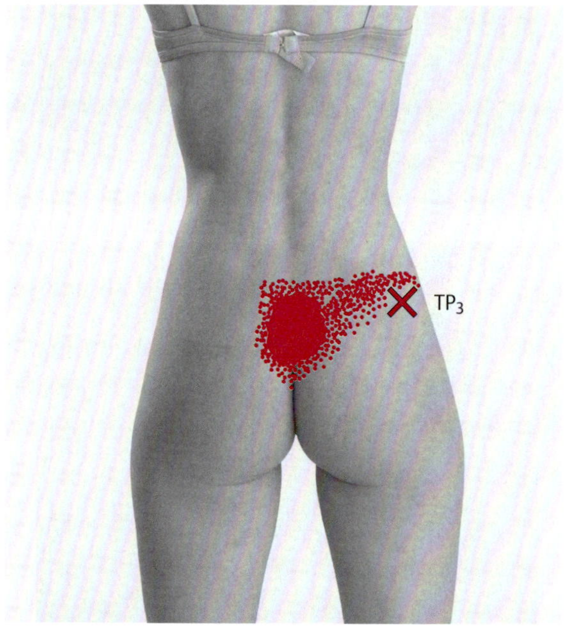

Abb. 19.**102**

Innervation

N. glutaeus superior (L 4–S 1)

Lage des Triggerpunkts

Die Triggerpunkte werden in kontralateraler Seitlage mit flektierten Beinen palpiert.

TP 1 Im posterioren Muskelbauch nicht weit unterhalb der Crista iliaca und in der Nähe des Iliosakralgelenks.

TP 2 Unmittelbar unterhalb der Crista iliaca etwa in der Mitte ihres Verlaufs.

TP 3 Er ist ebenfalls unmittelbar unterhalb der Crista iliaca zu finden, allerdings etwas weiter ventral in der Nähe der SIAS.

Schmerzausstrahlung

TP 1 Der Schmerz strahlt vom posterioren Bereich der Crista iliaca über das Iliosakralgelenk und das Sakrum in den gesamten Po hinein.

TP 2 Die Schmerzprojektion zieht sich über den lateralen und mittleren Glutaealbereich bis in den posterioren und lateralen proximalen Oberschenkel.

TP 3 Entlang der Crista iliaca und des unteren Lumbalbereichs strahlt der Schmerz, besonders in das Sakrum.

Assoziierte innere Organe

Keine

M. glutaeus minimus (Abb. 19.**103**, 19.**104**)

Ursprung

Außenfläche des Os ilium (zwischen Linea glutaea anterior und posterior)

Ansatz

Trochanter major (ventral)

Funktion

- Abduktion im Hüftgelenk
- Innenrotation im Hüftgelenk (ventraler und lateraler Anteil)
- Horizontale Stabilisierung des Beckens in der Spielbeinphase des Gehens

Innervation

N. glutaeus superior (L 4–S 1)

Lage des Triggerpunkts

Anteriore Triggerpunkte: sie werden auf Höhe der SIAS, aber etwas weiter unterhalb der Crista iliaca als bei dem M. glutaeus medius im Muskel gefunden.

Posteriore Triggerpunkte: man findet sie im gesamten Muskel am oberen Rand seines Ursprungs.

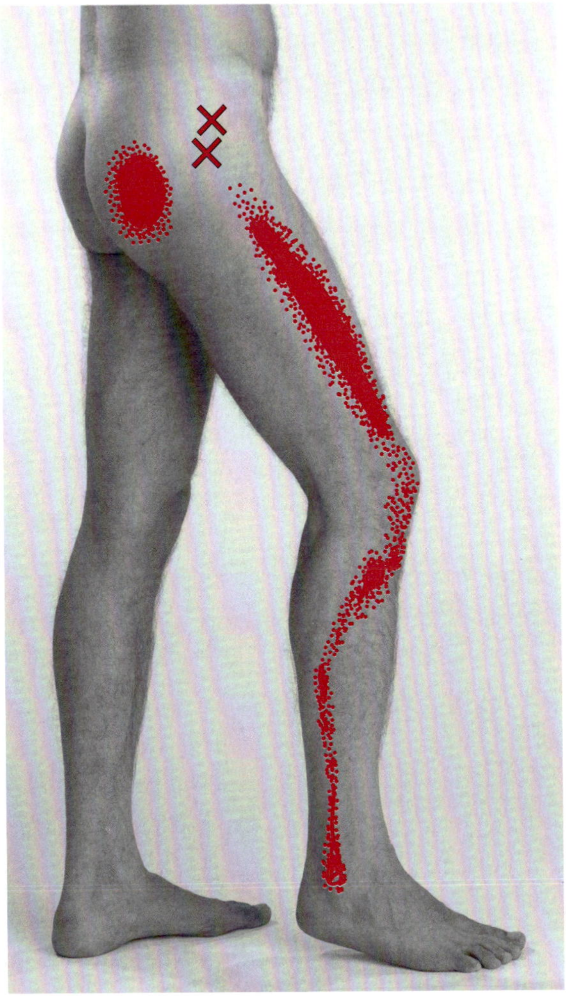

Abb. 19.**103**

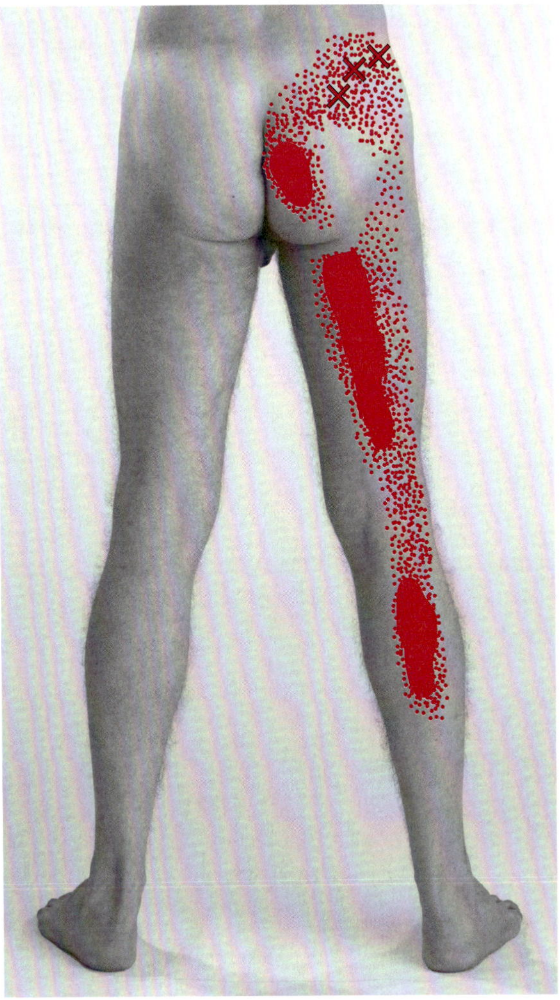

Abb. 19.**104**

Schmerzausstrahlung

Anteriore Triggerpunkte: Schmerz wird in den unteren und lateralen Po, den lateralen Oberschenkel, Knie und Unterschenkel projiziert.

Posteriore Triggerpunkte: über den gesamten Po, besonders kaudal-medial, und weiter gehend in den posterioren Oberschenkel, die Kniekehle und das proximale Drittel des Unterschenkels ziehend.

Assoziierte innere Organe

Keine

M. piriformis (Abb. 19.**105**, 19.**106**)

Ursprung

Facies pelvina ossis sacri im Bereich der Foramina sacralia pelvina 2–4

Ansatz

Trochanter major

Funktion

- Außenrotation im Hüftgelenk
- Innenrotation im Hüftgelenk bei 90° flektierter Hüfte
- Abduktion im Hüftgelenk bei 90° flektierter Hüfte

Innervation

Ventrale Äste der Spinalnerven S 1–2

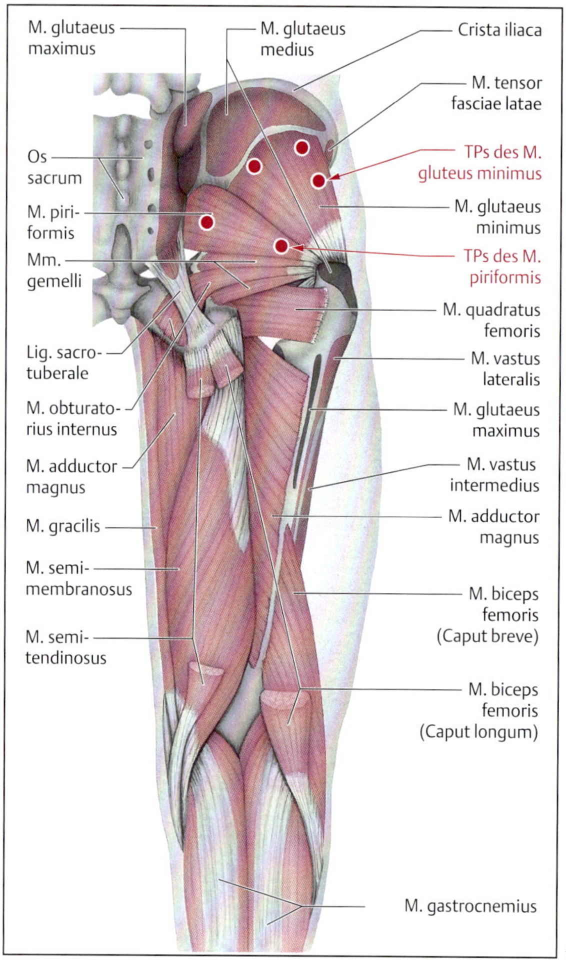

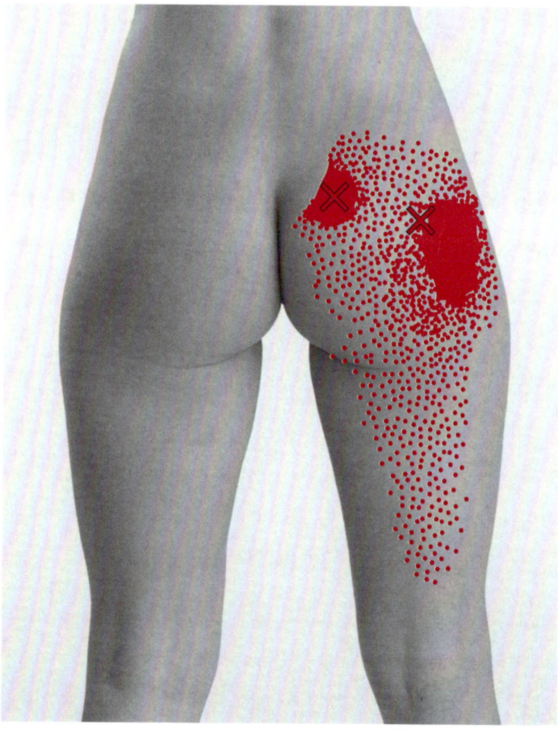

Abb. 19.**106**

◁ Abb. 19.**105**

Lage des Triggerpunkts

Als Hilfslinie für die Lokalisation der Triggerpunkte verbindet man das proximale Ende des Trochanter major mit dem Punkt des Sakrums, der mit dem Ilium korrespondiert. Der obere Rand des M. piriformis liegt in etwa auf dieser Linie.

TP 1 Teilt man die beschriebene Hilfslinie in Drittel, so liegt dieser Triggerpunkt etwas lateral des Übergangs vom mittleren zum lateralen Drittel.

TP 2 Am medialen Ende der Hilfslinie gelegen.

Schmerzausstrahlung

- Iliosakralgelenk
- Gesamter Glutaealbereich
- Dorsale zwei Drittel des Oberschenkels

Assoziierte innere Organe

- Harnblase
- Sigmoid
- Rektum
- Uterus, Ovarien, Adnexe, Prostata

19.6 Muskeln des Hüft-, Oberschenkel- und Knieschmerzes

M. tensor fasciae latae (Abb. 19.107)

Ursprung

Crista iliaca zwichen Tuberculum iliacum und SIAS (Außenfläche)

Ansatz

Über den Tractus iliotibialis an der Vorderfläche des Condylus lateralis tibiae

Funktion

- Abduktion im Hüftgelenk
- Stabilisierung des Knies in Extension

Innervation

N. glutaeus superior (L 4–S 1)

Lage des Triggerpunkts

Am vorderen Rand des Muskels im proximalen Drittel

Schmerzausstrahlung

- Hüftgelenk
- Anterolateraler Oberschenkel unter Umständen bis zum Knie

Assoziierte innere Organe

Keine

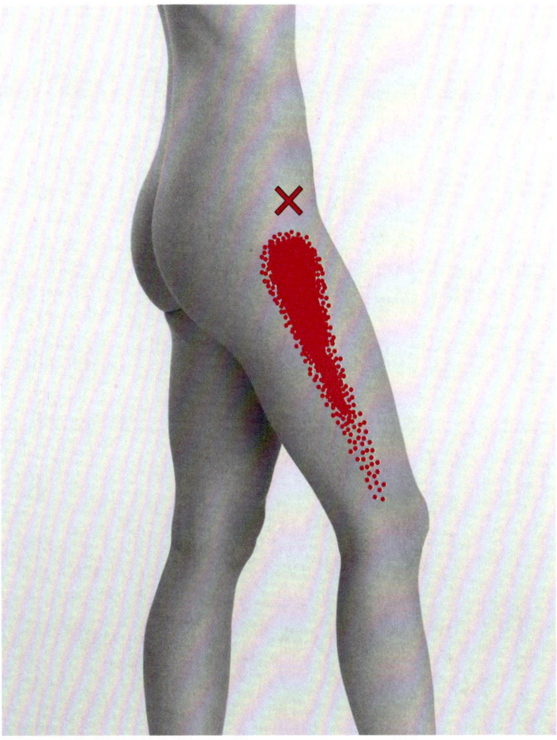

Abb. 19.**107**

M. sartorius (Abb. 19.108, 19.109)

Ursprung

Etwas unterhalb der SIAS

Ansatz

Tuberositas tibiae, medialer Rand

Funktion

- Flexion im Hüftgelenk
- Abduktion im Hüftgelenk
- Außenrotation im Hüftgelenk
- Flexion im Kniegelenk
- Innenrotation im Kniegelenk

Innervation

N. femoralis (L 3–4)

Lage des Triggerpunkts

TP 1–3 liegen im Verlauf des Muskels von proximal nach distal.

Schmerzausstrahlung

Ventraler und medialer Oberschenkel (im Verlauf des Muskels)

Assoziierte innere Organe

Keine

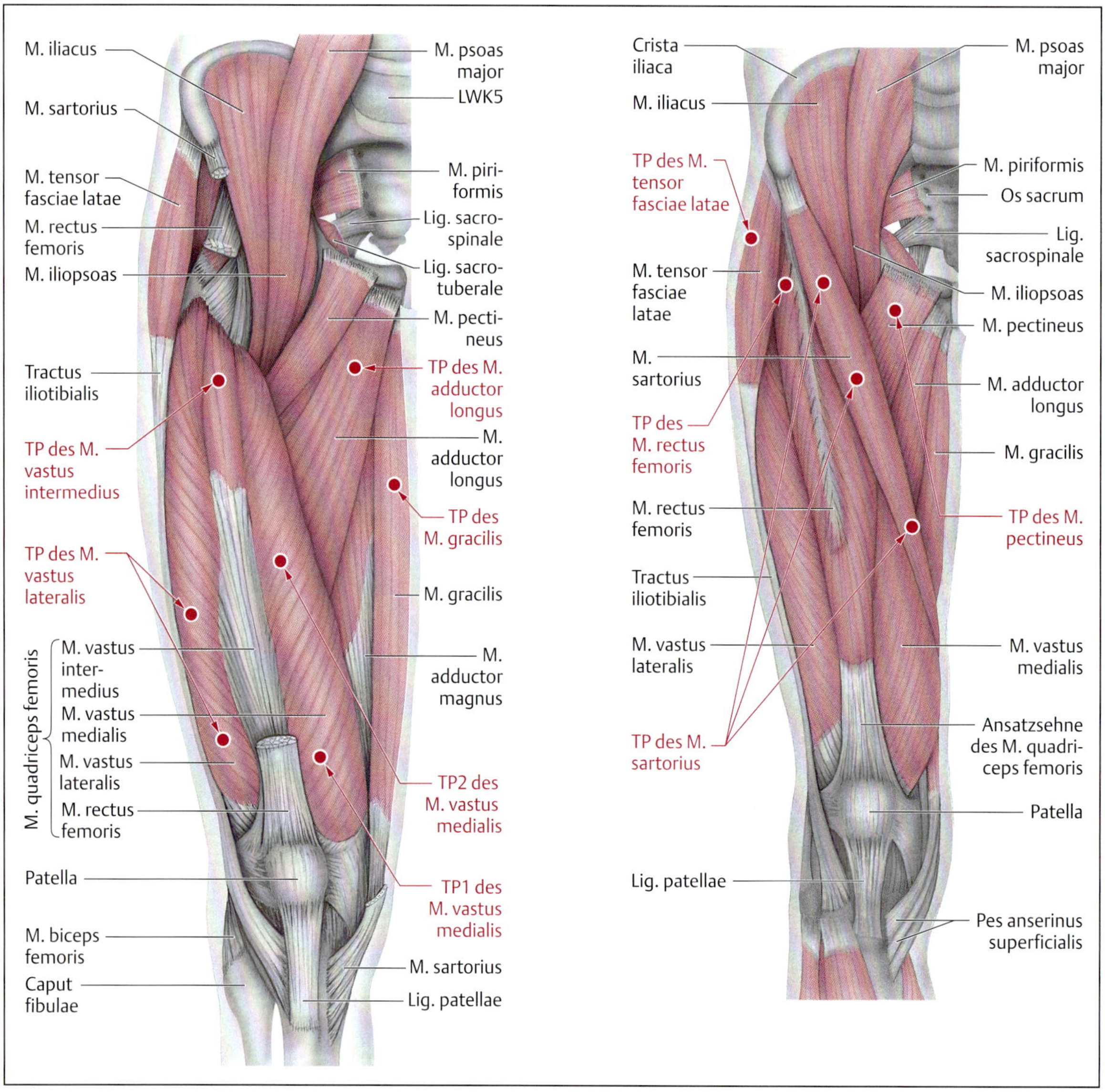

Abb. 19.**108**

M. pectineus

Ursprung

- Pecten ossis pubis
- Ramus superior ossis pubis

Ansatz

Linea pectinea unterhalb des Trochanter major

Funktion

- Flexion im Hüftgelenk
- Adduktion im Hüftgelenk
- Innenrotation im Hüftgelenk

Innervation

- N. femoralis (L 2–3)
- Manchmal auch N. obturatorius (L 2–3)

Lage des Triggerpunkts

Distal des Ramus superior ossis pubis (s. Abb. 19.**109**)

Schmerzausstrahlung

Tiefer Leistenschmerz unmittelbar unterhalb des Lig. inguinale

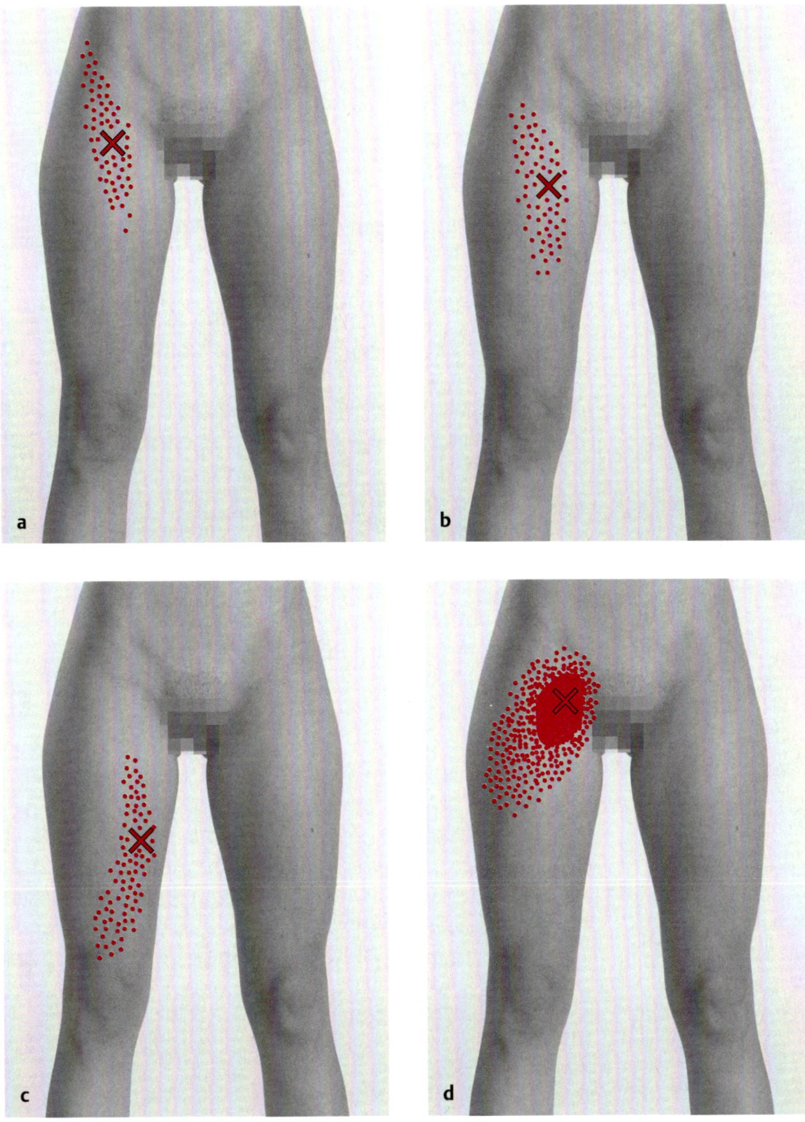

Abb. 19.**109a–d**

Assoziierte innere Organe

- Harnblase
- Uterus, Adnexe, Prostata

M. quadriceps femoris (Abb. 19.**110**–19.**112**)

M. rectus femoris

Ursprung

- SIAI
- Os ilium, kranial des Azetabulums

M. vastus lateralis

Ursprung

- Oberer Abschnitt der Linea intertrochanterica
- Trochanter major
- Labium laterale der Linea aspera
- Linea supracondylaris lateralis
- Septum intermusculare femoris laterale

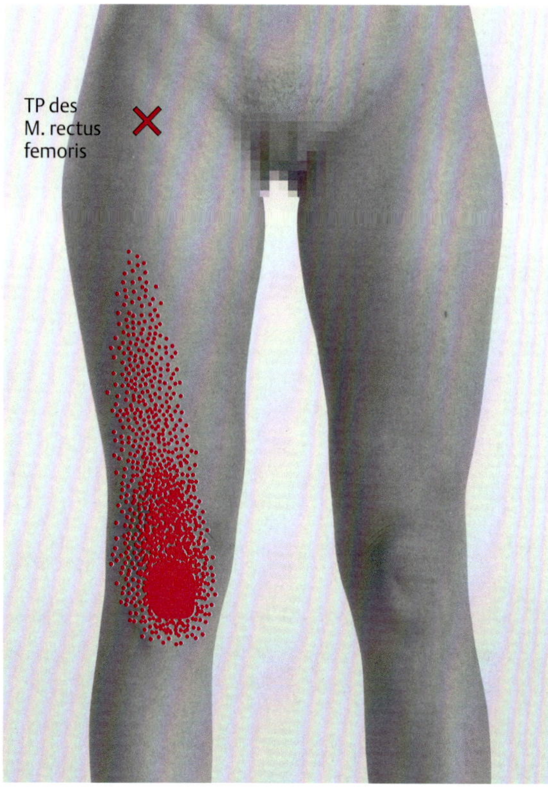

Abb. 19.**110**

M. vastus medialis

Ursprung

- Unterer Abschnitt der Linea intertrochanterica
- Labium mediale der Linea aspera
- Linea spiralis
- Septum intermusculare femoris mediale

M. vastus intermedius

Ursprung

Vorderfläche und Außenfläche des Femurs (bis etwa handbreit oberhalb der Kondylen)

M. rectus femoris, M. vastus lateralis, M. vastus medialis, M. vastus intermedius

Ansatz

- Über die Quadrizepssehne an der Patella
- Über das Lig. patellae an der Tuberositas tibiae

Funktion

- Extension im Kniegelenk
- M. rectus femoris auch Hüftbeugung

Innervation

N. femoralis (L 3–4)

Lage des Triggerpunkts

Triggerpunkt des M. rectus femoris: etwas kaudal der SIAI

Triggerpunkt des M. vastus medialis: man findet ihn am medialen Rand des Muskels. TP 1 liegt weiter distal, etwas oberhalb der Patella und TP 2 ziemlich genau in der Mitte des Oberschenkels.

Triggerpunkt des M. vastus intermedius: Triggerpunkte sind nur schwer zu palpieren, da der Muskel aufgrund seiner tiefen Lage einer digitalen Untersuchung nur schwer zu unterziehen ist. Die Triggerpunkte liegen proximal im Muskelbauch, aber distaler als die Triggerpunkte des M. rectus femoris. Einen Zugang zu diesen Triggerpunkten erhält man durch proximale Palpation des lateralen Rands des M. rectus femoris und einer Palpation von dort aus in die Tiefe des Oberschenkels.

Triggerpunkt des M. vastus lateralis: aufgrund seiner tiefen Lage im Oberschenkel ist eine Palpation der Triggerpunkte sehr schwierig. Sie sind im gesamten Muskelbauch verteilt und zeigen die typische Schmerzausstrahlung nur durch Kompression des Muskels auf den Femur.

(s. auch Abb. 19.**108**)

Schmerzausstrahlung

Triggerpunkt des M. rectus femoris:

- Kniegelenk
- Rund um die Patella
- Medialer Oberschenkel

Triggerpunkt des M. vastus medialis: ventromedialer Knie- (TP 1) und Oberschenkelbereich (TP 2)

Triggerpunkt des M. vastus intermedius: im gesamten ventralen Oberschenkel mit dem Maximum in der Mitte des Oberschenkels

Triggerpunkt des M. vastus lateralis: lateraler Oberschenkel und Kniebereich

Assoziierte innere Organe

Keine

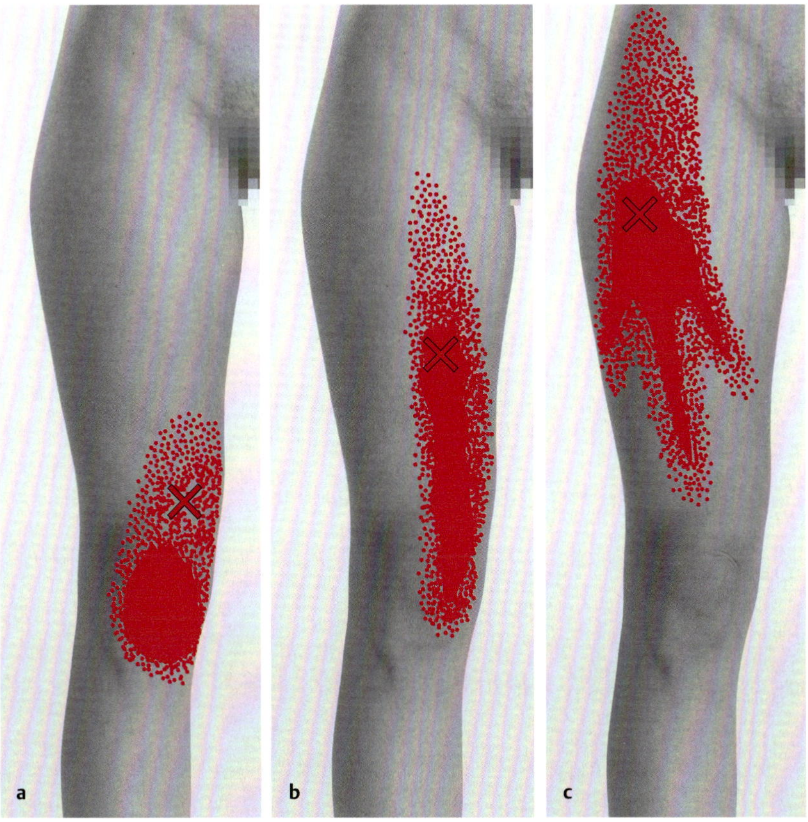

Abb. 19.**111 a–c**

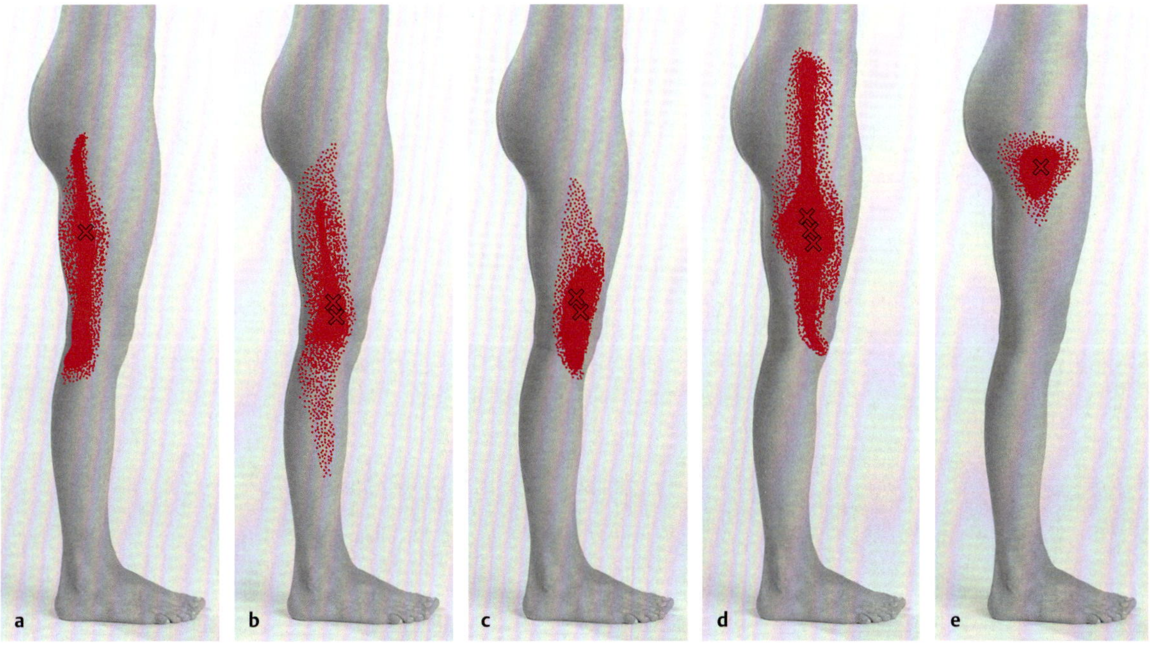

TPs des M. vastus lateralis
Abb. 19.**112 a–e**

M. gracilis, M. adductor longus, brevis et magnus

M. gracilis (Abb. 19.**113**)

Ursprung

Ramus inferior ossis pubis (Außenfläche)

Ansatz

Tibiavorderfläche (unterhalb des M. sartorius)

Funktion

- Adduktion im Hüftgelenk
- Flexion im Kniegelenk
- Innenrotation im Kniegelenk (bei flektiertem Knie)

Innervation

N. obturatorius (L 2–3)

Lage des Triggerpunkts

Im mittleren Drittel des Muskelbauchs

Schmerzausstrahlung

Innenseite des Oberschenkels

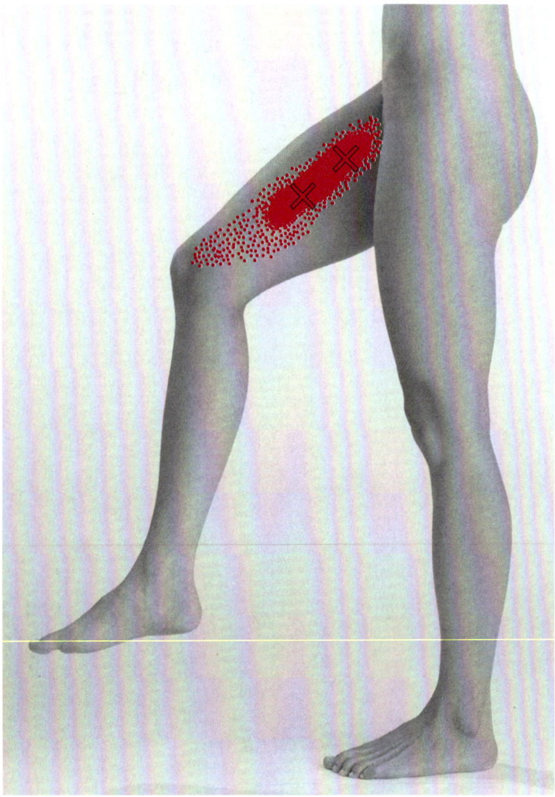

Abb. 19.**113**

Assoziierte innere Organe

- Uterus, Adnexe
- Prostata
- Harnblase

M. adductor longus

Ursprung

- Corpus ossis pubis
- Tuberculum pubicum (unterhalb und medial)

Ansatz

Labium mediale der Linea aspera (distale zwei Drittel)

Funktion

- Adduktion im Hüftgelenk
- Innenrotation im Hüftgelenk

Innervation

N. obturatorius (L 2–3)

M. adductor brevis (Abb. 19.**114**)

Ursprung

Ramus inferior und Corpus ossis pubis

Ansatz

Linea aspera (proximales Drittel)

Funktion

Adduktion im Hüftgelenk

Innervation

N. obturatorius (L 2–3)

Lage des Triggerpunkts

Die Triggerpunkte palpiert man gut, wenn man durch Hüftflexion und -abduktion die Muskeln unter Vorspannung bringt. Der Patient liegt dabei in Rückenlage. Die Triggerpunkte liegen in der proximalen Hälfte der Muskeln.

Schmerzausstrahlung

- Leiste
- Ventromedialer Oberschenkel

- Suprapatellar
- Entlang der Tibiakante

Assoziierte innere Organe

- Uterus, Adnexe
- Prostata
- Hoden
- Harnblase

M. adductor magnus (Abb. 19.**115**)

Ursprung

- Ramus ossis ischii
- Ramus inferior ossis pubis
- Tuber ischiadicum

Ansatz

- Linea aspera bis zur Tuberositas glutaea
- Tuberculum adductorium des Femurs

Funktion

- Extension im Hüftgelenk
- Adduktion im Hüftgelenk
- Innenrotation im Hüftgelenk

Innervation

- N. obturatorius (L 2–4)
- N. tibialis (L 4–S 3)

Lage des Triggerpunkts

TP 1 In der Mitte des Muskels, nahe des Ansatzes an der Linea aspera

TP 2 Nahe des Ursprungs am Os ischium und pubis

(s. Abb. 19.**114**)

Schmerzausstrahlung

TP 1 Leiste und ventromedialer Oberschenkel, nicht ganz bis zum Knie

TP 1 Os pubis, Vagina, Rektum, Harnblase oder andere diffuse Schmerzen im kleinen Becken

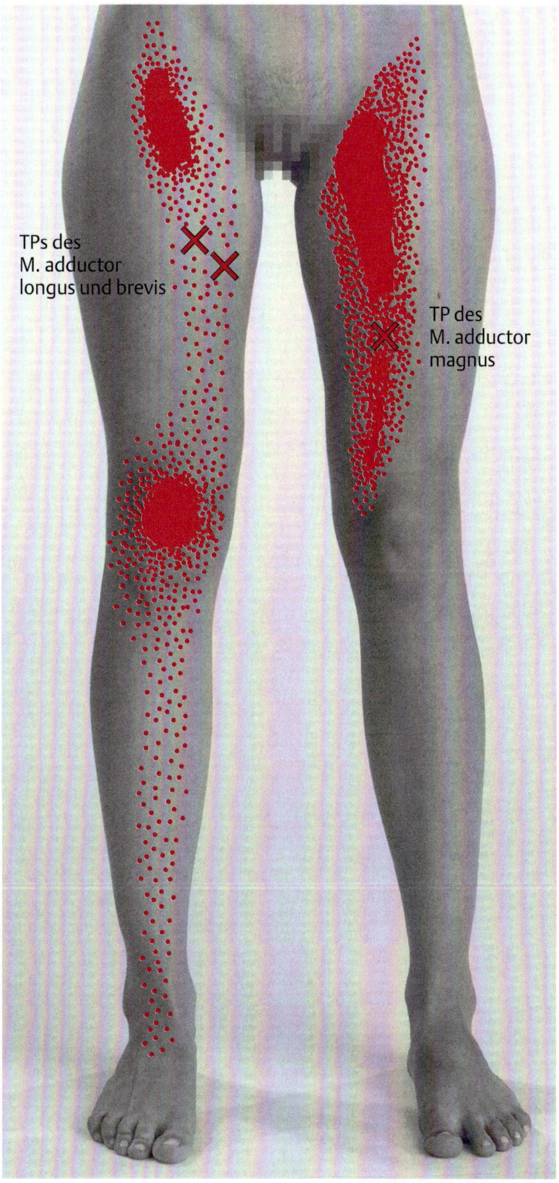

Abb. 19.**114**

Assoziierte innere Organe

- Uterus, Adnexe
- Prostata
- Harnblase

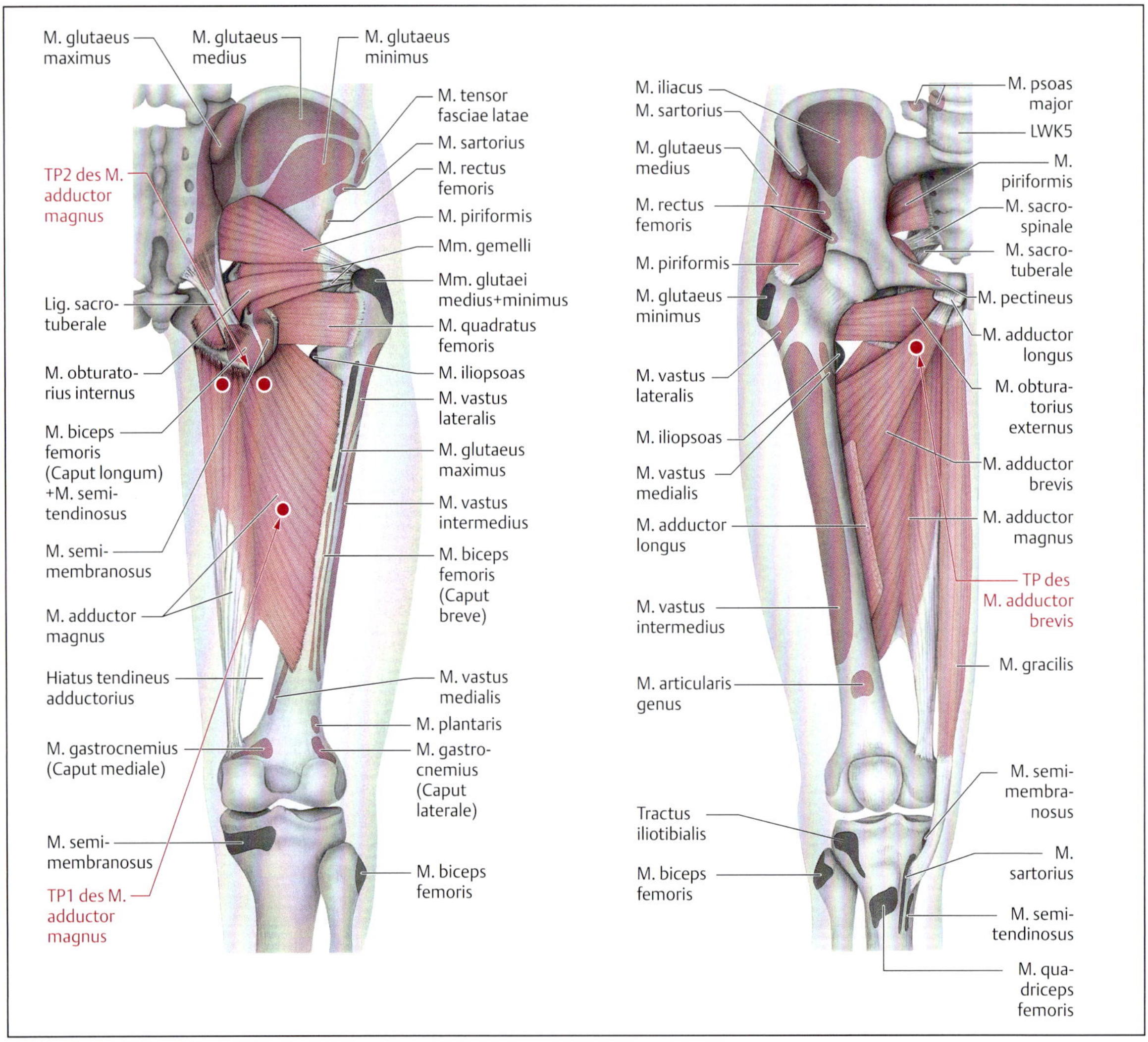

Abb. 19.**115**

M. biceps femoris, M. semitendinosus, M. semimembranosus

M. biceps femoris (Abb. 19.**116**)

Ursprung

- Tuber ischiadicum (Hinterfläche)
- Labium laterale der Linea aspera (mittleres Drittel)

Ansatz

- Apex capitis fibulae
- Linea supracondylaris lateralis femoris
- Lig. collaterale laterale
- Condylus lateralis tibiae

Funktion

- Extension im Hüftgelenk
- Flexion im Kniegelenk
- Außenrotation im Kniegelenk

Innervation

N. tibialis und N. fibularis (L 4–S 3)

Lage des Triggerpunkts

Mehrere Triggerpunkte findet man im mittleren Drittel des posterolateralen Oberschenkels

Schmerzausstrahlung

- Kniekehle (Hauptschmerz)
- Proximaler posterolateraler Unterschenkel
- Posterolateraler Oberschenkel, nicht bis zur Glutaealfalte

Assoziierte innere Organe

Keine

M. semitendinosus (Abb. 19.**117**)

Ursprung

- Tuber ischiadicum (Hinterfläche)

Ansatz

Mediale Tibiafläche (unterhalb des M. gracilis)

Funktion

- Extension im Hüftgelenk
- Flexion im Kniegelenk
- Innenrotation im Kniegelenk

Innervation

N. tibialis (L 5–S 1)

M. semimembranosus

Ursprung

Tuber ischiadicum (Hinterfläche)

Ansatz

- Condylus medialis tibiae
- Lig. popliteum obliquum
- Faszie des M. popliteus

Funktion

- Extension im Hüftgelenk
- Flexion im Kniegelenk
- Innenrotation im Kniegelenk

Innervation

N. tibialis (L 5–S 1)

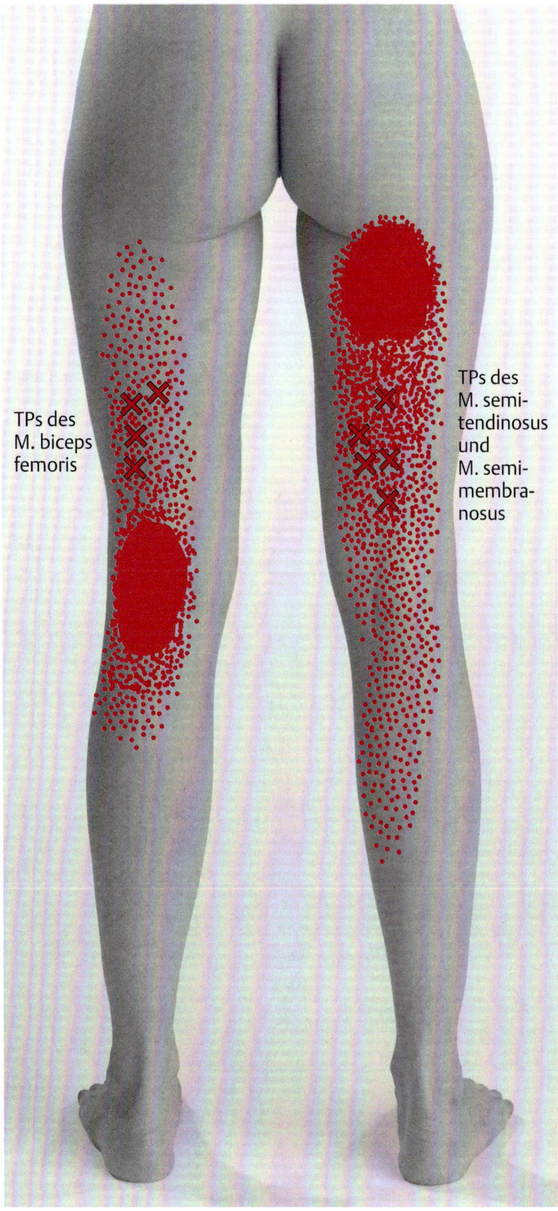

Abb. 19.**116**

Lage des Triggerpunkts

Mehrere Triggerpunkte findet man im mittleren Drittel des posteromedialen Oberschenkels

Schmerzausstrahlung

- Kaudales Ende des Pos und Glutaealfalte (Hauptschmerz)
- Posteromedialer Oberschenkel
- Mediale Hälfte der Kniekehle und der Wade

Assoziierte innere Organe

Keine

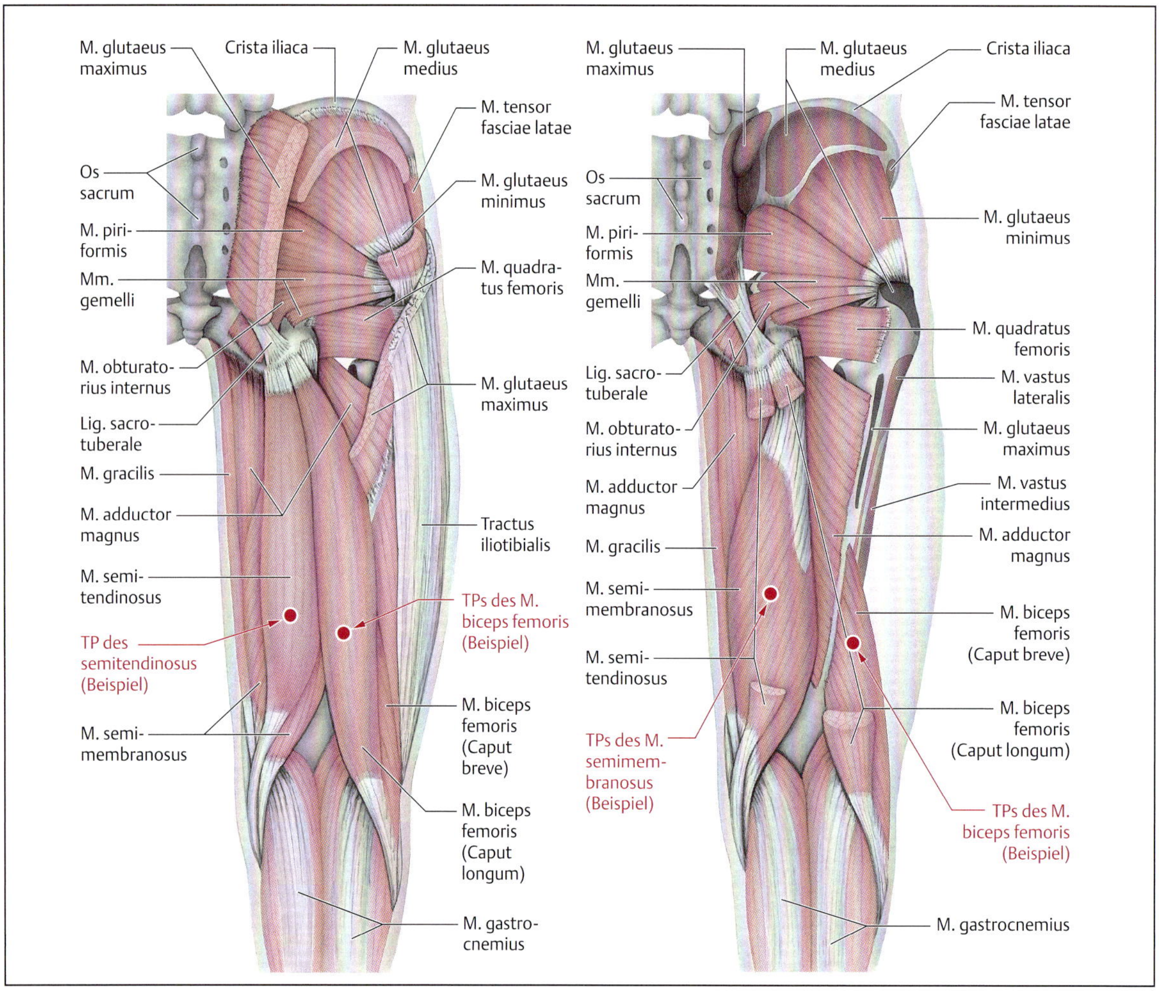

Abb. 19.**117**

M. popliteus (Abb. 19.**118**, 19.**119**)

Ursprung

Facies posterior tibiae (oberhalb der Linea musculi solei und unterhalb der Tibiakondylen)

Ansatz

- Epicondylus lateralis femoris
- In die Kniegelenkkapsel einstrahlend
- Verbindung zum lateralen Meniskus (Hinterhorn)

Funktion

- Innenrotation im Kniegelenk
- Zieht lateralen Meniskus nach hinten

Innervation

N. tibialis (L 5–S 1)

Lage des Triggerpunkts

In der proximalen Hälfte des Muskelursprungs, nahe der Tibia

Schmerzausstrahlung

- Kniekehle

Assoziierte innere Organe

Keine

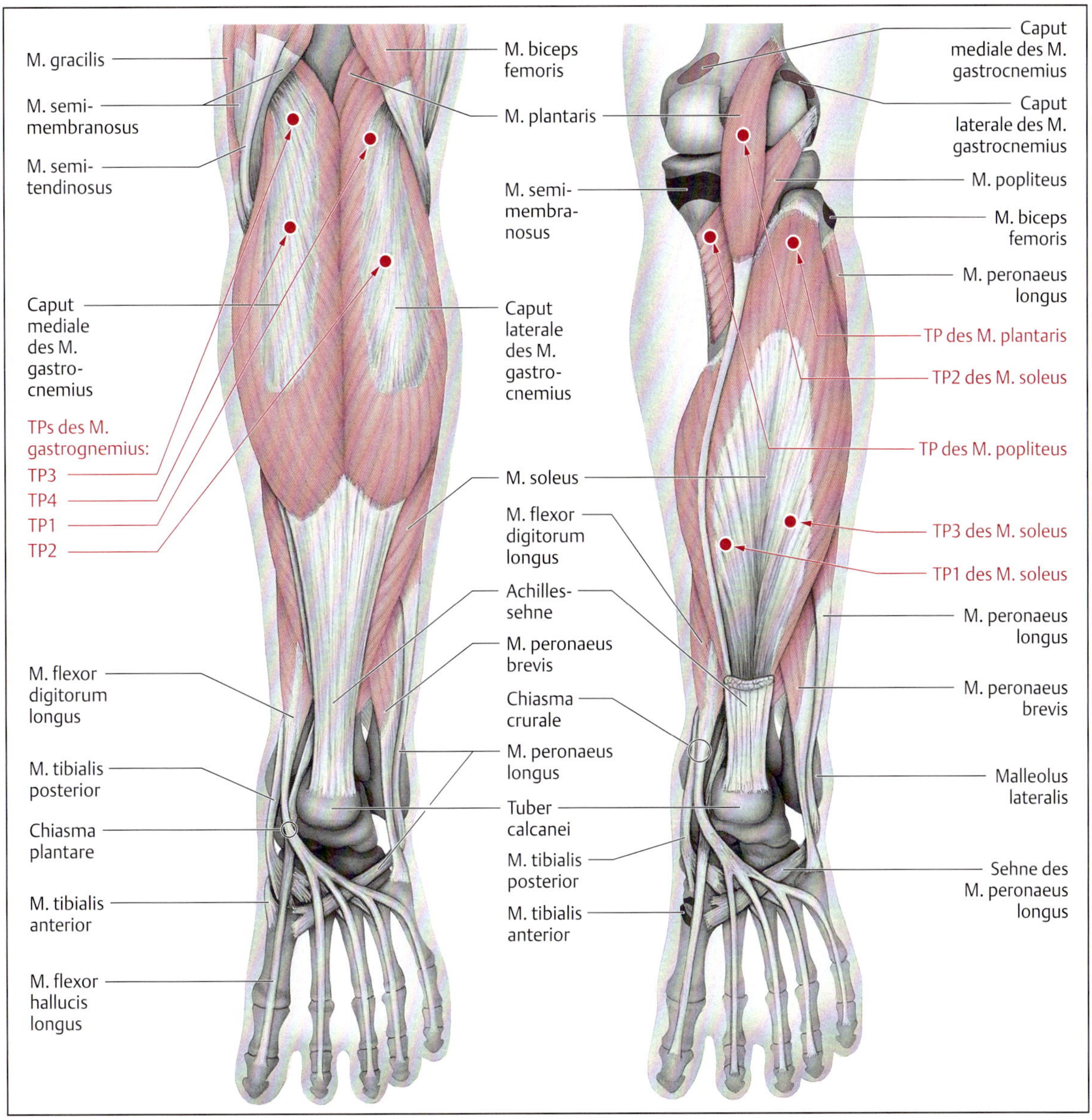
M. gracilis
M. semi-membranosus
M. semi-tendinosus
Caput mediale des M. gastro-cnemius
TPs des M. gastrognemius:
TP3
TP4
TP1
TP2
M. flexor digitorum longus
M. tibialis posterior
Chiasma plantare
M. tibialis anterior
M. flexor hallucis longus
M. biceps femoris
M. plantaris
M. semi-membra-nosus
Caput laterale des M. gastro-cnemius
M. soleus
M. flexor digitorum longus
Achilles-sehne
M. peronaeus brevis
Chiasma crurale
M. peronaeus longus
Tuber calcanei
M. tibialis posterior
M. tibialis anterior
Caput mediale des M. gastrocnemius
Caput laterale des M. gastrocnemius
M. popliteus
M. biceps femoris
M. peronaeus longus
TP des M. plantaris
TP2 des M. soleus
TP des M. popliteus
TP3 des M. soleus
TP1 des M. soleus
M. peronaeus longus
M. peronaeus brevis
Malleolus lateralis
Sehne des M. peronaeus longus

Abb. 19.**118**

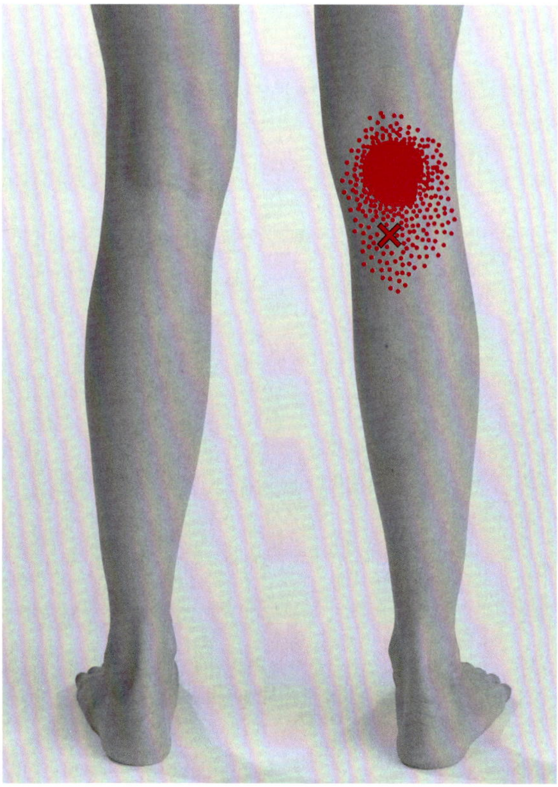

Abb. 19.**119**

19.7 Muskeln des Unterschenkel-, Knöchel- und Fußschmerzes

M. tibialis anterior (Abb. 19.**120**, 19.**121**)

Ursprung

- Facies lateralis tibiae (proximale Hälfte)
- Membrana interossea

Ansatz

- Os cuneiforme mediale (plantare Fläche)
- Basis des Os metacarpale I

Funktion

- Dorsalextension
- Inversion des Fußes
- Stabilisierung des Fußlängsgewölbes

Innervation

N. fibularis profundus (L 4–5)

Lage des Triggerpunkts

Im oberen Drittel des Muskelbauchs (Übergang vom proximalen zum mittleren Drittel des Unterschenkels)

Schmerzausstrahlung

- Ventromedialer Bereich des oberen Sprunggelenks
- Dorsal und medial am großen Zeh
- Ein schmales Band vom Triggerpunkt anteromedial über den Unterschenkel zum großen Zeh ziehend

Assoziierte innere Organe

Keine

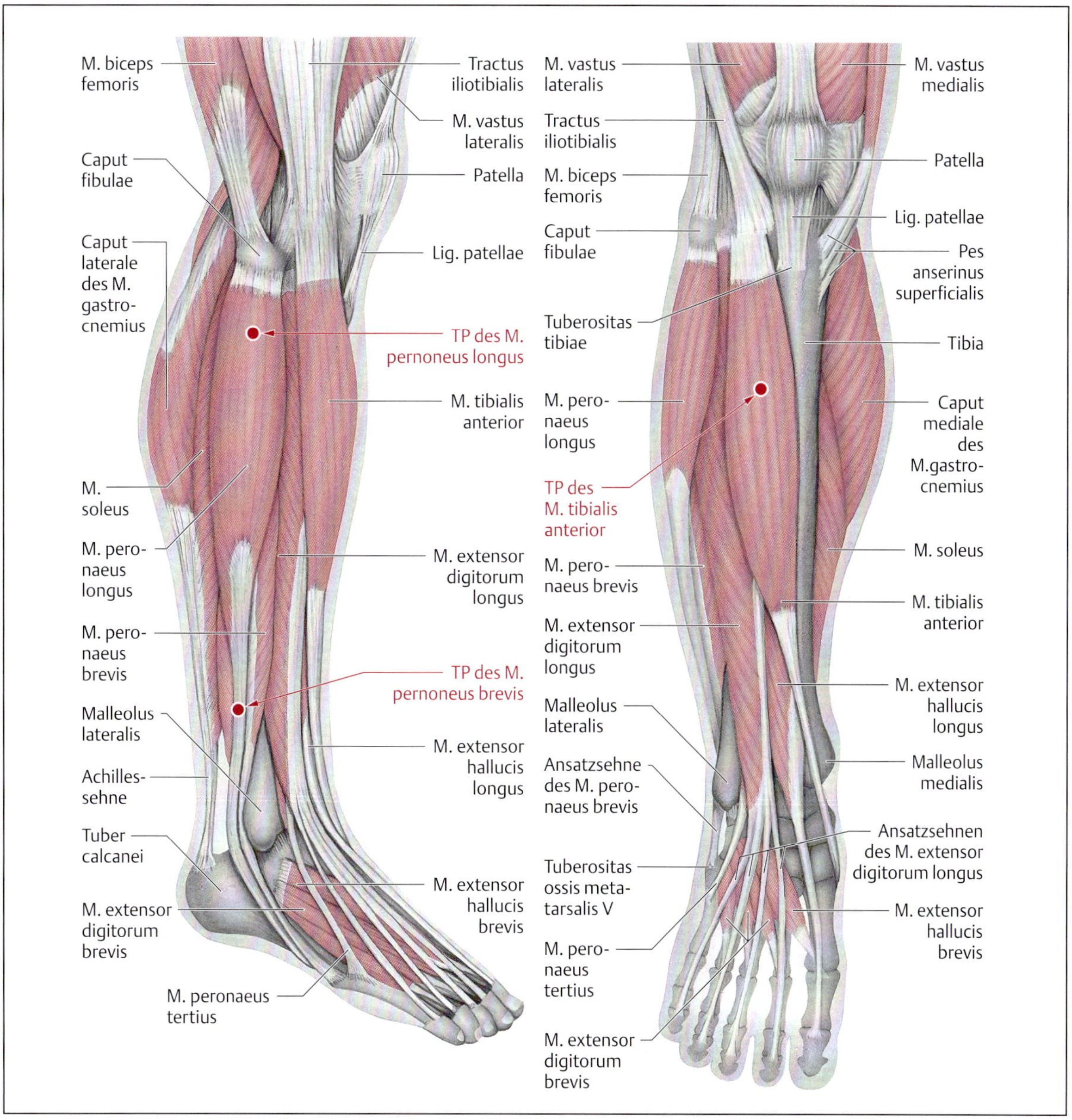

Abb. 19.**120**

M. tibialis posterior (Abb. 19.**122**, 19.**123**)

Ursprung

Tibia- und Fibulahinterfläche (zwischen Crista medialis, Margo interosseus und Membrana interossea)

Ansatz

- Tuberositas ossis navicularis
- Sämtliche Tarsalknochen (außer Talus)
- Mediale Fußwurzelbänder (z. B. Lig. deltoideum)

Funktion

- Plantarflexion
- Inversion des Fußes
- Stabilisierung des Fußlängsgewölbes

Innervation

N. tibialis (L 4–5)

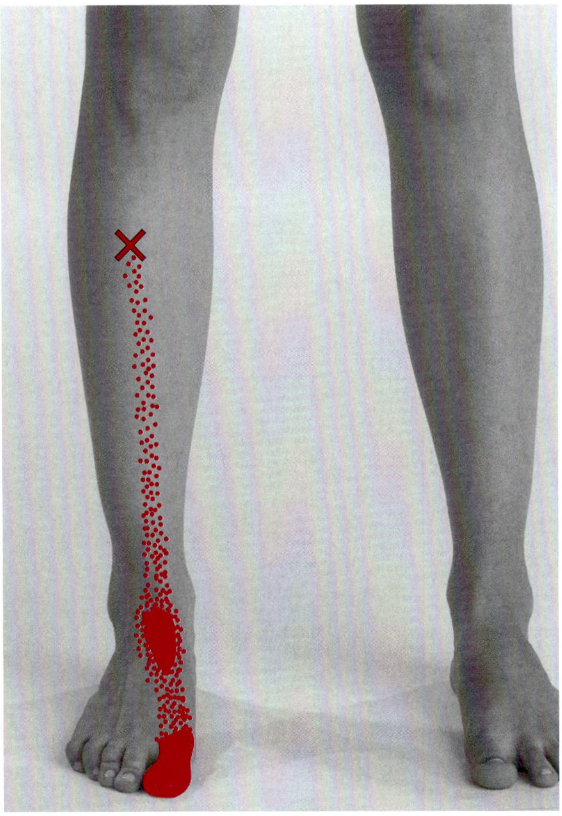

Abb. 19.121

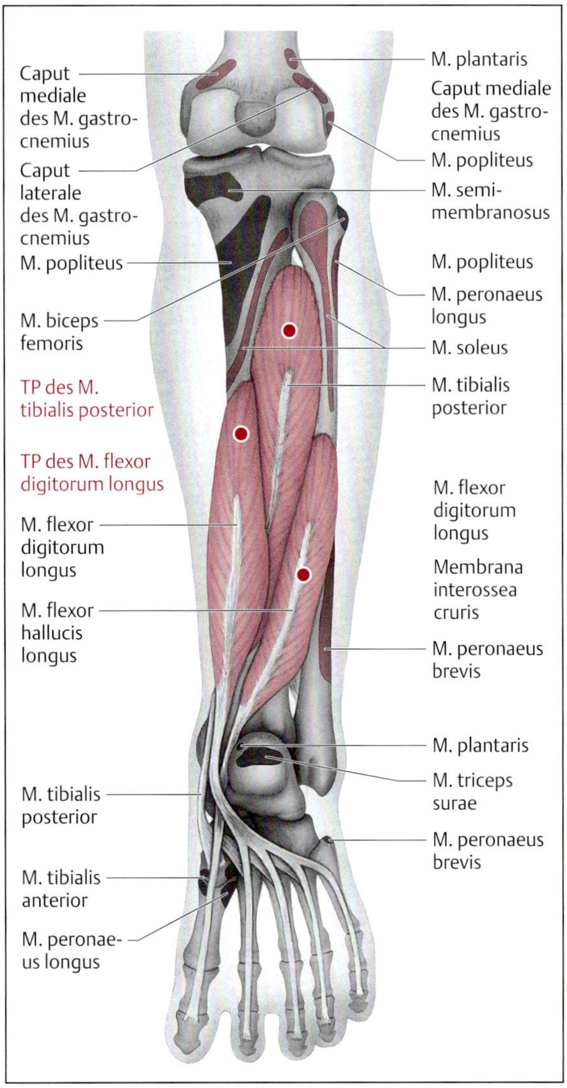

Abb. 19.122

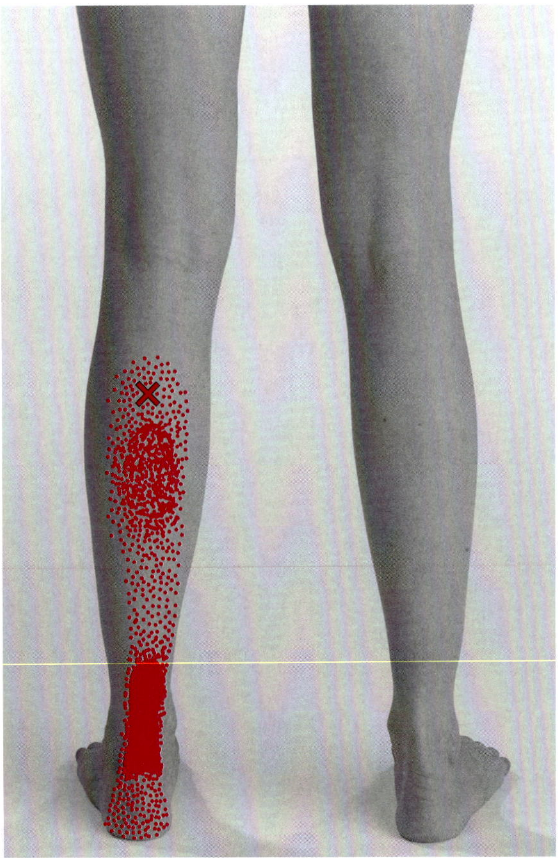

◁ Abb. 19.123

Lage des Triggerpunkts

Lateral der posterioren Kante der Tibia und im proximalen Viertel der Membrana interossea. Er ist nur durch den M. soleus zu palpieren.

Schmerzausstrahlung

- Achillesehne (Hauptschmerz)
- Vom Triggerpunkt nach kaudal in die Mitte des Unterschenkels über die Ferse und die Fußsohle bis zu den Zehen 1–5 ausstrahlend

Assoziierte innere Organe

Keine

M. peronaeus longus, brevis et tertius

M. peronaeus longus

Ursprung

- Facies lateralis tibiae (proximale zwei Drittel)
- Caput fibulae
- Articulatio tibiofibularis

Ansatz

- Basis ossis metatarsalis I
- Os cuneiforme mediale

Funktion

- Plantarflexion
- Eversion des Fußes
- Stabilisierung des Fußquergewölbes

Innervation

N. fibularis superficialis (L 5–S 1)

M. peronaeus brevis (Abb. 19.**124**)

Ursprung

Facies lateralis tibiae (distale zwei Drittel)

Ansatz

Tuberositas ossis metatarsalis V

Funktion

- Dorsalflexion
- Eversion des Fußes
- Stabilisierung des Fußquergewölbes

Innervation

N. fibularis superficialis (L 5–S 1)

Lage des Triggerpunkts

Triggerpunkt des M. peroneus longus: 2–4 cm distal des Fibulaköpfchens über dem Fibulaschaft

Triggerpunkt des M. peroneus brevis: an der Grenze vom mittleren zum distalen Drittel des Unterschenkels zu beiden Seiten der Sehne des M. peroneus longus

Schmerzausstrahlung

- Lateraler Malleolus, auch kranial, kaudal und posterior davon
- Mittleres Drittel des lateralen Unterschenkels
- Lateral am Fuß

Assoziierte innere Organe

Keine

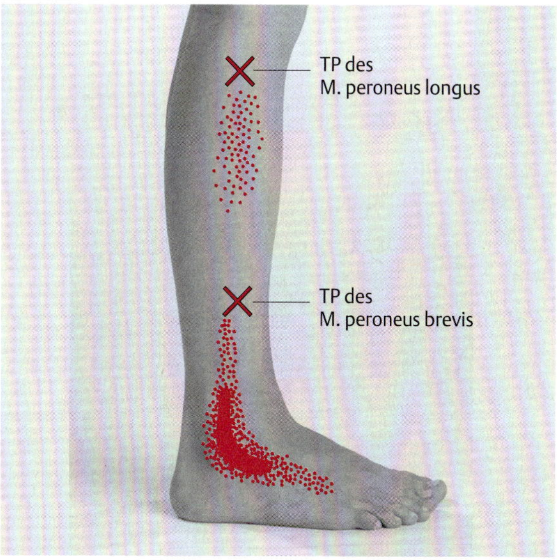

Abb. 19.**124**

M. peroneus tertius (Abb. 19.**125**)

Ursprung

Margo anterior fibulae (distales Drittel)

Ansatz

Os metatarsale V

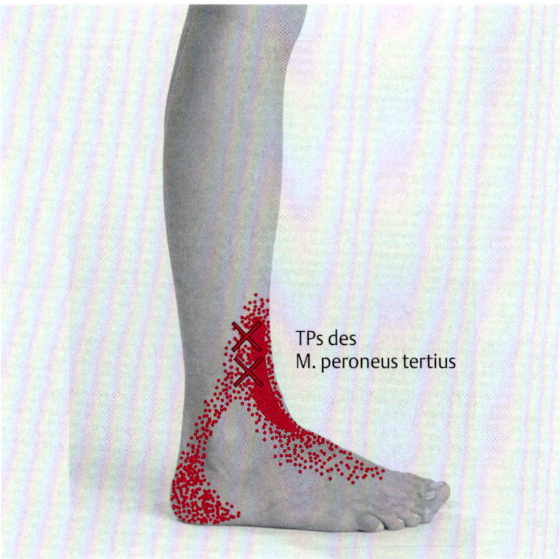

Abb. 19.**125**

Funktion

- Dorsalflexion
- Eversion des Fußes

Innervation

N. fibularis profundus (L 5–S 1)

Lage des Triggerpunkts

Etwas distal und anterior des M. peroneus brevis-Triggerpunkts
(s. auch Abb. 19.**120**)

Schmerzausstrahlung

- Ventrolateral am oberen Sprunggelenk und auf dem Fußrücken
- Posterior des lateralen Malleolus zur lateralen Ferse hin ziehend

Assoziierte innere Organe

Keine

M. gastrocnemius (Abb. 19.**126**, 19.**127**)

Ursprung

Condylus medialis et lateralis femoris

Ansatz

Tuber calcanei (über Achillessehne)

Funktion

- Plantarflexion
- Knieflexion

Innervation

N. tibialis (S 1–2)

Lage des Triggerpunkts

TP 1 und 2 Etwas proximal der Mitte der Muskelbäuche, jeweils ein Triggerpunkt im medialen und lateralen Gastrocnemiuskopf

TP 3 und 4 Im medialen und lateralen Gastrocnemiuskopf in der Nähe der Kondylen
(s. auch Abb. 19.**118**)

Schmerzausstrahlung:

TP 1
- Medial auf der Fußsohle
- Posteromedialer Unterschenkel
- Kniekehle und ein Stück auf den posterioren Oberschenkel

TPs 2–4
Die Schmerzausstrahlung dieser drei Triggerpunkte ist lokal um den jeweiligen Triggerpunkt zu finden.

Assoziierte innere Organe

Keine

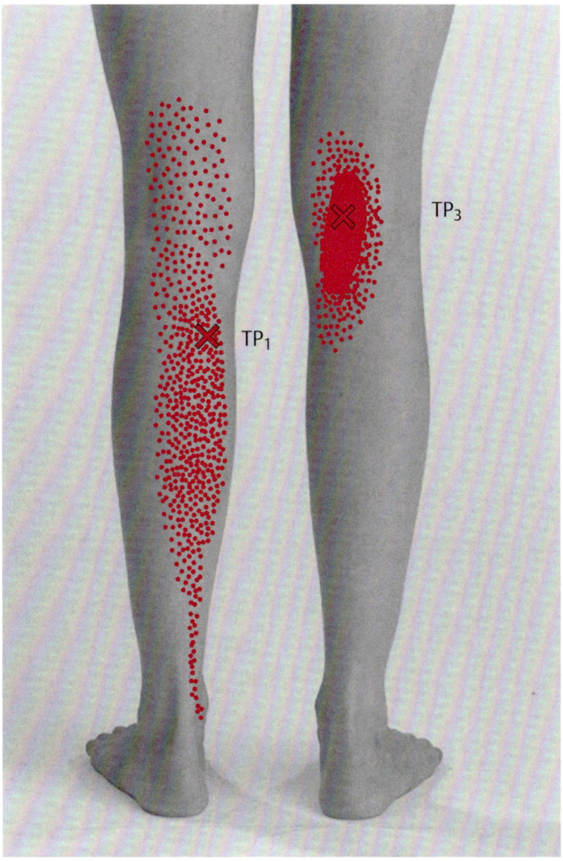

Abb. 19.**126**

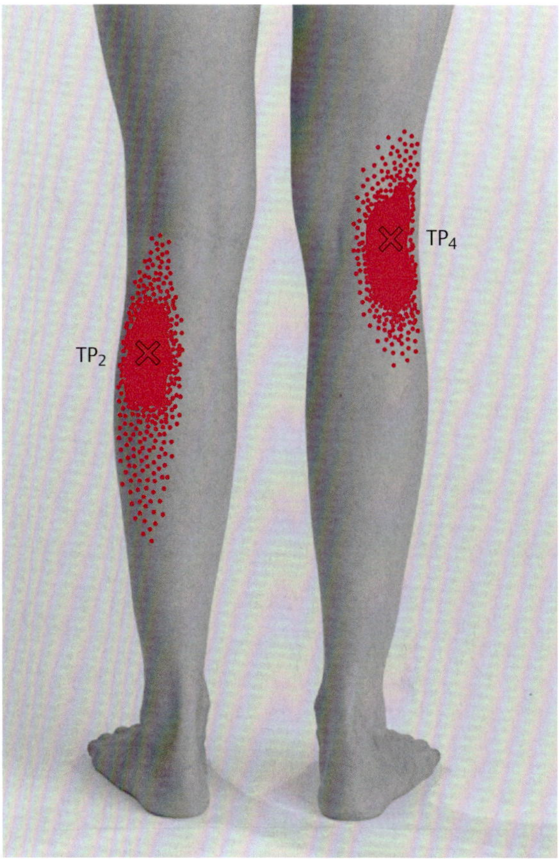

Abb. 19.**127**

M. soleus und M. plantaris (Abb. 19.**128**)

M. soleus

Ursprung

- Linea musculi solei
- Facies posterior tibiae (mittleres Drittel)
- Collum fibulae und Facies posterior fibulae (proximales Viertel)

Ansatz

Tuber calcanei (über Achillesehne)

Funktion

Plantarflexion

Innervation

N. tibialis (S 1–2)

Lage des Triggerpunkts

TP 1 2–3 cm distal der Gastrocnemiusköpfe und etwas medial der Medianlinie
TP 2 Nahe des Fibulaköpfchens (lateral in der Wade)
TP 3 Weiter proximal als TP 1 und lateral der Medianlinie

Schmerzausstrahlung

TP 1
- Achillessehne
- Ferse posterior und plantar
- Fußsohle
- Etwas proximal des Triggerpunkts

TP 2 Obere Hälfte der Wade
TP 3 Iliosakralgelenk ipsilateral

Assoziierte innere Organe

Keine

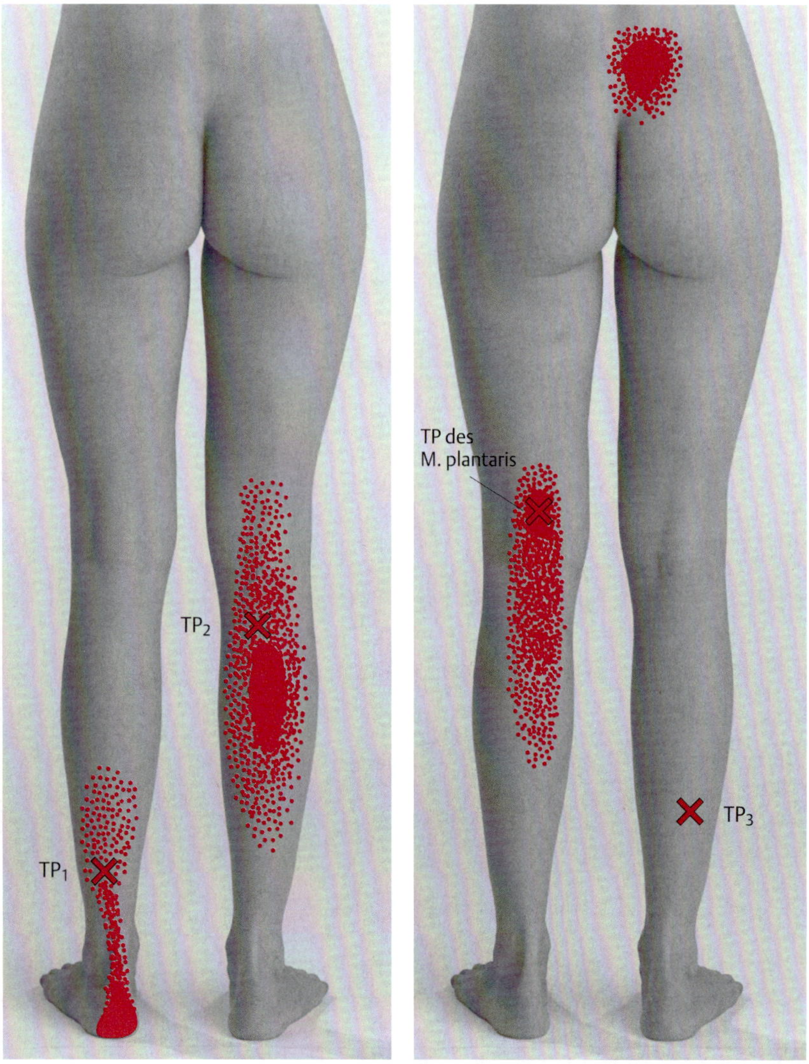

Abb. 19.**128**

M. plantaris

Ursprung

Epicondylus lateralis femoris (proximal des Gastrocnemiuskopfs)

Ansatz

Achillessehne (medial, unter der Sehne des Gastrocnemius)

Funktion

- Plantarflexion
- Knieflexion

Innervation

N. tibialis (S 1–2)

Lage des Triggerpunkts

In der Mitte der Kniekehle

Schmerzausstrahlung

Kniekehle und Wade bis etwa zur Mitte des Unterschenkels

Assoziierte innere Organe

Keine

M. extensor digitorum longus et hallucis longus (Abb. 19.129, 19.130)

M. extensor digitorum longus

Ursprung

- Fibula (ventrale proximale zwei Drittel)
- Membrana interossea
- Articulatio tibiofibularis

Ansatz

Dorsalaponeurose der Zehen 2–5

Funktion

Dorsalextension der Zehen und des Fußes

Innervation

N. fibularis profundus (L 5–S 1)

Lage des Triggerpunkts

Etwa 8 cm distal des Fibulaköpfchens zwischen M. peroneus longus und M. tibialis anterior

Schmerzausstrahlung

- Fußrücken, einschließlich der Zehen 2–4
- Ventraler Unterschenkel (kaudale Hälfte)

Assoziierte innere Organe

Keine

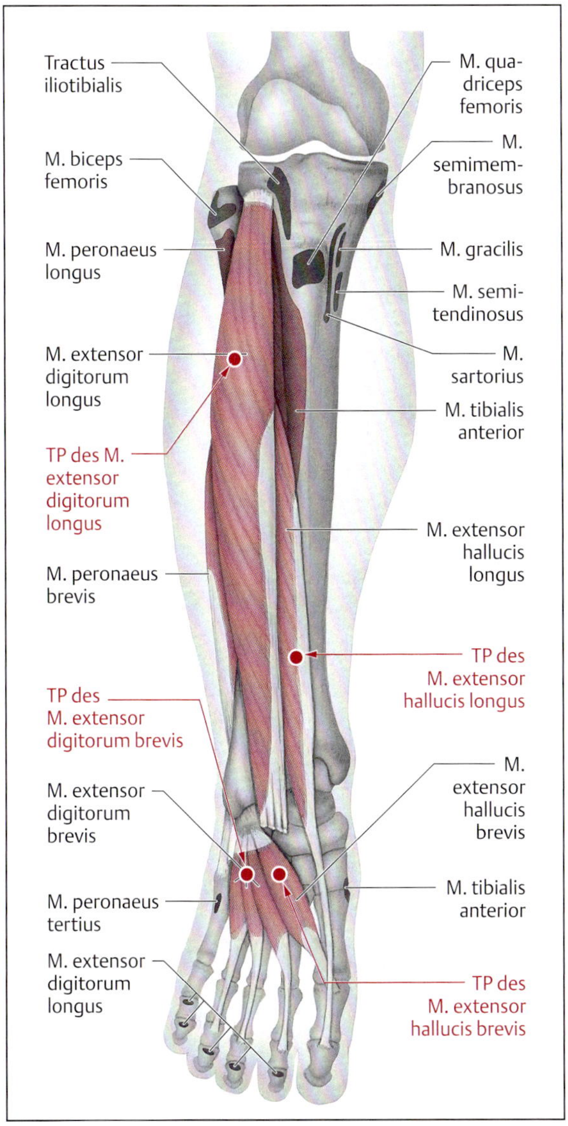

◁ Abb. 19.129

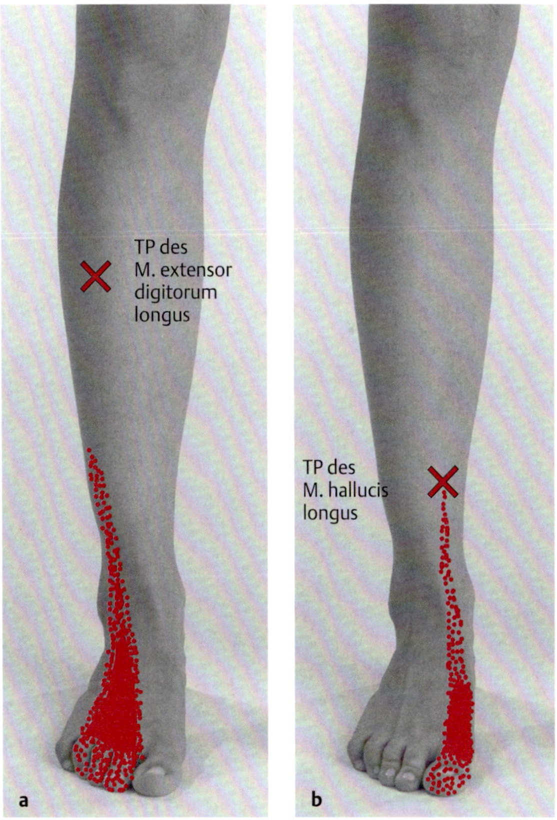

Abb. 19.130

M. extensor hallucis longus

Ursprung

Fibula (mittlerer vorderer Bereich)

Ansatz

Basis der Endphalanx der Großzehe

Funktion

- Dorsalextension des Großzehs und des Fußes
- Inversion des Fußes

Innervation

N. peroneus profundus (L 5–S 1)

Lage des Triggerpunkts

Etwas distal des Übergangs vom mittleren zum kaudalen Drittel des Unterschenkels und ventral der Fibula. Er liegt dort zwischen dem M. extensor digitorum longus und dem M. tibialis anterior.

Schmerzausstrahlung

Fußrücken im Bereich des ersten Metatarsalknochens und der Großzehe, manchmal in einem schmalen Band bis zum Triggerpunkt ausstrahlend

Assoziierte innere Organe

Keine

M. flexor digitorum longus et hallucis longus (Abb. 19.**131**–19.**134**)

M. flexor digitorum longus

Ursprung

- Facies posterior tibiae (distal der Linea solei)
- Fibula (über Arcus tendineus)

Ansatz

Basis der Endphalangen der Zehen 2–5

Funktion

- Flexion der Zehenendglieder
- Plantarflexion
- Stabilisierung des Fußlängsgewölbes

Innervation

N. tibialis (S 1–2)

Lage des Triggerpunkts

Unter Verdrängung des medialen Gastrocnemiusbauchs findet man den Triggerpunkt auf der posterioren Tibiafläche im proximalen Drittel des medialen Wadenbereichs.

Schmerzausstrahlung

- Fußsohle (mediolateral) bis zu den Zehen 2–5 (Hauptausstrahlung)
- Medialer Malleolus und medialer Wadenbereich bis zum Triggerpunkt

Assoziierte innere Organe

Keine

M. flexor hallucis longus

Ursprung

- Facies posterior fibulae (distale zwei Drittel)
- Septum intermusculare
- Aponeurose des M. flexor digitorum longus

Ansatz

- Basis der Großzehengrundphalanx
- Fasern zu den beiden medialen Sehnen des M. flexor digitorum longus

Funktion

- Flexion der Großzehengrundphalanx
- Plantarflexion
- Stabilisierung des Fußlängsgewölbes

Innervation

N. tibialis (S 2–3)

Lage des Triggerpunkts

Am Übergang vom mittleren zum kaudalen Drittel des Unterschenkels und etwas lateral der Medianlinie auf der dorsalen Fibulafläche. Es wird durch die oberflächliche Wadenmuskulatur palpiert.

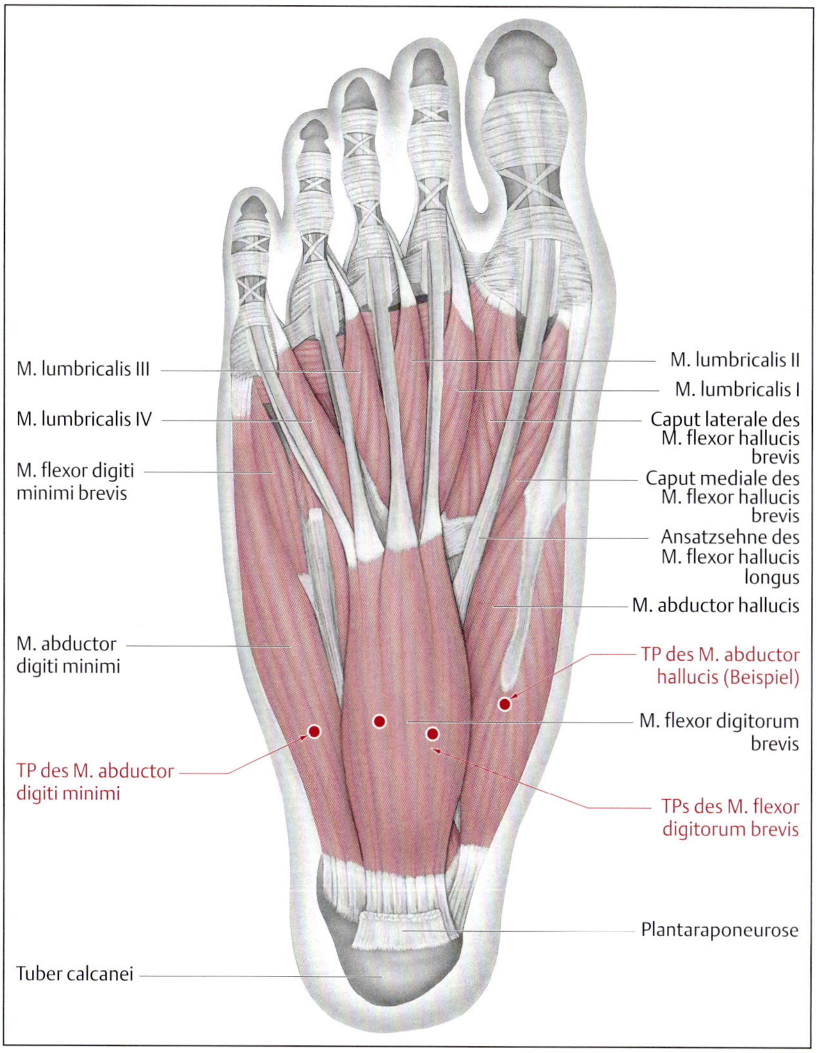

Abb. 19.**131**

Schmerzausstrahlung

Plantarfläche der Großzehe und des Metatarsalknochens 1

Assoziierte innere Organe

Keine

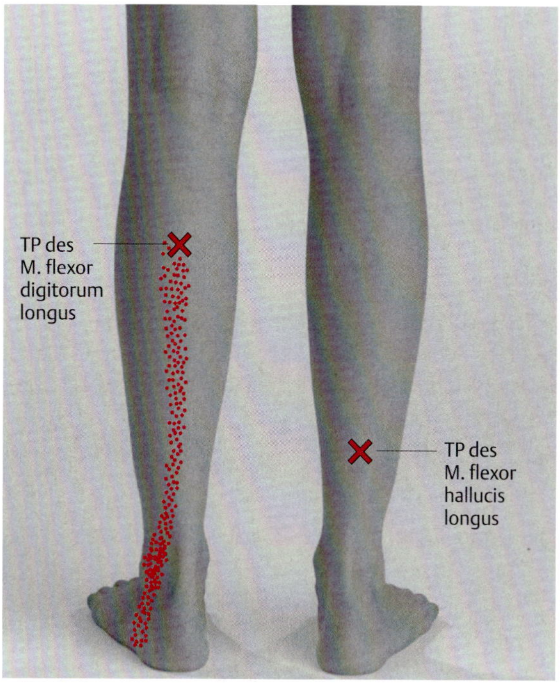

Abb. 19.**132**

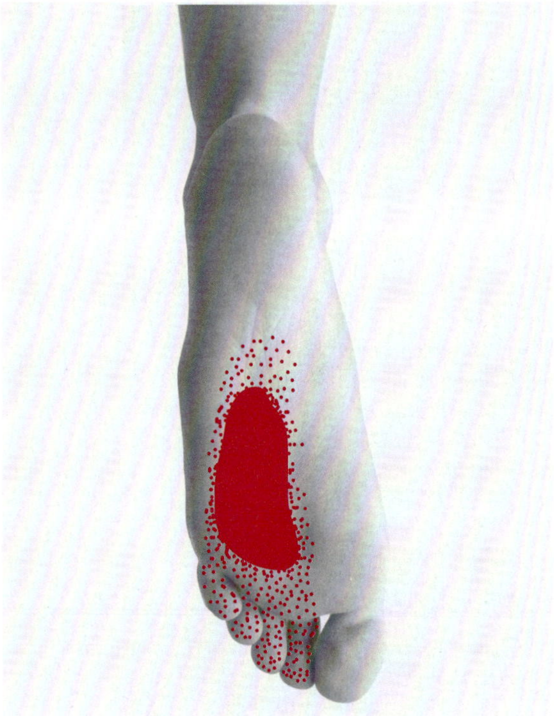

Abb. 19.**133**

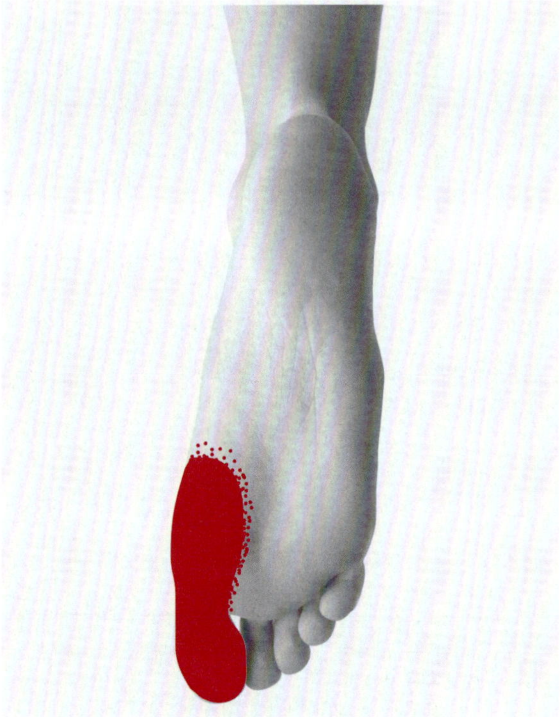

Abb. 19.**134**

Oberflächliche intrinsische Fußmuskulatur

M. extensor digitorum brevis

Ursprung

Kalkaneus (dorsale Fläche)

Ansatz

- Phalanx proximalis hallucis
- Zehen 2–4 (über die langen Streckersehnen)

Funktion

Zehenstrecker

Innervation

N. fibularis profundus (L 5–S 1)

Lage des Triggerpunkts

Im ersten Drittel der Muskelbäuche

Schmerzausstrahlung

Sprunggelenknaher Bereich des medialen Fußrückens

Assoziierte innere Organe

Keine

M. extensor hallucis brevis (Abb. 19.**135**)

Ursprung

Dorsalfläche des Kalkaneus

Ansatz

- Dorsalaponeurose der Großzehe
- Basis der Großzehengrundphalanx

Funktion

Dorsalextension im Großzehengrundgelenk

Innervation

N. fibularis profundus (L 5–S 1)

Lage des Triggerpunkts

Im ersten Drittel des Muskelbauchs (s. auch Abb. 19.**129**)

Schmerzausstrahlung

Sprunggelenknaher Bereich des medialen Fußrückens

Assoziierte innere Organe

Keine

M. abductor hallucis (Abb. 19.136)

Ursprung

- Processus medialis tuberis calcanei
- Retinaculum flexorum

Ansatz

Großzehengrundphalanx (medial)

Funktion

- Abduktion der Großzehe
- Plantarflexion

Innervation

N. plantaris medialis (S 1–2)

Lage des Triggerpunkts

Im Muskelbauch verteilt an der Fußinnenkante

Schmerzausstrahlung

Innenseite der Ferse und Fußinnenkante

Assoziierte innere Organe

Keine

M. flexor digitorum brevis (Abb. 19.137)

Ursprung

Tuber calcanei (plantar)

Ansatz

Mittelphalangen der Zehen 2–5 (gespaltene Sehnen)

Funktion

- Flexion der Zehen 2–5
- Stabilisierung des Fußgewölbes

Innervation

N. plantaris medialis (S 1–2)

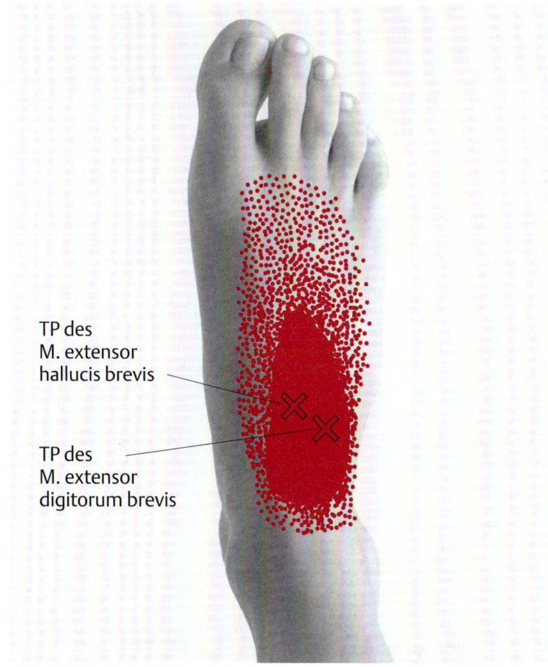

Abb. 19.**135**

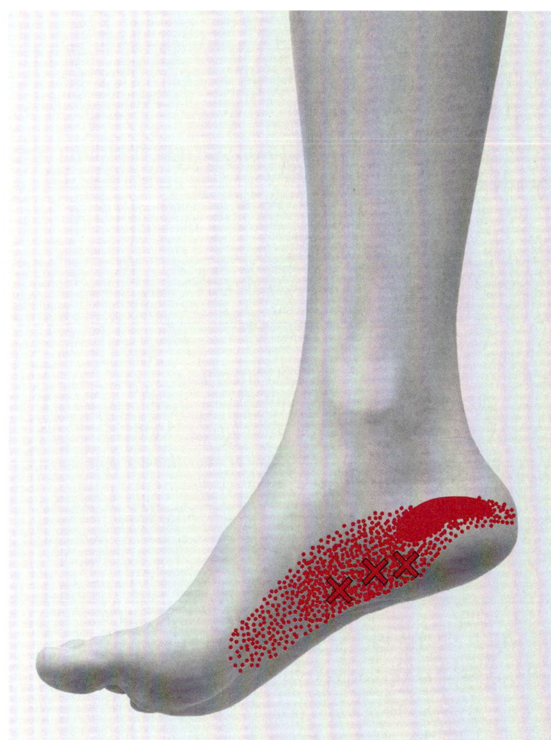

Abb. 19.**136**

Lage des Triggerpunkts

Im Muskelbauch im proximalen mittleren Bereich der Fußsohle

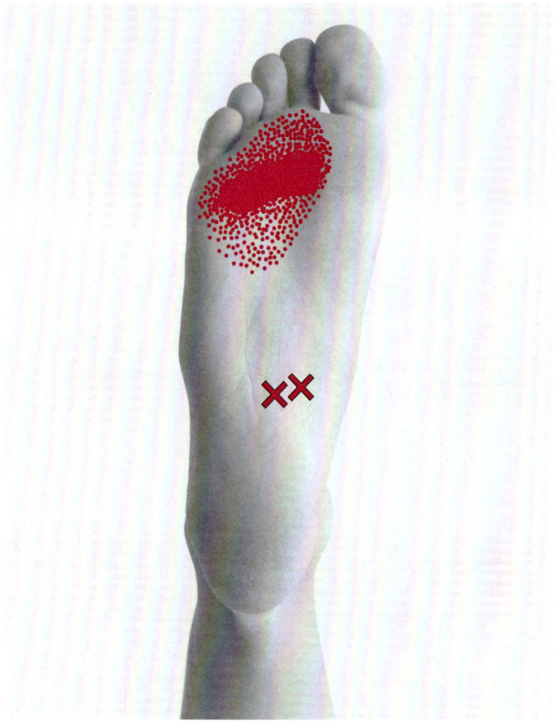

Abb. 19.**137**

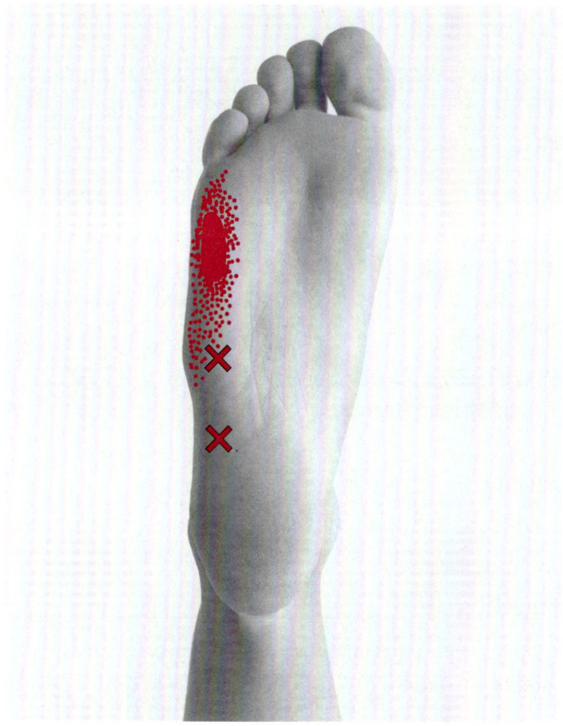

Abb. 19.**138**

Schmerzausstrahlung

Metatarsalköpfchen 2–4 mit nur geringer Tendenz weiter auszustrahlen

Assoziierte innere Organe

Keine

▪ M. abductor digiti minimi

(Abb. 19.**138**, 19.**139**)

Ursprung

Processi medialis et lateralis tuberis calcanei

Ansatz

- Basis der Grundphalanx der Zehe 5 (lateral)
- Os metatarsale 5

Funktion

- Flexion der Zehe 5
- Abduktion der Zehe 5
- Stabilisierung des Fulängsgewölbes

Innervation

N. plantaris lateralis (S 2–3)

Lage des Triggerpunkts

Im Muskelbauch verteilt an der Fußsohlenaußenkante

Schmerzausstrahlung

Metatarsalköpfchen 5 mit nur geringer Tendenz in den Bereich der lateralen Fußsohlenfläche auszustrahlen

Assoziierte innere Organe

Keine

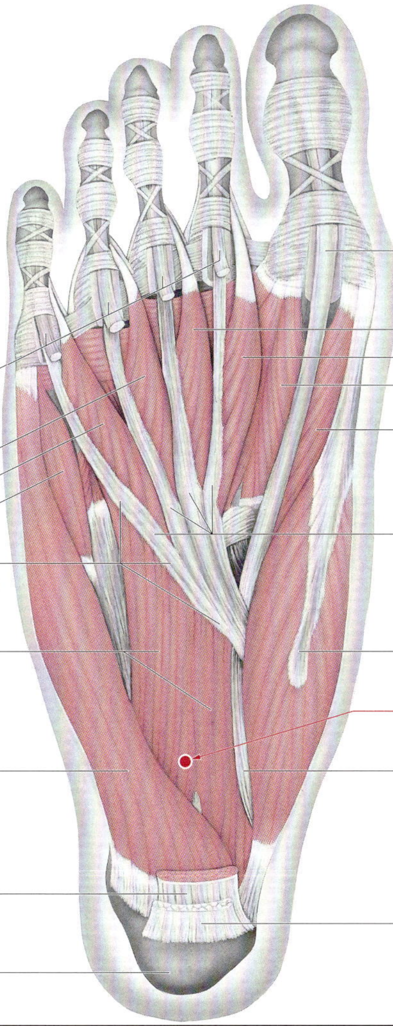

Abb. 19.**139**

Tiefe intrinsische Fußmuskulatur

▪ M. quadratus plantae (Abb. 19.**140**–19.**142**)

Ursprung

Zweiköpfig von den Rändern des Kalkaneus

Ansatz

Sehne des M. flexor digitorum longus

Funktion

Hilft bei der Flexion der Zehen 2–5

Innervation

N. plantaris lateralis (S 2–3)

Lage des Triggerpunkts

Unmittelbar vor der Ferse durch die Plantaraponeurose zu palpieren

Schmerzausstrahlung

Plantare Fläche der Ferse

Assoziierte innere Organe

Keine

▪ Mm. interossei dorsales

Ursprung

Zweiköpfig von den Innenflächen aller Metatarsalknochen

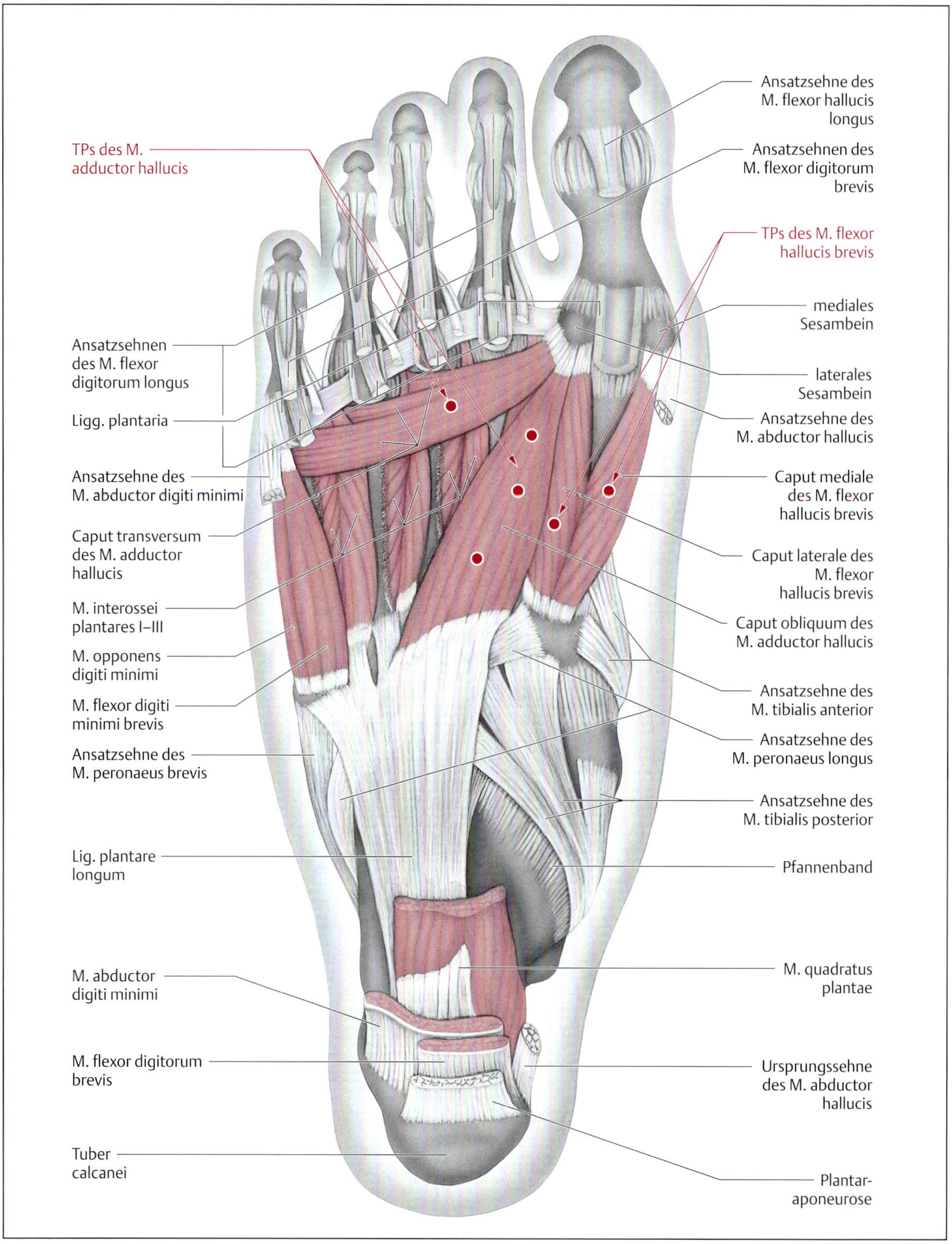
TPs des M. adductor hallucis
Ansatzsehnen des M. flexor digitorum longus
Ligg. plantaria
Ansatzsehne des M. abductor digiti minimi
Caput transversum des M. adductor hallucis
M. interossei plantares I–III
M. opponens digiti minimi
M. flexor digiti minimi brevis
Ansatzsehne des M. peronaeus brevis
Lig. plantare longum
M. abductor digiti minimi
M. flexor digitorum brevis
Tuber calcanei
Ansatzsehne des M. flexor hallucis longus
Ansatzsehnen des M. flexor digitorum brevis
TPs des M. flexor hallucis brevis
mediales Sesambein
laterales Sesambein
Ansatzsehne des M. abductor hallucis
Caput mediale des M. flexor hallucis brevis
Caput laterale des M. flexor hallucis brevis
Caput obliquum des M. adductor hallucis
Ansatzsehne des M. tibialis anterior
Ansatzsehne des M. peronaeus longus
Ansatzsehne des M. tibialis posterior
Pfannenband
M. quadratus plantae
Ursprungssehne des M. abductor hallucis
Plantar-aponeurose

Abb. 19.**140**

Ansatz

- Basen der Grundphalangen (Zehe 2: mediale Seite, Zehen 2–4: laterale Seite)
- Dorsalaponeurose der Zehen

Funktion

Abduktion der Zehen 2–4

Innervation

N. plantaris lateralis (S 2–3)

Mm. interossei plantares

Ursprung

Einköpfig von den Ossa metatarsalia 3–5

Ansatz

- Basis der Grundphalangen der Zehen 3–5
- Dorsalaponeurose der Zehen

Funktion

Adduktion der Zehen 3–5

Innervation

N. plantaris lateralis (S 2–3)

Lage des Triggerpunkts

Zwischen den Metatarsalknochen von plantar und dorsal zu palpieren

Schmerzausstrahlung

Die Schmerzausstrahlung dieser Triggerpunkte findet man entlang der Zehenseite, an der die Sehne des Muskels inseriert. Die Schmerzen können sowohl nach dorsal als auch nach plantar projizieren.

Assoziierte innere Organe

Keine

M. adductor hallucis (Abb. 19.143)

Ursprung

- Caput obliquum: Basis der Ossa metatarsalia 2–4
- Caput transversum: Kapselbänder der Zehengrundgelenke 3–5 und Lig. metatarsale transversum profundum

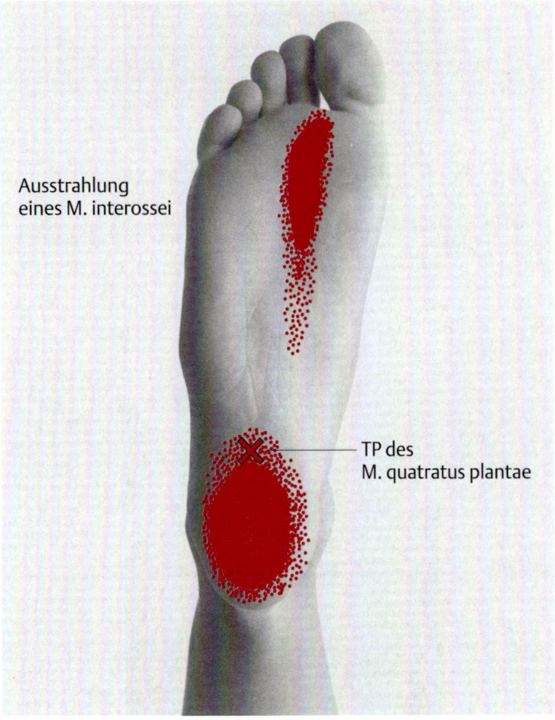

Abb. 19.**141**

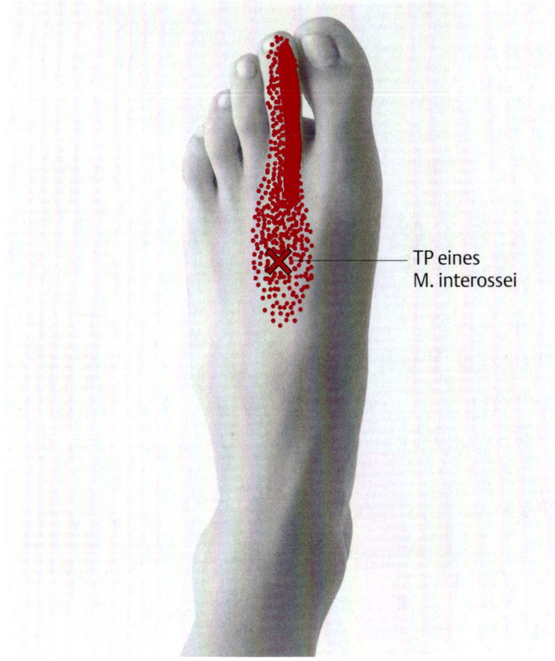

Abb. 19.**142**

Ansatz

- Laterales Sesambein
- Phalanx proximalis hallucis (lateral)

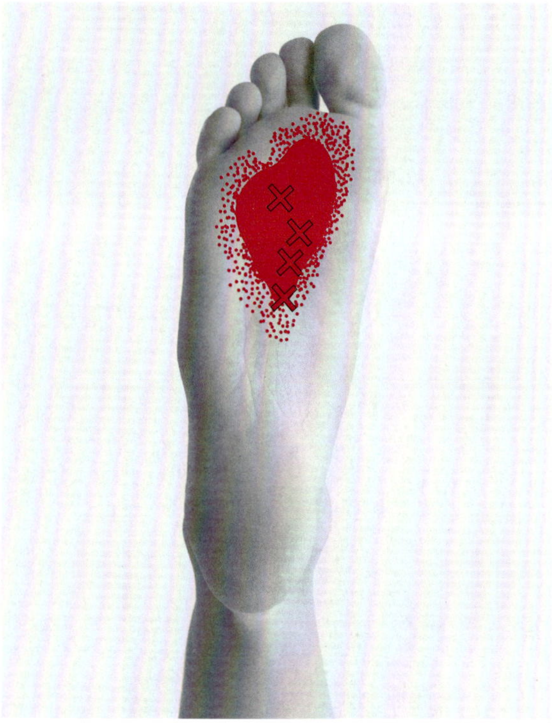

Abb. 19.**143**

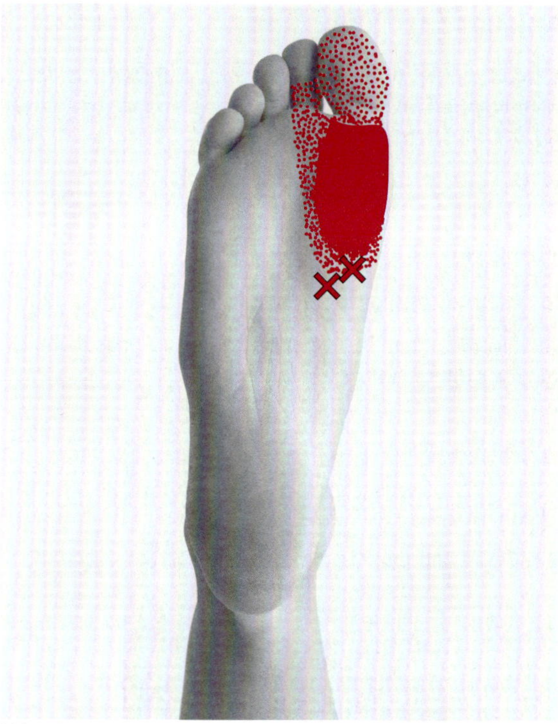

Abb. 19.**144**

Funktion

- Adduktion der Großzehe
- Flexion der Großzehe
- Stabilisierung des Fußgewölbes

Innervation

N. plantaris lateralis (S 2–3)

Lage des Triggerpunkts

Im Bereich der Metatarsalköpfchen 1–4 durch die Aponeurose zu palpieren

Schmerzausstrahlung

In einen Bezirk um die Metatarsalköpfchen 1–4

Assoziierte innere Organe

Keine

▪ M. flexor hallucis brevis (Abb. 19.**144**, 19.**145**)

Ursprung

- Os cuboideum
- Ossa cuneiformia 1–3

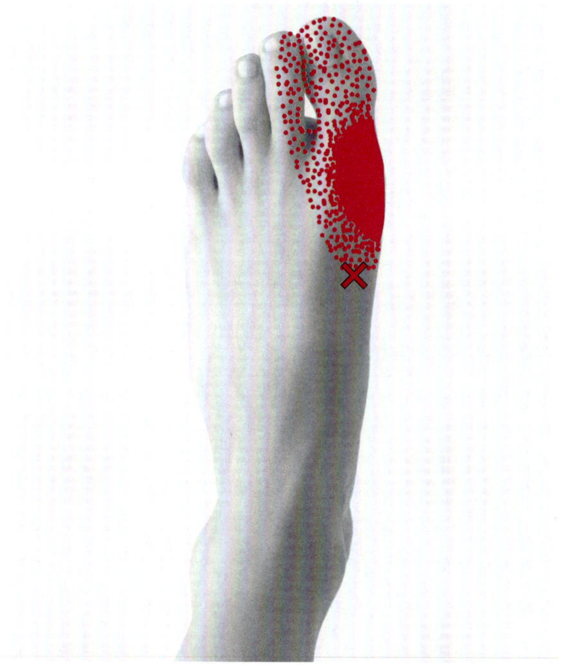

Abb. 19.**145**

Ansatz

Basis des Großzehengrundgelenks (je mit einer Sehne lateral und medial über die Sesambeine ziehend)

Funktion

- Flexion der Großzehe
- Stabilisierung des Fußgewölbes

Innervation

N. tibialis (S 2–3)

Lage des Triggerpunkts

An der medialen Fußinnenkante etwas proximal des Metatarsalköpfchens 1

Schmerzausstrahlung

Plantar und medial um das Metatarsalköpfchen 1 herum und Beteiligung der Zehen 1 und 2

Assoziierte innere Organe

Keine

20 Literatur

Muskelfunktionsketten (Richter)

[1] Ahonen J, Lathinen T, Sandström M, Pogliani G, Wirhed R: Sportmedizin und Trainingslehre. Stuttgart: Schattauer; 1999
[2] American Academy of Osteopathy, 52 AAO Yearbooks from 1938–1998. Indianapolis, AAO; 2001
[3] Amigues J: Osteopathie-Kompendium. Stuttgart: Sonntag; 2004
[4] Arbuckle BG: The selected writings. Indianapolis: AAO; 1994
[5] Barral J: Le Thorax. Paris: Maloine; 1989
[6] Barral J: Manipulations uro-genitales. Paris: Maloine; 1984
[7] Barral JP, Croibier A: Trauma. Ein osteopathischer Ansatz. Kötzting: Verlag f. Ganzheitl. Med.; 2003
[8] Becker RE: Life in Motion. Fort Worth: Stillness Press; 1997
[9] Becker RE: The Stillness of Life. Fort Worth: Stillness Press; 2000
[10] Beckers D, Deckers J: Ganganalyse und Gangschulung. Berlin: Springer; 1997
[11] Benichou A: Os clés, os suspendus. Paris : Ed. SPEK; 2001
[12] van den Berg F: Angewandte Physiologie. Stuttgart: Thieme; 2002
[13] Bobath B: Hémiplegie de l'adulte bilans et traitement. Paris: Masson; 1978
[14] Bogduk N: Klinische Anatomie von Lendenwirbelsäule und Sakrum. Berlin: Springer 2000
[15] Boland U: Logiques de pathologies orthopédiques en chaînes ascendantes & descendantes et la méthode exploratoire des «Delta Pondéral». Paris: Ed. Frison-Roche; 1996
[16] Bouchet A, Cuilleret J: Anatomie, Tome I–IV. Paris: SIMEP; 1983
[17] Bourdiol RJ: Pied et statique. Paris: Maisonneuve; 1980
[18] Bricot B: La Reprogrammation Posturale Globale. Montpellier: Sauramps Medical; 1996
[19] Brokmeier A: Manuelle Therapie. 3. Aufl., Stuttgart: Hippokrates; 2001
[20] Brügger A: Die Erkrankungen des Bewegungsapparates und seines Nervensystems. Stuttgart: G. Fischer; 1997
[21] Buck M, Beckers D, Adler SS: PNF in der Praxis. Berlin: Springer; 2001
[22] Buekens J: Osteopathische Diagnose und Behandlung. Stuttgart: Hippokrates; 1997
[23] van Buskirk RL: The Still Technique. Indianapolis: AAO; 2000
[24] Busquet L, Gabarel B: Ophtalmologie et osteopathie. Paris: Maloine; 1988
[25] Busquet L: Les chaines musculaires du tronc et de la colonne cervicale. 2ième édition. Paris: Maloine; 1985
[26] Busquet L: Les chaînes musculaires traitement crâne. Paris: Ed. Frison-Roche; 2004
[27] Busquet L: Les chaînes musculaires, Tome II. Lordosecyphoses-scolioses et déformations thoraciques. Paris: Ed. Frison-Roche; 1992
[28] Busquet L: Les chaînes musculaires, Tome III. La pubalgie. Paris: Ed. Frison-Roche; 1993
[29] Busquet L: Les chaînes musculaires, Tome IV. Membres inférieurs. Paris: Ed. Frison-Roche; 1995
[30] Busquet-Vanderheyden M: Les chaines musculaires la chaine viscérale. Paris: Ed. Busquet; 2004
[31] Butler DS: Rehabilitation und Prävention. Berlin: Springer; 1998
[32] Calais-Germain B: Anatomie pour le mouvement. Meolans Revel: Editions Désiris; 1991
[33] Calais-Germain B: Le périnée feminin. Arques: Prodim; 1997
[34] Cambier J, Dehen H., Poirier J, Ribadeau-Dimas JL: Propédeutique neurologique. Paris: Masson; 1976
[35] Cathie AG: The Writings and Lectures of A.G. Cathie. Indianapolis: AAO; 1974
[36] Ceccaldi A, Favre JF: Les pivots ostéopathiques. Paris: Masson; 1986
[37] Chaitow L: Cranial Manipulation Theory and Practice. Edinburgh: Churchill Livingstone; 2000
[38] Chaitow L: Fibromyalgia Syndrom. Edinburgh: Churchill Livingstone; 2000
[39] Chaitow L: Maintaining Body Balance Flexibility and Stability. Edinburgh: Churchill Livingstone; 2004
[40] Chaitow L: Modern Neuromuscular Techniques. Edinburgh: Churchill Livingstone; 1997
[41] Chaitow L: Muscle Energy Techniques. Edinburgh: Churchill Livingstone; 2001
[42] Chaitow L: Palpation Skills. Edinburgh: Churchill Livingstone; 2000
[43] Chaitow L: Positional Release Techniques. Edinburgh: Churchill Livingstone; 2002
[44] Chapman F: An Endocrine Interpretation of Chapman's Reflexes. Indianapolis: American Academy of Osteopathy; 1937
[45] Chauffour P, Guillot JM: Le lien mécanique osteopathique. Paris: Maloine; 1985
[46] Cole WV: The Cole Book. Indianapolis: AAO; o.J.
[47] Colot T, Verheyen M: Manuel pratique de manipulations ostéopathiques. Paris: Maisonneuve; 1996
[48] De Wolf AN: Het sacroiliacale Gewricht, Huidige inzichten Symposium 1.4.1989. Utrecht: Smith Kline & French; 1990
[49] Di Giovanna E, Schiowitz S: An osteopathic Approach to Diagnosis and Treatment. Second edition. Philadelphia: Lippincott-Raven; 1997
[50] Downing CH: Osteopathic Principles in Disease. Indianapolis: AAO; 1988
[51] Dummer T: A. Testbook of Osteopathy 1. Move Sussex: Jotom Publications; 1999
[52] Dummer T: A. Testbook of Osteopathy 2. Move Sussex: Jotom Publications; 1999
[53] Dummer T: Specific Adjusting Technique. Move Sussex: Jotom Publications; 1995
[54] Feely RA: Clinique osteopathique dans le champ crânien traduction française. Louwette HO, Paris: Ed. Frison-Roche; 1988

[55] Finet G, Williame CH: Biométrie de la dynamique viscérale et nouvelles normalisations ostéopathiques. Paris: Ed. Jollois; 1992
[56] Fryette HH: Principes de la technique ostéopathique. Traduction pas Abehsera A. et Burty F. Paris: Frison-Roche; 1983
[57] Frymann VM: The Collected Papers of Viola Frymann. Indianapolis: AAO; 1998
[58] Füeßl F, Middeke, M: Duale Reihe Anamnese und klinische Untersuchung. 2. Aufl., Stuttgart: Thieme; 2002
[59] Gesret JR: Asthme. Paris: Editions de Verlaque; 1996
[60] Giammatteo T, Weiselfish-Giammatteo S: Integrative Manual Therapy for the Autonomic Nervous System and Related Disorders. Berkeley: North Atlantic Books; 1997
[61] Gleditsch JM: Reflexzonen und Somatotopien. Schorndorf: WBV; 1983
[62] Gray H: Gray's Anatomie. London: Pamajon; 1995
[63] Greenman P: Lehrbuch der osteopathischen Medizin. 3. Aufl., Stuttgart: Haug; 2005
[64] Grieve GP: Common Vertebral Joint Problems. Edinburgh: Churchill Livingstone; 1988
[65] Grieve GP: Mobilisation of the Spine. Edinburgh: Churchill Livingstone; 1991
[66] Habermann-Horstmeier L: Anatomie, Physiologie und Pathologie. Stuttgart: Schattauer; 1992
[67] Handoll N: Die Anatomie der Potency. Pähl: Jolandos; 2004
[68] Hebgen E: Vizeralosteopathie. 2. Aufl., Stuttgart: Hippokrates; 2005
[69] Helsmoortel J: Lehrbuch der viszeralen Osteopathie. Stuttgart: Thieme; 2002
[70] Hepp R, Debrunner H: Orthopädisches Diagnostikum. 7. Aufl., Stuttgart: Thieme; 2004
[71] Hoppenfeld S: Examen clinique des membres et du rachis. Paris: Masson; 1984
[72] Jealous JS: The Biodynamics of Osteopathy. CD-ROMs. Farmington: Biodynamics/Biobasics Program; 2002–2003
[73] Johnston WL: Scientific Contributions of William L. Johnson. Indianapolis: AAO; 1998
[74] Kapandji IA: Physiologie articulaire, Tome I–III. Paris, Maloine; 1977
[75] Kimberly PE: Outline of Osteopathic Manipulative Procedures, 3rd edition. Kirksville: Kirksville College of Osteopathic Medicine; 1980
[76] Kissling R: Das Sacroiliacalgelenk. Stuttgart: Enke; 1997
[77] Klein P, Sommerfeld P: Biomechanik der menschlichen Gelenke. München: Urban und Fischer; 2004
[78] Klinke R, Silbernagl S: Lehrbuch der Physiologie. Stuttgart: Thieme; 2003
[79] Korr IM: The Collected Papers of Irvin M. Korr, Vol. I and II. Indianapolis: AAO; 1979, 1997
[80] Kramer J: Bandscheibenbedingte Erkrankungen. Stuttgart: Thieme; 1994
[81] Kuchera WA, Kuchera ML: Osteopathic Considerations in Systemic Dysfunction. Rev. 2. edition. Columbus: Greyden Press; 1994
[82] Kuchera WA, Kuchera ML: Osteopathic Principles in Practice. Rev. 2. edition. Columbus: Greyden Press; 1993
[83] Landouzy JM: Les ATM Evaluation. Traitement Odontologiques et Osteopathiques. Paris: Editions de Verlaque; 1993
[84] Lee D: The Pelvic Girdle. Edinburgh: Churchill Livingstone; 1999
[85] Leonhardt M, Tillmann B, Tördury G, Zilles K: Anatomie des Menschen. Lehrbuch und Atlas. Stuttgart: Thieme; 2002
[86] Lewit K: Lewit Manuelle Medizin. 7. Aufl., Heidelberg: Barth; 1997
[87] Liebenson C: Rehabilitation of the Spine. Philadelphia: William and Wilkins; 1996
[88] Liem T, Dobler TK: Leitfaden Osteopathie. München: Urban und Fischer; 2002
[89] Liem T: Kraniosakrale Osteopathie. 3. Aufl. Stuttgart: Hippokrates; 2001
[90] Liem T: Praxis der Kraniosakralen Osteopathie. 2. Aufl., Stuttgart: Hippokrates; 2003
[91] Lignon A: Le puzzle crânien. Paris: Ed. De Verlaque; 1989
[92] Lignon A: Schématisation neurovégétative en ostéopathie. Paris: Ed. de Verlaque; 1987
[93] Lipincott RC, Lipincott HA: A Manual of Cranial Technique. Fort Worth: The Cranial Academy Inc.; 1995
[94] Littlejohn JM et al.: Classical Osteopathy. Reprinted lectures from the archives of the Osteopathic Institute of applied Technique. Maidstone: The John Wernham College of Classical Osteopathy; o.J.
[95] Littlejohn JM: Lesionology. Maidstone: Maidstone: Maidstone College of Osteopathy; o.J.
[96] Littlejohn JM: The Fundamentals of Osteopathic Technique. London: BSO; o.J.
[97] Littlejohn JM: The Littlejohn Lectures, Volume I. Maidstone: Maidstone College of Osteopathy; o.J.
[98] Littlejohn JM: The Pathology of the Osteopathic Lesion. Maidstone College of osteopathy. Indianapolis: AAO Yearbook; 1977
[99] McKenzie RA: Die lumbale Wirbelsäule. Waikanae /NZ Spinal Publications; 1986
[100] McKone WL: Osteopathic Athletic Healthcare. London: Chapman & Hall; 1997
[101] Magoun H: Osteopathy in the Cranial Field. Original edition, Fort Worth: SCTF, 2. reprinting 1997
[102] Magoun H: Osteopathy in the Cranial Field. Fort Worth: SCTF; 1976
[103] Meallet S, Peyrière J: L'ostéopathie tissulaire. Paris: Editions de Verlaque; 1987
[104] Meert G: Das Becken aus osteopathischer Sicht. München: Urban und Fischer; 2003
[105] Milne M: The Heart of Listening 1. Berkeley: North Atlantic Books; 1995
[106] Milne M: The Heart of Listening 2. Berkeley: North Atlantic Books; 1995
[107] Mitchell FL Jr.: Handbuch der MuskelEnergieTechniken. Bände 1–3. Stuttgart: Hippokrates; 2004–2005
[108] Myers TW: Anatomy Trains. München: Urban & Fischer; 2004
[109] Netter F: Farbatlanten der Medizin. Band 5 Nervensystem I, Neuroanatomie und Physiologie. Stuttgart: Thieme; 1987
[110] Niethard F, Pfeil J: Duale Reihe Orthopädie. 3. Aufl., Stuttgart: Thieme; 2003
[111] O'Connell JA: Bioelectrice Fascial Activation and Release. Indianapolis: AAO; 1998
[112] Patterson MM, Howell JN: The Central Connection Somatovisceral / Viscerosomatic Interaction. Indianapolis: AAO; 1992
[113] Peterson B: Postural Balance and Imbalance. Indianapolis: AAO; 1983
[114] von Piekartz H: Kraniofasziale Dysfunktionen und Schmerzen. Stuttgart: Thieme; 2000

[115] Pschyrembel: Klinisches Wörterbuch. Berlin: Walter de Gruyter; 2002
[116] Rauber / Kopsch : Anatomie des Menschen. 3. Aufl. Band I–IV, hrsg. von B Tillmann, G Töndury u. K Zilles. Stuttgart: Thieme; 2003
[117] Reibaud P: Potentiel ostéopathique crânien, Mobilité crânienne, Techniques crâniennes. Paris: Editions de Verlaque; 1990
[118] Ricard F, Thiebault P: Les techniques osteopathiques chiropractiques américaines. Paris: Frison Roche; 1991
[119] Ricard F: Traitement Osteopathique des douleurs d'origine Lombo-Pelvienne, Tome 1. Paris: Atman; 1988
[120] Ricard F: Traitement Osteopathique des Douleurs d'origine Lombo-Pelvienne, Tome 2. Paris: Atman; 1988
[121] Richard JP: La colonne vertébrale en ostéopathie, Tome 1. Paris: Editions de Verlaque; 1987
[122] Richard R: Lésions ostéopathiques du membre inférieur. Paris: Maloine; 1980
[123] Richard R: Lésions ostéopathiques du sacrum. Paris: Maloine; 1978
[124] Richard R: Lésions ostéopathiques iliaques. Paris: Maloine; 1979
[125] Richard R: Lésions ostéopathiques vertébrales, Tome 1. Paris: Maloine; 1982
[126] Richard R: Lésions ostéopathiques vertébrales, Tome 2. Paris: Maloine; 1982
[127] Rohen J: Funktionelle Anatomie des Menschen. Stuttgart: Schattauer; 1998
[128] Rohen J: Funktionelle Anatomie des Nervensystems. Stuttgart: Schattauer; 1994
[129] Rohen J: Topographische Anatomie. Stuttgart: Schattauer; 1992
[130] Rolf I: Re-establishing the Natural Alignement and Structural Integration of the Human Body for Vitality and Well-beeing. Rochester/VT: Healing Arts Press; 1989
[131] Sammut E, Searle-Barnes P: Osteopathische Diagnose. München: Pflaum; 2000
[132] Schulz L, Feitis R: The endless Web. Berkeley: North Atlantic Books; 1996
[133] Sergueef, N: Die Kraniosakrale Osteopathie bei Kindern. Kötzting: Verl. f. Osteopathie; 1995
[134] Silbernagl S, Despopoulos A: Taschenatlas der Physiologie. 6. Aufl., Stuttgart: Thieme; 2003
[135] Sills F: Craniosacral Biodynamics, Volume I and II. Berkeley: North Atlantics Books; 2004
[136] Solano R: Le nourisson, l'enfant et l'osteopathie crânium. Paris: Maloine; 1986
[137] Speece C, Crow W: Osteopathische Körpertechniken nach W.G: Sutherland. Ligamentous Articular Strain (LAS). Stuttgart: Hippokrates; 2003
[138] Spencer H: Die ersten Prinzipien der Philosophie. Pähl: Jolandos; 2004
[139] Steinrücken H: Die Differentialdiagnose des Lumbalsyndroms mit klinischen Untersuchungstechniken. Berlin: Springer; 1998
[140] Still AT: Das große Still-Kompendium. Pähl: Jolandos; 2002
[141] Struyf-Denis G: Les chaines musculaires et articulaires. Paris: ICTGDS; 1979
[142] Sutherland WG: Contributions of Thought. Fort Worth: Rudra Press; 1998
[143] Sutherland WG: Teachings in the Science of Osteopathy. Fort Worth: Sutherland Cranial Teaching Foundation; 1990
[144] Sutherland WG: The Cranial Bowl. 1. edition, Reprint. Fort Worth: Free Press Co.; 1994
[145] Travell J, Simons DG: Myofascial Pain and Dysfunction. The Trigger Point Manual, Vol I–II. 2. edition. Philadelphia: Lippincott Williams & Wilkins; 1999
[146] Tucker C: The Mechanics of Sports Injuries. Oxford: Blackwell; 1990
[147] Typaldos S: Orthopathische Medizin. Kötzting: Verlag f. Ganzh. Med.; 1999
[148] Upledger JE, Vredevoogd JD: Lehrbuch der CranioSacralen Therapie I. 5. Aufl. Stuttgart: Haug; 2003
[149] Upledger JE: Die Entwicklung des menschlichen Gehirns und ZNS – A brain is born. Stuttgart: Haug; 2004
[150] Upledger JE: Lehrbuch der CranioSacralen Therapie II Beyond the Dura. Stuttgart: Haug; 2002
[151] Vannier L: La Typologie et ses applications therapeutiques. Boiron; 1989
[152] Villeneuve P, Weber B: Pied, équilibre & mouvement. Paris: Masson; 2000
[153] Villeneuve P: Pied équilibre & rachis. Paris: Ed. Frison-Roche; 1998
[154] Villeneuve P: Pied, équilibre & posture. Paris: Ed. Frison-Roche; 1996
[155] Vleeming A, Mooney V, Dorman T, Snijders C, Stoeckart R: Movement, Stability and Low Back Pain. Edinburgh: Churchill Livingstone; 1999
[156] Ward RC: Foundations of Osteopathic Medicine. Philadelphia: Williams & Wilkins; 1997
[157] Wernham J: Osteopathy, Notes on the Technique and Practice. Maidstone: Maidstone Osteopathic Clinic; 1975
[158] Willard FH, Patterson MM: Nociception and the Neuroendocrine-Immune Connection. Indianapolis: AAO; 1994
[159] Wodall P: Principes et pratique osteopathiques en gynécologie. Paris: Maloine; 1983
[160] Wright S: Physiologie. Appliqué à la médecine. Paris: Flammarion; 1980

Triggerpunkte und ihre Behandlung (Hebgen)

[1] Baldry P: Akupunktur, Triggerpunkte und muskuloskelettale Schmerzen. 1. Aufl. Uelzen: Medizinisch Literarische Verlagsgesellschaft; 1993
[2] Dvorak J: Manuelle Medizin – Diagnostik. 4. Aufl. Stuttgart: Thieme 2001
[3] Fleischhauer K (Hrsg.): Benninghoff Anatomie: Makroskopische und mikroskopische Anatomie des Menschen – Band 2. 13./14. Aufl. München: Urban & Schwarzenberg 1985
[4] Klinke R, Silbernagl S (Hrsg.): Lehrbuch der Physiologie. 1. Aufl. Stuttgart: Thieme 1994
[5] Kostopoulos D, Rizopoulos K: The Manual of Trigger Point and Myofascial Therapy. 1. ed. Thorofare: Slack Incorporated 2001
[6] Kuchera ML: Integrating Trigger Points into Osteopathic Approaches. Berlin: IFAO-Fortbildung 2004
[7] Kuchera ML, Kuchera WA: Osteopathic Considerations in Systemic Dysfunktion. 2nd ed. Columbus: Greyden Press 1994
[8] Lang F: Pathophysiologie – Pathobiochemie. 3. Aufl. Stuttgart: Enke 1987
[9] Netter FH: Atlas der Anatomie des Menschen. 2. Aufl. Basel: Ciba-Geigy AG 1994
[10] Pöntinen P, Gleditsch J, Pothmann R: Triggerpunkte und Triggermechanismen. 2. Aufl. Stuttgart: Hippokrates 2001

[11] Putz R, Pabst R (Hrsg.): Sobotta: Atlas der Anatomie des Menschen – Band 2. 20. Aufl. München: Urban & Schwarzenberg 1993
[12] Schmidt RF, Thews G (Hrsg.): Physiologie des Menschen. 29. Aufl. Berlin: Springer 2004
[13] Schünke M et al.: Prometheus – Lernatlas der Anatomie. Allgemeine Anatomie und Bewegungssystem. 1. Aufl. Stuttgart: Thieme 2004
[14] Schünke M: Topographie und Funktion des Bewegungssystems. 1. Aufl. Stuttgart: Thieme 2000
[15] Schwegler J: Der Mensch – Anatomie und Physiologie. 3. Aufl. Stuttgart: Thieme 2002
[16] Silbernagl S, Despopoulos A: Taschenatlas der Physiologie. 3. Aufl. Stuttgart: Thieme 1988
[17] Simons D: Myofascial Pain Syndrome Due to Trigger Points. 1. ed. Cleveland: Gebauer Company 1987
[18] Staubesand J (Hrsg.): Benninghoff Anatomie: Makroskopische und mikroskopische Anatomie des Menschen – Band 1. 13. Aufl. München: Urban & Schwarzenberg 1985
[19] Staubesand J (Hrsg.): Sobotta: Atlas der Anatomie des Menschen – Band 1. 19. Aufl. München: Urban & Schwarzenberg 1988
[20] Travell J, Simons D: Myofascial Pain and Dysfunction – The Trigger Point Manual, Vol. 2. 1. ed. Baltimore: Williams & Wilkins 1992
[21] Travell J, Simons D: Myofascial Pain and Dysfunction – The Trigger Point Manual, Vol. 1. 1. ed. Baltimore: Williams & Wilkins 1983
[22] Whitaker RH, Borley NR: Anatomiekompaß: Taschenatlas der anatomischen Leitungsbahnen. 1. Aufl. Stuttgart: Thieme 1997
[23] Zenker W (Hrsg.): Benninghoff Anatomie: Makroskopische und mikroskopische Anatomie des Menschen – Band 3. 13./14. Aufl. München: Urban & Schwarzenberg 1985

21 Bildnachweis

Abbildungen 2.6, 2.7 und 2.8 aus Chaitow L: Muscle Energy Techniques. 2/e. Edinburgh: Churchill Livingstone; 2001. Deutsche Ausgabe: MuskelEnergieTechniken in der Osteopathie und Manuellen Medizin. Stuttgart: Haug 2004

Abbildungen 3.1, 3.2, 3.3 und 10.12 aus: Mitchell FL Jr., Mitchell PKG: The Muscle Energy Manual. Vol. 1–2 East Lansing: MET Press 2004. Deutsche Ausgabe: Handbuch der MuskelEnergieTechniken. Bände 1–2. Stuttgart: Hippokrates; 2004–2005

Abbildungen 3.4 und 3.5 aus: Brokmeier A: Kursbuch Manuelle Therapie. 3. Aufl., Stuttgart: Hippokrates; 2001

Abbildungen 4.2, 4.8B u. C, 4.9A u. B, 4.11 A aus: Liem T: Kraniosakrale Osteopathie. 3. Aufl. Stuttgart: Hippokrates; 2001

Abbildungen 5.7A u. B aus: Liem T, Dobler TK: Leitfaden Osteopathie. 2. Aufl., München: © Elsevier GmbH, Urban und Fischer; 2002

Abbildung 14.1 aus: Schmidt RF, Thews G (Hrsg.): Physiologie des Menschen. 29. Aufl. Berlin: Springer 2004

Abbildungen 14.2, 15.1 und 15.2 aus: Travell J, Simons D: Myofascial Pain and Dysfunction. The Trigger Point Manual, Vol I–II. 2. edition. Philadelphia: Lippincott Williams & Wilkins; 1999. Deutsche Ausgabe: Handbuch der Muskel-Triggerpunkte. Band 1. München: © Elsevier GmbH, Urban und Fischer; 2001

Abbildung 14.3 aus: Silbernagl S, Despopoulos A: Taschenatlas der Physiologie. 6. Aufl., Stuttgart: Thieme; 2003

Abbildung 14.4 aus: Kuchera, M: Skript. Philadelphia: Eigenverlag; 2004

Die anatomischen Illustrationen in *Teil B Triggerpunkte und ihre Behandlung* wurden aus Schünke M: Topographie und Funktion des Bewegungssystems. Stuttgart: Thieme 2000, Schünke M et al.: Prometheus – Lernatlas der Anatomie. Allgemeine Anatomie und Bewegungssystem. Stuttgart: Thieme; 2004 sowie Schwegler J: Der Mensch – Anatomie und Physiologie. 3. Aufl. Stuttgart: Thieme 2002 übernommen. Die Fotos wurden von Ullrich + Company, Renningen aufgenommen.

22 Abkürzungen

ABD Abduktion
ADD Adduktion
AIL Angulus inferolateralis
AL Anterolaterale Kette
BWK Brustwirbelkörper
BWS Brustwirbelsäule
CCP Common compensatory pattern; Gewöhnliches Kompensationsmuster
CTÜ Cervicothorakaler Übergang
ERS Extension – Rotation – Seitneigung
FRS Flexion – Rotation – Seitneigung
HNO Hals-Nasen-Ohren-Heilkunde
HWK Halswirbelkörper
HWS Halswirbelsäule
ISG Iliosakralgelenk
LCS Liquor cerebrospinalis
LSÜ Lumbosakraler Übergang
LWK Lendenwirbelkörper
LWS Lendenwirbelsäule
MET MuskelEnergieTechnik
NCP Nicht kompensierte fasziale Muster
NMT Neuromuskuläre Technik
NSR Neutralstellung – Seitneigung – Rotation
OAA Okziput-Atlas-Axis
OA-Gelenk Okziput-Atlas-Gelenk
OM Sutura occipitomastoidea
OSG Oberes Sprunggelenk
PA–AP Posteroanteriore – anteroposteriore Kette
PL Posterolaterale Kette
PNF Propriozeptive neuromuskuläre Faszilisation
PRM Primärer respiratorischer Mechanismus
SAT Specific Adjusting Technique *nach Dummer*
SCM M. sternocleidomastoideus
SIAI Spina iliaca anterior inferior
SIAS Spina iliaca anterior superior
SSB Synchondrosis sphenobasilaris
TFL M. Tensor fascia lata
TLÜ Thorakolumbaler Übergang
UCCP Uncommon compensatory pattern; Abweichendes Kompensationsmuster
WS Wirbelsäule
ZNS Zentrales Nervensystem

Sachverzeichnis

A

Achse, linke diagonale 39
Adduktoren 12, 25
Adhäsionen 96
Adnexe 187, 189f., 194, 197, 200f.
Adrenalin 29
Afferenzen 5, 35
Agonisten 11, 35
Aktivität, piezoelektrische 27
Ala major 50, 52, 80
Antagonisten 66
– Hemmung 36, 79, 108
Anteflexion 79
Anteversion 85
Apex 63
Aponeurosen 27
Arachnoidalzotten 48
A. subclavia 88
Asterion 47
Atemhilfsmuskulatur 74, 89
– Interkostalmuskulatur 89
– M. iliopsoas 89
– M. pectoralis major 89
– M. pectoralis minor 89
– M. quadratus lumborum 89
– M. serratus anterior 89
– M. sternocleidomastoideus 89
– M. trapezius 89
– Mm. rhomboidei 89
– Rückenstrecker, lang 89
Atemmuskulatur 13
Atlas 9, 52, 55, 80
– Massa lateralis 55
Atlasfacetten 54
Atmen 92
Augen 53
Ausatmung 91
– Bauchmuskeln 91
– Mm. intercostali interni 91
– M. transversus thoracis 91
Axonverästelungen 117
Azetylcholin 29

B

Bandscheiben 27
Bandscheibenvorfälle, zervikale 149
Barriere 107f.
– fasziale 108
– muskuläre 107
Bauchhöhle 58
Bauchmuskeln 68, 74, 81
– schräge 68
Beckenbodenmuskulatur 12, 20, 74, 84
Beckendysfunktionen 61
Beckenkippung 39
Beckenverwirrung 56
Beinlängendifferenzen 96f.
– funktionelle 97
– strukturelle 97
Bewegungsapparat 7
Bewegungseinheiten, funktionelle 79
Bewegungsmuster 2, 6, 66
– Adaptationsmechanismen 2
– Amplitude 6
– Extension – Innenrotation – Adduktion 6
– Flexion – Außenrotation – Abduktion 6
– Richtung 6
– Rhythmus 6
Bindegewebe 2, 27f.
– Zellen 27
– – Chondroblasten 27
– – Chondrozyten 27
– – Fettzellen 27
– – Fibroblasten 27
– – Fibrozyten 27
– – Granulozyten 27
– – Histiozyten 27
– – Lymphozyten 27
– – Makrophagen 27
– – Mastzellen 27
– – Monozyten 27
– – Osteoblasten 27
– – Osteozyten 27
– – Retikulumzellen 27
– Interzellularsubstanz 27
– – Fasern 27
– – – elastische 27
– – – kollagene 27
– – – nicht kollagene 27
– – – retikuläre 27
– – Grundsubstanz 27
– – – Glykosaminoglykane 27
– – – Proteoglykane 27
– – Wasser 28
– myofasziale 2
– – Leitungsbahn 2
– – Struktur, schützende 2
– – Stützgewebe 2
Biomechanik 7, 37
– Gesetze, mechanische 7
– Muster 7
Blattfeder, anteroposteriore 39
Blutleiter, venöse 47
Bögen 62
– lumbal 62
– sakral 62
– thorakal 62
– zervikal 62
Bogengelenke 60
Bradykinin 32, 116
Breath of life 45
Brustkorb 58

C

Canalis hypoglossi 56
Chapman-Reflexe 74
Clivus 56
common compensatory pattern 71
Corelink 56
Corpus callosum 47
Corpus sphenoidale 49, 52
Creep-Phänomen 29
Crista galli 55

D

Daumenabduktoren 12
deep friction 124
Dens axis 25
Diaphragma 18, 26, 72, 88f.
– Centrum tendineum 89
– Innervation 89
– Pars musculorum 89
– zervikothorakales 72
Diffusion 28
Doppelbögen 63
– Bogen 63
– – oberer posteriorer 63
– – unterer anteriorer 63
Drehpunkte (Pivots) 43, 62
– anatomische 62
– funktionelle 62
– physiologische 62
Drehpunktwirbel 77
Druckgradient 8, 74
Duodenum 179, 186
Dura mater cranialis 46
– Blatt 46
– – parietiales 46
– – viszerales 46
– Falx cerebelli 46
– Falx cerebri 46
– Tentorium cerebelli 46
Dura mater spinalis 47, 52
– Blatt 47
– – parietals 47
– – viszerales 47
Duralschlauch 53
Duralsystem 6
Dysbalance 2, 4, 12, 71
– Faktoren, emotionale 12
– fasziale 71

Dysbalance
- Lebensweise 12
- Morphologie 12
- muskuläre 2
- posturale 4
- Zustand, psychischer 12
Dysfunktion 2, 34, 53
- intraossäre 53
- somatische 34

E

Easy-flexion 38
Efferenzen 5
Einatemmuskeln, primäre 89
- Diaphragma 89
- Mm. scaleni 89
Einheiten 65
Einlagen, dynamische 96
Elastin 28
Ellbogen 82
Endokrinium 4, 64
Energie 38, 78
- chemische 38
- kinetische 38, 78
- potenzielle 78
Entgleisung, metabolische 117
Entspannung, postisometrische 36
Entzündung 31
Erythropoese 35
Ethmoid 46
Extension 46
- Kette 57, 84
- - Extremitäten 84f.
- - - untere 84
- - - obere 85
- - Kranium 84
- - Wirbelsäule 84
Extensoren 9
Extremität, obere
- Extensoren 68
- Flexoren 68
exzentrisch 108

F

Facetten 38
Faktoren, triggerpunktaufrechterhaltende 123, 125
Falx cerebri und cerebelli 20
Fascia
- plantaris 15, 20
- thoracalis 84
- thoracilumbalis 20, 26, 81
fast twitch fibres 67
Faszie 6, 25
- Eigenschaft, reziproke 6
- Faszienschichten 6
- Funktionen 25
- Kontinuität 6
- Mesoderm 6
- Packaging 30
- Passageway 30
- Posture 30
- Protection 30
- Topographie 6
Faszilitation 8, 10, 31, 35
- propriozeptive neuromuskuläre 10
- segmentale 8
Feedback, negatives 32
Fehlfunktionen 2
Fehlhaltungen 70
Fibroblasten 31
Fibrosen 30, 96
Fibula membrana interossea 20
Finger 80
- Beuger 12
- Extensoren 13
Flexion 46
Flexionskette 57, 80
- Extremitäten 81
- - obere 81
- - untere 81
- Kranium 80
- Wirbelsäule 80
Flexor carpi radialis 14
Flexoren 9, 81
Fluchtreflex 36
Fokus, neurologischer 34
Foramen
- magnum 46, 50, 54
- jugulare 54f.
Fossa glenoidalis 81
Friktionsmassage, tiefe (deep friction) 124
Frontale 80
Fryette'sche Gesetze 37f.
Fulcrum 3
- Sutherland 47
Funktion 7
- Störungen 2
Fuß 80
- Gewölbe 81
- Sohle 16
- - Muskeln 85
- Wölbung 21, 85, 95

G

Gähnen 92
Galea aponeurotica 16
Gallenblase 129f., 143, 177, 186
Gang
- Analyse 39
- Muskelaktivität 41
- Zyklus 39
Ganglion nodosum 72
Ganglion stellatum 73
Gasaustausch 88
Geburtskanal 55
Gelenkbarriere 108
Gelenke 6
- Ankylose 7
- Arthrose 7
- Gangbild 7
Gesäßmuskulatur 81
Gesetz 44
- Ökonomie 44
- Schmerzfreiheit 44
- Globalität 44
Gesichtsknochen 80
Gesichtsschädel 53
Gleichgewichtsorgane 53
Glykogenkörnchen 29
Gnathion 50
Golgi 30
- Körperchen 30
- Sehnenrezeptoren 30
Gonarthrose 98
Goßhirnhemisphären 46
Gruppe-3-Fasern 116
Gruppe-4-Fasern 116

H

Hallux valgus 24
Haltung, skoliotische 86
Haltungsmuster 2, 66
- oberes gekreuztes 69
- unteres gekreuztes 69
Hammerzehen 85
Hamstrings 85
Handgelenk 80, 82
Harnblase 183, 187, 189f., 194, 197, 200f.
Herz 143, 149, 152, 175f., 178f.
Herz-Kreislauf-System 4
Hinterfuß 98
- Pronationsstellung 98
- Valgus 98
Hipdrop-Test 43
Hirnkammern 48
Hirnstamm 54
Histamin 29, 32, 116
Hochatmung 88
Hoden 201
Homöostase 8
- Bindegewebe 8
- Extrazellularflüssigkeit 8
- Selbstheilungskräfte 8
Hüfte 16, 81
- Adduktoren 16
- - kurze 68
- Arthrose 98
- Flexion 21
Hüftgelenke 61
Hüftkopf, Kongruenz 93
Hüftrotatoren 92
Hyaluronsäureketten 28
Hypertonien 70

I

Ileum 179, 183, 186
Iliolumbalbänder 63, 74, 98
Iliosakralbänder 98
Immunglobulin 29
Incisura ischiadica major 92
Induktion, sukzessive 36
Inflare 24
Inhibition, manuelle 123
Inion 55

Innervation, reziproke 10
Intercostali interni 22
Interkostalmuskel 12, 16, 92
Interstitium 6, 28
Introversion 20
Inversion 85
Ionenbrücken (gap junctions) 29
Ischämie 31
Ischiassyndrom 98
Ischios 68
isolytisch 108
isometrisch 108
isotonisch konzentrisch 108

J

Jejunum 179, 183, 186f.

K

Kalkaneus 81, 85
Kapseln 27
Kaumuskulatur 18, 67
Ketten, myofasziale 19
- anteriore 19
- diagonale anteriore 19
- diagonale posteriore 19
- Extensionskette 19
- Flexionskette 19
- gerade posteriore 19
- Öffnungskette 19
- Schließkette 19
- statische posteriore 19
Klauenzehen 85
Knie 41, 60
- Flexum 60
- Recurvatum 60
- Valgus 41
Knieflexion 21
Kniestabilisatoren 42
Knochenmarkzellen 27
Knorpel 27
Kolon 179, 183, 186ff.
Kompartmentmuskulatur 16
- anteriore 16
- dorsale 16
Kompression, ischämische 123
Kompressionsdysfunktion 53
Konstitutionen, psychische 12
- fundamentale 12
- komplementäre 12
Konvergenzfaszilitation 116
Konvergenzprojektion 116
Konzentrationsgefälle 8
Kopfgelenke, kurze Extensoren 67
Körperlinie, anteriore 59
Kortex 2
Kraft 5
- implodierende 5
- zentrifugale 5
Kräftepolygon 61
Kraftlinie, zentrale 59
Kranialnerven 54
Kranialosteopathie 3, 9
- Balancepunkt 3
- Stacking
Kreuzbein 81
Kreuzbeinbasis 50
Kreuzbiss 54
Kypholordosen 7
Kyphose 20

L

Lähmungen, spastische 66
Läsionen, intraossäre 54
- Okziput 54
- Os temporale 54
- positionale 64
- Sakrum 54
Lateralstrain 50, 53
Leber 129f., 143, 177, 186
Leistenhernien 60
Lemniskate 8, 39, 77
- Kreuzpunkt 77
Ligamentum
- infrapatellaris 16
- lingitudinale anterius 18
- nuchae 47
- sacrotuberale 15f., 20
- spinale 20
- transversum atlantis 54
Linea nuchae superior 47
Linie, anteroposteriore 60
Linie, posteroanteriore 61
Lipolyse 35
Liquor cerebrospinalis (LCS) 2
- Plexi chorioidei 3
Liquor, Fluktuation 6
Lordose 81
Luftröhre 72
Lunge 179
Lymphzirkulation 71
Lysosomen 29

M

Magen 129f., 143, 186
Makrophagen 31
Malleolengabel 81, 85
Mandibula 80
Matrix 27
Mechanismus, kraniosakraler 46
- LCS, Fluktuation 46
- Nervensystem, Motilität 46
- primärer respiratorischer (PRM) 3
- Sakrum, Beweglichkeit, unwillkürliche, Darmbein 46
- Schädelknochen, Beweglichkeit 46
Medianusneuralgie 88
Mediastinum mit Perikard 18
Medulla 54
Meningen 47
- Arachnoidea 47
- Pia mater 47
Mesenchym 27
Methaphern 15
Mikrofibrillen 28
Milz 186
Mitochondrien 29
Mobilität 5, 66
Modell, kraniosakrales 45
Motor Patterns 66
Mundbodenmuskulatur 68
Mundöffner 92
Musculus
- abductor 13
- - digiti minimi 13, 25, 170, 218
- - hallucis longus 12, 25
- adductor
- - brevis 200
- - et opponens pollicis 167
- - hallucis 221
- - longus 200
- - magnus 86, 200
- anconqeus 13, 158
- biceps
- - brachialis 21
- - brachii 13f., 82, 155
- - femoris 13, 16, 24, 86, 202
- brachialis 12, 21, 82, 156
- brachioradialis 14, 85, 159
- coccygeus 190
- coracobrachialis 13, 21, 85, 154
- deltoideus 12f., 22, 68, 85, 152
- diaphragma 74
- digastricus 135
- erector spinae 16, 67, 181
- - trunci 12, 21
- extensor
- - carpi radialis brevis 14, 160
- - carpi radialis longus 14, 159
- - - ulnaris 13, 160
- - digitorum
- - - brevis 22
- - - et indicis 161
- - - longus 21, 81, 213
- - hallucis brevis 22
- - - longus 24, 81, 214
- - indicis 162
- externus abdominis 184
- flexor
- - carpi radialis 165
- - - ulnaris 13, 165
- - digiti minimi brevis 21
- - digitorum
- - - brevis 22
- - - longus 81, 214
- - - profundus 166
- - - superficialis 166
- - hallucis
- - - brevis 21, 222
- - - longus 214
- - pollicis longus 166
- gastrocnemius 12, 210
- - lateralis 13, 25
- glutaeus 42, 47
- - maximus 16, 22ff., 42, 86, 190
- - medius 13f., 24, 190
- - minimus 192
- gracilis 12, 25, 200
- iliacus 187
- iliocostalis 181

Musculus
- iliopsoas 13, 16, 21, 42, 68, 73, 84, 91, 187
- - Bandscheiben, lumbale 91
- - Bauchschmerzen 91
- - Fascia iliaca 91
- - Plexus lumbalis 91
- - Psoasarkade 91
- - Psoashypertonie 91
- - Psoassyndrom 91
- infraspinatus 12, 147
- intercostali 20, 73, 81
- - externi 24
- interossei 22, 171
- - dorsales 219
- - palmares 172
- - plantares 14, 21
- ischiococcygeus 23
- latissimus dorsi 12, 14, 22, 26, 42, 81, 85f., 149
- levator ani 23, 189
- levator scapulae 67, 143
- longissimus 182
- - capitis 81
- - thoracis 93
- longus capitis 80
- - colli 73, 84
- lumbricales 21
- - interossei palmaris 14
- masseter 131
- multifidi 81, 141
- obliqui capitis superior und inferior 84, 142
- obliquus
- - externus 86
- - internus 24f.
- - - abdominis 183
- obturatorius
- - externus 21
- - internus 21, 189
- occipitofrontalis 138
- opponens pollicis 169
- orbicularis oculi 136
- palmaris longus 4, 164
- pectineus 25, 196
- pectoralis major 12, 16, 20, 22, 24, 81, 85f., 174
- pectoralis minor 13, 20ff., 24, 81, 176
- - - et deltoideus 14
- - - et major 68, 85
- peronaeus 13, 25, 42, 68, 85f.
- - brevis 209
- - longus 16, 209
- - tertius 210
- piriformis 24, 84, 193
- - obturatorii 20
- plantaris 13, 22, 212
- popliteus 21, 204
- pronator teres 167
- psoas major 187
- psoas minor 21
- pterygoideus lateralis 134
- pyramidalis 185
- - abdominis 12, 24
- quadratus femoris 22
- quadratus lumborum 16, 22, 67, 81, 186
- quadratus plantae 21, 219
- quadriceps 41f., 81
- - femoris 197
- recti capitis posterior major et minor 84, 142
- rectus abdominis 12, 16, 20f., 68, 93, 183
- rectus capitis anterior 80
- rectus femoris 13, 22, 84, 197
- rhomboideus 16, 20, 24, 85, 151
- sartorius 23, 84, 195
- scaleni 13, 18, 21f., 24, 67, 73
- scalenus anterior 12
- semimembranosus 12, 21, 203
- semispinalis capitis 81
- - et cervicis 141
- semitendinosus 12, 25, 203
- serratus anterior 16, 24, 68, 85, 180
- serratus posterior inferior 21f., 179
- serratus posterior superior 21, 24, 178
- soleus 12, 211
- sphincter ani externus 189
- spinalis 182
- splenius 16
- - capitis 16, 21f., 24, 81, 139
- - - et colli 13
- - cervicis 81, 139
- - colli 21f., 24
- sternalis 16, 178
- sternocleidomastoideus 12, 14, 16, 67, 84, 87
- subclavius 1, 21, 24, 176
- suboccipitales 16
- subscapularis 14, 68, 81, 150
- supinator 12, 14, 85, 163
- supraspinatus 13, 146
- temporalis 133
- tensor fascia lata 14, 16, 41, 68, 81, 195
- teres major 14, 20, 22, 24, 81, 149
- teres minor 148
- tibialis anterior 14, 16, 24, 42, 68, 86, 206
- tibialis posterior 14, 24, 42, 81, 85, 206
- transversus abdominis 93, 184
- transversus thoracis 12, 20f., 22, 24
- trapezius 12f., 20ff., 24ff., 67f., 85, 128
- triceps brachii 12f., 22, 85, 157
- triceps surae 15, 42, 68, 81
- vastus 68
- - externus 13, 81, 86
- - intermedius 198
- - lateralis 24, 42, 197
- - medialis 13, 25, 198
- zygomaticus major 136f.
Muskel-Energie-Technik 123
Muskelfasern 66
- phasische 66
- posturale 66
Muskelfunktionsketten 2, 8
Muskelinsuffizienzen 11
Muskelkette
- auditive 10
- fundamentale 12f.
- - anteromediane 12
- - anteroposteriore 13
- - posteroanteriore 13
- - posterolaterale 13
- - posteromediane 12
- komplementäre 12
- - anterolaterale 14
- Stimuli 10, 12ff.
- taktile 10
- visuelle 10
Muskelmetabolismus 117
Muskeln 5
- Agonisten 5
- Antagonisten 5
- Atrophien 5
- Kontrakturen 5
- Synergisten 5
- Verkürzungen 5
Muskeln mit Tendenz zu Abschwächung 68
Muskeln mit Tendenz zu Verkürzungen 67
Muskelsepten 27
Muskelspindel 30
Muskelstrang, hypertoner palpierbarer 117
Muskulatur 13, 15
- gestreifte 29
- glatte 29
- ischiokrurale 15
- tiefe paravertebrale 13
Myofascial Release 123
myofaszial 4
Myofibrille 29
- Aktinfilamente 29
- Myosinfilamente 29

N

Nervus
- accessorius 87, 130
- axillaris 148, 152
- dorsalis scapulae 143, 151
- facialis 131, 138f.
- femoralis 187, 195f., 198
- fibularis 202
- - profundus 206, 210, 213, 216
- - superficialis 209
- glutaeus inferior 190
- glutaeus superior 192, 195
- intercostales 178
- ischiadicus 92
- mandibularis 131, 134f.
- medianus 164ff.
- musculocutaneus 154ff.
- obturatorius 189, 196, 200f.
- pectoralis medialis 178
- peroneus profundus 214
- phrenicus 74, 177
- plantaris lateralis 218f., 221f.
- - medialis 217
- - - et lateralis 174, 176

- pterygoideus lateralis 134
- pterygoideus medialis 135
- pudendus 92, 189
- radialis 156ff.
- subclavius 176
- subcostalis 185
- suboccipitalis 142
- subscapularis 149f.
- suprascapularis 146f.
- thoracicus longus 181
- thoracodorsalis 150
- tibialis 201, 203ff., 210ff., 223
- ulnaris 166ff.

Nackenmuskeln 73
Nackenstrecker, lange 12
Nerven, sympathische 117
Nervenendigungen, freie 30
Nervenfunktionsstörungen 54
Nervensystem 2, 4f., 8, 35, 46
- autonomes 35
- enterisches 5
- Gleichgewichtsorgane 5
- Kleinhirn 5
- Linse, neurologische 4
- Mobilität 46
- Parasympathikus 4
- Reflexe, spinale 5
- Rückenmark 4
- – Metamerisierung 5
- Schaltzentrale 8
- Segment, faszilierte s 4
- Stimuli 4
- Sympathikus 4
- – Sympathikotonus 4
- vegatatives 4
- Verbindungsglied 4

Neuroendokrinum 5
Neuropeptide 29
Neurotransmitter 29
Neurovegetativum 64
Niere 179, 183, 186f., 189
Noradrenalin 29
Nutation 50

O

Oberarm 80
Oberschenkel 80
Ödeme 31
Okziput 46, 49, 52, 80, 84
- Kondylen 54
- Pars basilaris 49

Opisthion 60
Organ, propulsierendes 38
Organdysfunktionen 18
- Prozesse 18
- – retraktive 18
- – schmerzhafte 18
- Störungen, organische 18
- – raumfordernde 18

Organe, assoziierte 126
Organismus, Einheit 6
Organsenkung 60
Os
- coccygis 60
- cuboideum 81
- ethmoidale 46, 49
- frontale 46
- hyoideium 92
- naviculare 81
- occipitale 46, 49
- – Foramen magnum 49
- – Pars basilaris 49
- – temporale 80
- – – maxillae 80
- – parietale 80

Osmose 28
Osteopathie 2
Outflare 23
Ovar 183, 186, 194

P

Pacini-Körperchen 30
Pankreas 179, 186
Parasympathicus sacralis 74
Parasympathikuszone 65
Paravertebralmuskulatur, tiefe 22, 81
Parietalknochen 46
Pars
- basilaris 49, 52, 54
- clavicularis 85
- condylaris 54
- descendens 81

Pattern 9
Peptide 35
Perikranium 54
Peronealmuskulatur 16, 42
Pes anserinus 4, 41
Philogenese 46
Pivot 78
Platysma 136, 138
Pleura 18
Pleurakuppel 72
Plexus
- brachialis 73
- cervicalis 72
- choroidei 48
- lumbosacralis 74

Podologen 2
Polaritäten 8
Pons 54
Postflexion 79
Postsphenoid 54
Posturologen 56
Präsphenoid 46, 54
primary machinery of life 4
Processi clinoidei 46
Pronation 24
Pronatoren 12
Propriozeptoren 66
Prostaglandine 32, 116
Prostata 183, 187, 189f., 194, 197, 200f.
Protuberantia occipitalis externa 47
Protuberantia occipitalis interna 47
Psoas 26
Pyramidenbahnen 54

Q

Quadrant 50
- hinterer 50
- vorderer 50

Quadrizeps 16

R

Recurvatum 85
Referred-Pain-Syndrom 32
Reflexbahnen, somatoviszerale 35
Reflexe 2, 8, 32
- neuromuskuloskelettale 8
- somatoviszerale 8
- subkortikale 2
- viszerosomatische 8, 32

Reflexzentrum 35
Reizschwelle 4
Rektum 190, 194
Relaxation, postisometrische 108, 123
Respirationsmechanismus, primärer (PRM) 6, 9, 79
- Extensionsphase 6
- Flexionsphase 6

Retinaculum patellae 42, 86
Retraktionen 96
Rhythmus, kraniosakraler 49
- Extension 49
- Flexion 49

Rückenmark 35
Rückgratverkümmung 86
Rumpftorsion 22

S

Sagittalebene 38
Sakrum 9, 50
Sarkolemm 29
Sarkomer 29, 117
Sarkoplasma 29
Schädelbasisknochen 45
Scharnierzone 74, 94
Schlackstoffe 31
Schleudertrauma 64
Schlucken 92
Schmerz 32
- pseudoradikulärer 32
- radikulärer 32

Schmerzrezeptoren 30
Schockabsorber 38
Schulterblatt 80
Schutzreflex 36
Schwellungen 30
Schwungphase 39, 42
SCM 21f., 24
Segment, faszilierte s 34, 126
Sehnen 27
Seitneigung-Rotation 46
Serotonin 32, 116
Sibson-Faszie 72, 88
Sigmoid 194
Sinus rectus 47

Sinus venosi 47, 54
Skoliose 7, 56, 86f.
- kraniale 56
slow twitch fibres 67
Spannungsmembranen, reziproke 6, 48
Speiseröhre 72
Sphenoid 46. 80, 84
Splanchnicus
- major 74
- minor 74
- pelvicis 74
Sprechen 92
Sprungfeder 44, 78
Sprunggelenk 39, 43, 80
- oberes 80f.
- unteres 43, 80
SSB 9, 46, 49, 80, 84
Stabilisatoren 35
Stabilität 5, 66
Standbeinphase 42
Standphase 39
Stereotypen, motorische 66
Sternokostoklavikulargelenk 43
Streckreflex, gekreuzter 36, 79
Struktur 2, 7
- myofasziale 2
Subarachnoidalraum 48
Subokzipitalmuskulatur 56
Summation
- räumliche 10, 36
- temporäre 10, 36
Supination 23
Supraokziput 55
Sutura metopica 46
Sutura occipitomastoidea 72, 87
Sympathikotonie 34f.
Symphysis mentis 59
Symphysis pubis 59
Synchondrosis sphenobasilaris (SSB) 9, 46, 49, 80, 84
Syndrom, oberes gekreuztes 81
Synergisten 11, 35, 66
System 5, 7
- hydraulisches 7
- limbisches 5

T

Talus 81
Temperaturunterschiede 8
Tenderpoints 32
Tensor fascia lata 20
TFL 23
Thenarmuskulatur 14
Thoracic inlet 72
- funktionelles 72
- klinisches 72
Thorax 81
Thoraxapertur 72
Tibialis anterior 85
Torsion 46
Torsionsmuster 72, 86
- fasziales 71
Torsionszentrum 64
Tractus iliotibialis 16, 41f., 81
Tractus spinothalamicus 116
Traumata, perinatale 54
Triggerpunkte 9, 30, 33, 115f., 120f., 126
- aktive 115
- Diagnose 120
- - Druckpalpation 121
- - Jump-Zeichen 121
- - Palpation, flache 120
- - Zangengriff 121
- - Zuckungsreaktion, lokale 121
- Faktoren, begünstigende 115
- latente 115
- Schmerz, ausstrahlender 116
- Spannungserhöhung, lokale 116
- Symptome 115
- Therapie 123
Trophik 35
Tuber ischiadicum 85
Tuberculum scalenus 87
Typ, asthenischer 85
Typ-I-Fasern (slow twitch fibres) 67
Typ-II-Fasern (fast twitch fibres) 67

U

Übergänge, funktionelle 71
- thorakolumbal 71
- zervikothorakal 71
uncommon compensatory pattern 71
Unterarm 80
Unterschenkel 80
Uterus 179, 183, 186f., 189f., 194, 197, 200f.

V

Valgus 24
Vastus intermedius 22
Verdauungssystem 4
Vertex 50
Verticalstrain 50, 53
Viskosität 29

W

Wachstumsfugen 54f.
Wirbelsäule 7, 71
- Kreuzbeinbasis, Schrägstellung 7
- Kypholordosen 7
- lumbosakral 71
- OAA 71
- Skoliosen 7

Z

Zahnradprinzip 9
Zehen
- Dorsalextensoren 85
- Extensoren 13
- Flexoren 12
Zellstoffwechsel 88
Zentralsehne 25f., 81
Zerebralparesen 54
Zink-Pattern 9
Zirkulation7, 27
- arterielle 7
- Nervenimpuls 7
- venolympathische 7, 72
Zungenbeinmuskulatur 12, 18, 92
Zwerchfel 26, 89

Das offizielle Lehrwerk des Begründers der MuskelEnergieTechnik (MET)

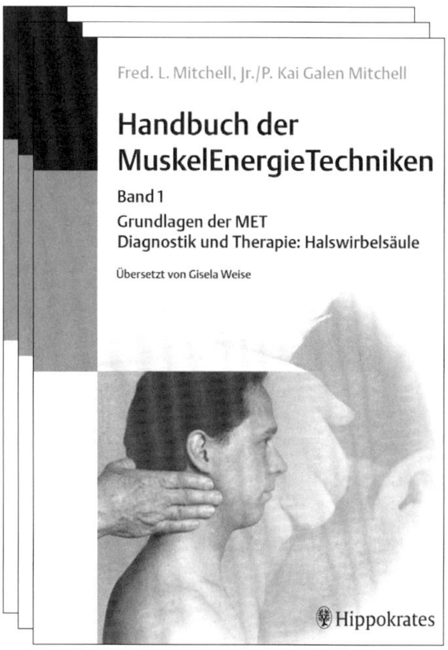

Dreibändiges Lehrwerk mit umfassenden Erläuterungen zu den wissenschaftlichen Grundlagen und Mechanismen der MuskelEnergie-Technik (MET). Die MET hilft, Bewegungseinschränkungen betroffener Gelenke zu beheben, eine Dehnung hypertoner Muskulatur und Faszien herbeizuführen und die lokale Durchblutung zu unterstützen. Diese Art der Mobilisierung und Reponierung ist eine sanftere Möglichkeit als das allgemein bekannte Manipulieren (sog. »Einrenken«).

F.L. Mitchell, Jr., P.K.G. Mitchell

Handbuch der MuskelEnergieTechniken

Band 1: Grundlagen der MET
Diagnostik und Therapie:
Halswirbelsäule
Übersetzt von G. Weise
Fachliche Durchsicht und Bearbeitung B. Ehmer
2004, 260 S., 175 Abb., 17 Tab., geb.
€ [D] 79,95
ISBN-10: 3-8304-5255-1
ISBN-13: 978-3-8304-5255-3

Band 2: Diagnostik und Therapie:
Brustkorb, Brust- und Lendenwirbelsäule
Übersetzt von M. Vieten
Fachliche Durchsicht und Bearbeitung B. Ehmer
2005, 259 S., 299 Abb., 17 Tab., geb.
€ [D] 79,95
ISBN-10: 3-8304-5256-X
ISBN-13: 978-3-8304-5256-0

Band 3: Diagnostik und Therapie:
Becken und Sakrum
Übersetzt von M. Vieten
Fachliche Durchsicht und Bearbeitung B. Ehmer
2005, 214 S., 206 Abb., 11 Tab., geb.
€ [D] 79,95
ISBN-10: 3-8304-5257-8
ISBN-13: 978-3-8304-5257-7

Preisänderungen und Irrtum vorbehalten (Stand: 05/06).

MVS Medizinverlage Stuttgart GmbH & Co. KG
Leserservice · Oswald Hesse Str. 50 · 70469 Stuttgart
Telefon 0711-8931-906, Fax 0711-8931-901
kunden.service@thieme.de · www.hippokrates.de

Hippokrates